EXERCÍCIOS CORRETIVOS PARA DISFUNÇÕES DE QUADRIL E OMBRO

Sobre o autor

Evan Osar é um quiropraxista especializado em solucionar problemas de dor crônica e disfunções do movimento. Dr. Osar é um autor e conferencista internacional em postura, estabilidade e na abordagem baseada no movimento para o exercício corretivo e melhoria da performance.

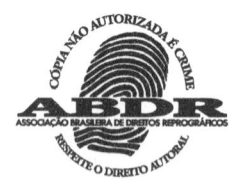

O81e Osar, Evan.
    Exercícios corretivos para disfunções de quadril e ombro / Evan Osar ; tradução: Maria da Graça Figueiró da Silva Toledo ; revisão técnica: Marcelo Morganti Sant'Anna. – Porto Alegre : Artmed, 2017.
    xix, 314 p. : il. ; 28 cm.

    ISBN 978-85-8271-387-7

    1. Fisioterapia. 2. Exercícios corretivos. 3. Complexo do quadril. 4. Complexo do ombro. I. Título.

CDU 615.8

Catalogação na publicação: Poliana Sanchez de Araujo – CRB 10/2094

EXERCÍCIOS CORRETIVOS PARA DISFUNÇÕES DE QUADRIL E OMBRO

EVAN OSAR

Tradução
Maria da Graça Figueiró da Silva Toledo
Revisão técnica desta edição
Marcelo Morganti Sant'Anna
Professor de Anatomia Humana e Cinesiologia da Faculdade Cenecista de Osório (Facos).
Sócio-Diretor do Instituto Fortius em Movimento Humano.
Mestre em Ciências do Movimento Humano pela
Universidade Federal do Rio Grande do Sul (UFRGS).

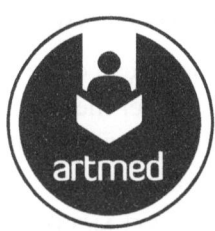

2017

Obra originalmente publicada sob o título:
Corrective exercise solutions to common hip and shoulder dysfunction, 1st edition
ISBN 9781905367269
Copyright © 2012 by Lotus Publishing, Chichester PO18 8RJ and On Target Publications,
Aptos, California 95001.
Lotus Publishing, Evan Osar © July 2012.

Gerente editorial:
Letícia Bispo de Lima

Colaboraram nesta edição:

Editora:
Simone de Fraga

Arte sobre capa original:
Márcio Monticelli

Preparação de originais:
Carine Garcia Prates

Leitura final:
Patrícia Alves da Silva

Editoração eletrônica:
Bookabout – Roberto Carlos Moreira Vieira

Reservados todos os direitos de publicação à
ARTMED EDITORA LTDA., uma empresa do GRUPO A EDUCAÇÃO S.A.
Av. Jerônimo de Ornelas, 670 – Santana
90040-340 – Porto Alegre – RS
Fone: (51) 3027-7000 Fax: (51) 3027-7070

SÃO PAULO
Rua Doutor Cesário Mota Jr., 63 – Vila Buarque
01221-020 – São Paulo – SP
Fone: (11) 3221-9033
SAC 0800 703-3444 – www.grupoa.com.br

É proibida a duplicação ou reprodução deste volume, no todo ou em parte,
sob quaisquer formas ou por quaisquer meios (eletrônico, mecânico, gravação,
fotocópia, distribuição na Web e outros), sem permissão expressa da Editora.

IMPRESSO NO BRASIL
PRINTED IN BRAZIL

Como este livro é organizado

Este livro é projetado em três partes para ajudá-lo a tirar o maior proveito da informação nele contida. A primeira parte é uma introdução ao movimento e os componentes do paradigma do movimento, incluindo músculos, articulações, proprioceptores e padrões fundamentais de movimento. Ela também aborda alguns dos problemas subjacentes que são reconhecidos como essenciais ao desenvolvimento e à predominância das disfunções de movimento. A segunda parte aborda anatomia funcional e cinesiologia dos complexos do ombro e quadril, incluindo algumas das disfunções comuns, bem como vários conceitos importantes para a melhora da função nessas regiões. (Uma avaliação do tronco, quadril e ombros também está incluída nessa seção.) A terceira parte irá demonstrar o exercício corretivo e a progressão de movimento baseados nos princípios que foram estabelecidos nas duas primeiras seções do livro. Este livro também reúne: 1) tabelas com descrições dos exercícios, incluindo preparação, alinhamento, estratégias de ativação e percepções do que seu paciente ou aluno possa estar sentindo; 2) tabelas com dicas clínicas. Todas elas são desenvolvidas para lhe proporcionar técnicas clinicamente aplicáveis, estratégias e/ou soluções para ajudá-lo a tornar a informação conectada e proporcionar ainda mais relevância para você e seu aluno/paciente.

Tais informações foram desenvolvidas a partir de contribuições coletivas de inúmeras grandes mentes dentro do campo de saúde, *fitness* e reabilitação, muitas delas citadas na seção de agradecimentos. Reiterando: "Essa informação não deve substituir exercícios que você faz atualmente e que estão tendo resultados, ou afirmar que este é o único modo de se proceder, ou implicar que este é o modo pelo qual as coisas devem ser feitas". Como disse Ralph Waldo Emerson: "Quero dizer o que eu penso e sinto hoje, com a condição de que talvez amanhã eu vá contradizer tudo". É provável que, em um futuro próximo, à medida que a pesquisa e a metodologia melhorem e continuemos a evoluir, encontremos modos que sejam ainda mais efetivos e que nos permitam realizar mudanças ainda maiores no modo com que nossos pacientes e alunos se movem. Até lá, continuaremos fiéis aos princípios e tiraremos proveito das oportunidades que são apresentadas a nós em cada paciente e aluno com o qual interagimos.

Este livro é dedicado a todos os meus pacientes: eles me deram a honra e o privilégio de servi-los e de aprender juntos com nossas experiências.

Agradecimentos

Qualquer pessoa que tenha se dedicado a escrever um livro ou a realizar qualquer atividade que leve alguns intensos meses de esforço dedicado entende os desafios, a ginástica mental, as frustrações e as euforias que fazem parte da inevitável jornada em direção à conclusão da tarefa. Também entende as pessoas especiais por trás dos bastidores, que com frequência permanecem anônimas, ainda que sejam fundamentais para a conclusão bem-sucedida da tarefa.

Primeiramente, agradeço a Jonathan Hutchings e Lotus Publishing por terem me dado a oportunidade e a liberdade criativa para produzir algo que, espero, beneficie o esforço. Um autor não poderia ter um profissional ou uma editora mais conveniente do que eles para trabalhar.

Um agradecimento especial também à minha amiga e colega Laree Draper: reconheço todo o apoio dela e de seu marido, Dave.

Ao grande número de mentores e gigantes do esforço que me ensinaram, inspiraram e motivaram a continuar a aprender e crescer, sou eternamente grato. Embora sejam muitos para mencionar, vários se destacam pelo papel particular que desempenharam em minha evolução enquanto especialista do movimento.

Linda-Joy Lee é uma das mentes mais gentis e iluminadas no campo da reabilitação. Sua paixão por aprender, ensinar e compartilhar seus tratamentos corretivos e estratégias de exercícios tem me ajudado a entender a importância e a complexidade na elaboração de dicas e consciência cinestésica na mudança do sistema do controle motor do indivíduo. Minhas técnicas e habilidades de observação melhoraram ao estudar extensivamente durante os anos de convivência com L.J.

Dr. Pavel Kolar tem contribuído muito para a nossa compreensão da estabilização, e suas técnicas e estratégias para o desenvolvimento da estabilização neuromuscular dinâmica estão na vanguarda da reabilitação e da reeducação do movimento. Dr. Kolar e suas assistentes, Alena Kobesova, M.D., Ph.D., Martina Jezkova, P.T., e Zuzana Suzan, P.T., são algumas das pessoas mais modestas nessa área: gostaria de agradecer a cada uma delas por sua contribuição para o meu conhecimento. O trabalho de Dr. Kolar sobre a estabilização neuromuscular dinâmica teve grande influência no desenvolvimento das estratégias de exercícios corretivas contidas neste livro.

Vladimir Janda possivelmente tem contribuído mais para o nosso conhecimento da inibição muscular, desequilíbrios musculares e o papel do sistema nervoso no desenvolvimento dos padrões de movimento do que, talvez, qualquer outra especialista. Enquanto sentimos sua falta em decorrência de seu falecimento, o seu trabalho viverá em todos nós, que continuamos nos beneficiando de suas contribuições.

Shirley Sahrmann é uma das pioneiras na utilização do exercício corretivo como uma maneira de melhorar os padrões de movimento. Seu trabalho me inspirou no início da minha carreira, e suas influências podem ser vistas neste livro.

Drs. George Goodheart e Alan Beardall, também falecidos, mudaram por completo o aspecto da profissão de quiropraxia com suas contribuições para o entendimento da inibição e detecção muscular através de testagem muscular precisa. A contribuição coletiva sobre cinesiologia aplicada feita por Dr. Goodheart e sobre cinesiologia clínica, por Dr. Beardall mudaram para sempre a maneira com que os clientes com inibição muscular e disfunções de movimento são avaliados e tratados.

Robert Lardner e Ed Flaherty são dois dos melhores fisioterapeutas com quem tive o prazer de trabalhar e são igualmente grandes indivíduos. Ambos compartilham intensamente sua paixão e seu conhecimento, e meus pacientes são os beneficiários de suas experiências. Sou afortunado por conhecê-los como profissionais e tê-los como amigos.

Para as Equipes I, II e III do *Integrative Movement Specialists*®: cada um de vocês tomou uma decisão e dedicou tempo e energia para aprimorar seu treinamento para melhor servir seus pacientes. Obrigado por me deixarem fazer parte de sua jornada. Continuem potencializando e educando as pessoas sobre a importância do movimento apropriado. Juntos, podemos mudar o mundo.

Quando se trata de exercício corretivo e melhora de padrões de movimento, Gray Cook está no topo: tem sido dito que a genialidade é o processo de transformar assuntos complexos em mais simples, e Gray possui talento especial para fazer isso. Mike Boyle é um dos maiores treinadores de força e condicionamento em *fitness*. Ele continua a aprender e a evoluir, o que demonstra sua paixão e dedicação à sua arte. Isso inclui ser humilde o bastante para admitir quando erra e estar sempre aberto a novas ideias. Esses dois homens nos motivam e inspiram, pela intensa dedicação em compartilharem seus conhecimentos e experiências.

Agradeço de modo especial às seguintes pessoas:

- Modelos: Steven Schmoldt, ACE-CPT, IMS, e Melissa Posh – muito obrigado por sua amizade e apoio neste projeto.
- Instalação: *Core Fitness Chicago* – muito obrigado por sua amizade e apoio neste projeto.

Finalmente, um agradecimento especial a minha maravilhosa esposa, Jenice. Você me deu espaço, proporcionou coragem e me desafiou a ser a melhor pessoa que eu posso ser. Agradeço-lhe por me estimular todos os dias a ser a mudança que eu quero ver no mundo.

Sumário

PARTE I
Introdução ao movimento: os elementos funcionais

Capítulo 1 **O sistema funcional do movimento** 3
Biomecânica 3
Cinesiologia 6

Capítulo 2 **Desenvolvendo o movimento** 28
Modelo de ontogênese da função 28
Padrões de movimento fundamentais 32
O padrão de autoperpetuação da disfunção do movimento 34
Centralização articular 36
Respostas globais da instabilidade que levam à perda de centralização 40
O modelo de função estabilização-dissociação 42
Preditores da lesão 45
Conclusão 46

PARTE II
Identificação e avaliação dos complexos do quadril e ombro

Capítulo 3 **O complexo do ombro** 49
Estrutura do complexo do ombro 49
Ritmo escapuloumeral e mecânica acima da cabeça 65
Disfunções nos padrões da extremidade superior 66
Lesões comuns da cadeia cinética superior 70
Desenvolvimento de uma estratégia vencedora 72

Capítulo 4 **O complexo do quadril** 74
Estrutura do complexo lombo-pélvico-quadril 74
Controle funcional da pelve 80
Músculos do quadril e pelve 82
Disfunções nos padrões da extremidade inferior 90
Condições comuns da extremidade inferior 95

Capítulo 5 **Avaliação** 100
A avaliação funcional 100
Teste muscular funcional 115
Analisando os resultados da avaliação 121
Conclusão 121

PARTE III
Movimentos corretivos e progressões de exercícios: os elementos funcionais

Capítulo 6   Desenvolvimento do exercício corretivo e o paradigma de movimento 125
- Exercício corretivo 125
- Os três conceitos fundamentais do exercício corretivo 132
- O componente de aprendizado do exercício corretivo 134
- Estratégias de ativação muscular 136
- Os componentes da melhora da função 144

Capítulo 7   Padrões corretivos para os complexos do ombro e do quadril 167
- Complexo do ombro 167
- Complexo do quadril 187

Capítulo 8   Padrões-chave e progressões de movimento para o complexo do ombro e extremidade superior 202
- Mecânica escapular durante o exercício funcional 202
- Padrões de empurrar na horizontal 204
- Padrões de empurrar na vertical 218
- Padrões de puxar na horizontal 224
- Padrões de puxar na vertical 236

Capítulo 9   Padrões-chave e progressões de movimento para o complexo do quadril e membros inferiores 241
- Padrões dominantes de quadril *versus* dominantes de joelho 241
- Padrões dominantes de quadril 242
- Padrões dominantes de joelho 259
- Padrões de flexão e extensão da facilitação neuromuscular proprioceptiva 278

Capítulo 10   Exercícios contraindicados 280
- Padrões contraindicados para o cliente com disfunção do ombro 280
- Padrões contraindicados para o cliente com disfunção de quadril 282
- Resumo 286

Capítulo 11   Conclusão 287
- Princípios do movimento funcional 287
- Palavra final 290
- Estudos de caso 290

Terminologia principal 293
Referências 299
Índice 309

Introdução

Este livro não foi escrito para fazer você concordar com os conceitos nele contidos. Ele não foi escrito para dizer que este é o modo de se fazer as coisas. Com mais certeza aind a, ele não foi escrito para dizer que assim é como as coisas sempre serão. Ele também não tem a pretensão de afirmar que esta abordagem funciona 100% do tempo para 100% das pessoas com as quais você irá interagir em sua profissão. Este livro foi escrito com um único propósito: fazer você pensar. Se a leitura deste livro lhe fizer parar e pensar, se levantar questões ou se desafiar o seu processo de pensamento, então eu fiz o meu trabalho bem feito.

Com a abundância de recursos disponíveis para o profissional do *fitness* e da saúde, o que torna este livro tão diferente dos outros de mesmo assunto? Esta citação simples, porém profunda, feita por James Dyson, (fundador da Dyson, fabricante de aparelhos a vácuo), resume bem – "Nós consertamos os problemas óbvios que os outros parecem ignorar". Essa maravilhosa afirmação ressoa porque, enquanto especialista do movimento, estou constantemente trabalhando para encontrar a melhor solução para as disfunções do movimento – seja de meus clientes, pacientes ou alunos em treinamento, abordando as falhas de movimento óbvias que outros profissionais ignoraram.

Quais são os aspectos óbvios que nossos colegas tendem a ignorar?

1. **Respiração:** muitos de nossos colegas presumem que, somente porque um cliente ou paciente vem até nós e está respirando, ele está usando a estratégia correta. Estudos sobre indivíduos com dor crônica, distúrbios de ansiedade e problemas respiratórios como asma, alergias e doença pulmonar obstrutiva crônica (DPOC) demonstram que eles, muitas vezes, experimentam alterações em suas estratégias de respiração. Quantos de nossos clientes se encaixam em uma dessas categorias? Generalizando, eu diria que 75% deles – percentual esse que corresponde justo aos clientes e pacientes que apresentam a maior dificuldade em adotar os hábitos adequados de respiração, porque subestimam, como eu fazia, as melhorias globais na saúde que resultam em atingir padrões de respiração mais satisfatórios.
2. **Progressões apropriadas:** em nossa pressa de fazer os alunos realizarem os exercícios "excitantes" que nós (e eles) imaginam que precisam para atingir seus objetivos de praticar esportes, emagrecer ou realizar seu trabalho, permitimos que eles realizem exercícios que são muito pesados para seu atual nível de condicionamento. Por quê? Com a explosão da internet e os meios de comunicação de massa (DVDs, TV a cabo e infomerciais*), nossos clientes e pacientes têm mais acesso a informações e a muitos "especialistas" que parecem carregar a cura mágica para a perda de peso, soluções para acabar com a dor e estratégias para que todos se pareçam e treinem como atletas profissionais. Esses clientes e pacientes se apresentam a nós com suas expectativas e histórias de sucesso de *reality shows*, esperando que entreguemos resultados semelhantes. Infelizmente, eles apenas veem as histórias de sucesso (sem falhas próprias, já que os "especialistas" gostam de manter suas falhas longe do público) e não ouvem sobre os vários indivíduos que não conseguiram completar o programa

---

*N. de R.T. São propagandas de televisão que costumam durar o mesmo tempo que um programa de televisão típico. Infomerciais são também conhecidos como programação paga, televendas ou *teleshopping*.

devido à dor, à fadiga ou às limitações funcionais, ou que não foram ajudados pela cura mágica. Os indivíduos neste último grupo são aqueles que geralmente procuram os serviços de um quiroprata, fisioterapeuta ou profissional do condicionamento físico.

3. **Educação, empatia e capacitação:** eu costumava pensar que o meu trabalho como quiroprata era solucionar os problemas dos pacientes e aliviá-los da dor – se eu falhasse em fazer isso, então eu tinha falhado com eles. Enquanto especialista de condicionamento, imaginava que o meu trabalho era ajudar os alunos a ficarem na melhor forma física possível de suas vidas, atingirem o corpo de seus sonhos e capacitá-los a realizar qualquer atividade recreacional que escolhessem – e se eu falhasse nisso, então eu era um fracasso. Assim, mesmo sendo capaz de auxiliar alguns pacientes e alunos no início da minha profissão, nunca senti que isto era o suficiente. Assim, procurando soluções, compareci a inúmeras conferências e observei meus colegas por incontáveis horas, mas apenas fiquei mais desestimulado à medida que muitos deles expunham suas histórias de sucesso. Contudo, lentamente se tornou evidente para mim que muitos desses "especialistas" falavam apenas de seus sucessos, enquanto, à medida que observava muitos deles, testemunhei padrões de movimentos incorretos em seus alunos e pacientes. Com o passar do tempo, à medida que eu participava de circuitos de conferências, como observador e apresentador, percebi que a maioria dos principais apresentadores, em especial na indústria do *fitness*, trabalhava com atletas de alto nível – aqueles raros indivíduos que tiveram sucesso em nível universitário e profissional. Tornou-se espantosamente evidente para mim, ainda que depois de vários anos, que apesar de relativamente poucos técnicos e treinadores trabalharem com atletas de alto nível, eles são aqueles que determinam os parâmetros para o treinamento e condicionamento. Isso não é necessariamente problemático, exceto quando você considera que a maioria de nós, nas áreas da indústria do *fitness* e da reabilitação, não trabalha com atletas. Na verdade, embora muitos de nossos clientes participem de atividades esportivas recreacionais, eles não são atletas, mas nós os estimulamos a adotarem os programas de treinamento e estratégias dos atletas de alto nível. Eles não possuem a genética, o controle motor, os hábitos de treinamento, a aptidão mental ou os hábitos de recuperação do atleta profissional – apenas alguns dos hábitos de treinamento. Não é difícil adivinhar o que aconteceu e está acontecendo com a população em geral a um ritmo alarmante – crescimento do número de casos de lesões repetitivas, um aumento no número de prescrições de remédios para dor e anti-inflamatórios, e mais e mais casos de degeneração, dor crônica e fadiga.

Como a nossa sociedade se afasta mais do ideal de saúde e bem-estar, oprimida por agentes estressores físicos, emocionais e financeiros, agora posso ver com clareza o nosso papel nesta indústria, bem como identificar o nosso papel para nossos alunos e clientes. Nossas responsabilidades são triplicadas:

1. **Educar:** para ajudar os clientes e os pacientes a entender o que constitui saúde e o que é e não é apropriado para eles em termos de exercício, movimento e terapia adjuvante (medicações, cirurgia, outras terapias), baseado unicamente em suas necessidades e desejos individuais.
2. **Empatia:** para atender os clientes e pacientes onde eles estiverem, sem julgamento ou ego e deixá-los saber que estamos aqui para ajudar.
3. **Capacitar:** para fazer a diferença em suas vidas sendo uma influência positiva, ouvindo-os, encorajando-os e fornecendo soluções através do trabalho, quer conosco ou com outra pessoa que seja mais adequada para satisfazer suas necessidades e desejos.

De forma alguma estou sugerindo que os alunos devam passar 60 minutos deitados em uma mesa, respirando e meditando para ficar em forma ou fugir da dor (embora essa abordagem possa também ter alguma validade), em vez do treinamento de força. O que estou dizendo é que se nós, enquanto profissionais de condicionamento físico e de saúde, aceitamos a liberdade de trabalhar com clientes e pacientes, então devemos assumir as responsabilidades que vêm com o trabalho: a responsabilidade de avaliar e atender suas necessidades e desejos; a responsabilidade de capacitá-los sempre que interagimos com eles e a responsabilidade de ser a solução para o cuidado com os problemas de saúde que nossos clientes e pacientes precisam e desejam.

É TUDO UMA QUESTÃO DE PRINCÍPIOS

"Quanto aos métodos, podem existir um milhão e até muito mais, mas os princípios são poucos. O homem que adota princípios pode, com êxito, escolher seus próprios métodos. O homem que aplica métodos ignorando princípios certamente terá problemas." (Ralph Waldo Emerson)

Como afirmado anteriormente, se desejarmos nos tornar a solução para o cuidado com os problemas de saúde, devemos então nos tornar a mudança que queremos ver. A criação desta mudança começa pela compreensão dos princípios do movimento humano. Enquanto existem vários métodos, existem apenas três princípios simples que se aplicam à reabilitação, ao treinamento e/ou ao condicionamento do sistema do movimento humano.

Os princípios são: melhorar a respiração, alcançar um centramento articular favorável e integrar estas atividades dentro dos padrões fundamentais de movimento. O que isso significa? Simplesmente que:

1. A respiração deve ser otimizada, e esta atividade deve ser coordenada com a ativação dos estabilizadores profundos.
2. Deve ocorrer um centramento articular favorável.
3. A respiração e o centramento devem estar integrados e incorporados em padrões fundamentais de movimento.

Embora tais princípios possam parecer simplistas, como B.J. Palmer (filho do fundador da área da quiropraxia D.D. Palmer), costumava dizer – "Grandes princípios, assim como grandes homens, são simples". Eles são fundamentais para a função do sistema de movimento humano, e a sua falta, ou a deficiência em qualquer um deles, levará à disfunção do movimento.

Você notou que nada foi dito sobre qualquer método particular para atingir os três princípios? Não houve menção do Pilates, embora o Pilates incorpore todos os três princípios. Não houve menção do ioga, embora cada um dos três princípios possa facilmente ser visto na prática do ioga. E não houve menção ao treinamento funcional, *CrossFit*, treinamento específico do esporte, o método de Barre*, o método de Dailey**, *kettlebells* ou qualquer um dos mais de cem diferentes tipos de métodos de exercícios que surgiram e, indubitavelmente, continuarão a surgir nos próximos anos. Por que isto? Simples: todos eles são métodos – nada mais do que diferentes métodos de fazer o indivíduo realizar seus objetivos pessoais.

Uma questão certamente surgirá à medida que você ler este livro – ela sempre surge toda vez que eu apresento este conceito em meus estágios e *workshops*. Qual é o melhor método para eu usar com meus alunos de modo a executar estes princípios? Ao que eu simplesmente respondo – "Depende". Como essa resposta sempre frustra a quem pergunta, ela precisa de esclarecimento: depende em grande parte de quais são os objetivos funcionais do seu aluno, em qual nível ele atualmente se encontra, qual é a sua história de saúde e, o mais importante, do grau de eficácia que o treinador ou terapeuta está em adaptar

---

*N. de R.T. Método de Barre é um método de treinamento que consiste na utilização de barras fixas nas paredes para a execução de movimentos de dança (http://barmethod.com/).
**N. de R.T. Método de Dailey foi criado pela norte-americana Jill Dailey. É um método de treinamento que combina ballet/dança nas barras, ioga, cinesiologia, pilates e exercícios ortopédicos (http://www.thedaileymethod.com/).

e empregar seu método enquanto aplica os princípios. Todos concordam que o Pilates e o *CrossFit* são de naturezas bastante diferentes na área do treinamento. Existem algumas similaridades entre o método de Barre e o treinamento com *kettlebell*. No entanto, as pessoas não se saem melhor realizando Pilates, *CrossFit* e treinamento funcional (por "melhor" eu me refiro à definição do cliente de melhor, e inclui sensações de aumento na força, melhora na estética corporal e/ou sensação do corpo de sentir-se melhor)? A resposta é um categórico – "sim". Portanto, qual é o melhor método para o seu aluno? Eu responderei deste modo. O valor e a efetividade do seu método é apenas proporcional à capacidade daquele método de realizar os três princípios, enquanto simultaneamente reduz o risco do aluno de se lesionar. Se o seu método fizer isso, então ele é o melhor método a ser usado com o cliente. Por favor, observe que eu não falei prevenção de lesão, uma vez que é impossível prevenir todas as lesões. Contudo, o objetivo é sempre reduzir o risco do cliente, ensinando-lhe como respirar melhor e como melhorar a sua capacidade de gerar e executar padrões de movimento fundamentais.

Este livro não é sobre o meu método ou o de qualquer outro profissional. É sobre a integração dos conceitos e princípios em sua rotina atual, de modo a permitir que seus clientes e alunos realizem seus objetivos funcionais enquanto reduzem o risco de lesão. Se você realizar tais objetivos, então o seu método funciona e você conseguirá sucesso como prova verdadeira da palavra "profissional". Espero que este livro possa ser útil em sua educação, bem como na compreensão e na aplicação da melhora e/ou aperfeiçoamento do movimento funcional.

Tenho apenas um pequeno pedido: à medida que você ler este livro, tenha uma mente aberta. Como Malcolm Forbes afirmou certa vez – "O propósito da educação é substituir uma mente vazia por uma aberta". E é com esse pensamento em mente que eu ofereço este livro como um recurso para você.

O PROBLEMA

"Nada é mais revelador que o movimento." (Martha Graham)

O foco principal deste livro é apresentar estratégias e técnicas que possam ser utilizadas para melhorar o movimento humano. Por que o foco no movimento? Vamos considerar algumas estatísticas:

- Os Estados Unidos gastam aproximadamente $2,1 trilhões em cuidado com a saúde a cada ano, ou 16% do seu produto interno bruto. Isso é, de longe, mais do que qualquer outro país desenvolvido, ainda que os Estados Unidos estejam em 50º no *ranking* da expectativa de vida de 224 países.
- Os norte-americanos gastam aproximadamente $216 bilhões em receitas médicas todos os anos – uma grande quantidade desse custo está relacionada ao tratamento de sintomas musculoesqueléticos.
- A artrite e outras condições musculoesqueléticas são citadas como as causas mais comuns de incapacidades crônicas em adultos em idade produtiva. Enquanto existem aproximadamente 18 casos em cada 1.000 pessoas entre as idades de 18 e 44 anos, o número de indivíduos que sofrem dessas condições aumenta acentuadamente para 56 entre as idades de 45 e 54 e para 99 para aqueles entre as idades de 55 e 64 anos.
- Ocorrem aproximadamente 157 milhões de visitas a consultórios médicos devido a condições musculoesqueléticas, a um custo de $215 bilhões por ano.
- A taxa de obesidade para indivíduos entre 18 e 64 anos de idade aumentou mais que o dobro no período entre 1971 e 2005.

Se você imagina que essa epidemia está limitada apenas a adultos, dê uma olhada nestas estatísticas sobre o estado de saúde das crianças:

- Aproximadamente 50% de todas as lesões em crianças resultam diretamente da prática excessiva de esportes, e a maioria delas ocorreu não enquanto praticavam seu esporte, mas enquanto estavam na prática.
- De acordo com o National Electronic Injury Surveillance System para o ano de 2011, houve aproximadamente 14.000 lesões relacionadas ao futebol americano. Isso faz sentido devido à natureza agressiva e de contato do esporte, porém como justificar as quase 700.000 lesões no basquetebol?
- Houve um aumento de 150% nas lesões nas aulas de educação física entre os anos de 1997 e 2007, com a maioria delas sendo de lesões do tipo entorse/torção.
- Aproximadamente 33% das crianças são obesas.

Não é difícil concluirmos que há algo fundamentalmente errado com o nosso sistema de movimento, e essas estatísticas apenas começam a contar a história do nosso estado atual de disfunção. Nossa sociedade está evoluindo da produção e confecção, que foi representativa da economia dos Estados Unidos na virada do século XX, a uma economia predominantemente orientada a serviços no século XXI, que é caracterizada por mais tempo à frente de um computador, em reuniões ou ao telefone. Somado ao aumento da tecnologia e a automação que limita mais a nossa necessidade de se movimentar, e ainda a uma alimentação fraca em nutrientes, excessivamente processada e geneticamente modificada, cria-se uma arquitetura humana que está longe de ser capaz de lidar com aumentos nas demandas que podem ser impostas a ela. Um exemplo disso é aproximadamente as 200.000 lesões do ligamento cruzado anterior, por não contato, que ocorrem todos os anos nos Estados Unidos. Muitas dessas lesões ocorrem em indivíduos não atletas, como resultado de pisar no meio fio, em uma superfície desnivelada enquanto pratica seu esporte de fim de semana ou enquanto caminha e subitamente muda de direção. Um aluno que realiza o percurso de sua casa para seu trabalho sentado, trabalha sentado, volta para casa sentado e então senta novamente quando chega em casa estará mal equipado para lidar com as mudanças em seu centro de gravidade, ou com situações que exijam que ele reaja dinamicamente, como nos jogos de final de semana de golfe ou *sotfball*. Os alunos também provavelmente não consomem uma alimentação balanceada, rica em nutrientes que possam fornecer uma substância básica para desenvolver, regenerar e otimizar a função dos tecidos conectivos de seus corpos, tornando-os mais suscetíveis a diminuições no desempenho e a aumentos na probabilidade de desenvolver doenças ou lesões. E aqueles indivíduos nessas probabilidades não terão padrões de sono que sejam condutores da recuperação apropriada e terão um nível de estresse desalinhado com a capacidade de manejá-lo, colocando mais pressões a um sistema já sobrecarregado. Não é difícil perceber que tal indivíduo sofrerá lesões de não contato, bem como qualquer uma das lesões por uso excessivo que permeiam a sociedade moderna.

Esses são os indivíduos que se apresentam com mais frequência ao profissional de condicionamento físico. Infelizmente, em vez de ser a solução que esses alunos precisam para lidar de forma efetiva e adequada com os aspectos musculoesqueléticos comuns, a indústria do condicionamento físico muitas vezes se torna parte do problema. Os indivíduos são aconselhados por seus profissionais da saúde a apenas se mexerem e se exercitarem, a fortalecer suas costas ou joelho "enfraquecidos" ou a simplesmente se moverem, porque isso os fará sentirem-se melhores. Posteriormente, eles são estimulados por comerciais que os forçam a apenas "fazer" e treinar mais duro e a atuar sob a premissa de "se não há dor, não há ganho".

Como já mencionado, trabalhar com a população em geral do mesmo modo que se trabalha com atletas profissionais e/ou militares apresenta inúmeros desafios. Lembre-se, os indivíduos com os quais o profissional de condicionamento trabalha fazem parte de uma população bem homogênea. Eles estão entre as idades de 18 e 35 anos – vale lembrar que a taxa de artrite e dor musculoesquelética aumenta três a cinco vezes entre as idades de 44 e 65 anos. Eles trabalham em um altíssimo nível profissional de desempenho e representam o 1% da população com genética, habilidade, recuperação e treinamento que os capacita a trabalhar neste nível. Eles apresentam taxas de recuperação acima da média, significando que podem absorver mais estresse antes de esgotarem do que o indivíduo médio. Eles têm um acesso maior médicos, quiropratas, massoterapeutas e treinadores, bem como modalidades terapêuticas como banheiras de hidromassagem, banhos gelados, ultrassom e estimulação muscular eletrônica. Eles, em geral, recebem tratamento diário, e com mais frequência ainda se estiverem lesionados.

Nossos alunos recebem tratamento, na melhor das hipóteses, uma ou duas vezes por semana e possivelmente realizam um autocuidado, dificilmente equacionando com a quantidade que o atleta recebe. Os hábitos de sono são provavelmente diferentes, uma vez que nossos alunos e pacientes raramente relatam ter 7 a 8 horas de sono de qualidade por noite. Se um indivíduo possui um alto nível na dança, no atletismo ou no serviço militar, ele se encontra na seleta minoria de proficiência de habilidade motora, não obstante a quantidade de treinamento e orientação que foi dispendida para o esforço. Ele muitas vezes tem acesso a melhores treinadores e passa mais tempo trabalhando coletivamente em suas habilidades. Muitos alunos na população em geral presumem que seu corpo irá funcionar do modo que desejam. Poucos atletas atingem os mais altos níveis sem dedicar tempo, energia e atenção significativa à sua arte. Ou seja, temos um grande desafio!

O DESAFIO*

Jim Collins aborda o tema do câncer e como é difícil detectá-lo nos estágios iniciais, de mais fácil tratamento. Como isso se reverte nos estágios avançados, em que é mais fácil a detecção, mas de tratamento muito mais complicado. Uma analogia similar pode ser feita sobre padrões de movimento – é muito mais difícil detectar as sutilezas do movimento compensatório nos estágios iniciais, embora a correção seja muito mais fácil, assim como é fácil a detecção de erros na disfunção de movimento crônico de mudança muito mais desafiadora.

O que torna a correção dos padrões de movimento tão mais desafiadora nos estágios desenvolvidos do que nos estágios iniciais? É importante fazer essas perguntas, uma vez que elas são o início da jornada para entender as maravilhas e as complexidades do corpo humano, bem como para proporcionar um esquema de trabalho para os processos de correção e educação que irão ajudar o aluno a retornar à função. Muitos alunos ouvem com frequência que não há nada que possa ser feito a não ser medicação e cirurgia – ou pior, que a dor e/ou limitação nos movimentos são produtos de sua imaginação. Infelizmente, considerando todos os avanços na medicina, existem poucas incidências de disfunção de movimento; contudo, os avanços decorrentes dos exames de imagem e os conhecimentos sobre a síndrome têm melhorado este quadro.

---

*N. de R.T. Jim Collins, em *Como os Gigantes Caem*, modificado e adaptado do artigo original *'Assessing the Fundamentals: The Thoracic Connection'* – Parte 1 de uma série em 2 partes redigida por Evan Osar e publicada em http://www.ptonthenet.com.

Parte do problema dessa desconexão é o fato de que não existem aparelhos ou exames úteis para testar e provar a disfunção no movimento. O melhor que tais testes podem provar é se há ou não patologia dentro de uma determinada região, significando que a inibição muscular não pode ser vista em qualquer teste baseado em padrões clínicos. A estabilidade deficiente em uma posição em pé em uma perna só não é indicada em qualquer equipamento padronizado. Contudo, as manifestações dessas estratégias de movimento e estabilidade ruins podem ser graficamente visualizadas em uma radiografia ou imagem por ressonância magnética. Osteoartrite, mais precisamente descrita como doença articular degenerativa, é apenas uma manifestação de estratégias de movimento deficientes e não é simplesmente um processo de envelhecimento. A ruptura labral não traumática dentro do ombro ou quadril não é o resultado de genética deficiente ou fraqueza hereditária, mas o resultado de estabilização deficiente das cabeças umeral e femoral dentro de suas respectivas articulações. Protuberâncias e herniações de disco são o resultado de estratégias de estabilização deficientes, levando à compressão excessiva ou instabilidade na ou ao redor da área da patologia discal.

Assim, qual é a razão de tudo isso? A razão é não desconsiderar genética ou causa hereditária – pai, mãe, avó, irmã ou qualquer outro que o aluno possa lembrar, mas, sim, sugerir que os indivíduos são bem mais responsáveis pelo que acontece ao seu sistema musculoesquelético do que fatores hereditários intangíveis. Temos que alertar alunos e pacientes sobre o fato de que, enquanto não têm controle sobre fatores hereditários, eles têm controle sobre como se movem, como se alimentam, como se recuperam e como lidam com seus estresses. Dê-lhes de volta seu poder e os torne capazes de mudar.

Por que nós perdemos a função, particularmente a estabilidade, a amplitude de movimento e a eficiência do movimento? Enquanto existem múltiplas causas para esses aspectos, eles essencialmente se situam em uma de três categorias primárias: desenvolvimento neurológico deficiente, lesões e comportamentos aprendidos.

- **Falta de desenvolvimento neurológico ideal:** Dr. Vaclav Vojta, neurologista da República Tcheca que trabalha com os desafios da reabilitação motora em crianças, sugeriu que 33% delas nunca desenvolvem a função ideal do sistema nervoso central. Isso se manifesta com frequência em padronização ruim e em muitas das disfunções posturais/de movimento que vemos em nossas populações adolescente e adulta.
- **Trauma incluindo cirurgias, lesões (crônicas e agudas) e emoções:** Esses fatores afetam a forma como um indivíduo é capaz de se estabilizar e gerar movimento eficiente. A cirurgia sempre levará à inibição e a alterações no controle motor por todo o sistema. O trauma geralmente resulta em enrijecimento reflexivo da região lesionada e subsequentes alterações compensatórias nos sistemas de estabilização e movimento.
- **Comportamentos aprendidos:** Esses são padrões que adotamos, baseados não necessariamente em padrões neurológicos enraizados, mas sim em coisas que aprendemos durante toda nossa vida. Tudo relacionado ao estilo de vida (ocupação, esportes e escolhas de exercícios), posturas adotadas, hábitos de movimento aprendidos na infância, imitar o que vemos e adotar um padrão de "encolhimento" para parecer mais magro têm um efeito dramático sobre nossos padrões de movimento. Infelizmente, o que usamos para melhorar nossa disfunção de movimento – exercício – é com frequência um contribuinte negligenciado dos padrões de movimento alterados. Por exemplo, muitos dos exercícios que realizamos estão em oposição direta aos padrões funcionais enraizados em nosso sistema nervoso. Considere a criança que engatinha, em que a coluna se move ao redor dos membros fixos. Muitos dos exercícios que realizamos na academia, como agachamentos com halteres, remadas com barra e peso, rosca bíceps e pressão de pernas, utilizam o tronco e os membros na direção exatamente oposta do que é pretendido: o tronco está fixado, e os membros se movem ao redor do tronco fixado.

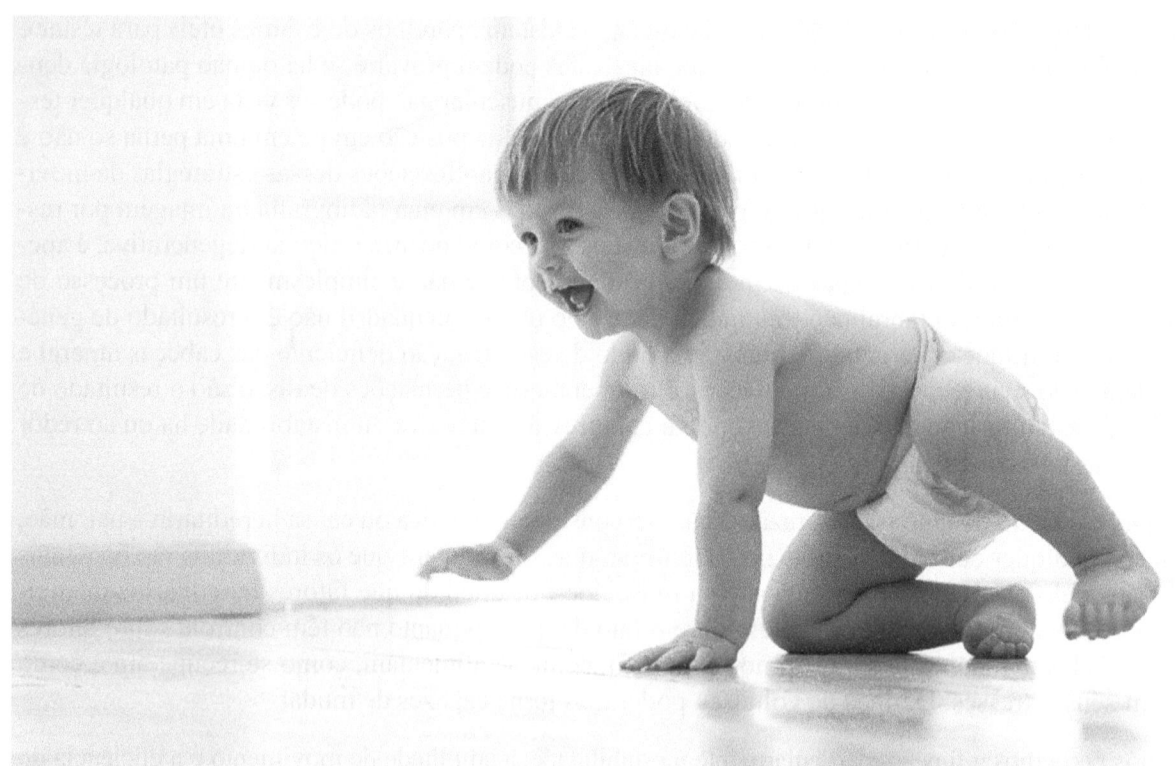

Na imagem acima, observe como a criança em desenvolvimento move sua coluna ao redor das extremidades estáveis (quadril direito e ombro esquerdo). Isso simultaneamente desenvolve a estabilidade do membro (quadril do lado direito e ombro do lado esquerdo) e a mobilidade espinal. A maioria dos exercícios que realizamos com nossos alunos faz exatamente o oposto – eles movem as extremidades ao redor de uma coluna fixa. Muitas vezes esses padrões são realizados de um modo bilateral, o que fixa e trava o tórax, criando hipermobilidade compensatória nas extremidades. Isso não sugere que tais exercícios sejam ruins, mas, ao contrário, salienta os efeitos a longo prazo que eles têm sobre a mobilidade do tórax e a estabilidade dos complexos do ombro e quadril.

Que dicas de exercícios nós usamos com frequência quando instruímos nossos clientes e alunos? Em geral, sugerimos que "enrijeçam o núcleo (*core*) do corpo" ou "espremam os glúteos" ou "coloquem as escápulas para baixo e para trás". Estas sugestões muitas vezes obtêm a resposta pretendida de um aumento da ativação da parede abdominal, glúteos e adutores escapulares, respectivamente. Contudo, o maior problema que eles enfrentam não é a ativação dos motores primários, mas sim a ativação dos estabilizadores, bem como a coordenação do momento e da eficiência do uso desses músculos. O resultado dessas sugestões de exercícios é o aumento em problemas do tipo síndromes de compressão na coluna e nos quadris, bem como problemas de estabilização da região escapulotorácica.

Além disso, quer admitamos ou não, a maioria de nós foi influenciada por um comportamento adquirido. Enquanto crianças pequenas, observamos e adotamos posturas, gestos e padrões de movimento de nossos pais, pares e influências sociais. Modelos que são ensinadas a ancorar seus quadris e estenderem-se em excesso por meio de sua junção toracolombar influenciam muitas jovens meninas. Além disso, somos influenciados pela moda, incluindo o uso de sapatos de salto alto, tênis esportivos com apoio demasiado, utilização de órteses, etc. – cada um deles afetando a estabilização e os padrões de movimento de um indivíduo.

Por fim, esses comportamentos adquiridos podem levar a enrijecimento e rigidez da coluna e do tórax, que, por sua vez, leva a danos de movimentos comuns incluindo:

- Padrões de hipermobilidade compensatórios nas regiões escapulotorácica, toracolombar e lombopélvica.
- Rigidez reflexiva nas articulações glenoumeral (ombro) e coxofemoral (quadril).
- Mecânicas respiratórias alteradas, necessitando do aumento do uso dos músculos respiratórios acessórios e perpetuação adicional desses padrões.

Embora a medicina seja rápida em culpar a genética e o envelhecimento, a estabilização e os resultantes padrões de movimento deficientes que se originam do desenvolvimento neurológico impróprio, trauma e os comportamentos adquiridos são as razões mais comuns da maioria das condições degenerativas, da dor crônica e das diminuições no desempenho geral.

A SOLUÇÃO

Nosso papel e nosso desafio enquanto profissionais de condicionamento físico e de cuidado com a saúde é ajudar alunos e pacientes a reconhecer a relação íntima entre como eles se movem e o que ocorre com seus corpos como resultado direto de como se movem: independentemente de genética, trauma, doença, experiências passadas, conceitos, crenças e padrões adquiridos, podemos ajudá-los a promoverem mudanças positivas. Isso não sugere que alguém com esclerose múltipla ou que tenha sofrido um acidente vascular cerebral retornará ao alto nível de desempenho que tinha antes do problema, mas não cabe a nós colocar restrições ou limitações a essas pessoas. Nosso trabalho é ensiná-los e capacitá-los, considerando o seu estado atual em readquirir sua força, estabilidade, consciência de movimento e confiança, de modo que eles possam atingir o mais alto nível de função que sejam capazes. Ou seja, devemos capacitá-los a desafiar seu atual nível com a crença de que o sistema nervoso é capaz de fazer muito mais do que realmente acreditamos que ele pode.

A melhora do movimento não demanda o mesmo investimento que o atleta profissional requer para tornar-se um atleta de elite; contudo, nem por isso ela merece menor atenção. Os dias de "apenas faça" acabaram. A tecnologia comanda e por ela pagamos caro. O custo é a disfunção do nosso sistema de movimento. Não podemos mais simplesmente recomendar exercícios e torcer para que tudo saia de modo correto. Precisamos de uma estratégia que melhore a tolerância do indivíduo ao estresse e use as técnicas mais efetivas para atingir esse objetivo. Existem várias ferramentas disponíveis para o profissional do condicionamento físico, mas que este livro apresenta é uma poderosa abordagem com base nos princípios da função humana.

Como muitos pacientes e clientes procuram médicos, quiropratas, fisioterapeutas e profissionais de condicionamento físico com disfunção do movimento nas extremidades, este livro irá se deter no quadril e no ombro. O foco será a anatomia funcional e a cinesiologia, bem como as disfunções de movimentos comuns e estratégias de correção para melhorar a função. Contudo é difícil, se não impossível, discutir o quadril e o ombro sem dar atenção ao núcleo toracopélvico (o *core*), o qual será abordado brevemente por todo o livro, isto que esta região é uma causa ignorada, bem como uma solução para muitas condições comuns de quadril e ombro. Faremos isso com a esperança de que, ao melhorar a consciência do profissional de condicionamento físico e do cuidado com a saúde das disfunções comuns e soluções simples, eles possam se tornar defensores de que seus pacientes e alunos tomem o controle de sua própria saúde. Por meio dessa abordagem podemos nos reunir com a medicina convencional e efetivamente nos tornar a solução da crise do cuidado com a saúde.

Parte I

Introdução ao movimento: os elementos funcionais

CAPÍTULO 1   O sistema funcional do movimento

CAPÍTULO 2   Desenvolvendo o movimento

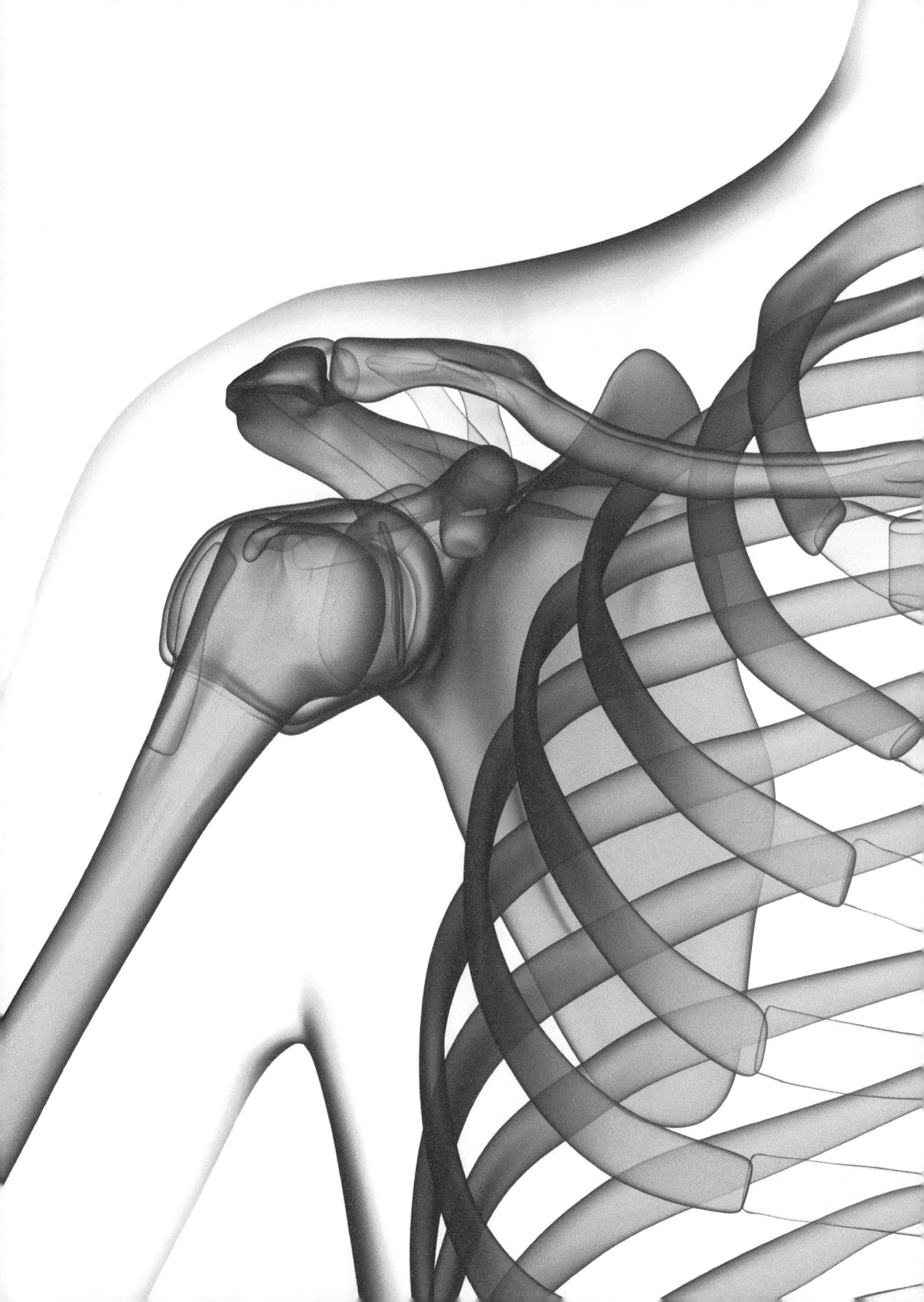

Capítulo 1

O sistema funcional do movimento

OBJETIVOS DO CAPÍTULO

Identificar e compreender os componentes funcionais do movimento

Explicar e identificar as funções principais dos músculos

BIOMECÂNICA

Compreender o movimento requer uma introdução breve à biomecânica. Biomecânica é o estudo do movimento e das forças internas e externas que agem sobre o corpo. Este estudo é principalmente baseado na observação da mecânica articular, nas forças internas e nas cargas, bem como nos efeitos da gravidade, do momento e das forças de reação do solo.

Cinesiologia é o estudo do movimento baseado na atividade do sistema muscular. É importante ter uma compreensão básica da biomecânica envolvida com o movimento para permitir uma melhor apreciação da atividade cinesiológica do sistema muscular.

A observação do ciclo da marcha humana fornece um olhar um tanto exclusivo na biomecânica da extremidade inferior. O ciclo da marcha humana, como muitos movimentos na vida, é uma série de eventos com carga e sem carga que ocorrem de uma maneira orquestrada por meio da cadeia cinética. Para ajudar a demonstrar a biomecânica, bem como fornecer um exemplo do porque os músculos agem de uma maneira particular, uma avaliação um tanto básica do ciclo da marcha será fornecida adiante.

À medida que o corpo se move a partir da fase de contato inicial até a fase de apoio médio, considera-se que a extremidade inferior está sob carga ou passando por pronação. Essas fases são projetadas para desacelerar o impulso do corpo para a frente, bem como fornecer absorção do choque a partir do movimento do peso do corpo sobre a parte inferior da perna e a partir das forças de reação do solo que se deslocam do pé de volta à cadeia cinética. É importante observar que durante essa fase, a maior parte dos músculos da cadeia cinética inferior está sendo carregado excentricamente, o que irá ajudar o corpo a levar vantagem das propriedades elásticas e contráteis do sistema miofascial, ajudando a conservar energia e tornando as fases de impulso do ciclo mais fisiologicamente eficientes. Durante a fase de carga, o quadril está se movendo por meio de flexão relativa, adução e rotação interna; o joelho está se movendo em flexão, abdução e rotação interna; e o complexo tornozelo-pé está se movendo por meio de dorsiflexão, abdução e eversão.

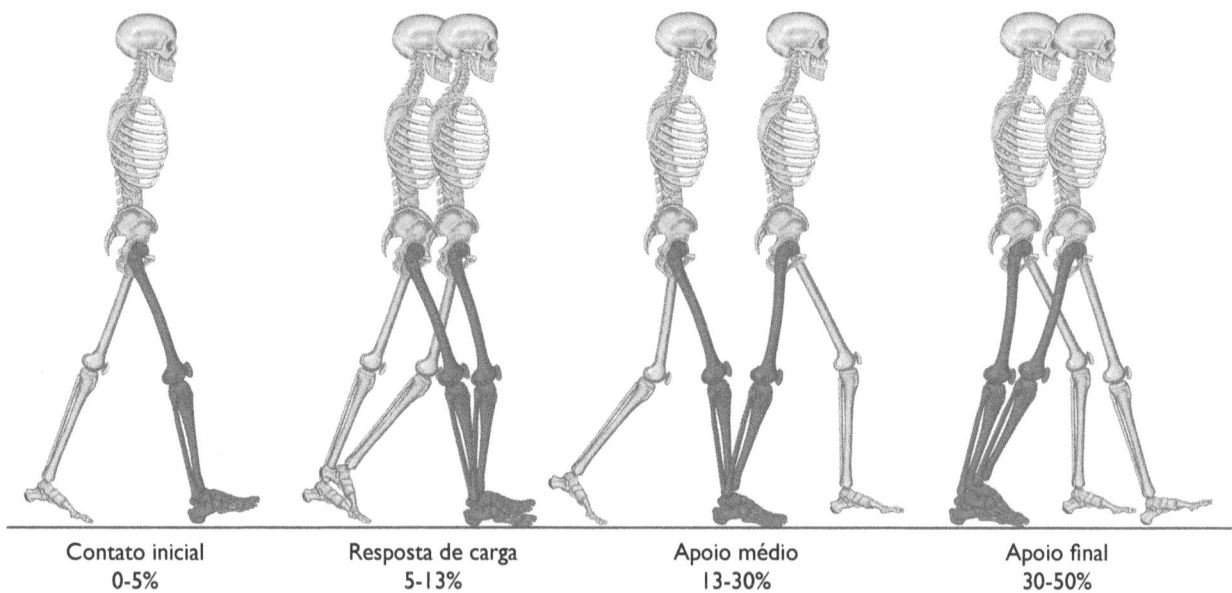

Contato inicial 0-5% | Resposta de carga 5-13% | Apoio médio 13-30% | Apoio final 30-50%

O ciclo da marcha: contato inicial até o apoio final.

À medida que o corpo se move sobre a perna parada a partir do final da fase de apoio médio até o apoio final, a cadeia cinética inferior muda para uma fase sem carga ou de aceleração. Esse movimento se beneficia dos componentes elásticos do sistema miofascial, bem como das contrações musculares concêntricas para ajudar a impulsionar o corpo para a frente. Durante essa fase de supinação, o quadril está estendendo, abduzindo e rodando externamente; o joelho está estendendo, aduzindo e rodando externamente; e o complexo tornozelo-pé está fazendo flexão plantar, aduzindo e fazendo inversão.

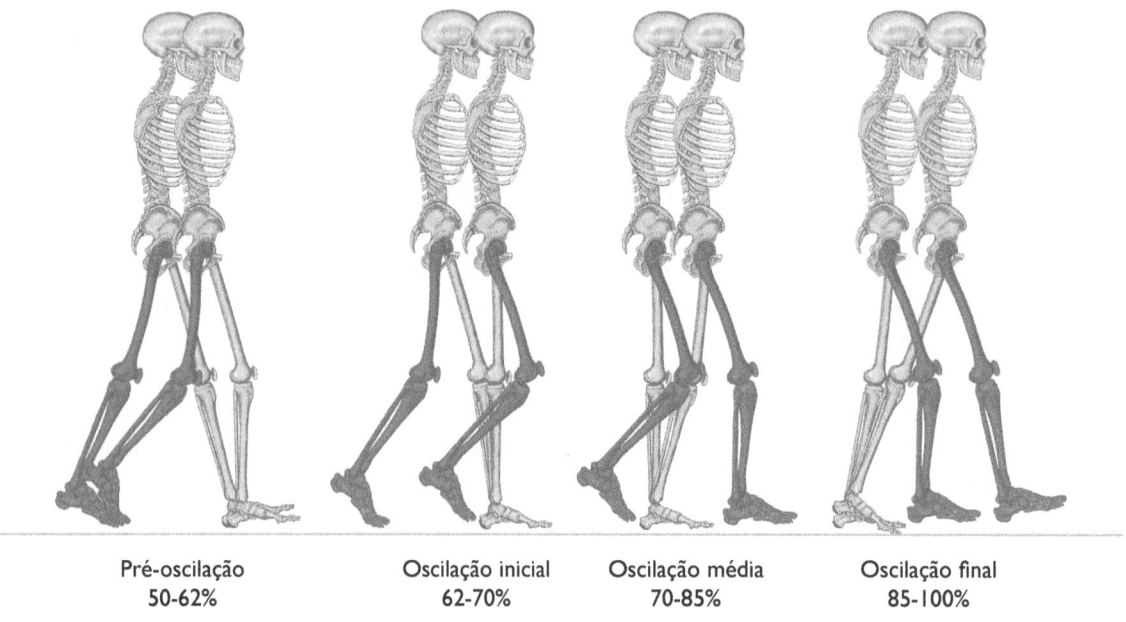

Pré-oscilação 50-62% | Oscilação inicial 62-70% | Oscilação média 70-85% | Oscilação final 85-100%

O ciclo da marcha: pré-oscilação até a oscilação final.

Os movimentos triplanares do quadril, do joelho e do complexo tornozelo-pé estão resumidos na tabela a seguir.

Movimento	Plano sagital	Plano frontal	Plano Transversal
Quadril			
Pronação	Flexão	Adução	Rotação interna
Supinação	Extensão	Abdução	Rotação externa
Joelho			
Pronação	Flexão	Abdução	Rotação interna
Supinação	Extensão	Adução	Rotação externa
Tornozelo-Pé			
Pronação	Dorsiflexão (tornozelo)	Abdução (pé)	Eversão (pé)
Supinação	Flexão plantar (tornozelo)	Adução (pé)	Inversão (pé)

Esta seção fornece uma breve observação da biomecânica e do papel da gravidade, das forças externas, das forças internas e de reação do solo no desenvolvimento do movimento. Uma breve compreensão da biomecânica ajuda a desenvolver uma percepção e apreciação do papel funcional do sistema muscular e que será a próxima área de foco.

Chave para o sucesso
O movimento alguma vez foi considerado gratuito?

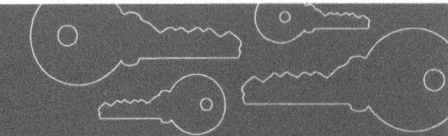

Gurus do treinamento funcional muitas vezes observam a pronação da extremidade inferior ou a fase de carga da marcha e afirmam que esses movimentos são "considerados gratuitos". Em outras palavras, como a gravidade está pressionando o corpo contra o solo e o fato de que a extremidade inferior permanece relativamente fixa à medida que o corpo se move sobre a perna, eles fazem a pressuposição incorreta de que o corpo não tem que participar ativamente desses movimentos. Contudo, como a gravidade está pressionando o corpo nesses movimentos, não significa que eles irão ocorrer naturalmente. Por exemplo, os pacientes muitas vezes não têm rotação interna de quadril no lado da instabilidade lombar. Quando caminham, eles não têm esse movimento instantaneamente em razão da ação da gravidade ou da biomecânica adjacente. Muitas vezes, eles irão compensar essa falta de movimento aumentando o movimento em outra articulação, tal como o joelho ou o pé. Eles irão abduzir excessivamente o joelho e/ou pronar excessivamente o pé na ausência de rotação interna do quadril. Um outro exemplo pode ser visto durante o padrão de agachamento e a ação do tibial anterior. Durante o padrão de agachamento, enquanto o movimento do joelho move-se sobre o pé, cria uma dorsiflexão relativa do tornozelo. Isto não sugere que o tibial anterior esteja sentado sem fazer nada e que não esteja participando no movimento. O tibial anterior ajuda na flexão do joelho puxando-o na direção do pé. Os dedos que se elevam do chão durante a fase descendente do agachamento são muitas vezes indicativos de atividade excessiva do extensor longo dos dedos, substituindo por uma inibição do tibial anterior. A inibição do tibial anterior é muitas vezes uma causa de mecânica de agachamento inadequada e deve ser avaliada na presença de dor no joelho ou limitações na dorsiflexão do tornozelo durante esse padrão.

> **IMPORTANTE:** É essencial observar que nenhum movimento é gratuito e nenhum músculo que está conectado a uma articulação em movimento deve ser levado em conta quando se avalia e se corrige padrões de movimento. Considera-se também que somente pelo fato da gravidade auxiliar um movimento, não significa que o sistema muscular não tenha que trabalhar naquela direção. Como Vojta sugeriu, os músculos trabalham em duas direções, tanto proximal quanto distal. Portanto, é vital que todos os músculos sejam funcionalmente considerados e avaliados na presença de disfunção de movimento.

CINESIOLOGIA

Cinesiologia é o estudo do movimento baseado na atividade do sistema muscular. O sistema muscular, incluindo os sistemas proprioceptivo e fascial, é integral ao desenvolvimento de movimento coordenado e eficiente. Esta seção irá tratar de forma mais profunda os componentes do sistema muscular e observar a interação entre esses sistemas no desenvolvimento do movimento favorável. Além disso, irá fornecer uma visão da anatomia funcional que muitas vezes não é considerada, mas que será, contudo, a chave no desenvolvimento do exercício corretivo e do paradigma de treinamento apresentado mais adiante neste livro.

PROPRIOCEPÇÃO

O desempenho de padrões de movimento complexos, tais como rebater um voleio no tênis, controlar o corpo e o centro de gravidade enquanto anda de bicicleta sobre um buraco, ou iniciar um padrão motor fino quando, por exemplo, toca uma música no piano. Todos requerem um sistema proprioceptivo altamente sintonizado. A propriocepção é essencialmente a percepção de nosso corpo no espaço, com base na informação recebida por sistemas especializados e receptores dentro do corpo. Isto inclui informação que é recebida a partir dos olhos e dentro do sistema vestibular localizado no ouvido interno. Os olhos são importantes para a antecipação e orientação do ambiente externo. Os reflexos de retificação ajudam a manter o nível dos olhos com o horizonte e podem ser uma causa para o desenvolvimento de alterações posturais na presença de uma perna longa, um pé plano ou rotação intrapélvica. O aparelho vestibular localizado dentro do ouvido interno fornece informação sobre a postura e o equilíbrio, bem como a posição e o movimento da cabeça.

Existem vários tipos de receptores que são responsáveis por fornecer informação ao sistema nervoso central quanto a posição, tensão, mudança e pressão dentro do corpo. Esses receptores especializados são conhecidos como "mecanorreceptores" e ajudam a detectar a sensação consciente de movimento dentro do corpo, também chamada de cinestesia. Vários destes serão discutidos adiante.

AS TRÊS REGIÕES PRINCIPAIS DE MECANORRECEPTORES

Como os músculos sabem o que fazer? Os músculos sempre agem sob orientação do sistema nervoso, com base na informação que este recebe do sistema proprioceptivo. Contínuo *feedback* de cada músculo para o sistema nervoso é realizado por mecanorreceptores, incluindo informação sobre o que o corpo está fazendo a cada instante, bem como a velocidade e duração da mudança que está ocorrendo. Existem três regiões principais de propriocepção: os fusos musculares localizados dentro do ventre muscular, o órgão tendinoso de Golgi localizado dentro da junção musculotendinosa e a estrutura articular. Os fusos musculares estão localizados dentro do ventre muscular perto das junções musculotendinosas (ver a seguir). Eles contêm várias fibras musculares intrafusais que mantêm o fuso muscular esticado à medida que o músculo muda o comprimento. Se o músculo for muito alongado ou for alongado muito rápido, o fuso muscular envia um sinal reflexivo de volta para o sistema nervoso central, iniciando um reflexo de alongamento e contração do músculo afetado. Isso ajuda a manter o comprimento do músculo e a posição articular e minimizar os efeitos de uma lesão potencial. O fuso muscular é geralmente responsável pela resposta de inibição recíproca, por meio da qual ele inibe os antagonistas funcionais durante uma contração muscular. Quando um músculo é reciprocamente inibido secundário a lesão, trauma ou uso excessivo, ele pode ser ativado por batida leve, estímulo elétrico, pressão de alongamento sustentada, leve pressão manual e/ou vibração para aumentar a ativação dos fusos musculares. Essas técnicas serão discutidas com mais detalhes na seção de exercício corretivo do livro.

A atividade do fuso muscular pode disparar uma reação que é denominada de "reflexo de alongamento muscular", conhecido também como "reflexo miotático". Este reflexo causa uma contração ao redor dos fusos excitados, causando uma contração reflexiva do músculo. O reflexo do fuso muscular "servo-assiste" (serve e ajuda na contração muscular), visto que ele potencialmente: a) permite que o cérebro provoque uma contração muscular com menos energia nervosa, b) permite uma contração muscular independente do nível das cargas e c) neutraliza a fadiga muscular ou a disfunção muscular adicional (Guyton, 1991).

Os órgãos tendinosos de Golgi (OTGs) estão localizados dentro da junção musculotendinosa. Essas fibras também contêm fibras sensoriais e respondem a um aumento na tensão dentro do músculo. Elas respondem criando inibição do músculo, protegendo as inserções musculares a partir da lesão potencial. O OTG monitora a tensão interna, a força de um músculo e responde a aumentos nas tensões musculares. Ele pode criar uma resposta inibitória, conhecida como "inibição autogênica", que às vezes pode ser tão forte podendo levar ao relaxamento do músculo inteiro. Essa reação, também conhecida como a "reação de alongamento", tem sido sugerida, mas não comprovada, por manter o músculo livre de ruptura no local de sua inserção óssea. O OTG provavelmente também inibe fibras excessivamente ativas de modo que há melhor recrutamento global de todas as fibras musculares individuais de um músculo, minimizando o potencial dano muscular (Guyton, 1991).

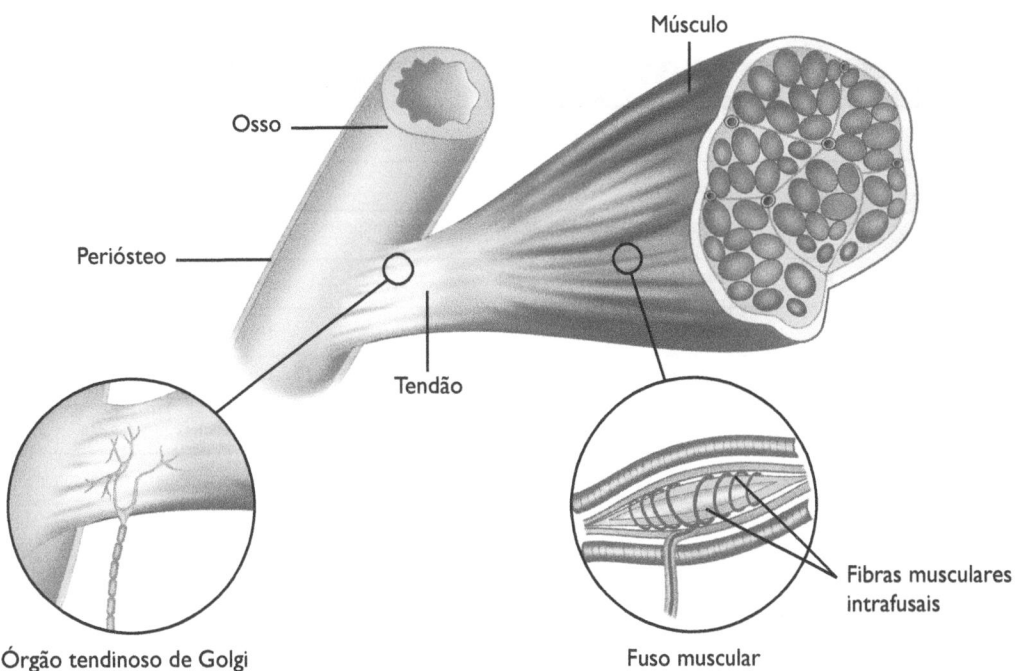

A anatomia do fuso muscular e o órgão tendinoso de Golgi.

A cápsula articular e os ligamentos que circundam a articulação contêm vários tipos de receptores que são responsáveis por monitorar a posição e o movimento da articulação. Embora eles não enviem informação sobre a tensão articular, eles são importantes em retransmitir informações sobre movimento, posição, compressão, tração e palpação e têm uma forte influência sobre o *feedback* motor e a resultante função muscular (Umphred, 2007).

Uma fonte adicional de *feedback* sensorial vem dos receptores cutâneos localizados dentro da pele. Eles são particularmente densos nas palmas das mãos e nas solas dos pés. Esses receptores detectam pressão e toque, e desempenham um papel importante na parte cinestésica do processo de aprendizagem, bem como no desenvolvimento de estratégias ideais de movimento.

TIPOS DE FIBRAS MUSCULARES

Existem essencialmente três tipos de fibras musculares que estão presentes dentro dos músculos esqueléticos – tipo I, tipo IIa e tipo IIb –, e todos os músculos contêm porcentagens variadas dessas fibras (Guyton, 1991). As fibras musculares do tipo I são vistas como de contração lenta, porque sua velocidade de contração é geralmente mais lenta que o tipo II, consideradas como as fibras de contração rápida. No geral, as fibras do tipo I são de natureza mais aeróbia e consideradas resistentes à fadiga. As fibras do tipo II são ainda subdivididas em fibras do tipo IIa, que tendem a ter características de fibras do tipo I e do tipo II, e em fibras do tipo IIb, que tendem a ser mais características das fibras do tipo II (Baechle e Earle, 2000). As fibras musculares do tipo I são encontradas em concentrações maiores nos músculos posturais e provavelmente têm uma maior concentração de proprioceptores. Os músculos espinais mais profundos (p. ex., os rotadores e os intertransversais) contêm quatro a sete vezes mais concentração de fusos musculares do que o multífido mais superficial, e aparentemente funcionam como transdutores de comprimento e sensores de posição (McGill, 2007). Com muita probabilidade, os estabilizadores articulares locais dos ombros e dos quadris contêm, similarmente, um nível mais alto de proprioceptores do que os músculos globais correspondentes das regiões. As funções das fibras musculares são resumidas na tabela abaixo.

Características	Tipo I	Tipos IIa e IIb
Sistema de energia	Aeróbia	Aeróbia e anaeróbia
Produção de força	Baixa	Intermediária a alta
Cor	Vermelha	Intermediária a branco
Fatigabilidade	Baixa	Intermediária a alta
Tamanho da fibra	Pequena	Intermediária a grande
Localização	Profunda	Intermediária a superficial
Propriocepção	Alta	Intermediária a baixa
Função	Postura e estabilização	Movimento e ampla estabilização

TIPOS DE CONTRAÇÕES MUSCULARES

Os músculos se contraem para produzir algum tipo de reação dentro das articulações que eles controlam. Contração concêntrica, ou contrações em que as inserções dos músculos estão se aproximando umas das outras, cria movimento. Esse encurtamento muscular é responsável por superar uma resistência, resistindo à gravidade e/ou acelerando a posição do corpo. A contração excêntrica, por outro lado, é quando as inserções musculares estão se afastando umas das outras, para desacelerar o movimento. Essas contrações são ilustradas nos exemplos abaixo.

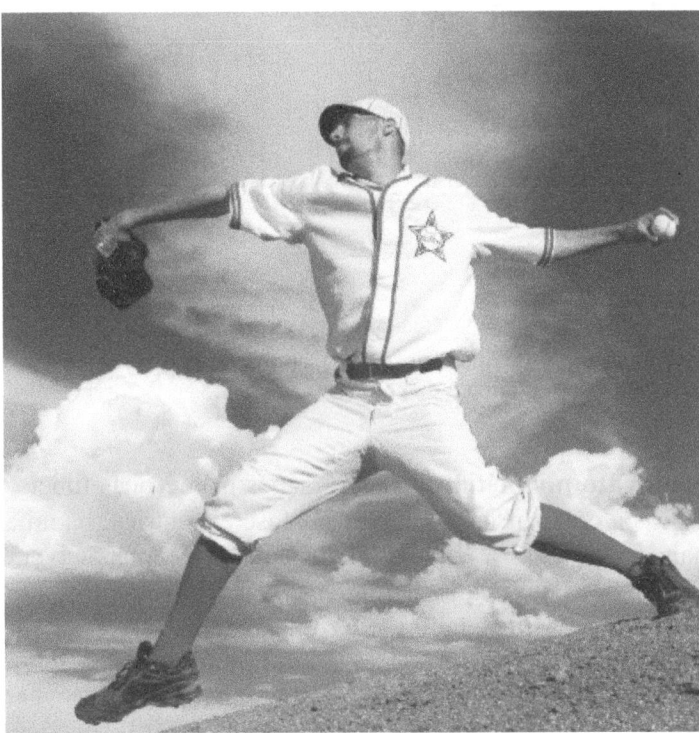 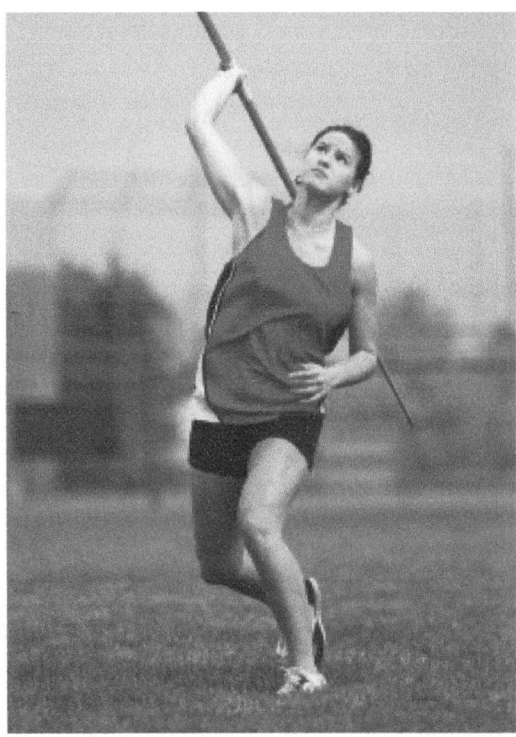

Durante a fase de encaixe inicial de um arremesso de beisebol, o atleta tem que desacelerar excentricamente a rotação no seu tronco e no ombro esquerdo (imagem da esquerda). A atleta contrai concentricamente para acelerar seu tronco e braço durante a fase inicial da liberação do dardo (imagem da direita).

Contrações isométricas são contrações nas quais não há mudança no comprimento do músculo. Elas realizam duas funções importantes no corpo:

1. Estabilização: as contrações isométricas são importantes em centralizar e estabilizar a articulação durante o movimento. A perda dessa função de estabilização leva a uma perda no eixo ótimo de rotação, resultando em uma diminuição na eficiência do movimento, bem como uso aumentado e ruptura na articulação (ver página 10). Os estabilizadores locais ajudam a controlar a posição intersegmental das vértebras, enquanto os mobilizadores criam movimento amplo da coluna. No ombro, os músculos do manguito rotador ativam-se de maneira relativamente isométrica para estabilizar a cabeça do úmero na cavidade glenoidal. De forma similar, os estabilizadores locais do quadril, incluindo o psoas maior e os rotadores externos profundos do quadril, fornecem centramento articular da cabeça femoral de modo que os músculos globais possam produzir movimentos gerais da articulação do quadril. Esse conceito será expandido nas seções de quadril e de ombro.

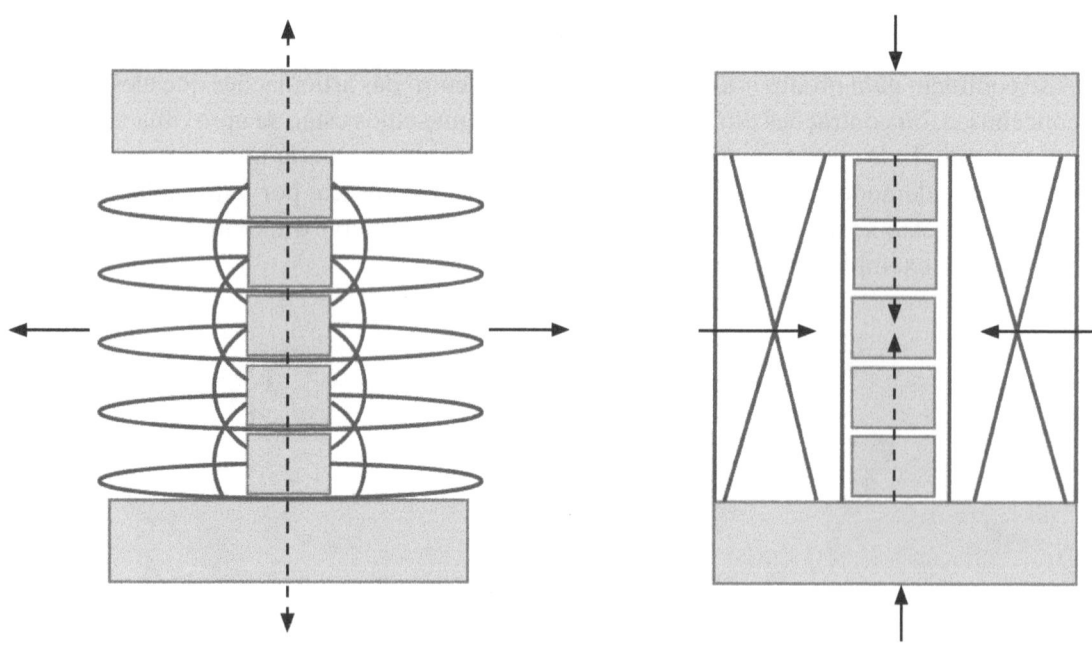

O sistema de estabilização local fornece controle intersegmental (acima, à esquerda), enquanto o sistema de estabilização global (acima, à direita) fornece estabilização global do tronco e da coluna.

2. A fase de amortização da marcha ou treinamento pliométrico: as contrações isométricas funcionam como a transição entre contrações excêntricas e concêntricas. No final da fase excêntrica, há uma fração de tempo em que o músculo não está mais alongando. No entanto, o músculo não começou o encurtamento. Isto geralmente ocorre ao redor da fase de apoio médio da marcha. Neurônios motores alfa sinalizam os antagonistas para contrair e usar a energia elástica que foi armazenada desde a fase excêntrica (Baechle e Earle, 2000). Se essa transição durar muito tempo, haverá uma diminuição subsequente no reflexo de estiramento e na quantidade resultante de força concêntrica que poderia ser produzida (Baechle e Earle, 2000). É possível que o comprimento da fase de amortização determine a diferença entre o primeiro e o segundo lugares em corredores de elite, e entre adquirir lesões de corrida repetitivas, tais como canelite ou fascite plantar, e produzir um padrão de marcha eficiente. Quanto mais tempo o indivíduo fica em contato com o solo, mais potencial ele tem para sobrecarregar os tecidos moles e as estruturas articulares da cadeia cinética inferior e, subsequentemente, mais tempo ele levará para sair dessa posição.

Essencialmente as contrações excêntricas potencializam ou pré-alongam o sistema muscular necessário para ajudar a maximizar contrações concêntricas ou a fase de propulsão do movimento, enquanto as contrações isométricas funcionam entre essas transições. Essas funções, junto com outros termos comuns, são resumidas na tabela abaixo.

Contrações excêntricas	Contrações isométricas	Contrações concêntricas
Fase de apoio	Fase de estabilização	Fase de propulsão
Pronação	Estabilização	Supinação
Desaceleração	Estabilização	Aceleração

Chave para o sucesso
A relação entre contrações musculares e lesões repetitivas

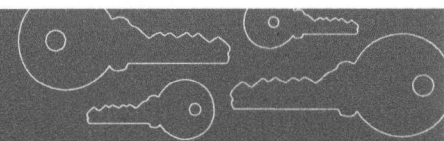

Um número significativo de lesões musculoesqueléticas é o resultado do uso excessivo ou de movimentos repetitivos. Geralmente, essas lesões são causadas por padrões de movimento habituais que são perpetuados e enraizados durante o exercício repetitivo. Lesões por uso excessivo comuns das extremidades inferiores, tais como síndrome da banda iliotibial, tendinite patelar, canelites e fascite plantar, são o resultado dos efeitos combinados de contração articular insatisfatória e controle excêntrico ineficiente de pronação. Portanto, a abordagem de exercício corretivo deve se concentrar em melhorar a capacidade do indivíduo de centralizar suas articulações, e depois ensinar o indivíduo a como sair e voltar para essas posições controladas. Uma vez que ele atingiu essa capacidade, ele pode mover para padrões de movimento funcionais e eventualmente retornar ao esporte ou à atividade funcional.

IMPORTANTE: Melhorar os padrões de movimento e reduzir o potencial para lesões por uso excessivo requer que o indivíduo desenvolva melhor estabilização articular e controle excêntrico de seu corpo, e estes devem ser os objetivos primários durante a estratégia de exercício corretivo.

OS SISTEMAS MUSCULARES LOCAIS E GLOBAIS

Embora nenhum músculo realmente trabalhe isolado, os músculos podem ser diferenciados com base nas suas atividades funcionais primárias. Hodges, Lee, Comerford e outros autores diferenciaram entre sistemas musculares locais e globais com base em características como localização, tempo de contração, efeito sobre a articulação e resposta à disfunção. Independentemente dessa diferenciação, os sistemas musculares locais e globais devem trabalhar em harmonia para fornecer movimento suave e coordenado. Por exemplo, falha do sistema local resulta em atividade excessiva muscular global, necessitando que os músculos das extremidades desistam de seu papel de movimento a fim de ajudar na estabilização proximal (Umphred, 2007). As descrições dos sistemas musculares locais e globais são fornecidas a seguir.

O sistema muscular local, também chamado de "sistema muscular profundo", é responsável pela estabilização segmentar do tronco e da coluna além das articulações glenoumeral (ombro) e coxofemoral (quadril). O papel funcional desses músculos está além da força de sua contração. Existem vários fatores principais relacionados ao seu papel funcional na estabilização e no movimento.

1. Eles não tem direção específica, ou seja, se contraem independentemente da direção do movimento. Os músculos do sistema muscular global, contudo, são de direção específica. Determinadas direções irão ativá-los, enquanto outras direções de movimento não causarão ativação. Por exemplo, os músculos profundos do ombro e do quadril, coletivamente chamados de músculos do "manguito rotador", funcionam para manter o centramento articular das respectivas articulações glenoumeral e coxofemoral, independentemente da posição das articulações. Em contrapartida, os músculos globais, por exemplo, os músculos superficiais do tronco e da coluna, tendem a responder apenas quando a direção de movimento requer sua atividade específica.
2. Eles têm uma função antecipatória, ou seja, eles se contraem antes do sistema global para promover estabilidade proximal para a articulação, previamente ao movimento distal. Esta é uma resposta automática, e essa função é muitas vezes comprometida após lesão ou disfunção articular.
3. Há coativação geral desses músculos para fornecer estabilidade intersegmentar, de modo que os motores primários possam realizar seu papel de movimento global. Essa coativação é requerida para manter o centramento articular e equilibrar as forças por meio de todas as superfícies articulares durante o movimento global.

O sistema muscular global, também chamado de "sistema muscular superficial", consiste nos músculos mais responsáveis pelo movimento. Eles também são responsáveis por estabilização ampla e, geralmente, são os músculos que estão envolvidos em clientes que demonstram estratégias de estabilização com uso de órtese. Diferente dos músculos locais, que muitas vezes se tornam inibidos devido à lesão articular, os músculos globais muitas vezes respondem à lesão, tornando-se hipertônicos e hiperativos.

A diferenciação entre músculos locais e globais do tronco, da coluna e dos complexos do ombro e do quadril foi expandida na tabela a seguir.

Região	Sistema muscular local	Sistema Muscular Global
Tronco e coluna	Diafragma	Reto do abdome
	Transverso do abdome	Oblíquos externos e internos
	Multífidos e outros músculos segmentares e curtos do tronco e da coluna	Eretor da espinha superficial
	Psoas maior e menor	
	Quadrado lombar	
	Assoalho da pelve	
Quadril	Psoas maior e menor	Fibras superficiais do glúteo máximo
	Assoalho da pelve	Glúteo médio
	Gêmeos	Isquiotibiais
	Obturadores	Quadríceps
	Fibras profundas do glúteo máximo	Tensor da fáscia lata
		Adutores
		Sartório
		Piriforme
Ombro	Supraespinal	Peitoral maior e menor
	Infra-espinal	Latíssimo do dorso
	Redondo menor	Serrátil anterior
	Subescapular	Trapézio
	Bíceps braquial	Rombóides
		Deltóides
		Coracobraquial
		Subclávio
		Redondo maior
		Tríceps braquial

Embora essa discussão não signifique sugerir que nenhum músculo é mais importante do que outro, compreender sua relação muscular funcional será útil quando se discute desequilíbrios musculares e o seu desenvolvimento, bem como a perpetuação de padrões de movimento disfuncionais.

EFEITO DA LESÃO E TREINAMENTO SOBRE MÚSCULOS LOCAIS E GLOBAIS

A inibição reflexiva pode ser descrita como inibição muscular após lesão articular. Há evidências sugerindo que essa inibição afeta mais os estabilizadores locais (uma articulação) em vez dos estabilizadores globais. Por exemplo, o vasto medial tem mostrado inibição e atrofia em vez do reto femoral em indivíduos que foram experimentalmente induzidos com dor no joelho ou naqueles indivíduos com dor femoropatelar de longa duração.

Métodos de treinamento específico também mostraram mudança no recrutamento de fibras musculares e possuem um efeito inibitório sobre o sistema de estabilização local. Protocolos de treinamento do tipo balístico ou pliométrico mostraram aumentar positivamente a altura do salto em participantes de um programa de treinamento de seis semanas. Contudo, houve uma diminuição subsequente na força do sóleo durante o programa, sugerindo que esse tipo de treinamento recruta preferencialmente os mobilizadores globais sobre os estabilizadores locais – gastrocnêmio *versus* sóleo nesse caso (Ng, 1990). Esses achados sugerem várias implicações quando se reabilita ou se treina indivíduos que experimentam disfunção de movimento.

1. Muitos indivíduos que demonstram disfunções de movimento possuem desequilíbrios locais entre os estabilizadores e motores primários. A realização de pliometria de alto nível, saltos e/ou exercícios balísticos tendem a perpetuar essa disfunção, visto que favorece os mobilizadores globais, de duas articulações, sobre os estabilizadores locais, de uma articulação. Essa é uma das razões pelas quais movimentos mais lentos e controlados são favorecidos durante o exercício corretivo e no início das fases de retorno às atividades no paradigma do movimento.
2. Os indivíduos que experimentaram uma lesão/cirurgia e/ou dor ou edema articular têm probabilidade de experimentar inibição reflexa e exibir sinais clínicos de inibição (fraqueza e atrofia dos estabilizadores articulares locais). Realizar altos níveis de exercícios balísticos, de salto e/ou pliométricos irão treinar mais os músculos do sistema global, geralmente à custa do sistema local, causando mais perpetuação dessa disfunção.
3. Realizar exercícios balísticos de alto nível tende a causar maiores níveis de fadiga e acúmulo de produtos residuais metabólicos. A fadiga e a dor irão alterar a capacidade do indivíduo de detectar erros e irão impedir o padrão motor ideal. Novamente, isso tornará cada vez mais fácil facilitar os padrões disfuncionais (Lei de Facilitação) enquanto torna cada vez mais difícil programar em padrões neuromotores ideais.

AGONISTAS, ANTAGONISTAS, SINERGISTAS E ESTABILIZADORES

Os agonistas também são conhecidos como "motores primários" ou os músculos que são mais responsáveis por um movimento particular. Os antagonistas são os músculos que se opõem aos agonistas. Mais realisticamente, não há músculo que seja unicamente responsável por qualquer ação particular – apenas músculos que são mais ou menos apropriados. O paradoxo de Lombard (1907) sugere que os músculos trabalham como agonistas funcionais. Por exemplo, durante o padrão de agachamento, o quadríceps e os

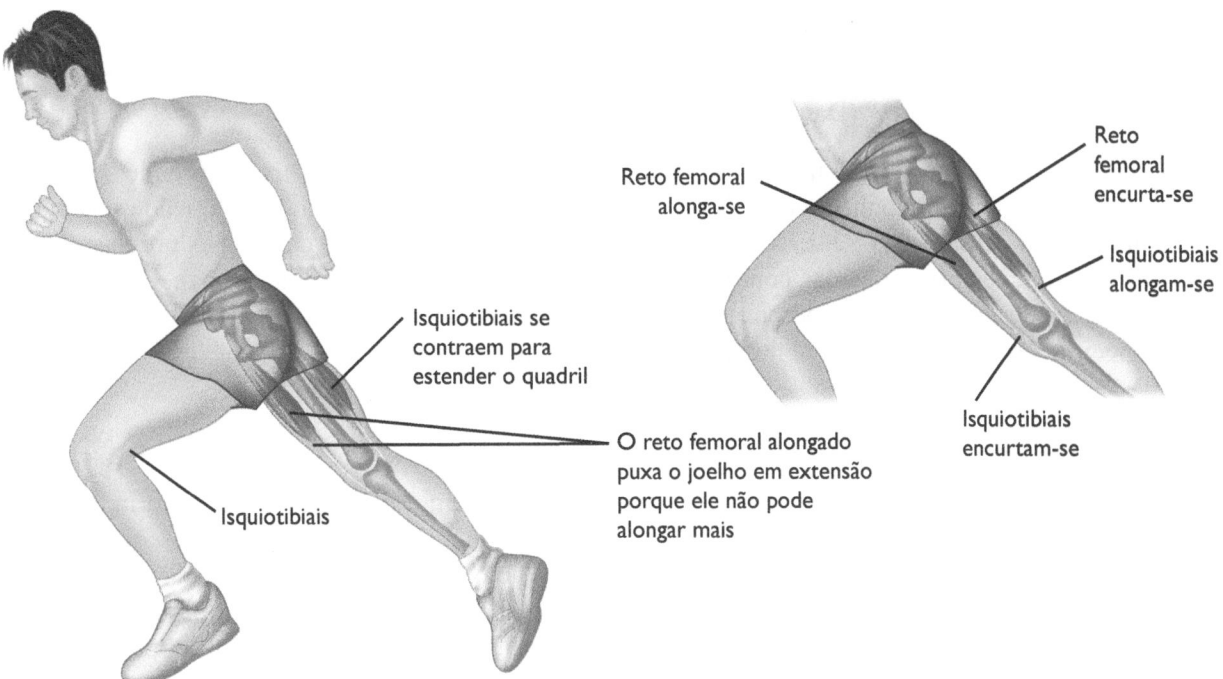

Com o quadril e o joelho flexionados, os isquiotibiais podem ajudar na extensão do joelho restringindo a parte inferior da perna à medida que o corpo progride sobre a perna de apoio.

isquiotibiais se contraem durante a fase de subida do movimento. O quadríceps trabalha para estender o joelho, enquanto os isquiotibiais trabalham para estender o quadril e ajudar na extensão do joelho, fornecendo antagonismo funcional na articulação do joelho. Muitos movimentos no corpo, incluindo corrida, funcionam dessa maneira (ver imagem acima).

Sinergistas são músculos que ajudam os motores primários. Poucos músculos trabalham de maneira isolada, e os sinergistas podem atuar para ajudar o motor primário na ação específica que ele realiza, ou podem atuar mais como estabilizadores da articulação. Quando o motor primário é inibido por dor, lesão articular ou *input* neurológico inadequado, os sinergistas são chamados para assumirem o papel de motores primários. Isto é chamado de "dominância sinérgica".

Os estabilizadores são responsáveis por manter uma posição articular estática contra movimento articular adjacente ou distal. Por exemplo, à medida que o trapézio direito move o braço direito em abdução, o trapézio esquerdo e os eretores da espinha agem para estabilizar a coluna contra o movimento do braço contralateral. Durante a flexão do braço, os estabilizadores escapulotorácicos devem fixar a escápula contra o tórax, bem como estabilizar contra o peso do braço e o que quer que esteja sendo levantado.

Quando há coativação favorável entre antagonistas funcionais, há manutenção da posição articular. Na presença de inibição muscular, um ou mais dos agonistas funcionais tornam-se disfuncionais e a articulação é puxada na direção dos músculos funcionais. Isso altera a posição articular e o eixo de rotação instantâneo, comprometendo a estabilidade da articulação.

COMPREENDENDO A FUNÇÃO MUSCULAR

"O maior obstáculo para descobrir o formato da Terra, dos continentes e do oceano não foi ignorância, mas a ilusão de conhecimento." (Daniel Boorstin)

Uma premissa comum dentro dos ambientes de aprendizagem é que quanto mais se aprende sobre um determinado tópico, mais o conhecimento atual e aceito é desafiado. Compreender a função muscular é um exemplo direto dessa premissa. Esta seção irá expandir sobre a discussão das seções prévias e categorizar as três funções primárias das contrações musculares. Além disso, vários dos papéis funcionais que os músculos desempenham no desenvolvimento de padrões de movimento ideais irão expandir sobre o conhecimento atual e sutilmente desafiar algumas crenças arraigadas.

FUNÇÃO #1 – REALIZAR O MOVIMENTO

É comum os estudantes aprenderem anatomia com base na origem e inserção do músculo individual. Em outras palavras, a inserção do músculo é levada na direção da origem do músculo, consequentemente produzindo a ação determinada do músculo. Por exemplo, ao bíceps braquial é designada a função primária de flexão e supinação do cotovelo e a função secundária de flexão do ombro. A partir da posição anatômica, que foi a posição a partir da qual os primeiros anatomistas estudaram o corpo, parece haver uma interpretação válida da função do bíceps braquial. Se olharmos a função do bíceps braquial em atividades da vida diária, tais como levar um copo de água até a boca, tirar as louças da máquina de lavar ou pentear o cabelo, as funções designadas pareceriam validadas.

Contudo, similar a maior parte do corpo que é apenas modestamente compreendida e muitas vezes mal-interpretada, esta é apenas metade da história. Ao estudar crianças, Vaclav Vojta descreveu a função muscular baseada na locomoção reflexa e na função de desenvolvimento da criança. Ele afirmou que os músculos não trabalham simplesmente de uma maneira proximal, como ao puxar a inserção na direção da origem, mas são muito importantes na sua função distal. De fato, ele é reconhecido com a afirmação de que os músculos precisam trabalhar em duas direções – excêntrica e concentricamente (Cohen, 2010).

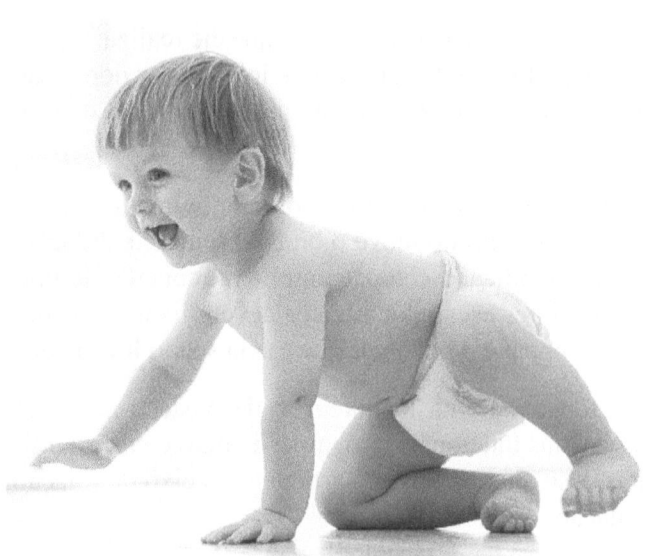

Usando o exemplo do bíceps braquial, devido à sua origem na borda superior do lábio glenoidal, o bíceps braquial atua puxando a escápula sobre a extremidade superior estável, como é visto na criança engatinhando. A função de cadeia aberta, ou ação baseada na origem até inserção do bíceps braquial, é realizar flexão do cotovelo. Na criança em desenvolvimento, o bíceps atua para puxar a escápula sobre o braço estável. Essa ação funcional será treinada usando modificações dos padrões de desenvolvimento da criança para corrigir a disfunção do movimento, bem como melhorar o desempenho.

Um segundo exemplo pode ser visto com o peitoral maior. Os textos de anatomia muscular tradicionais listam flexão, adução e rotação interna do ombro como suas funções. Novamente, observando-se a criança em desenvolvimento, o peitoral maior desempenha um papel igualmente importante na ação de engatinhar. À medida que a criança progride sobre o braço apoiado, o peitoral maior atua levando o tronco na direção do braço apoiado. Esta função também pode ser vista no esporte, em que lançadores de beisebol, *quarterbacks* e arremessadores de dardo irão manter o braço principal estável e usar o peitoral maior do braço principal para ajudar a direcionar a rotação do tronco ao redor daquele braço.

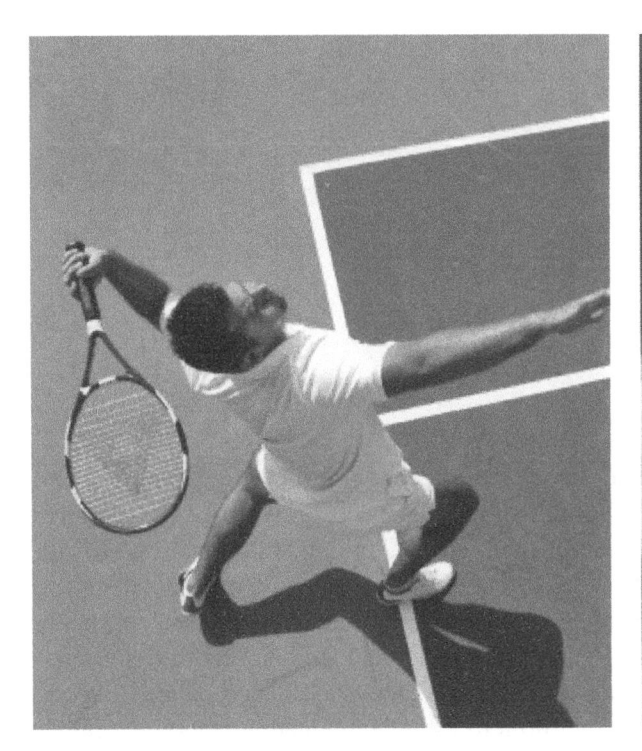

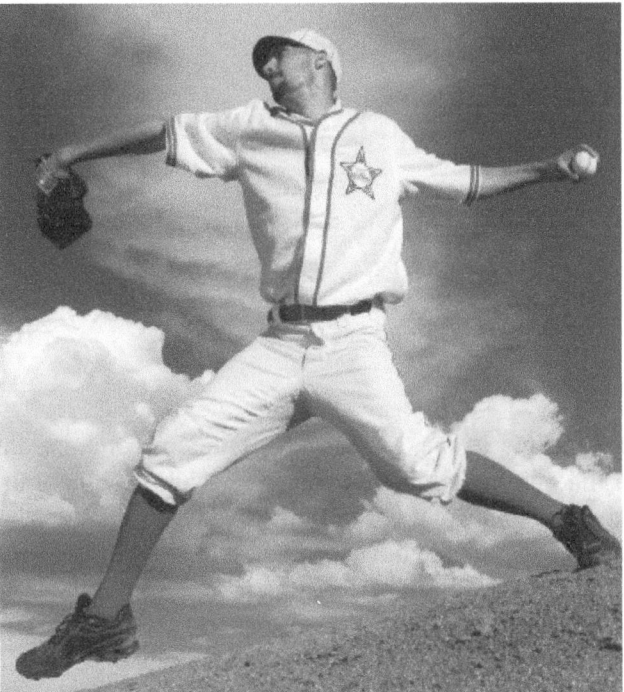

O braço principal no atleta produz uma base estável para rotação do tronco. Dessa forma, o atleta irá utilizar o peitoral maior, junto com seus sinergistas – o peitoral menor, o serrátil anterior e o deltóide parte clavicular do braço principal, para ajudar na rotação do tronco. Além disso, uma ação recíproca das extremidades superiores será utilizada à medida que o braço principal está rodando internamente enquanto o braço externo está rodando externamente (ver imagens dos atletas acima). Isso serve para estimular as cadeias cinéticas e estabilizar o complexo do ombro.

Outro exemplo é o piriforme que recebe a função de rotação externa do quadril. Enquanto ele realiza essa função em cadeia cinética aberta, na criança que está engatinhando, o piriforme atua na rotação da pelve ao redor da parte inferior da perna estacionária. Essa ação pode ser vista em atividades como dar um chute enquanto realiza artes marciais. O piriforme direito do atleta, junto com os outros rotadores externos do quadril, atuam rodando a pelve ao redor da parte inferior da perna estacionária à medida que ela realiza um chute circular (imagem da esquerda, a seguir). A criança usa seu piriforme direito para ajudar a rodar sua pelve sobre a cabeça do fêmur para impulsionar-se à frente (imagem da direita, a seguir).

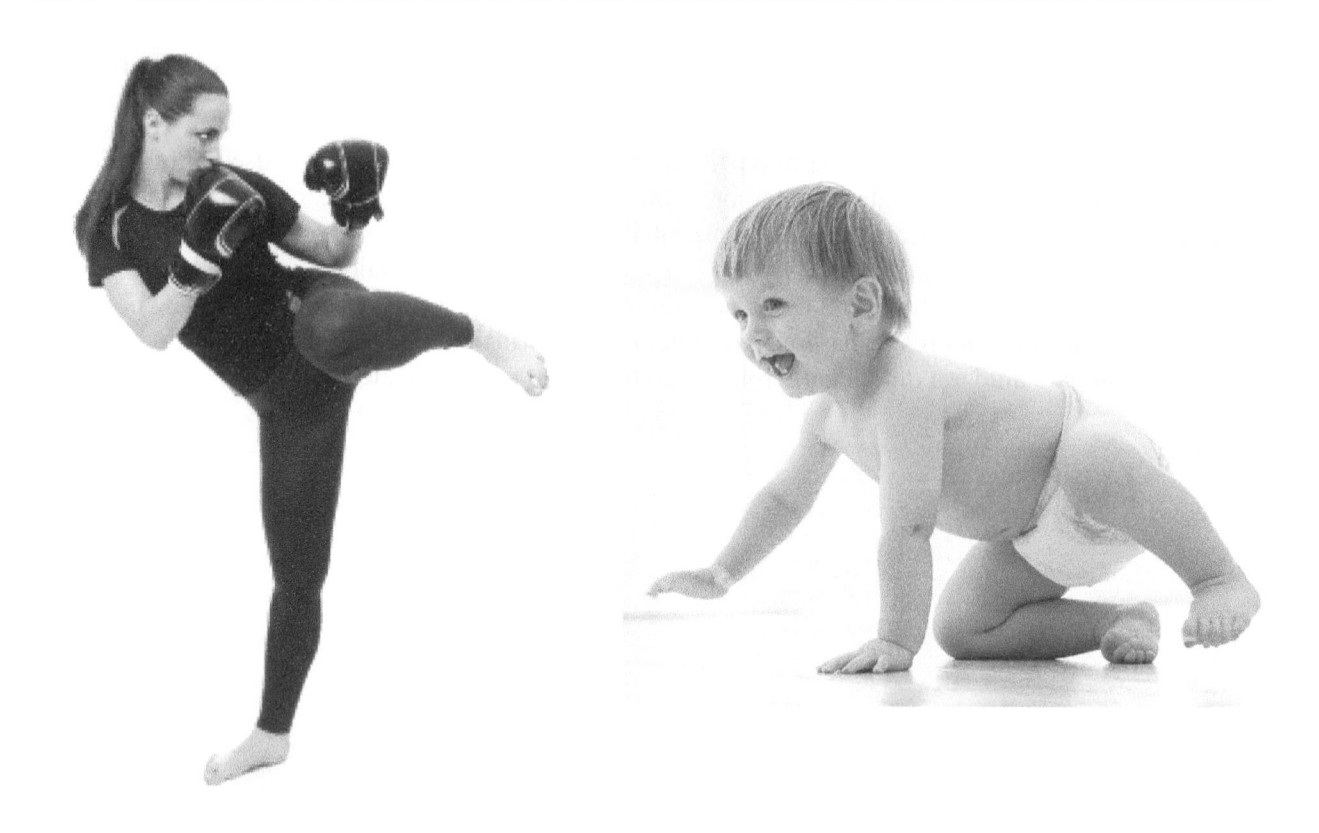

Da mesma forma, os músculos também podem realizar ações baseadas em como eles reagem ao pé ou à mão entrando em contato com o solo. A anatomia tradicional observou a função em cadeia cinética aberta dos músculos, em outras palavras, quando o pé está fora do solo. Contudo, sua função pode mudar drasticamente quando o pé está em contato com o solo. Por exemplo, na função em cadeia aberta, o complexo dos isquiotibiais atua para desacelerar a rotação pélvica anterior e ajudar na extensão do joelho. À medida que o corpo está avançando sobre o pé fixo, os isquiotibiais estão ajudando na extensão do quadril. Ele também está puxando a tíbia (sua inserção distal), que ajuda na extensão do joelho à medida que o corpo se move sobre o pé. Do mesmo modo, o gastrocnêmio tem a função de cadeia aberta de ajudar na flexão do joelho. À medida que ele desacelera a dorsiflexão do tornozelo durante a marcha, ele puxa sua inserção proximal sobre os côndilos femorais para auxiliar a extensão do joelho enquanto o corpo ultrapassa o pé fixo.

Um conceito adicional com base nessa teoria de função muscular, adotado a partir do modelo de desenvolvimento da criança, é a ideia de usar as extremidades superiores para direcionar o movimento do tronco. Durante o padrão de engatinhar, a criança utiliza um braço para estabilizar a extremidade superior e a coluna enquanto o braço oposto avança para a frente. Esse padrão ajuda a criança a desenvolver estabilidade no braço que está fixo e no lado correspondente do tórax, enquanto o braço livre ajuda a manter a mobilidade torácica. Existem dois pontos principais aqui para ajudar a dar sentido a essas ações.

1. A maioria dos estabilizadores escapulares – incluindo o latíssimo do dorso, os rombóides maior e menor, bem como as três divisões do trapézio – tem inserções espinais. Embora esses músculos nunca tenham recebido uma função espinal, suas inserções na coluna sugerem que eles desempenham um papel importante na função da coluna.

Os rombóides, o trapézio e o latíssimo do dorso atuam coletivamente para rodar a coluna na direção do membro superior fixo. Com apoio no cotovelo, como na posição de engatinhar ou de apoio, o tríceps e o bíceps braquial podem mover a escápula na direção do cotovelo fixo (ver as setas na imagem da esquerda abaixo, indicando a linha de tração muscular). Essa função pode ser vista na criança em desenvolvimento – a posição de apoio do cotovelo em pronação estabiliza a extremidade superior da criança. À medida que ela estende com o braço contralateral, os estabilizadores escapulares do braço apoiado ajudam a rodar a coluna.

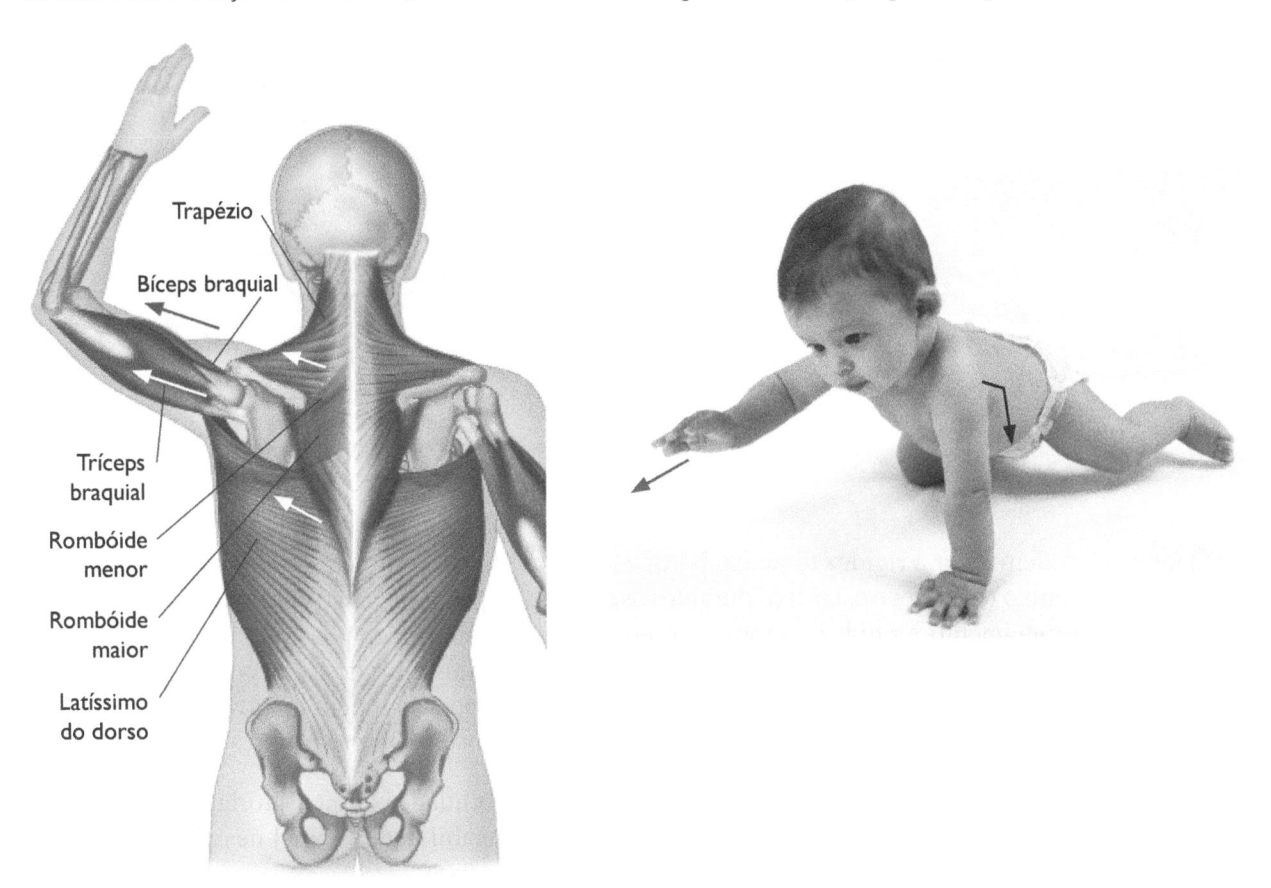

2. À medida que a criança se estabiliza sobre sua extremidade superior esquerda e estende com seu braço direito, os estabilizadores escapulares esquerdos ajudam na rotação da coluna. A criança estabiliza seu tronco com seu braço esquerdo, enquanto o movimento do braço livre ajuda a mobilizar o lado direito da coluna e do tórax. Essa é uma consideração importante no exercício, visto que o exercício de resistência tradicional pode muitas vezes criar rigidez do tórax. A principal razão para isso é que os padrões bilaterais requerem que os braços sejam movidos sobre um tórax fixo. Na criança em desenvolvimento, esse padrão raramente ocorre, e quando ocorre, em geral não é realizado com resistência significativa ou de maneira repetitiva.

Os padrões bilaterais tais como nos exercícios de supino, remadas e abdominais requerem que o tórax seja usado como o ponto estável, visto que as extremidades carregadas são movidas ao redor do tórax. Além disso, os padrões do tipo agachamentos com barra, levantamentos-terra e *farmer's walks** (fazen-

---

*N. de R.T. *Farmer's Walk* é um exercício de caminhada com os braços ao longo do corpo segurando-se pesos normalmente elevados (p. ex., *kettlebell* de 20 ou 24 kg) em uma das mãos ou nas duas. Assemelha-se a caminhada de um fazendeiro carregando tarros de leite ou balde de ração. A tradução é a "caminhada do fazendeiro", mas no treinamento funcional costuma-se denominar o exercício de "fazendeiro".

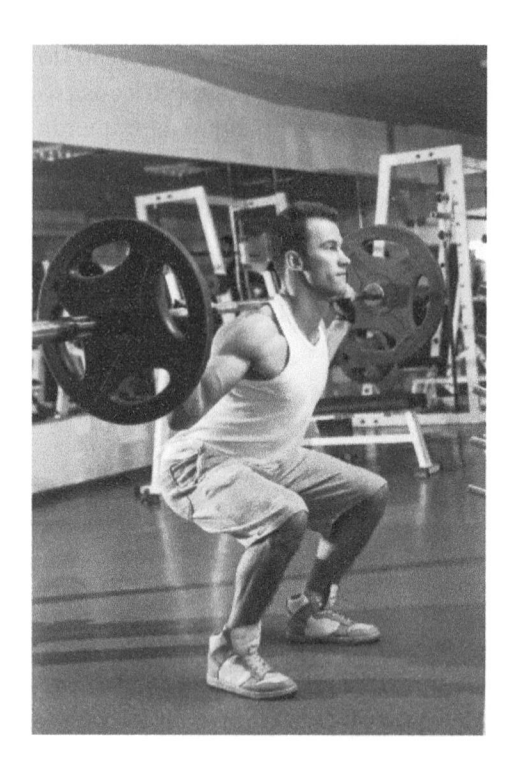

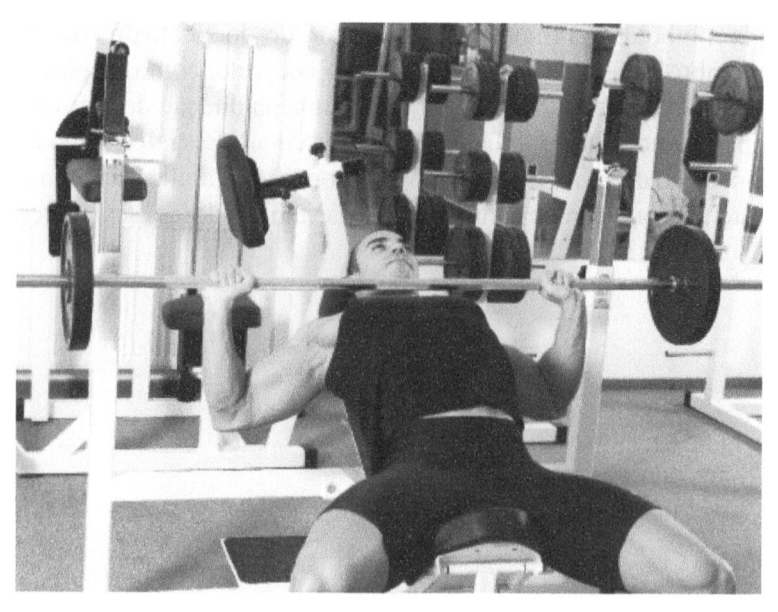

Exemplos de padrões com barra que podem criar rigidez de tronco: agachamento com barra (esquerda) e supino com barra (acima)

deiro) também podem levar à rigidez torácica, porque o tórax é usado como um ponto estável para os levantamentos. Como o tórax deve estar fixo durante esses tipos de padrões, o uso contínuo desses padrões pode levar ao enrijecimento e rigidez do tórax. Embora esse tipo de rigidez possa ser útil para hipertrofia muscular e determinadas atividades atléticas, a hipertrofia dos músculos do tórax pode levar à rigidez desses músculos, e a hipomobilidade resultante é muitas vezes responsável pelo início de disfunções comuns do sistema de movimento. Dois exemplos são:

a) Rigidez do tórax resulta em movimento diminuído e hipermobilidade compensatória das regiões cervicais e lombares da coluna. Essa é uma causa comum de instabilidade espinal nessas regiões e patologias resultantes das estruturas do disco e dos tecidos da coluna.
b) A rigidez do tórax diminui a capacidade do indivíduo de atingir expansão tridimensional do tórax durante a respiração. Isso leva à atividade aumentada dos músculos acessórios da respiração – principalmente os escalenos, o esternocleidomastóideo e o peitoral menor – para ajudar na elevação do tórax durante a respiração. Isso causa reações globais no corpo, incluindo direcionar as posições do ombro e da cabeça para a frente, contribuindo para cefaleias e ansiedade, níveis globais de oxigenação insatisfatórios e elevações na pressão arterial.

Se os padrões bilaterais forem realizados ou tiverem que ser realizados como parte de um programa de treinamento para atletas, eles devem ser acompanhados por padrões que ajudem a mobilizar o tórax. Padrões unilaterais e alternados podem ajudar a restaurar a mobilidade torácica usando o braço livre para direcionar a rotação do tórax enquanto o braço livre estabiliza o complexo do ombro e ipsilateral do tórax.

Esse conceito de função do membro parece contradizer a teoria de Gracovetsky sobre o mecanismo espinal e que o movimento da espinha direciona o movimento das extremidades (Gracovetsky, 2008). Contudo, essa teoria apresentada aqui não é para excluir sua noção, mas sim para adicioná-la, sugerindo que as extremidades podem ser usadas para ajudar na estabilização e na mobilidade da coluna, ajudando a criar uma expressão mais funcional dos padrões de exercício tradicionais. Essas duas funções serão incorporadas na estratégia de treinamento e de exercício corretivo que segue adiante no livro.

FUNÇÃO #2 – TRANSFERÊNCIA DE AÇÃO

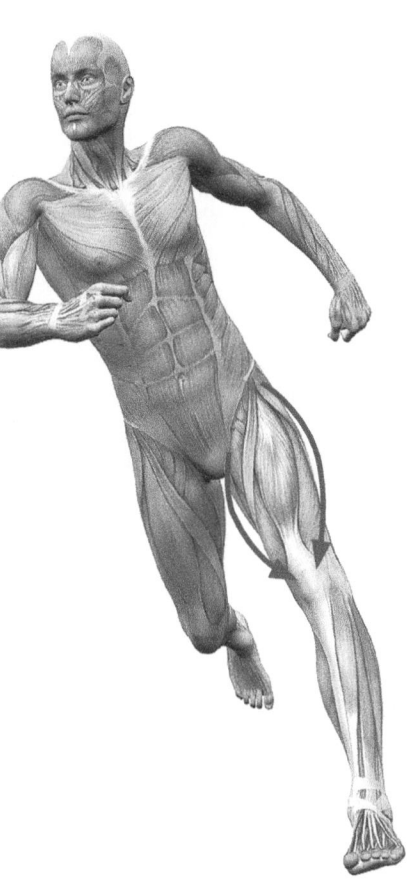

Um outro conceito que os livros de anatomia tradicionais não discutem é que os músculos podem criar movimento por meio de uma articulação que eles não cruzam. Por exemplo, o vasto lateral e o medial não cruzam a articulação do quadril; contudo, cada um contribui para a rotação interna e externa do quadril, respectivamente. Com o pé fixo no solo, a contração das fibras direcionadas obliquamente do vasto lateral puxa a coxa para sua inserção distal sobre a patela, criando rotação interna do quadril. Da mesma forma, o vasto medial ajuda a contribuir com a rotação externa do quadril, visto que a natureza oblíqua das fibras puxa a coxa sobre a parte inferior da perna fixa (imagem à direita).

Com o aspecto distal da cadeia cinética estabilizada pelo solo, a cocontração do vasto lateral e do vasto medial estende o joelho e ajuda a puxar a coxa e a pelve sobre a tíbia.

FUNÇÃO #3 – ATUAR COMO SEUS PRÓPRIOS ANTAGONISTAS

Os músculos podem atuar como seus próprios antagonistas, dependendo do ângulo articular que eles cruzam. Vários exemplos são fornecidos abaixo:

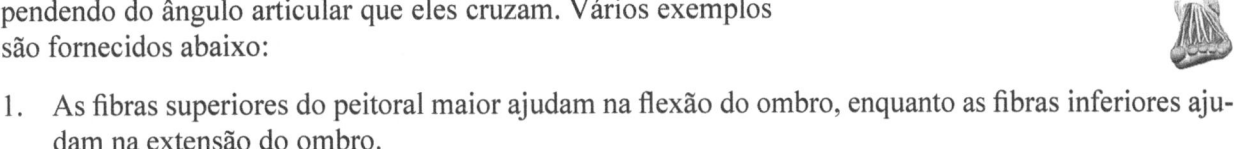

1. As fibras superiores do peitoral maior ajudam na flexão do ombro, enquanto as fibras inferiores ajudam na extensão do ombro.
2. As fibras superiores do trapézio elevam a escápula, enquanto as fibras inferiores deprimem a escápula.
3. As fibras anteriores do deltoide flexionam e flexionam horizontalmente o úmero, enquanto as fibras posteriores estendem e estendem horizontalmente o úmero.
4. As fibras anteriores do glúteo médio flexionam e rodam internamente o quadril, enquanto as fibras posteriores ajudam na extensão e na rotação externa do quadril.
5. A cabeça medial do gastrocnêmio roda internamente a tíbia, enquanto a cabeça lateral ajuda na rotação externa da tíbia.

Esses papéis antagonistas permitem que os músculos funcionem de forma mais eficiente e produzam mais movimento fluido em uma variedade praticamente infinita de posições articulares e atividades funcionais.

> **Chave para o sucesso**
> Compreendendo a função muscular
>
> Os músculos funcionam no sentido tradicional de trazer o ponto de inserção distal mais perto da origem proximal. Contudo, eles também têm uma função importante em levar as inserções musculares proximais na direção das inserções distais. É importante avaliar essas duas funções na reabilitação e no treinamento de disfunção do movimento.
>
> **IMPORTANTE:** Os músculos devem ser avaliados com base nas suas inserções. O exercício funcional pode então ser recomendado com base nas suas funções de inserção até origem e origem até inserção, dependendo dos objetivos desejados dos padrões.

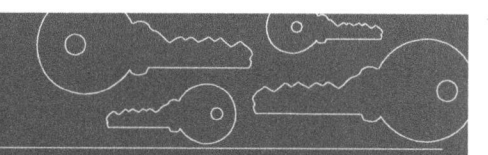

FÁSCIA

A fáscia, uma faixa ou banda de tecido conectivo irregular, denso, pode ser encontrada em todo o corpo humano, essencialmente envolvida dentro de todas as suas estruturas. As cápsulas articulares de articulações diartrodiais, aponeuroses (p. ex., a aponeurose abdominal e a fáscia toracolombar) e os ligamentos e músculos são essencialmente arranjos bem-organizados de fáscia (Schleip e colaboradores, 2005). A fáscia, como os ligamentos, foi uma vez considerada um tecido conectivo inerte que funciona como uma simples conexão entre músculos e órgãos. Uma pesquisa recente indicou que a fáscia é muito mais do que uma simples estrutura de tecido conectivo, e que, na verdade, ela contém fibras contráteis que respondem ao estímulo mecânico (Schleip e Klingler, 2005). De fato, esses miofibroblastos foram encontrados não apenas na fáscia, mas também na outra estrutura de ligamentos, muitas vezes considerada como passiva (Schleip e Klingler, 2005).

Essas fibras contráteis foram encontradas mais concentradas nos tecidos musculares tônicos do que nos músculos fásicos e, dessa forma, acrescentam rigidez aumentada para esses músculos (Schleip e Klingler, 2005). Essa evidência sugere que a rigidez aumentada na musculatura tônica pode desempenhar um papel importante na estabilização articular e no suporte postural. A ativação dessas fibras pode ter o benefício, a curto prazo, de melhorar a ação muscular reflexa e, portanto, melhorar a rigidez articular (Schleip e colaboradores, 2005).

A disfunção dos elementos contráteis do sistema músculo-fascial foi sugerida como um dos colaboradores de dor crônica. A inibição dos mecanorreceptores ligamentosos mostrou diminuir as respostas de ativação muscular. Embora essa resposta só tenha sido testada em gatos, pressupõe-se que uma resposta similar esteja presente em seres humanos e pode explicar a inibição muscular após lesões nas estruturas de tecido mole das articulações. Os indivíduos com dor lombar crônica demonstram concentrações diminuídas de mecanorreceptores, o que pode alterar a propriocepção e a coordenação ideal da ativação muscular. Diminuições nas concentrações desses mecanorreceptores no tecido ligamentoso e fascial afetam a capacidade de gerar níveis apropriados de tecido e consequentemente rigidez articular, assim como diminuem o *feedback* proprioceptivo a partir desses tecidos até o sistema nervoso central.

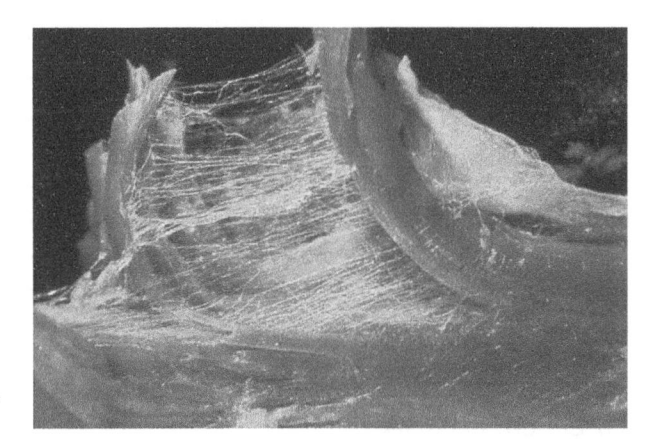

Uma ampliação do tecido miofascial – fibras musculares individuais dentro dos finos fios da fáscia do endomísio. Fotografia cortesia de Ron Thompson.

FUNÇÕES DA FÁSCIA

A fáscia fornece uma interconexão entre todos os componentes do corpo humano, incluindo conexões de músculo para músculo (formando cadeias contínuas de músculos), tendão para osso, tendão para ligamento ou cápsula articular (melhorando o suporte articular dinâmico), osso para osso, víscera para osso e víscera para víscera. Coletivamente, essas relações formam um sistema interdependente responsável por suportar, resistir e mover o corpo. Essa interdependência ajuda no desenvolvimento e no controle da tensegridade* dentro do corpo humano.

Criado por Buckminster Fuller (arquiteto e autor) em 1961, o termo "tensegridade" descreve a capacidade do sistema músculo-fascial de desenvolver tensão e manter a integridade do sistema. O modelo de tensegridade é baseado em um *design* arquitetônico que caracteriza um sistema conectivo resistente à tração contínua e hastes ou vigas (ossos) resistentes à compressão descontínua. Por exemplo, os cabos de sustentação de uma tenda funcionam como os reguladores de tração não contrátil, enquanto as barras centrais e de suporte da tenda agem como as barras resistentes à compressão. No corpo humano, o siste-

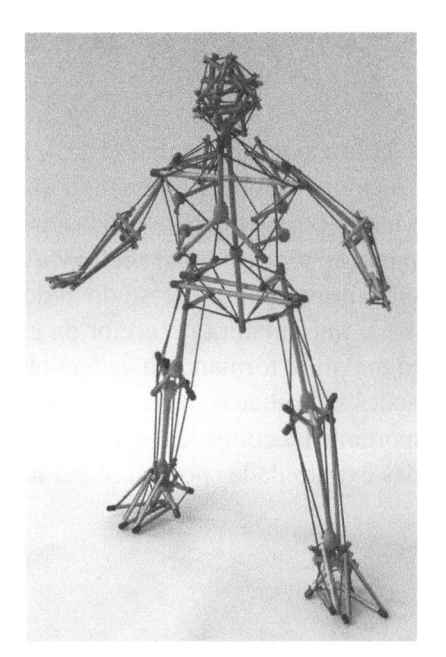

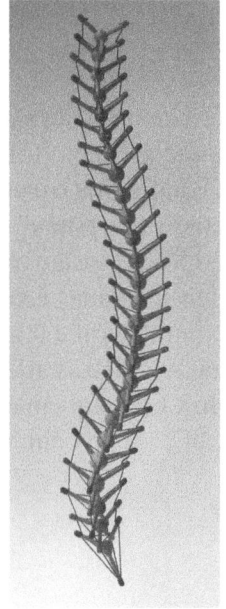

Estruturas de tensegridade, quando estressadas, tendem a distribuir em vez de concentrar a tensão. O corpo faz o mesmo, com o resultado de que as lesões locais logo se tornem padrões de tensão global. Fotografia cortesia de Tom Flemons.

---

*N. de R.T. Tensegridade ou Integridade Tensional.

ma miofascial-ligamentos funciona como regulador de tração, enquanto os ossos opõem as forças compressivas de gravidade, o peso corporal e as cargas externas, bem como aquelas de contração muscular. A tensegridade proporciona ao sistema musculoesquelético a capacidade de fornecer suporte significativo, porém flexível, sem, contudo, ceder às forças externa ou internamente geradas. A perda dessa função de tensegridade como um resultado de traumatismo agudo (cirurgia ou acidente de carro) ou traumatismo repetitivo (padrões de movimento habituais) rompe essa função de tensegridade e leva o indivíduo a adotar estratégias de movimento e estabilização compensatórias. Devido à natureza interconectada do sistema de tensegridade, as alterações na tensão fascial em qualquer lugar ao longo da cadeia cinética irão apresentar efeitos por meio do sistema.

TIPOS DE FÁSCIA

A fáscia pode ser encontrada superficialmente, tal como na fáscia toracolombar e plantar, e em um nível profundo. A camada superficial ajuda a sustentar a pele, numerosas inserções musculares e as camadas de gordura dos pés. Também foi sugerido que espessamentos fasciais, conhecidos como "retináculo", sobre as mãos e os pés ajudam a preservar os tendões de arqueamento durante a flexão dos dedos das mãos e dos pés. Da mesma forma, a fáscia toracolombar funciona para restringir a contração do eretor da coluna lombar para ajudar a "enrijecer" o tronco. As camadas fasciais mais profundas sustentam os músculos e as vísceras e fornecem um trajeto para os vasos sanguíneos e os nervos.

Embora dispersas entre todos os tecidos do corpo, as áreas que exibem atividade aumentada e requerem suporte extra, tais como a região lombar, o quadril e o pé, demonstram uma espessura aumentada da fáscia. Além disso, essas áreas mostraram conter uma concentração aumentada de miofibroblastos (Schleip e colaboradores, 2006).

Embora os espessamentos fasciais sejam evidentes por todo o corpo, existem quatro espessamentos distintos dessas redes miofasciais que ajudam diretamente o suporte da região lombar, do quadril e do pé. Estas incluem a fáscia toracolombar das costas, a aponeurose abdominal, a fáscia lata da perna e a fáscia plantar do pé e serão discutidas brevemente adiante.

A FÁSCIA TORACOLOMBAR

Existem três camadas da fáscia toracolombar (FTL), as quais agem para manter a integridade da caixa toracopélvica (CTP). A camada anterior conecta o quadrado lombar e os ligamentos intertransversais. O diafragma e o psoas maior possuem conexões fasciais extensas para essa camada, a qual funciona para coativar e estabilizar a junção toracolombar da CTP. A camada média mistura-se com a camada anterior e fornece inserções para o músculo transverso do abdome. A camada posterior mistura-se com as outras duas camadas e envolve a musculatura do eretor da espinha. Ela também conecta o latíssimo do dorso contralateral e o glúteo máximo, formando a cadeia oblíqua posterior. A FTL é importante para estabilizar a CTP e as articulações sacroilíacas, bem como adicionar suporte aos complexos do ombro e do quadril. Ela também é importante no controle rotacional do tronco e da coluna. Portanto, alterações na posição e/ou no controle das extremidades podem afetar a estabilidade da CRP e vice-versa.

A FÁSCIA ABDOMINAL

A fáscia abdominal, também chamada de "aponeurose abdominal", compreende várias camadas alternadas que fornecem locais de inserção para os músculos abdominais. Os músculos abdominais e sua fáscia revestida formam várias camadas entrecruzadas (cruzam em ângulos que formam um padrão de "X") que são integrais para a estabilidade da CTP e, portanto, para a estabilização dos complexos do quadril e do ombro.

O mais profundo dos músculos abdominais, o transverso do abdome, tem inserções tanto na fáscia abdominal como na FTL. Suas fibras são as únicas fibras genuínas orientadas horizontalmente no corpo, sugerindo seu papel importante na estabilização e na manutenção da integridade da CTP. O oblíquo externo, o maior dos músculos abdominais, interliga-se com o músculo serrátil anterior nas margens costais anterolaterais e se insere na fáscia abdominal anterior. Sua fáscia se une com o músculo oblíquo interno contralateral para formar uma cadeia muscular ao redor da parte anterior do tórax e do abdome. Pela fáscia, o reto abdominal se une distalmente com os músculos transverso do abdome, oblíquo interno, piramidal e adutor longo na sínfise púbica e, dessa forma, ajuda a estabilizar essa articulação. Curiosamente, o piramidal, um músculo abdominal muitas vezes esquecido, também é responsável por tensionar a linha alba, que pode ajudar a criar uma melhor tração fascial sobre a linha alba a partir dos outros músculos abdominais. Clinicamente falando, esse músculo comumente irá demonstrar inibição em indivíduos que perderam rotação interna do quadril, necessitando de uma intervenção corretiva específica do piramidal ao tentar restaurar a amplitude de movimento do quadril.

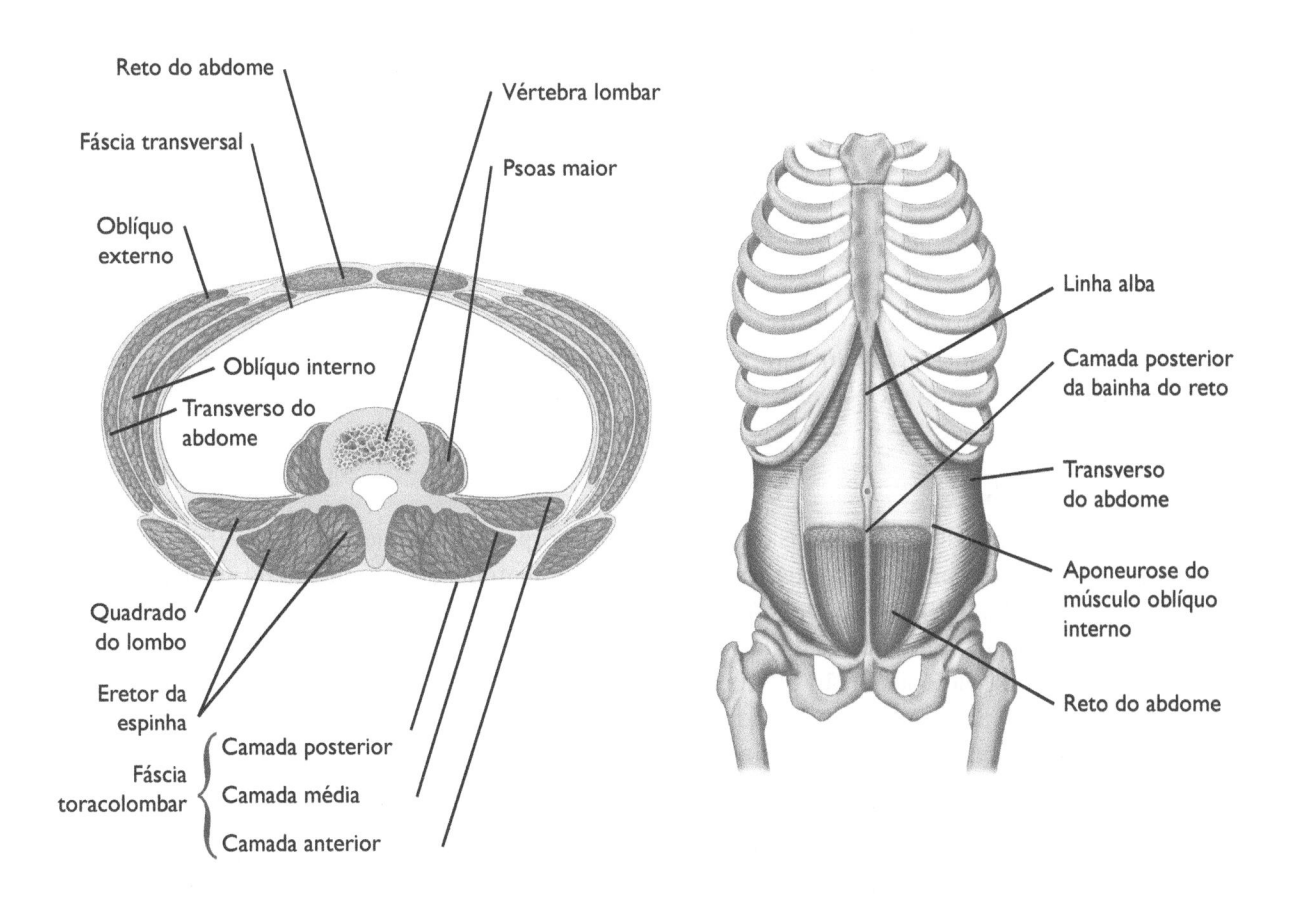

A FÁSCIA LATA

A fáscia lata, também chamada de "trato iliotibial", é uma das expansões mais espessas da fáscia dentro do corpo e fornece inserções proximais para o glúteo máximo e para o tensor da fáscia lata, que tem esse nome a partir de seu ponto de inserção. O trato iliotibial encontra-se superficial ao vasto lateral e se insere distalmente no tubérculo de Gerdy no côndilo tibial lateral. A contração do vasto lateral causa sua impulsão lateralmente na fáscia iliotibial, desenvolvendo um efeito de amplificador hidráulico no trato iliotibial. Junto com a cocontração do glúteo máximo e do tensor da fáscia lata, essa ativação ajuda a converter a extremidade inferior em uma alavanca rígida para sustentar o peso do corpo durante movimentos da extremidade inferior em cadeia fechada.

A FÁSCIA PLANTAR

A fáscia plantar, essencialmente uma continuação do tendão do calcâneo, insere-se a partir da base do calcâneo, cobre a base do pé e se insere em todos os cinco dedos do pé. Essa banda age como um suporte dos músculos subjacentes, ajudando na estabilização do pé e como um amortecedor de choque para o corpo. Ela tem sido referida como um estabilizador primário, visto que ajuda a prevenir o colapso da parte medial do pé durante a fase de apoio médio da marcha à medida que o peso corporal da pessoa passa sobre a estrutura de suporte do pé. Por meio de suas conexões com o tendão do calcâneo, o gastrocnêmio, o complexo dos isquiotibiais, os ligamentos sacrotuberosos, o eretor da espinha e a fáscia epicraniana, a fáscia plantar tem comunicação essencialmente direta com o corpo inteiro. A inibição da musculatura intrínseca do pé pode muitas vezes levar a perdas de integridade estrutural dentro da fáscia plantar, que contribui para estresses pronatórios aumentados nos complexos do quadril, do joelho e do tornozelo/pé e problemas de estabilização resultantes da região lombo-pélvica. Da mesma forma, o controle proximal insatisfatório da CTP e/ou a pronação da extremidade inferior tende a sobrecarregar a fáscia plantar, criando muitas das síndromes comuns do compartimento da extremidade inferior e de uso excessivo.

RESPOSTA FASCIAL AO TRAUMA E À LESÃO

Traumatismo e lesão mostraram diminuir a concentração de substâncias intrafasciais, tais como colágeno do tipo I e ácido hialurônico. Isso causa alterações no tecido fascial que favorecem o início da inflamação e formação de cicatriz, enquanto impedem a recuperação muscular (Lindsay, 2008). Essa é outra causa e perpetuador de disfunções de movimento dos complexos do quadril e do ombro.

FÁSCIA E HIDRATAÇÃO

O sistema miofascial é sensível aos níveis de hidratação no corpo. Sinais iniciais de desidratação são cãibra e fadiga, enquanto dor articular e muscular podem ser indicativas de estágios mais avançados de desidratação (Meyerowitz, 2001; Batmanghelidj, 1995). Níveis de hidratação inadequados a partir de fontes exógenas (não consumir líquidos de hidratação suficientes e/ou consumo excessivo de bebidas que desidratam) e imobilização (pós-lesão ou como um resultado de limitações crônicas na amplitude de movimento) podem levar à mobilidade tecidual diminuída, criando aderências e promovendo a formação de tecido cicatricial dentro da fáscia (Lindsay, 2008). Além dos benefícios óbvios de manutenção de volumes de líquidos sanguíneos e intracelulares apropriados, a hidratação adequada foi sugerida como um meio de melhorar a mobilidade do tecido dentro da fáscia (Lindsay, 2008; Chek, 2004; Meyerowitz, 2001; Batmanghelidj, 1995). A perda de mobilidade tecidual dentro da fáscia é um colaborador significativo para perda de eficiência de movimento e a razão para se instituir técnicas específicas para o tecido mole, tais como liberação miofascial, técnicas de origem-inserção e/ou com o rolo de autoliberação (*foam roller*) antes do início do exercício corretivo.

Chave para o sucesso
Melhorar os níveis de hidratação pode ajudar o movimento?

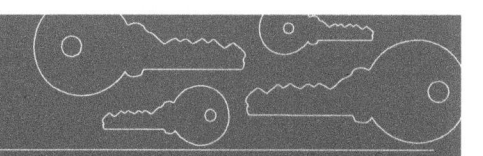

Conforme observado, os níveis de hidratação dentro do corpo podem afetar a mobilidade do tecido. Mas aperfeiçoar os níveis de hidratação pode manter e/ou melhorar o desenvolvimento de padrões de movimento ideais? Infelizmente, essa é uma questão desafiadora para se responder porque há pouca evidência para sugerir que isso é mesmo possível. Há evidência de cãibra muscular e desempenho diminuído com falta de hidratação adequada, e a hidratação inadequada cria mudanças específicas, tais como desenvolvimento de aderências dentro do sistema miofascial, que indubitavelmente irão afetar os padrões de movimento. Há, contudo, provas casuísticas a partir dos profissionais da saúde alternativa sugerindo a relação benéfica entre hidratação adequada e saúde. Por exemplo, Goodheart observou que os pacientes que estavam desidratados demonstraram fraqueza muscular múltipla durante o teste muscular, e que beber um copo de água restaura a força generalizada (citado em Walther, 2000).

Então, quanto de água ou de líquido um indivíduo deve consumir para função muscular e saúde ideal? Infelizmente, essa é quase uma questão retórica baseada em quem é questionado, visto que existem tantas opções variadas sobre o tópico. E muitas vezes a pesquisa apenas aumenta a confusão. Por exemplo, um estudo que observou os efeitos de bebidas cafeinadas e descafeinadas mostrou que não havia mudanças significativas para os níveis de hidratação de homens saudáveis com o consumo de bebidas de hidratação à base de cola e café, carbonatadas, cafeinadas calóricas e não calóricas. Contudo, uma observação interessante é que este estudo foi financiado por uma verba da *The Coca-Cola Company* (Grandkean e colaboradores, 2000). Estudos similares não encontraram diferença nos níveis de hidratação entre consumir água *versus* outras bebidas.

Então o que dizer sobre a regra de 6 a 8 copos de água por dia? Embora 8 copos de água por dia tenha, não cientificamente, resistido ao teste do tempo como padrão-ouro, isso equivaleria a aproximadamente 1.893 mL por dia (8 copos de 236 mL). É improvável que a maioria da população beba essa quantidade de água e é muitas vezes desmentido por pesquisadores que sugerem que não há prova da necessidade de consumir essa quantidade (Valtin, 2002). É interessante observar, contudo, que 1.893 mL de líquido ingerido não foi suficiente para repor o peso líquido perdido nos pacientes da pesquisa no estudo conduzido por Grandkean e colaboradores. De fato, os autores sugerem que talvez a recomendação de 1.893 mL de líquido não seja uma quantidade suficiente para manter os níveis de hidratação adequados, e também destacam a pesquisa que sustenta a relação inversa entre consumo de líquido e riscos de câncer (Grandkean e colaboradores, 2000).

IMPORTANTE: então quanto de água deve-se consumir diariamente para uma ótima saúde? O consenso entre especialistas de saúde, em outras palavras, aqueles que procuram otimizar a saúde e não meramente procurar a ausência de doença como um sinal de saúde, é que existe uma epidemia de desidratação crônica. Paul Chek e Steve Meyerowitz recomendam metade do peso corporal de um indivíduo em onças [90 onças de água (2.661 mL) para alguém que pesa 180 libras (81,6 kg)], enquanto Mark Lindsay recomenda 0,6 onças (177 mL) vezes o peso corporal em libras [106 onças (3.135 mL) para alguém que pesa 180 libras (81,6 kg)] para atingir uma ótima saúde e mobilidade tecidual. Ingestão ainda maior de líquido foi recomendada para aqueles indivíduos que estão se exercitando e suando abundantemente. Embora pareça não haver concordância entre os pesquisadores e os especialistas em saúde, há evidência clínica casuística suficiente para sugerir que o consumo de água aumentado é indicado para atingir e manter a mobilidade tecidual e a saúde global para a maioria dos indivíduos.

Capítulo 2

Desenvolvendo o movimento

OBJETIVOS DO CAPÍTULO

Identificar os padrões básicos do desenvolvimento infantil e movimento adulto

Entender as razões-chave para a perda da eficiência do movimento

MODELO DE ONTOGÊNESE DA FUNÇÃO

O desenvolvimento do ser humano, conhecido como "ontogenia", é baseado no desenvolvimento de níveis de maturação dentro dos sistemas nervoso, muscular e de tecido mole. Este desenvolvimento é baseado em programas que vêm enraizados do berço, e o avanço para o próximo nível é dependente da conclusão bem-sucedida de cada estágio prévio. O estudo de ontologia é pertinente ao estudo do movimento, uma vez que não somente explica o que a expressão e o movimento ideais devem parecer, mas também ajuda a explicar por que determinada postura e estratégia de adaptação são adotadas por clientes e pacientes com distúrbios de movimento.

Uma criança aprende primeiro a mover-se por meio do tato: é uma completa experiência proprioceptiva conduzida por programas motores enraizados, padrões reflexivos e um desejo de realizar um objetivo específico (p. ex., alimentar-se, locomover-se, evitar a dor, etc.). Os padrões que as crianças adotam são típicos de cada estágio e representam a progressão necessária para o próximo importante marco de desenvolvimento. Enquanto muitas abordagens de fisioterapia e terapia ocupacional foram adaptadas com base nos padrões de desenvolvimento infantil, seu uso era, em sua maioria, limitado à população de pacientes neurológicos adultos e infantil. Contudo, no início da década de 1900, Mabel Elsworth Todd usou várias posições de desenvolvimento, como rolar e engatinhar, para ajudar seus clientes a melhorarem o equilíbrio e a readquirirem suas funções de dançarinos e atletas. Este treinamento se tornaria instrumental no desenvolvimento do campo do movimento referido como "ideocinese". Moshe Feldenkrais foi conhecido por utilizar padrões de rolamento em seu conhecimento de técnicas de movimento. Mais recentemente, Vaclav Vojta, um neurologista pediátrico tcheco, começou a utilizar os padrões de desenvolvimento e observou que o estímulo específico de pontos-chave em crianças com paralisia cerebral extraía respostas características e repetíveis. Ele também notou respostas similares na população adulta, que poderiam ser usadas para mudar a disfunção de movimento duradoura e, por fim, se tornarem a base de sua Técnica de Locomoção Reflexa.

Pavel Kolar, um estudioso do método de Vojta, desenvolveu um sistema de exercícios (Estabilização Neuromuscular Dinâmica*) baseado nestas posições de desenvolvimento de modo a determinar a estabi-

---

*N. de R.T. Do inglês *Dynamic Neuromuscular Stabilization – DNS*.

lização normal e os padrões de movimento na população ortopédica adulta. Ele usou cada um dos marcos de desenvolvimento infantil para desenvolver uma série de padrões de exercício avançados e corretivos projetados para restaurar estes padrões primitivos no cliente com disfunções nos sistemas de estabilização e movimento.

Listados na tabela abaixo existem vários marcos de desenvolvimento infantil que são baseados na Locomoção Reflexa de Vojta e na Abordagem da Estabilização Neuromuscular Dinâmica de Kolar. Os exercícios corretivos correspondentes que serão utilizados na seção de exercício corretivo são apresentados e estão associados com cada estágio, junto com as razões para sua inclusão. Muitas destas recomendações de exercícios são modificadas e adaptadas da Abordagem à Estabilização Neuromuscular Dinâmica de Kolar que formou a base para muitas das técnicas e estratégias corretivas neste livro.

Enquanto estes padrões de desenvolvimento raramente são pensados como parte do treinamento convencional, vários deles podem ser vistos em muitos dos padrões comuns que são parte das rotinas de estabilização funcional.

Tempo	Marco de desenvolvimento	Padrões de exercícios corretivos correspondentes
6 semanas	A criança levanta a cabeça, sustenta-se nos antebraços e no ventre	Primeiro nível de extensões torácicas em prono *Função*: desenvolver a respiração ideal e função dos estabilizadores do pescoço, incluindo os flexores profundos do pescoço e os estabilizadores escapulares, incluindo o serrátil anterior
3½ meses	Posição supina com flexão tripla das pernas (quadris, joelhos, tornozelos) e coativação da respiração e suporte abdominal	Respiração e ativação do *core*, com pernas elevadas em flexão tripla *Função*: desenvolver a posição ideal da coluna, tórax e pelve, bem como desenvolver a estabilização ideal e estratégias de respiração do diafragma e dos músculos do cilindro toracopélvico
	Pronada – apoio duplo nos membros	Segundo e terceiro níveis da extensão torácica em prono *Função*: desenvolver mais o papel da estabilização dos flexores profundos do pescoço, estabilizadores escapulares e extensores da coluna
4½ meses	Diferenciação da extremidade superior e pode atingir a linha média Estabilização no plano sagital	Prancha na parede com braço erguido Quadrúpede com rotação do tronco ou com alcance *Função*: progredir no suporte da extremidade superior unilateral, com estabilização toracopélvica e do pescoço
6 meses	Cadeias abdominais são formadas para permitir o deitar de lado e o girar	Padrões isométricos de deitar de lado *Função*: desenvolver os estabilizadores escapulares e glenoumerais e coordenar a estabilização unilateral entre tronco e extremidades superior e inferior
	Suporte em supino sobre a articulação toracolombar pela atividade coordenada do diafragma, do psoas, das paredes abdominais anterior profunda e posterior	Base supinada modificada *Função*: desenvolver a estabilização ideal da articulação toracolombar

(continua)

Tempo	Marco de desenvolvimento	Padrões de exercícios corretivos correspondentes
7-8 meses	Posição sentada oblíqua para posições sentadas eretas Posição de tripé (apoio nas pernas e em um braço) Posição quadrúpede e rastejar (fazer tração a partir dos braços)	Padrões avançados de deitar de lado e sentar oblíquo com alcance Progressões de quadrúpede *Função*: desenvolver mais a estabilidade do tronco com coordenação da diferenciação de membro
6-9 meses	Engatinhar (diferenciação contralateral entre braços e pernas) Ficar em pé e caminhar de lado com o apoio do braço	Progressões quadrúpedes avançadas Andar do caranguejo e progressões de banda *Função*: desenvolver a estabilização do quadril e a verticalização das progressões
10 meses	Agachar-se	Progressões de agachamento *Função*: desenvolver a estabilização do tronco na postura ereta com coordenação da mobilidade do quadril
10-12 meses	Postura independente e progressão do padrão da marcha	Padrões de movimento fundamentais *Função*: coordenar atividades respiratórias e de estabilização em padrões de movimento fundamentais
3 anos	Posição em pé numa perna só (posição unipodal)	Padrões de uma perna só *Função*: avançar os padrões fundamentais em atividades específicas do esporte ou trabalho

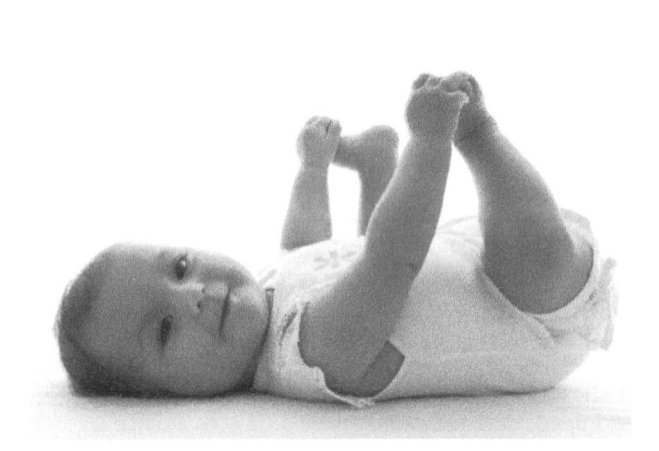

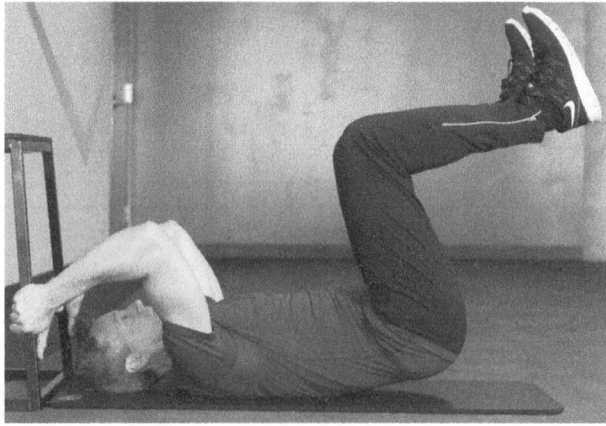

Enquanto está deitada em supino, a criança com frequência pega seus pés e se ergue para estabilizar-se na articulação toracolombar (imagem acima à esquerda). Esta estratégia ajuda a criança a desenvolver o sistema de estabilização profunda e o alinhamento do tronco, da coluna e da pelve, que será requerido para que elas consigam se colocar em uma postura ereta ideal. Esta posição é treinada no levantamento abdominal pélvico, e este alinhamento deve ser mantido durante os padrões de movimento funcionais (imagem acima à direita).

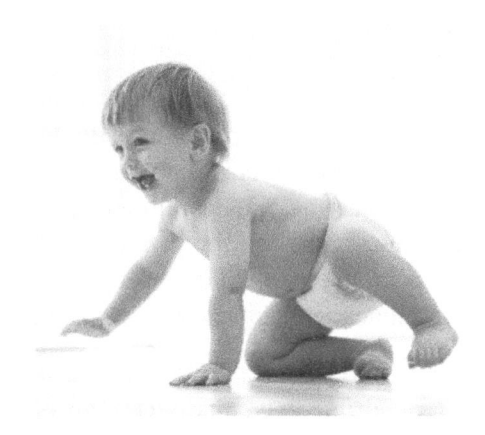

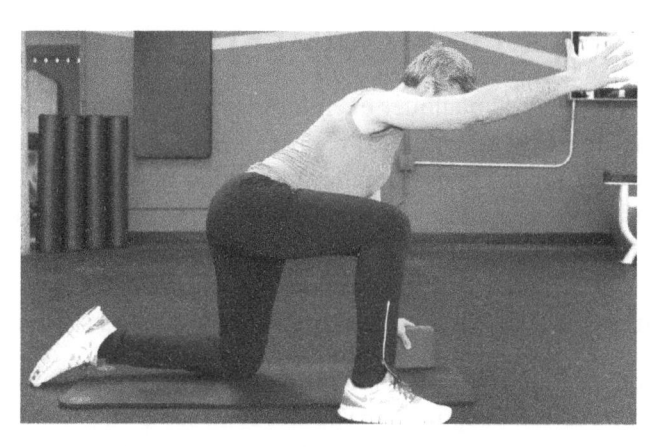

À medida que a criança progride para engatinhar, ela se estabiliza sobre os membros contralaterais enquanto move seu tronco ao redor dos membros estabilizados. O alongar ajoelhado com estabilização contralateral reproduz este padrão à medida que o cliente se estabiliza sobre os membros contralaterais e se alonga com braço e perna livres.

A posição de suporte triplo, referida como o "tripé sagrado" (Kolar, 2009), é uma progressão para a postura ereta, além de fornecer estabilidade para o membro de suporte e mobilidade para o membro em movimento. A perna esquerda da criança (imagem abaixo, à esquerda) está em uma posição centrada à medida que ela se estende com o braço esquerdo. Esta posição ajuda a criança a obter a posição de quadril centrada e a estabilidade de tronco necessária para atingir a postura ereta. A rotação de três pontos recria muitas das mesmas forças por meio de três pontos de apoio: quadril e ombro ipsilateral e quadril contralateral.

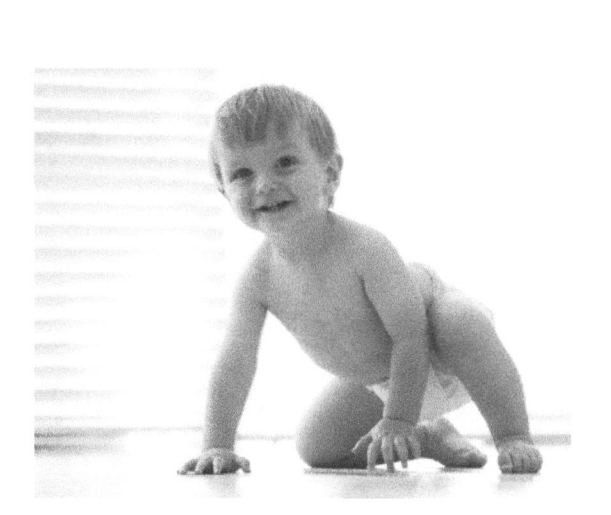

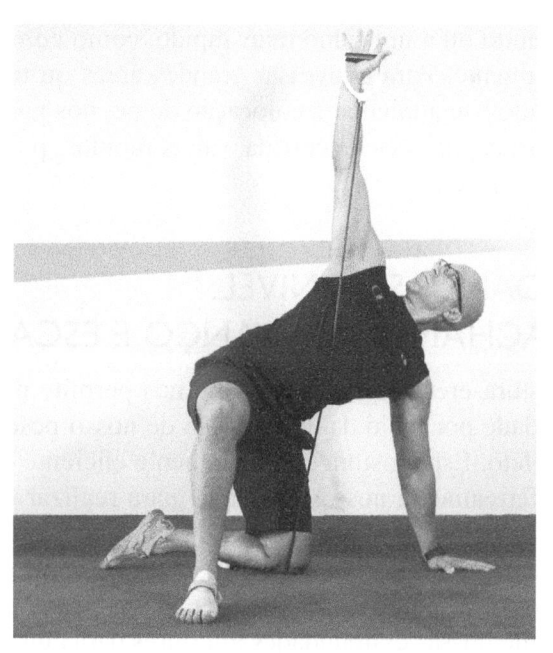

Estes marcos de desenvolvimento estabelecem o estágio para o desenvolvimento dos padrões de movimentos fundamentais que são característicos na população adulta. A correção da disfunção do movimento muitas vezes torna necessário revisar alguns dos padrões mais primitivos, enraizados na abordagem do exercício corretivo. Tais influências serão observadas em muitos dos padrões que levam ao desenvolvimento dos padrões de movimento fundamentais ideais que são apresentados nos capítulos posteriores.

PADRÕES DE MOVIMENTO FUNDAMENTAIS

O objetivo final de qualquer exercício corretivo, estratégia de reabilitação ou programa de coordenação é melhorar o desempenho nos padrões de movimento fundamentais e reduzir a probabilidade de lesão. Quando se trabalha com a população geral, o objetivo final é melhorar a eficiência do trabalho, esporte e atividades da vida diária. Os atletas podem partilhar estes mesmos objetivos, mas geralmente procuram por uma melhora na eficiência do movimento para aumentar seu jogo enquanto minimizam seu risco de lesão. Independente do objetivo final, a melhora da função de um paciente ou cliente nestes padrões fundamentais é essencial, porque todos os movimentos são uma combinação dos cinco padrões primários.

No bebê, os padrões de movimento fundamentais, algumas vezes referidos como "padrões de movimento primitivos" são suporte em supino, rolar, empurrar para cima, quadrúpede e engatinhar. Tais padrões irão por fim desenvolver-se em cinco padrões de movimento fundamentais na vida adulta, que incluem marcha, mudanças de nível, puxar, empurrar e rotação. Estes padrões serão abordados a seguir.

MARCHA: CAMINHAR PARA CORRER

A função básica de nosso sistema neuromuscular é nos proporcionar a capacidade de nos deslocarmos de um lugar para outro. Lembre-se, nossos objetivos durante milhares de anos eram sobreviver, encontrar comida e abrigo, procriar e evitar ser devorado. Nós estávamos constantemente nos movendo de uma área de terra para outra em variados graus de velocidade. O nosso sistema neuromusculoesquelético é altamente eficiente e adaptável para que possamos nos transportar caminhando ou a um ritmo mais rápido, como correr ou correr rapidamente. Para atravessar grandes áreas ou terrenos desnivelados ou aumentar a colocação do pé, nós podemos utilizar várias posições de corrida, saltos rápidos, pulos, grandes avanços e saltos.

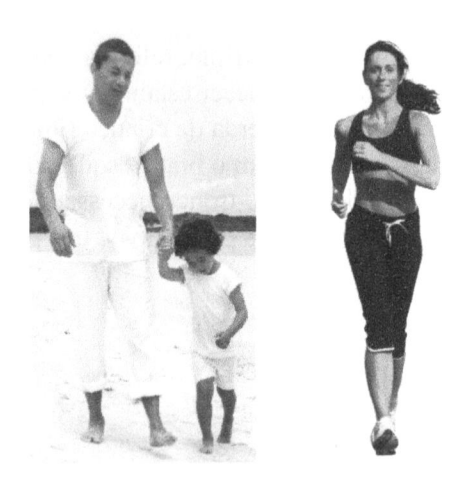

MUDANÇAS DE NÍVEL: AGACHAMENTO, AVANÇO E ESCALADA

A postura ereta do corpo humano nos permite manter um centro de gravidade por meio da distribuição de nosso peso sobre a coluna e o esqueleto. Esta postura é incrivelmente eficiente e nos permite carregar efetivamente nossos músculos para realizar uma miríade de posições. A partir desta posição, nós somos capazes de realizar agachamentos, o que nos permite abaixar nosso centro de massa e erguer objetos do chão. O padrão de avanço nos permite carregar assimetricamente nossas extremidades inferiores para aumentar nosso alcance, abaixar nosso tronco em direção do solo ou manobrar ao redor de objetos. Com o uso dos membros superiores para puxar e dos membros inferiores para empurrar, podemos mover nosso corpo para subir em uma árvore ou em uma montanha, ou subir escadas.

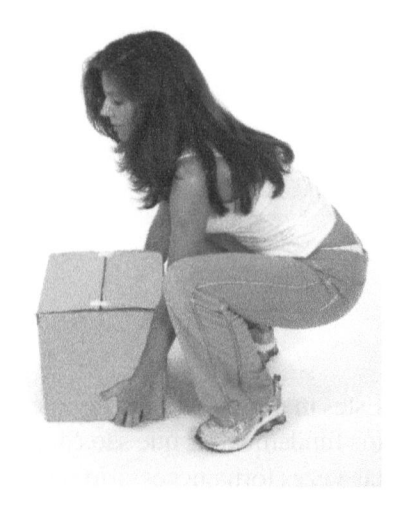

PUXANDO/EMPURRANDO

Por meio da manipulação das extremidades, muitas tarefas podem ser realizadas, tais como erguer e carregar, além de inúmeras tarefas motoras. Enquanto os músculos por conta própria podem somente realizar movimentos de puxar, ao utilizar o esqueleto como um sistema de alavanca, eles são capazes de executar movimentos de empurrar. Os movimentos de puxar nos permitem trazer objetos para o nosso corpo com maior facilidade em erguer e carregar. Os movimentos de empurrar nos permitem afastar objetos do nosso corpo, seja erguendo-os a uma nova superfície ou acelerando-os, como observado nos arremessos. O nosso corpo comumente trabalha em um padrão cruzado, em que uma extremidade está puxando enquanto outra está empurrando, como observado na caminhada, corrida ou no arremesso de um objeto. As forças contralaterais trabalham para anular uma a outra, nos permitindo manter o centro de gravidade.

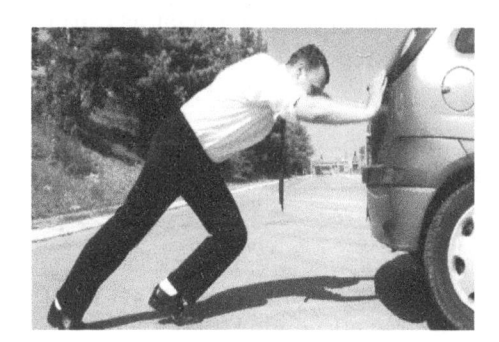

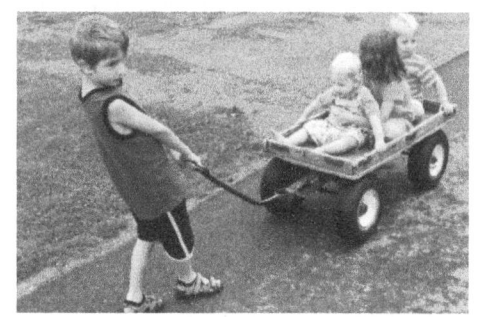

ROTAÇÃO

O quinto e último padrão de movimento básico é talvez o mais inclusivo de todos os movimentos, uma vez que todo o movimento é de rotação. Como o especialista de condicionamento físico-esportivo Ben Shear diz, "O corpo não conhece esportes, ele conhece rotação". Este padrão de movimento inclui mudança de direção, que é realizada por meio de rotação e giro, e permite também movimento do corpo perpendicular à força de gravidade ou contra forças horizontais. Por meio da soma de forças que são geradas pelas variadas regiões da musculatura do centro de força do corpo, o corpo é capaz de acelerar e desacelerar a si mesmo ou a um objeto, como visto no arremesso ou no manejo de um taco de golfe. Além disso, a rotação permite que o corpo se mova e realize um ilimitado número de complexos movimentos por meio de simples ajustes nos membros e no tronco.

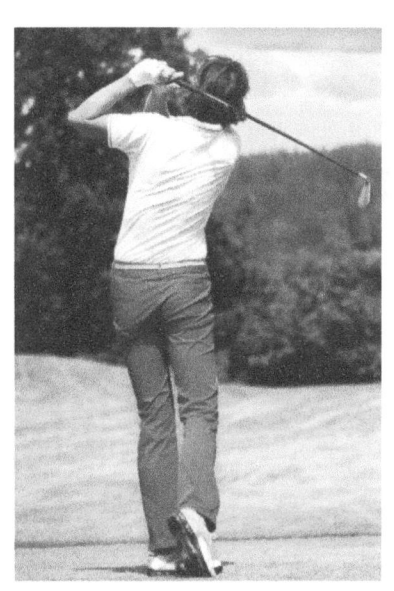

É importante ter em mente estes padrões de movimento básicos quando projetar programas gerais de treinamento e reabilitação. Após estudar os cinco padrões de movimento básicos, deve se tornar óbvio que o corpo está destinado a se mover pela combinação do movimento em todos os três planos de movimento, sobre todas as articulações da cadeia cinética, em variados níveis de velocidade e com a quantidade de controle adequada. Contudo, todos os movimentos podem ser divididos em componentes individuais ou "em pedaços". Por exemplo, mesmo um movimento complexo como a oscilação de um taco de golfe é uma combinação de vários padrões de movimento. Durante o *address*, há uma mudança no centro de gravidade à medida que os quadris são flexionados. Durante o *backswing*, há uma mudança de direção do tronco e da pelve e uma combinação de puxar e empurrar dos membros à medida que estas regiões sofrem carga. Durante a fase do *swing*, há um descarregamento das forças à medida que o tronco e a pelve giram e o taco é empurrado por meio do movimento do tronco e das extremidades.

Deve também se tornar perceptível quando se observa os cinco padrões de movimento básicos que o corpo nunca trabalha isolado. Ele funciona de uma maneira integrada selecionando vários padrões de movimento, em vez de preferencialmente escolher regiões ou grupos musculares isolados. O corpo não gosta de trabalhar em isolamento e irá tentar distribuir forças sobre o maior número de articulações possível para reduzir o estresse em qualquer região. Isto será a base do treinamento de movimento integrado: envolver o maior número de músculos e articulações possível e ensinar o corpo a integrar os movimentos precisamente do modo com que foram projetados. Isto não sugere que a reabilitação isolada, o exercício corretivo ou o treinamento são desnecessários, pois uma vez que a disfunção isolada é descoberta e melhorada, ele deve ser reintegrado aos padrões de movimento fundamentais. Um ponto final ao considerar esta visão do movimento é que, os profissionais da saúde e treinadores devem ter uma visão global de toda a cadeia cinética quando da tentativa de melhorar o desempenho ou melhorar as causas da disfunção. A disfunção em qualquer lugar ao longo da cadeia cinética pode impactar as estruturas distais e, portanto, ter efeitos significativos sobre o funcionamento global do sistema neuromusculoesquelético.

O PADRÃO DE AUTOPERPETUAÇÃO DA DISFUNÇÃO DO MOVIMENTO

O padrão de autoperpetuação da disfunção foi proposto como um meio de descrever a perpetuação dos padrões de movimento disfuncionais (Liebenson, 2007; Rattray e Ludwing, 2002; Page e colaboradores, 2010). Ele representa graficamente como qualquer agente estressante ao sistema nervoso – incluindo o trauma agudo e repetitivo, o estresse emocional, a regulação ascendente do sistema nervoso simpático e a dor – pode alterar as estratégias de movimento que essencialmente produzem um ciclo autoperpetuado de disfunção. Este modelo também proporciona uma provável explanação da incidência de novas ocorrências de lesões naqueles que sofreram de lesões prévias como dor lombar e torções de tornozelo.

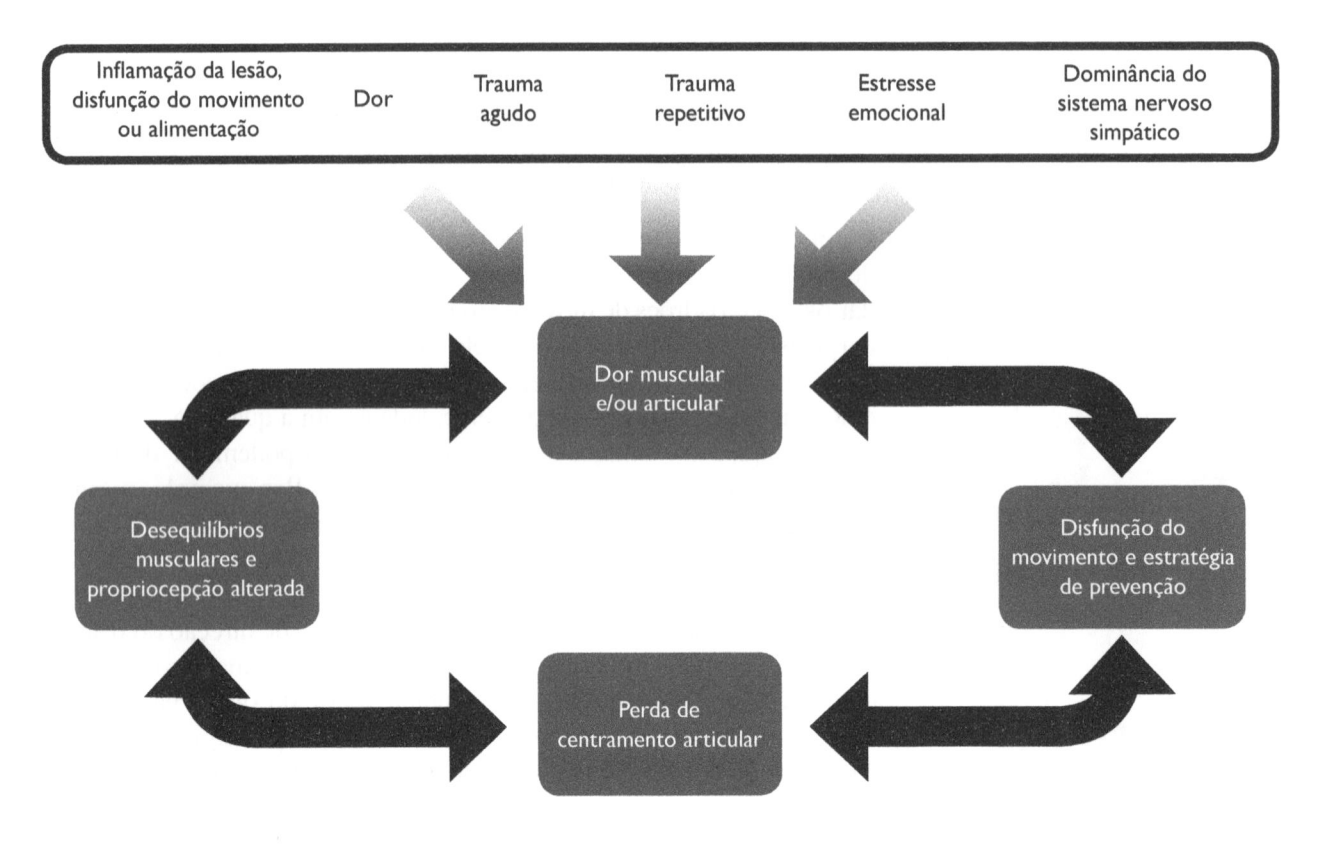

O objetivo da estratégia corretiva é quebrar esse ciclo interrompendo algum aspecto do ciclo disfuncional. Em qual ponto o terapeuta ou treinador entra no ciclo do seu cliente em particular depende de vários fatores, incluindo por quanto tempo o cliente vem tendo a disfunção, o seu grau de dor, onde é a maior área de disfunção e o que a "história" do cliente sobre sua disfunção significa para ele. Nas fases agudas do trauma, o objetivo primário é controlar a dor antes de abordar a disfunção do movimento. Técnicas de tecido mole, mobilização articular, gelo, anti-inflamatório ou analgésicos e repouso são métodos geralmente aceitos de tratamento durante esta fase. Exercícios específicos podem com frequência ser úteis, mesmo na fase aguda; contudo, o treinador ou terapeuta deve garantir que os exercícios sejam específicos para o cliente. Com clientes que experimentam mais cronicidade com sua condição, o treinador ou terapeuta geralmente irá obter melhores resultados abordando a maior fonte de disfunção do movimento, ou, em outras palavras, o "elo mais fraco" na cadeia. Para clientes com dor crônica, é improvável que diminuir agudamente a fonte dolorosa irá mudar a percepção ou os sintomas do cliente, portanto abordar o maior "condutor" no ciclo de disfunção geralmente fomenta maiores resultados. Como regra geral, o exercício é sempre indicado durante esta fase, e de novo deve ser altamente específico ao cliente individual, porque ele é pego no ciclo crônico da disfunção e requer uma solução estratégica corretiva direcionada à causa de seu tecido.

O modelo de estabilização-dissociação que será apresentado posteriormente nesta seção irá ajudar a colocar mais luz sobre como tais ciclos de disfunção perpetuam a disfunção de movimento.

Chave para o sucesso
Encontrando o maior condutor

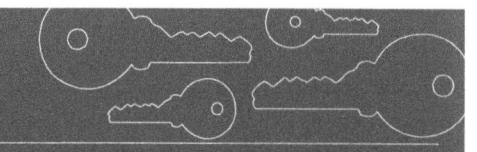

Enquanto é tentador para o médico procurar a área dolorosa ao lidar com o cliente com dor crônica, é importante procurar a área de maior disfunção. A dor de uma natureza crônica resulta com frequência da estabilização e de estratégias de movimento deficientes. Portanto, é útil encontrar o maior "condutor" ou região que está conduzindo a maior parte da disfunção, referido como o "elo mais fraco". Talvez possa ser necessário "descolar" as camadas já conhecidas de disfunção, significando que a região de maior disfunção pode ser meramente uma compensação de um nível mais profundo de disfunção. Independentemente, tentar descobrir a área de maior disfunção e "não descolar" as camadas irá auxiliar o médico na tentativa de melhorar os padrões de movimento de seu cliente.

IMPORTANTE: Ao lidar com o cliente que sofre de dor aguda, aborde a fonte da dor e a tenha sob controle antes de tratar da disfunção de movimento associada. No cliente com dor crônica, aborde a região demonstrando a maior estabilização ou disfunção de movimento.

CENTRAMENTO ARTICULAR

Desenvolver o movimento eficiente, ideal, enquanto coloca o menor estresse sobre o tecido mole e as estruturas articulares, baseia-se em uma premissa: atingir o centramento articular ideal. O centramento articular ideal é o local onde há grande contato e um controle neuromuscular ideal das superfícies articulares da cadeia cinética. Isto permite que as relações de comprimento-tensão máximas dos antagonistas funcionais da articulação supram a sinergia muscular requerida para estabilizar e sustentar a carga sobre as superfícies articulares (Kolar, 2009).

O princípio geral é que o centramento é uma combinação de estabilização e dissociação. O cliente deve ser capaz de estabilizar uma porção da articulação à medida que ele dissocia a outra porção da articulação. Embora usada muitas vezes de forma intercambiável, a dissociação é muito mais do que mobilidade simples de uma articulação. A dissociação é o movimento controlado de uma articulação. Ao passo que a mobilidade de uma articulação é requerida para a dissociação efetiva, a mobilidade é simplesmente a amplitude de movimento disponível dentro da articulação e não implica controle deste movimento. A dissociação inclui o controle neuromotor de uma amplitude de movimento enquanto mantém um eixo de controle ideal. Portanto, o movimento eficiente requer o controle neuromuscular coordenado da estabilização e dissociação articular. Este esforço combinado é o que estabelece o centramento articular ideal e o desenvolvimento de padrões de movimento eficientes.

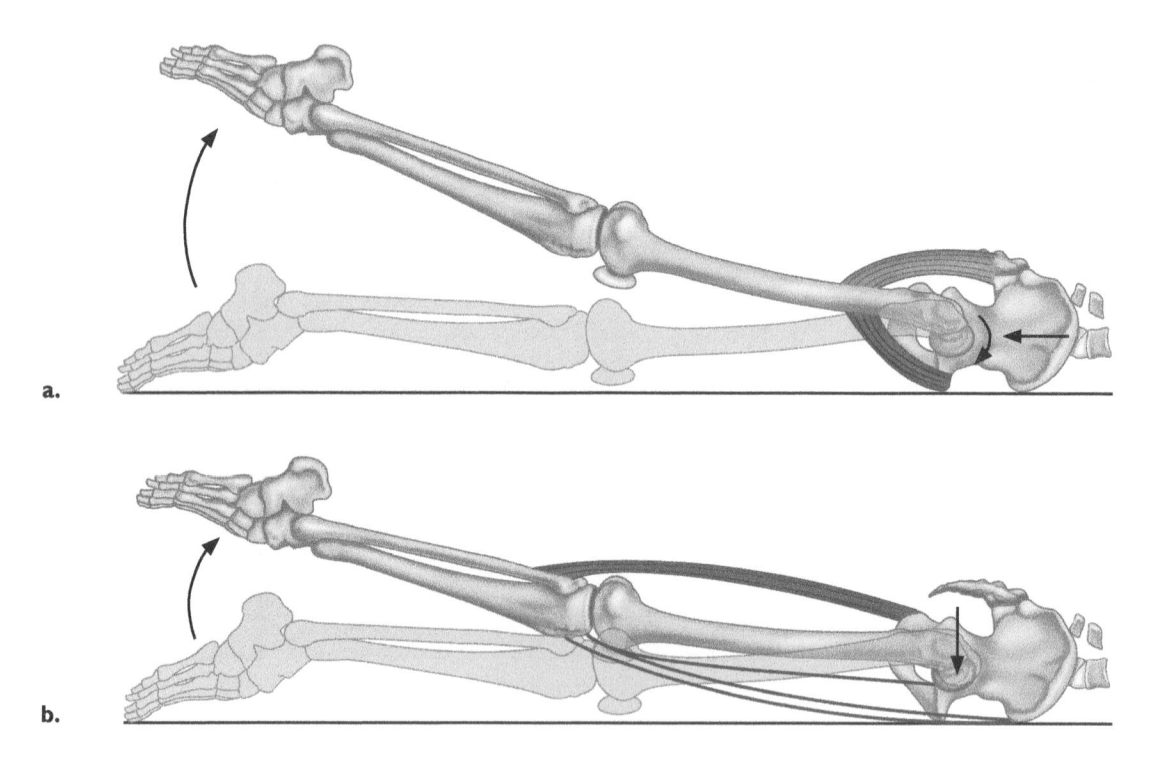

Observe como os músculos mais próximos do eixo de rotação ajudam a manter um eixo de rotação ideal (imagem a), enquanto os músculos mais distantes da articulação podem realizar uma ação similar, mas são incapazes de preservar a posição articular centrada (imagem b). No exemplo acima, o glúteo máximo está mais próximo do eixo de rotação e é, portanto, capaz de manter o centramento articular à medida que ele ajuda a extensão do quadril. Os isquiotibiais, inserindo-se mais distantes do eixo de rotação, conduzem a cabeça femoral à frente dentro do acetábulo quando eles se tornam os extensores primários do quadril.

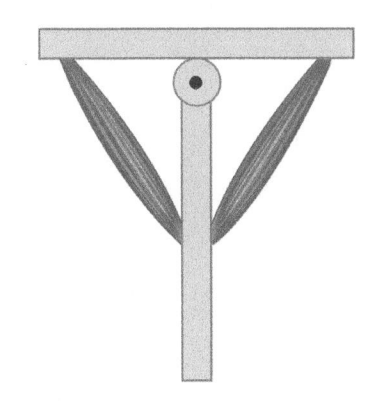

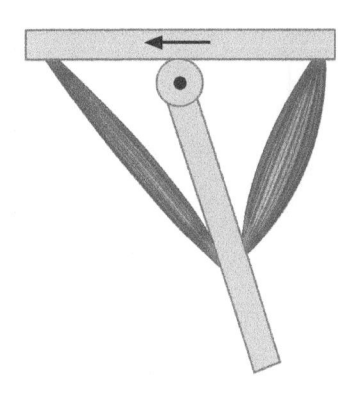

Quando todos os músculos sinergistas estão trabalhando de forma ideal, o centramento articular é mantido (imagem acima, à esquerda). Na presença da inibição muscular (músculo mais fino), o antagonista funcional (músculo mais espesso) exerce sua tração sobre a articulação e o centramento é perdido (imagem acima, à direita).

O quadril e o ombro fornecem grandes exemplos destes conceitos. Por exemplo, o psoas maior e o glúteo máximo muitas vezes são rotulados como antagonistas devido ao fato de que o psoas maior é um flexor do quadril e o glúteo máximo é um extensor do quadril. Contudo, as fibras mediais profundas de ambos os músculos ajudam a centrar a cabeça femoral no acetábulo, permitindo um eixo de rotação ideal durante o movimento do quadril (Gibbons, 2005). A inibição de um dos antagonistas funcionais irá regular de forma ascendente os sinergistas para ajudar a obter contração favorável. Neste exemplo, se o psoas maior se tornar inibido, por exemplo, por uma irritação discal aguda, os outros flexores do quadril, incluindo o tensor da fáscia lata e o reto femoral, deveriam se tornar os flexores do quadril dominantes. Infelizmente, uma vez que eles estão localizados mais adiante no eixo de rotação do quadril, eles não proporcionam centramento articular ideal e, ao contrário, tracionam a cabeça femoral à frente no acetábulo quando o cliente traz seu quadril em flexão (Sahrmann, 2002; Lee, 2008). De maneira similar, a inibição do glúteo máximo leva à regulação ascendente dos isquiotibiais para sustentar a extensão do quadril. Estando mais longe do eixo de rotação, os isquiotibiais conduzem a cabeça femoral à frente no acetábulo à medida que o cliente traz seu quadril em extensão.

Este é um cenário extremamente comum que leva à síndrome do deslizamento femoral anterior (Sahrmann, 2002) e à perda da função e força ideais do quadril.

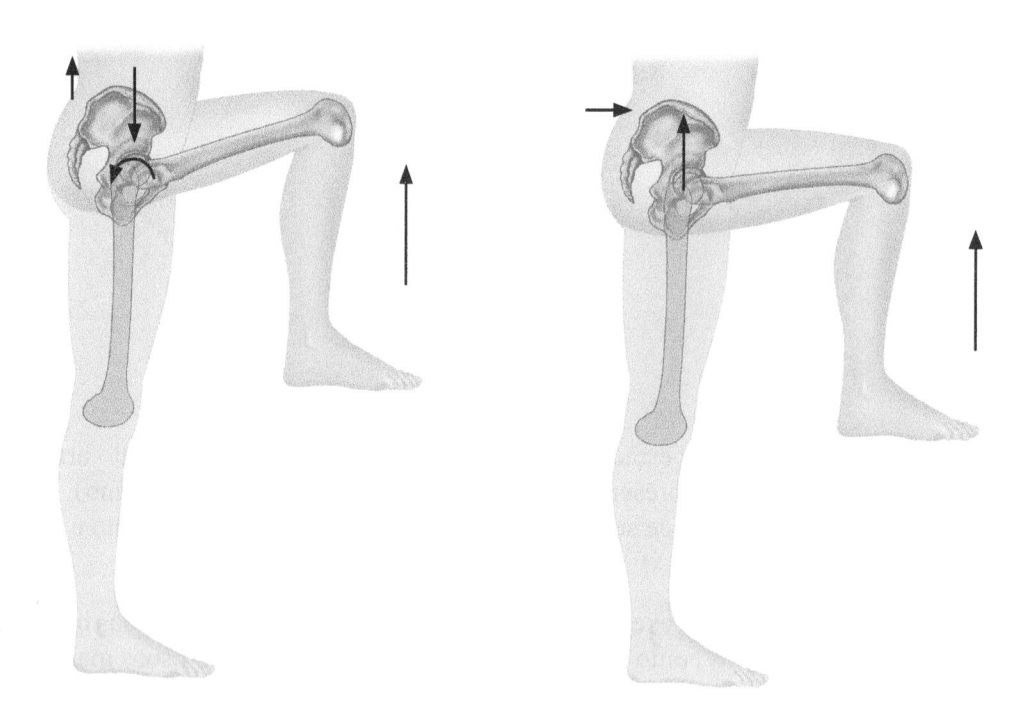

O indivíduo flexiona seu quadril e é capaz de manter uma articulação centrada quando há coativação ideal dos sinergistas musculares do complexo do quadril (imagem à esquerda). Quando ocorre discinesia muscular, o centramento articular é perdido e a ativação dos motores primários do quadril conduz a ruptura do eixo de rotação (imagem à direita).

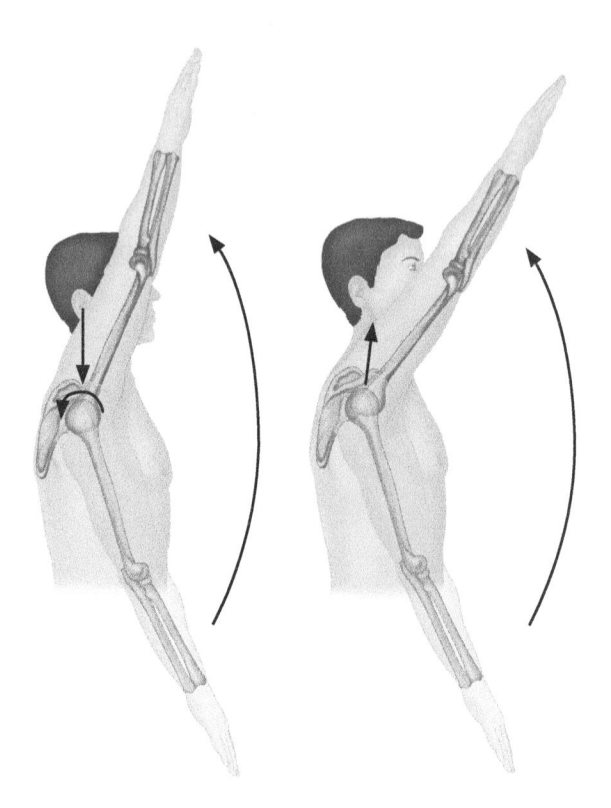

Existe um cenário similar no ombro. Os músculos do manguito rotador são responsáveis pela manutenção do centramento do úmero na cavidade glenoidal. O subescapular é único, pois ajuda a arrastar o úmero posteriormente na cavidade glenoidal. Com a inibição do subescapular, os outros rotadores internos do ombro, principalmente o redondo maior e o latíssimo do dorso, são regulados de forma ascendente para ajudar no controle da articulação glenoumeral. Como ambos os músculos se situam mais adiante do eixo de rotação, eles arrastam o úmero à frente na glenóide, criando a síndrome do deslizamento femoral anterior (Sahrmann, 2002). O cliente usa então esta estratégia em todos os padrões de movimento funcionais, consolidando este padrão com cada aumento de movimento que ele realiza.

O indivíduo ergue seu braço e é capaz de manter uma articulação centrada quando há coativação ideal dos sinergistas musculares do complexo do ombro (imagem à esquerda). Quando ocorre discinesia muscular, o centramento articular é perdido e a ativação dos motores primários do ombro conduz a ruptura do eixo de rotação (imagem à direita).

Chave para o sucesso
Centramento articular

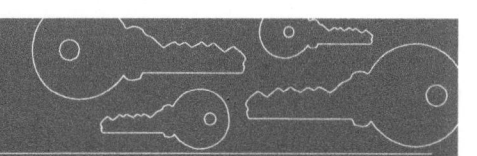

O centramento articular é obtido pela dissociação e estabilização das tarefas neuromotoras combinadas. Enquanto nenhum músculo simples é mais importante para a função do que outro, cada músculo possui sua própria ação única para qual é mais bem adequado e, se inibido, ele altera o centramento ideal, a eficiência geral do movimento da articulação e, por fim, toda sua cadeia cinética. Os músculos locais mais profundos provavelmente desempenham um papel maior no controle fino, preciso das posições articulares durante o movimento, e com frequência irão requerer atenção preferencial quando da tentativa de restaurar os padrões de movimento ideais.

IMPORTANTE: Uma das chaves para melhorar a função é garantir a ativação de todos os sinergistas articulares e desenvolver estratégias de estabilização ideais e padrões de dissociação para aumentar a capacidade do cliente de atingir o centramento articular ideal.

RESPOSTAS GLOBAIS DA INSTABILIDADE QUE LEVAM À PERDA DE CENTRAMENTO

Após uma lesão, é comum para um cliente experimentar perda de centramento articular na região afetada. O sistema nervoso reage regulando de forma ascendente os sinergistas funcionais em uma tentativa de proteger e estabilizar a articulação. Esta regulação ascendente pode também ocorrer quando há uma perda geral de *input* visual ou vestibular ou uma disfunção proprioceptiva geral após uma lesão.

Padrões de "contração" podem resultar à medida que o corpo regula de forma ascendente os sinergistas funcionais para ajudar no suporte ou na estabilização no caso de instabilidade local ou global. Esta é, com frequência, a causa de padrões de movimento e hábitos posturais crônicos, bem como explica-se porque exercícios "específicos de equilíbrio" (pranchas de equilíbrio, dispositivos de instabilidade, etc.) podem realmente perpetuar maus hábitos em vez de ajudar clientes e pacientes com problemas de equilíbrio. Enquanto este fenômeno pode ser observado em qualquer local no corpo, existem várias estratégias de compensação que são comuns entre clientes com estabilização deficiente da extremidade inferior e/ou do tronco.

- **Aderência do ombro:** os músculos latíssimo do dorso, redondo maior, peitoral menor e rombóides muitas vezes mostrarão sinais de atividade excessiva em uma tentativa de estabilizar o tronco. Este padrão irá levar à rotação para baixo da escápula e contribuir para a rigidez do tronco. Estes clientes geralmente demonstrarão rotação do tronco e oscilação do braço deficientes durante a marcha, bem como limitações no movimento do braço acima da cabeça.
- **Aderência do tronco:** a ativação excessiva do eretor da espinha, em geral no nível da articulação toracolombar, resulta em extensão toracolombar. Os oblíquos externos são geralmente os músculos com hiperatividade mais comuns da parede abdominal e criam uma inclinação posterior da pelve e/ou flexão do tronco e estreitamento do ângulo do esterno da caixa torácica. A ativação excessiva nos oblíquos internos irá levar a uma ampliação e dilatação da caixa torácica. Em geral, a atividade excessiva da parede abdominal ou do eretor da espinha resulta em coativação reflexiva do grupo muscular oposto, levando à rigidez do tronco e da espinha.
- **Aderência do quadril:** a aderência do quadril, também referida como "contrair os glúteos" ("*butt gripping*") (Lee, 2008), irá resultar em uma posição de cabeça femoral anterior e compressão excessiva geral da articulação coxofemoral. Ela também pode resultar em rotação posterior do ílio sobre o fêmur durante a postura de pé em uma perna só. Esta é uma estratégia de substituição comum especialmente quando os indivíduos perdem estabilidade na postura em uma perna só.
- **Aderência dos dedos do pé:** existem essencialmente duas estratégias de aderência dos dedos do pé que os clientes irão usar: garras dos dedos e dobra dos dedos do pé. A garra dos dedos do pé, mais comumente referida como "dedos em martelo", é extensão da articulação metatarsofalângica e flexão da articulação interfalângica proximal. A dobra dos dedos do pé é flexão de ambas as articulações metatarsofalângica e interfalângicas. Esta atividade excessiva dos flexores dos dedos do pé resulta em diminuição na dorsiflexão do tornozelo e leva a compensações por meio do médio pé, joelho e/ou tronco, especialmente na postura unipodal e em situações em que o equilíbrio é comprometido.

Tais padrões de substituição são comuns durante todas as atividades funcionais e, como mencionado, muitas vezes ocorrem secundários a lesões que inibem ou funcionalmente comprometem a capacidade de um músculo de realizar sua função. Como o desejo do cliente é, com frequência, maior do que sua capacidade de estabilizar (devido ao modo de sobrevivência instintivo presente em todos os seres vivos), bem como a capacidade de adaptação compensatória do sistema nervoso, as atividades resultantes requerem que o sistema nervoso adote estratégias musculares alternativas para realizar a tarefa em questão. Estes são grandes contribuintes à disfunção do movimento e a razão pela qual é tão fácil para clientes e pacientes perpetuarem seus padrões habituais. Vários destes músculos inibidos comuns são listados na tabela abaixo, junto com suas substituições de músculos sinérgicos e a disfunção postural ou de movimento que muitas vezes resulta em resposta a esta estratégia.

Região	Músculo inibido	Substituição muscular comum	Postura resultante e/ou disfunção de movimeno
Ombro	Subescapular	Redondo maior, latíssimo do dorso	Posição anterior da cabeça do úmero, dissociação glenoumeral deficiente
	Supraespinal	Deltóides	Posição superior de cabeça do úmero
	Serrátil anterior, trapézio parte descendente, trapézio parte ascendente	Rombóides, levantador da escápula, peitoral menor	Rotação inferior da escápula. Flexão lateral do pescoço em direção ao lado da inibição
Quadril	Psoas maior e menor	No quadril: reto femoral, tensor da fáscia lata. No tronco e coluna: eretor da espinha, oblíquos	No quadril: posição anterior da cabeça do fêmur. No tronco e coluna: rigidez global do tronco e coluna e hiperextensão da articulação toracolombar
	Glúteo máximo	Isquiotibiais, piriforme, eretor da espinha (parte lombar)	Posição anterior de cabeça do fêmur, hiperlordose lombar (se o eretor da espinha for dominante) ou rotação pélvica posterior (se os isquiotibiais forem dominantes)
	Glúteo médio e mínimo	Tensor da fáscia lata, reto femoral, quadrado do lombo	Desnivelamento pélvico (mais alto no lado do sinal de Trendelenburg positivo). Curvatura espinal (sinal de Trendelenburg compensado)
Respiração e estabilização do tronco	Diafragma	Escalenos, esternocleidomastoideo, peitoral menor	Frequências respiratórias aceleradas, padrões de respiração apicais, hipertrofia dos músculos acessórios da respiração, rigidez do pescoço, tronco e coluna, cabeça e pescoço à frente
	Transverso do abdome	Oblíquos, eretor da espinha	Rigidez global do tronco e coluna
	Assoalho pélvico	Piriforme, obturador externo, quadrado femoral	"Contrair os glúteos", deficiência na dissociação coxofemoral

O MODELO DE FUNÇÃO ESTABILIZAÇÃO-DISSOCIAÇÃO

Para realizar um movimento coordenado, eficiente, a cadeia cinética consiste em regiões articulares alternadas que requerem estabilização e dissociação. Gray Cook inicialmente propôs o modelo de estabilidade-mobilidade para descrever a função dos vários elos dentro da cadeia cinética. Adaptando seu modelo, pode-se determinar que a estabilização é requerida para pé, joelho, complexo lombo-pélvico, escapulotorácica e coluna cervical, enquanto a dissociação é requerida no tornozelo, quadril, coluna torácica, regiões glenoumeral e suboccipital. Esse modelo não significa sugerir que o movimento não é requerido nas regiões do pé, joelho ou escápula, por exemplo, mas sim serve como uma orientação quanto à função geral de cada segmento da cadeia cinética.

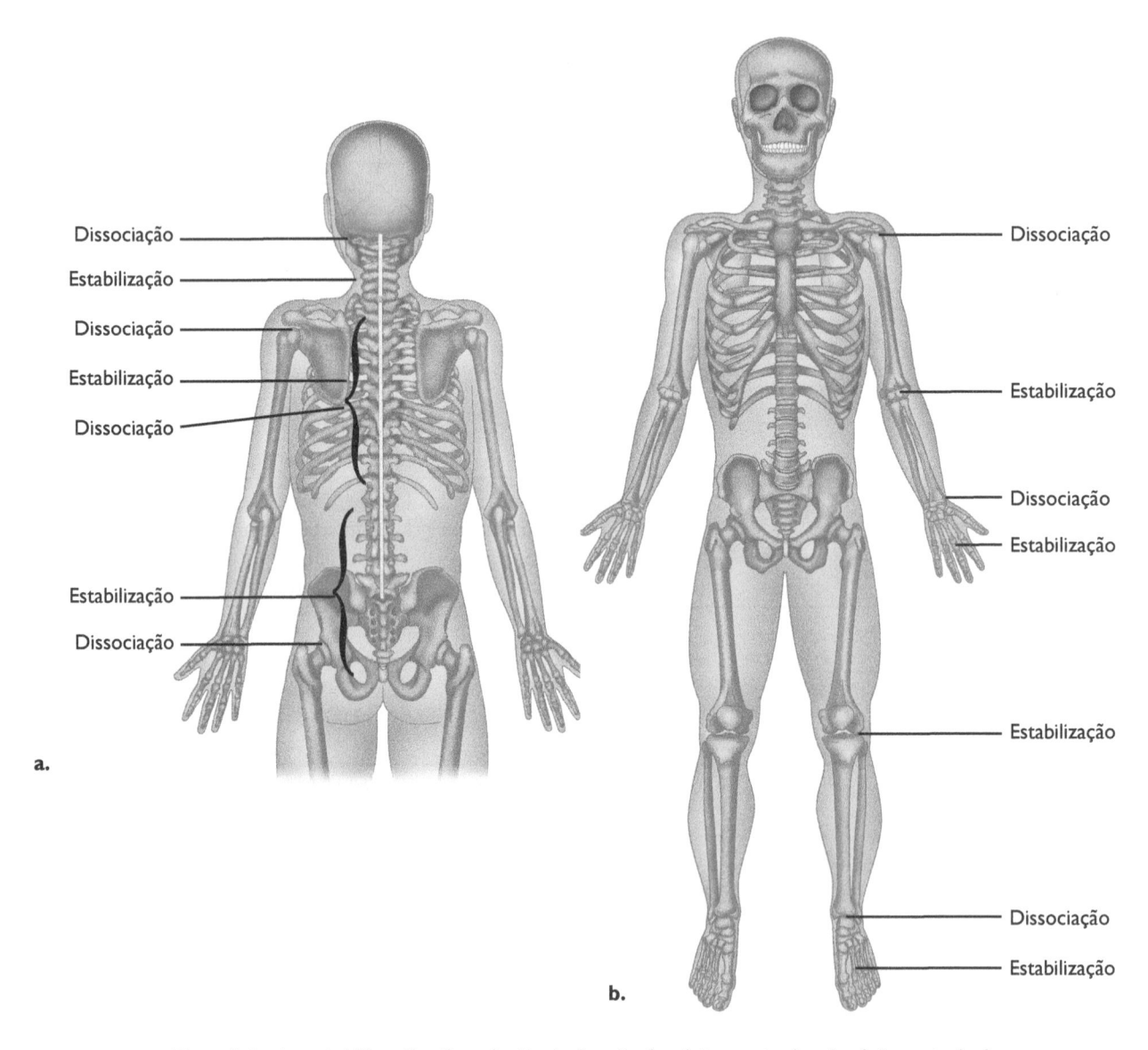

O modelo de estabilização-dissociação da função (a, visão posterior; b, visão anterior).

> ## Chave para o sucesso
> Observação sobre o modelo de estabilização-dissociação
>
> Enquanto determinadas regiões da cadeia cinética podem ser mais bem projetadas para estabilização e outras serem mais projetadas para dissociação, é importante observar que todas as regiões devem, em determinadas ocasiões, ser estáveis, e durante outras, ser capazes de dissociar. Por exemplo, a região lombo-pélvica deve geralmente ser estável quando carregada. Contudo, os poucos graus de movimento que cada segmento contribui são importantes para o movimento global da coluna durante, por exemplo, o ciclo da marcha. De maneira similar, enquanto o joelho é projetado como uma região de estabilização deve haver uma capacidade de dissociar a tíbia e o fêmur para fornecer carga e descarga favoráveis durante o ciclo da marcha.
>
> **IMPORTANTE:** Todas as regiões da cadeia cinética requerem um nível de estabilização para carregar eficientemente as articulações e a capacidade de dissociar para "destravar" de modo funcional as articulações para permitir o movimento. Ambas funções devem ser respeitadas e respectivamente condicionadas em cada região da cadeia cinética.

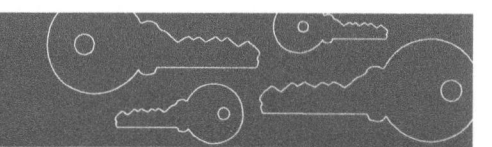

A disfunção ocorre quando existem alterações nestas relações em que as articulações que requerem estabilização se tornam hipermóveis e, em contrapartida, as articulações que deveriam ser móveis tornam-se hipomóveis. Vários padrões de movimento disfuncionais comuns que seguem o modelo de estabilização-dissociação são descritos na tabela a seguir.

Perda de dissociação	Padrões compensatórios comuns
Tornozelo	Aumento da abdução no joelho (valgo) e/ou aumento na pronação no pé
Quadril	Rotação posterior da pelve e flexão da coluna lombar e/ou rotação intrapélvica (perda da integridade sacroilíaca)
Torácico	Rotação posterior da pelve e flexão da coluna lombar e/ou instabilidade escapulotorácica Aumento do movimento cervicotorácico
Glenoumeral	Instabilidade escapulotorácica e/ou instabilidade da coluna cervica

Em geral, as áreas que se tornam hipermóveis secundárias à estabilização local deficiente e dissociação local deficiente – principalmente os joelhos, a região lombo-pélvica e as regiões escapulotorácicas – são as primeiras regiões onde a maioria dos clientes se queixam de dor e são as razões pelas quais eles procuram os serviços de um treinador ou terapeuta (eles geralmente consultarão o seu respectivo cirurgião ortopédico quando estas áreas se tornam intoleráveis). Enquanto a hipermobilidade do joelho e da coluna lombar com frequência leva à degeneração prematura destas áreas, aspectos degenerativos também tendem a surgir nas articulações excessivamente comprimidas (p. ex., nos quadris), embora, em geral, leve mais tempo para a manifestação direta destas disfunções. Esta geralmente é a razão pela qual a comunidade médica e ortopédica tende a culpar a "hereditariedade" pela degeneração articular e osteoartrite, raramente as atribuindo a disfunções na estratégia de movimento do paciente.

Estas alterações na função articular também irão mudar o controle muscular da região. Por exemplo, a perda de estabilidade escapulotorácica secundária à rigidez torácica resulta em enrijecimento do manguito rotador à medida que ela regula de forma ascendente reflexivamente para ajudar a melhorar a estabilização. Isto resulta em diminuição da dissociação glenoumeral, levando o movimento glenoumeral a conduzir o movimento escapulotorácico, perpetuando a discinesia escapular. Além disso, conforme a articulação escapulotorácica se torna mais móvel, o pescoço fica mais rígido, uma vez que os músculos da coluna cervical também fazem regulação ascendente em uma tentativa de estabilizar e ancorar a escápula. Isto aumenta as forças compressivas por meio do pescoço, irritando os nervos periféricos da coluna cervical, levando à inibição muscular e perpetuação adicional da disfunção do movimento.

Um padrão similar pode ser visto nas extremidades inferiores. Com a perda da dissociação do quadril secundária a um padrão de estabilização do quadril deficiente, como "contrair o glúteo" ou as restrições na cápsula posterior, os clientes irão se mover por meio da região lombo-pélvica, posteriormente usando a pelve ou flexionando a coluna lombar, ou uma combinação de ambos. Isto conduz a hipermobilidade da coluna lombar e rigidez reflexiva dos rotadores externos do quadril e/ou isquiotibiais, perpetuando efetivamente o ciclo.

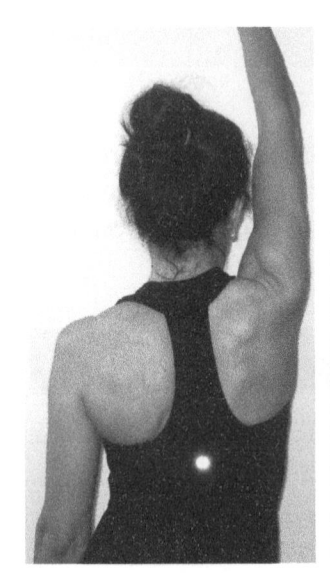

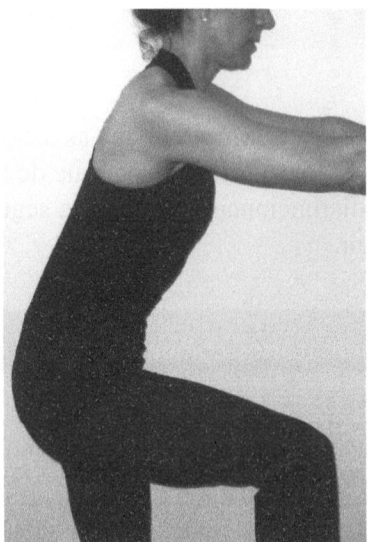

Padrões deficientes de dissociação: a cliente não obtém dissociação ideal de sua articulação glenoumeral, o que a leva a abduzir e elevar em excesso a articulação escapulotorácica (imagem à esquerda). Ela não atinge dissociação ideal do quadril, resultando em rotação posterior da pelve e flexão lombar (imagem à direita).

A chave para interromper esses ciclos perpetuados de disfunção é identificar e corrigir os condutores principais e instituir padrões corretivos para instituir nova padronização de movimento no sistema nervoso. Enquanto alguns treinadores ou terapeutas podem debater a questão de se a hipomobilidade precedeu a hipermobilidade ou vice-versa, isto com frequência é um debate sem sentido. O objetivo da estratégia de correção será mobilizar as regiões hipomóveis, estabilizar as regiões hipermóveis e instituir uma estratégia de exercício corretiva que respeite a relação entre as regiões. Uma regra geral será estabilizar as estruturas proximais – a coluna nos exemplos acima – e então ensinar a dissociação ideal por meio das extremidades (p. ex., o quadril e os ombros). Isto será a premissa básica da estratégia de exercício corretivo que é apresentado nas seções posteriores do livro.

O objetivo das estratégias de correção é melhorar o centramento articular por meio da melhora da função dos sinergistas musculares ao redor da articulação disfuncional em particular, e então ensinar ao cliente como dissociar as regiões apropriadas da cadeia cinética. Ele então recebe uma estratégia para incorporar a nova posição e o controle articular de volta aos padrões de movimento fundamentais. Esta abordagem muitas vezes requer o uso de estratégias de ativação muscular específicas para melhorar o papel dos antagonistas musculares funcionais inibidos e será a discussão de uma seção posterior do livro.

PREDITORES DA LESÃO

Embora seja impossível prever com 100% de acurácia, existem três fatores que demonstraram consistência clínica no estabelecimento da causa, bem como no prognóstico do potencial para lesões: assimetrias na amplitude de movimento, lesão prévia e controle motor disfuncional.

As assimetrias na amplitude de movimento do quadril foram encontradas em clientes com dor lombar (Van Dillen e colaboradores, 2008). Não apenas havia uma perda maior de rotação do quadril naqueles clientes com dor lombar, mas também havia uma maior assimetria na amplitude de movimento entre os lados esquerdo e direito. De maneira similar, Ellison, Rose e Sahrmann (1990) descobriram uma perda predominante de rotação interna no quadril na comparação de indivíduos saudáveis com pacientes com dor lombar. A perda de rotação interna no quadril é um achado clínico casuístico em clientes com dor lombar e, de modo similar, a perda de rotação interna no ombro acompanha a dor no pescoço e lombar superior. A avaliação das simetrias no movimento será a base para vários dos testes de amplitude de movimento que serão realizados na função da avaliação.

A lesão prévia foi sugerida como uma preditora de lesão, embora, em uma revisão da literatura de fatores preditivos para torções laterais de tornozelo, Beynnon e colaboradores (2002) não encontraram fatores consistentes em que se baseiam previsões de futuras lesões no tornozelo. Contudo, a instabilidade mecânica (derrame articular, lassidão da cápsula ligamentar ou articular e artrocinemática prejudicada) e a instabilidade funcional (propriocepção alterada, padrões de ativação muscular e controle postural prejudicados) foram descobertas após a lesão articular, e sugeriu-se que elas desempenham um papel nas lesões recorrentes (Hertel, 2002). O derrame articular experimental (injeção de solução salina em uma articulação) criou inibição dos estabilizadores locais (vasto medial) do joelho (Hopkins e colaboradores, 2002). Os indivíduos que sofrem de dor lombar e sintomas do tipo ciático unilateral têm demonstrado atrofia no multífido e no psoas maior (Dangaria e colaboradores, 1998). Kamaz e colaboradores (2007) demonstraram mudanças atróficas no psoas maior, quadrado do lombo e multífido em pacientes com dor lombar crônica, com achados similares descobertos por Barker, Shamley e Jackson (2004). O desempenho ruim nos testes de equilíbrio também se mostrou sendo uma fonte confiável de lesões no tornozelo (McGuine e colaboradores, 2000). Enquanto a pesquisa pode não convincentemente indicar uma relação, há evidências clínicas e casuísticas suficientes para sugerir que as lesões prévias e a atrofia muscular resultante podem ser preditores de futuras lesões quando combinadas com os resultados de uma avaliação funcional.

Além disso, as disfunções no controle motor e nas estratégias de ativação muscular alteradas foram consistentemente demonstradas em clientes com dor lombar *versus* aqueles sem dor (Richardson e colaboradores, 2004). O aumento da ativação dos músculos globais, em vez dos locais do tronco foi demonstrado em atletas com dor crônica na virilha (Cowan e colaboradores, 2004), e nos pacientes com dor na cintura pélvica há um aumento na pré-ativação do bíceps femoral e adutor longo sobre o transverso do abdome (Hungerford e colaboradores, 2003). Déficits no controle neuromuscular do tronco foram considerados preditores da lesão no joelho em atletas (Zazulak e colaboradores). Em um estudo de 303 atletas universitários, atrasos no tempo de ativação dos músculos do tronco foram demonstrados como um fator de risco para o desenvolvimento da dor lombar. Com atletas que relataram um episódio anterior de dor lombar, houve um aumento maior que o dobro no risco de desenvolver uma futura dor lombar (Cholewicki e colaboradores, 2005). Assim, a identificação da disfunção do movimento e a melhora do controle motor devem ser componentes da estratégia de exercício corretivo ao se tentar melhorar os padrões de movimento disfuncionais.

CONCLUSÃO

Identificar os componentes do movimento humano ajuda o treinador ou terapeuta a entender algumas das nuances dos movimentos e as causas das ineficiências. Entender e reconhecer os papéis de desenvolvimento e avanço do sistema neuromusculoesquelético permite que o profissional projete melhor e implemente padrões de exercício progressivos e corretivos que sejam específicos às necessidades fundamentais do paciente ou cliente. As seções seguintes irão evidenciar os complexos do ombro e quadril para facilitar uma melhor compreensão das complicações dessas regiões, bem como melhorar o entendimento das cinemáticas ideais que um cliente irá precisar para atingir a melhora da função, diminuição da probabilidade de lesão e melhora do desempenho.

Parte II

Identificação e avaliação dos complexos do quadril e ombro

CAPÍTULO 3   O complexo do ombro
CAPÍTULO 4   O complexo do quadril
CAPÍTULO 5   Avaliação

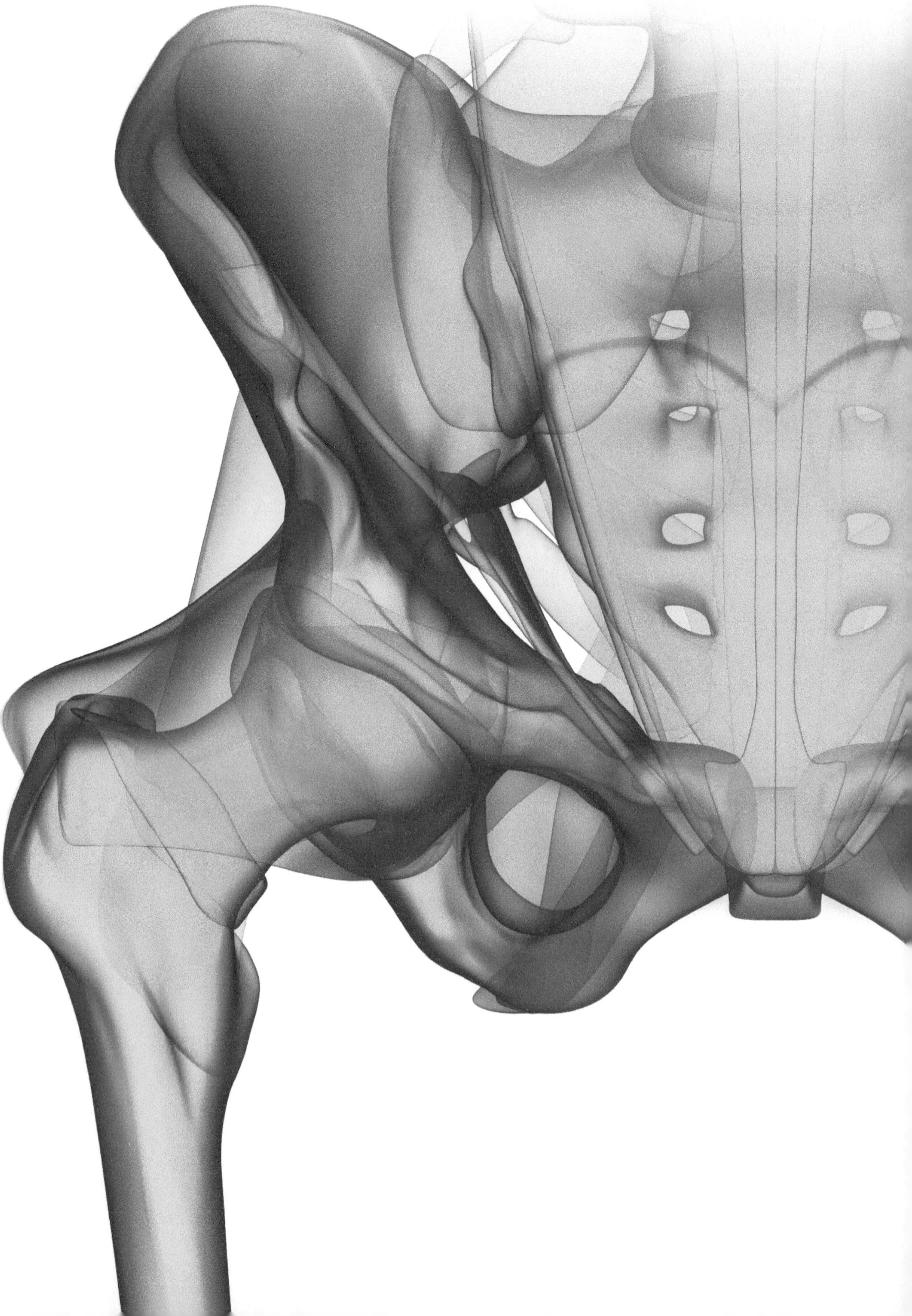

Capítulo 3

O complexo do ombro

OBJETIVOS DO CAPÍTULO

Identificar e compreender os componentes funcionais do complexo do ombro

Identificar as principais regiões de disfunção dentro do complexo do ombro

Compreender a mecânica ideal do complexo do ombro

O ombro é um sistema complexo de articulações que trabalham juntas para permitir uma grande amplitude de mobilidade da extremidade superior. O complexo do ombro age para sustentar a extremidade superior, permitindo a colocação específica da mão nas ações de puxar, empurrar, levantar e arremessar.

ESTRUTURA DO COMPLEXO DO OMBRO

O complexo do ombro é formado por quatro articulações: glenoumeral (GU), escapulotorácica (ET), acromioclavicular (AC) e esternoclavicular (EC). A ação coletiva dessas quatro articulações torna o complexo do ombro o complexo articular mais móvel do corpo. Contudo, essa mobilidade tem um preço: a estabilidade. Para compreender exatamente como a estabilidade é criada, um conhecimento básico da cinemática e da anatomia funcional do ombro é necessário.

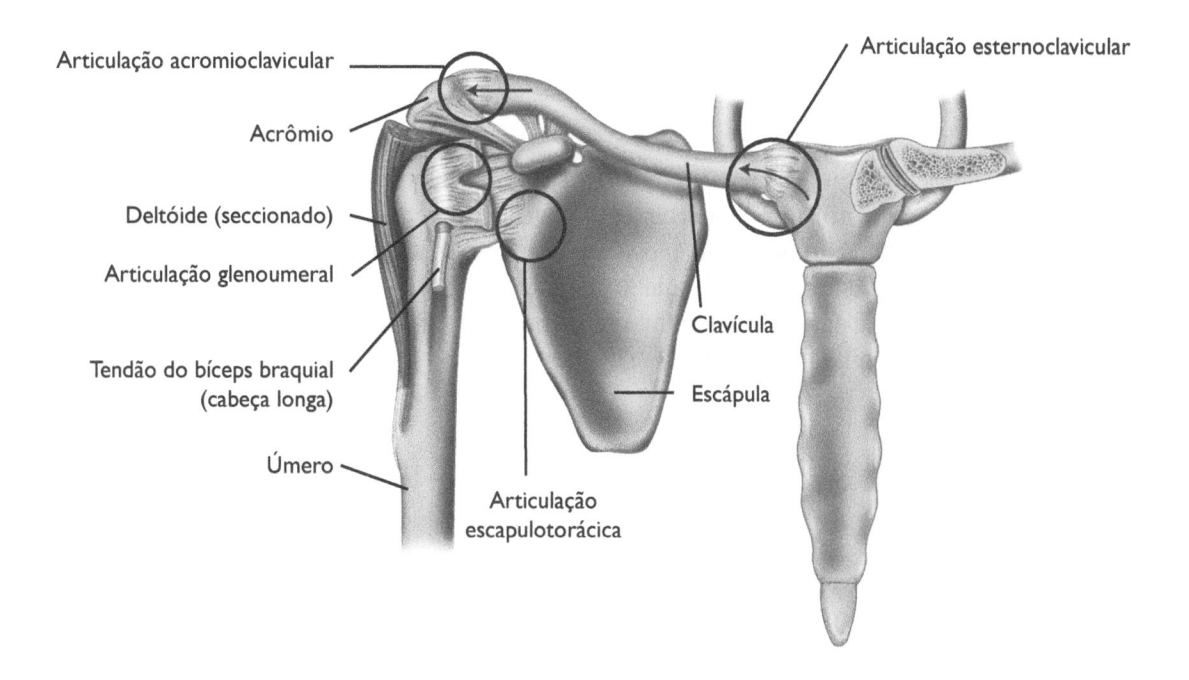

A ARTICULAÇÃO GLENOUMERAL

A articulação glenoumeral (GU) (ver abaixo, braço direito, visão lateral) é uma articulação enartrodial (esferoidal) formada pela cabeça do úmero e pela cavidade glenoidal da escápula. Embora ela tenha sido tradicionalmente classificada como uma articulação esferoidal, a articulação GU pode ser considerada mais corretamente como uma bola de golfe no pino. Como mencionado, esse arranjo permite uma enorme quantidade de movimento, mas ocorre à custa de estabilidade. Portanto, a articulação GU conta com o apoio passivo que é fornecido pelo lábio glenoidal, pela cápsula articular e pelos inúmeros ligamentos que circundam a articulação, bem como aqueles supridos pelos músculos do manguito rotador, que acrescenta suporte dinâmico adicional. Cada um desses componentes será observado com mais detalhes posteriormente.

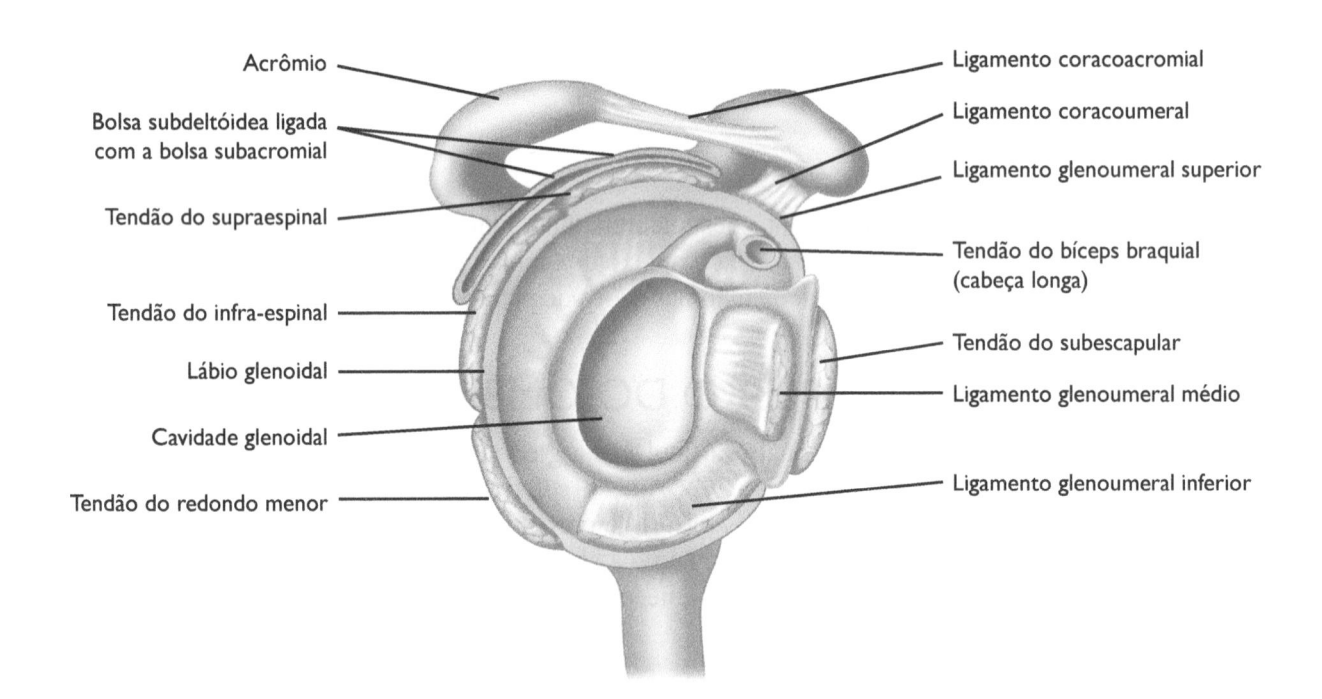

O LÁBIO E A CÁPSULA ARTICULAR

O lábio é uma orla fibrocartilaginosa que circunda a cavidade glenoidal, criando uma maior profundidade para a cavidade e, assim, aprofunda a área de contato para a cabeça do úmero. Aproximadamente duas vezes o tamanho da cabeça do úmero, a cápsula articular é uma estrutura fibrosa que circunda a cabeça do úmero e a cavidade glenoidal. A cápsula articular mistura-se com os três ligamentos glenoumerais – o ligamento glenoumeral superior, o ligamento glenoumeral médio e o ligamento glenoumeral inferior – que acrescentam estabilidade e força.

MÚSCULOS DO MANGUITO ROTADOR

Os músculos do manguito rotador e a cabeça longa do bíceps misturam-se intimamente com a cápsula articular, acrescentando um componente dinâmico à sua estrutura. O manguito rotador consiste em quatro músculos: supraespinal, infra-espinal, redondo menor e subescapular. Embora cada um desempenhe uma função específica na articulação GU, coletivamente os músculos do manguito rotador, junto com a cabeça longa do bíceps braquial, abaixam e estabilizam a cabeça do úmero na cavidade glenoidal. A função específica dos músculos do manguito rotador será discutida posteriormente.

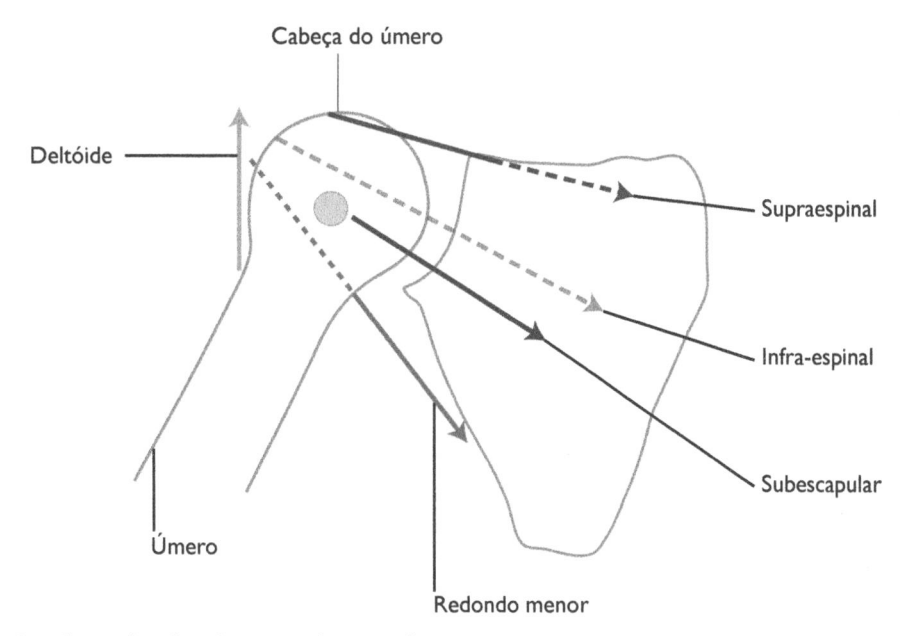

Direções das ações dos músculos do manguito rotador.

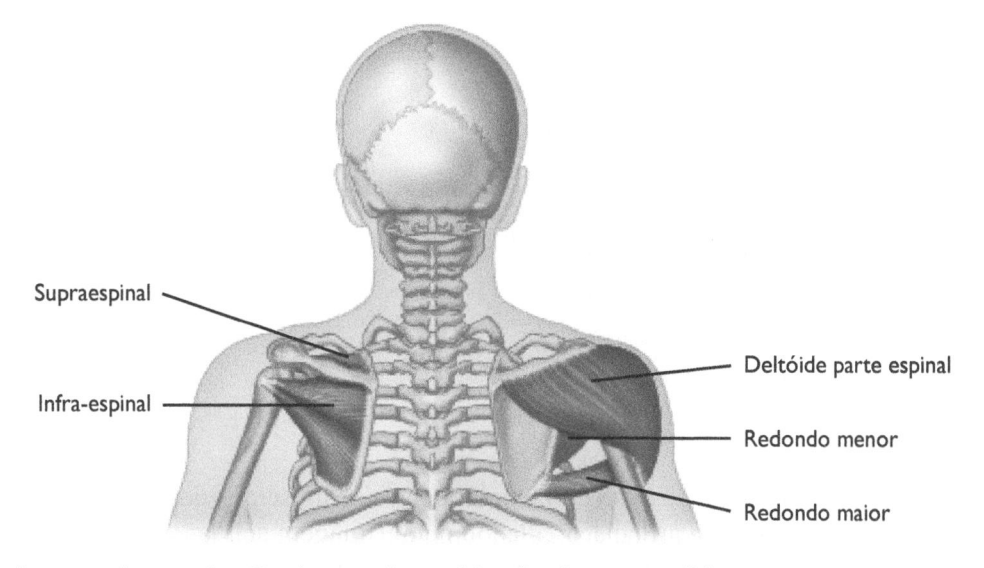

Os músculos do manguito rotador. O subescapular está localizado na superfície anterior da escápula, entre a escápula e as costelas, e se insere no úmero.

O supraespinal se insere superiormente a partir da fossa supraespinal até o tubérculo maior do úmero. Embora a ação de iniciar a abdução do úmero seja geralmente determinada para o supraespinal, na verdade é a cabeça do úmero que se move inferiormente na superfície côncava da cavidade glenoidal, que causa abdução. Esse movimento ocorre para neutralizar a tração superiormente direcionada sobre o úmero criada pelo músculo deltóide. Fraqueza ou inibição do supraespinal provoca um deslizamento umeral superior e um esmagamento do tendão do supraespinal e da bolsa subacromial abaixo do arco coracoacromial à medida que o úmero é puxado superiormente pela força direcionada verticalmente do deltóide.

O infra-espinal se origina a partir da superfície posterior da escápula, indo se inserir logo abaixo do tendão do supraespinal no tubérculo maior. O redondo menor se origina a partir da margem lateral da escápula indo se inserir no tubérculo maior, logo abaixo do infra-espinal. Juntos, o infra-espinal e o redondo menor rodam externamente o úmero à medida que este se aproxima de 60 a 90 graus de abdução. Esta ação de rodar o tubérculo maior posteriormente cria espaço para o tendão do supraespinal e da bolsa subacromial. Além disso, o infra-espinal e o redondo menor auxiliam na depressão da cabeça do úmero durante a elevação do braço, ajudando a neutralizar a tração superior do deltóide. A fraqueza nesses músculos mantém o tubérculo maior em uma posição de rotação interna e pode criar a *síndrome do impacto,* que envolve o tendão do supraespinal, a bolsa subacromial e a cabeça longa do bíceps que entram em contato com o arco coracoacromial. Isso também ocorre se o indivíduo inicia com uma posição do úmero em rotação interna em vez de uma posição neutra do úmero. Os indivíduos com esse padrão irão experimentar dor na amplitude de 60 graus até 120 graus de abdução, visto que é onde há um mínimo espaço entre o arco coracoacromial e o tubérculo maior. O movimento é geralmente livre de dor acima de 120 graus, pois o úmero irá começar a girar inferiormente nesse momento. Isso é conhecido como *arco doloroso.*

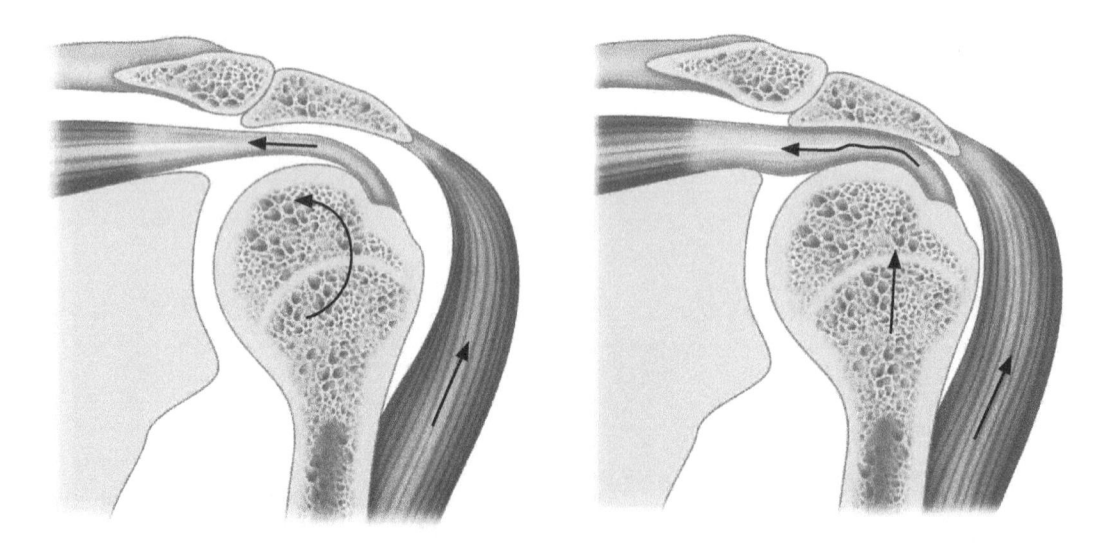

Impacto do supraespinal: com a coativação favorável entre os músculos deltóide e do manguito rotador, há contração articular ideal da articulação glenoumeral (imagem acima, à esquerda). Sem uma tração para baixo favorável a partir dos músculos do manguito rotador, a cabeça do úmero é direcionada para cima no processo do acrômio por contração dos deltóides e provoca impacto contra o tendão do supraespinal (imagem acima, à direita).

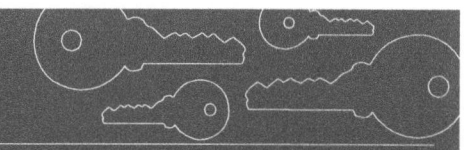

> ## Chave para o sucesso
> Síndromes de impacto
>
> Na presença de desequilíbrios musculares do ombro favorecendo a rotação para baixo da escápula e rotação interna do úmero, as síndromes de impacto do tendão do supraespinal e da bolsa subacromial são comuns.
>
> **IMPORTANTE:** Melhorar a estabilização ET e o centramento da cabeça do úmero.

O subescapular, o membro do manguito rotador que muitas vezes é esquecido, origina-se a partir da superfície anterior da escápula indo inserir-se no tubérculo menor do úmero. Ele age para rodar internamente, abaixar e aduzir a cabeça do úmero na cavidade glenoidal. Ele tem duas divisões distintas separadas com dupla inervação que possuem funções diferentes com base nas ações da extremidade superior (Decker e colaboradores, 2003). Ele é um músculo importante visto que é o único músculo do manguito rotador que puxa posteriormente a cabeça do úmero na cavidade glenoidal, compensando a tração anterior direcionada do deltóide parte espinal, do redondo menor e do infra-espinal. Ele atua como um sinergista para os outros músculos do manguito rotador no centramento da cabeça do úmero na cavidade glenoidal. Fraqueza ou inibição do subescapular leva à síndrome do deslizamento umeral anterior à medida que os rotadores internos maiores, principalmente o latíssimo do dorso e o redondo maior, dominam e movem o úmero para a frente na cavidade glenoidal. Portanto, fraqueza ou inibição no subescapular pode contribuir para a síndrome do impacto e tenossinovite bicipital do ombro.

> ## Chave para o sucesso
> Síndrome do deslizamento umeral anterior
>
> Na presença de discinesia escapular e de resultante compensação do manguito rotador, o úmero pode perder seu eixo de rotação favorável. Isso muitas vezes faz a cabeça umeral deslizar para a frente em vez de permanecer centralizada na cavidade glenoidal durante os movimentos de empurrar e de puxar. Essa é a causa mais comum da tenossinovite bicipital.
>
> **IMPORTANTE:** Melhorar a estabilização ET e o centramento da cabeça do úmero.

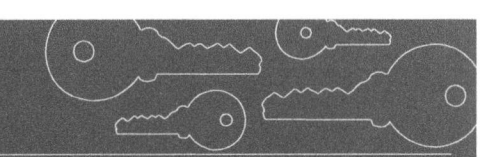

Embora tecnicamente não seja considerado parte do manguito rotador, o bíceps braquial merece menção especial devido à sua inserção através da cápsula articular. A cabeça longa do bíceps se origina na orla superior do lábio glenoidal no tubérculo supraglenoidal, passa pela cápsula articular, inferiormente por meio do sulco bicipital (intertubercular) até inserir-se na tuberosidade radial. Além de suas ações no cotovelo, o bíceps funciona como um estabilizador anterior do úmero. O tendão bicipital situa-se ao longo do sulco bicipital do úmero e permite que este deslize ao longo dele à medida que se move. A posição alterada do ombro, especialmente inclinação anterior da escápula ou rotação interna do úmero, cria movimentos alterados do sulco intertubercular ao redor do tendão do bíceps. A irritação crônica do tendão do bíceps à medida que ele desliza por meio do e não no sulco bicipital pode levar à inflamação da bainha sinovial do tendão do bíceps, chamada de "tenossinovite bicipital".

A ARTICULAÇÃO ESCAPULOTORÁCICA

A articulação escapulotorácica (ET) é formada pela pseudoarticulação da escápula sobre o tórax. Como a articulação ET não é uma articulação verdadeira – ela não tem suporte ligamentoso, uma cápsula articular, uma membrana sinovial e líquido sinovial –, sua relação com a integridade do complexo do ombro não pode ser questionada. A articulação ET coloca o úmero no espaço e o posiciona em alinhamentos favoráveis que melhoram o suporte funcional da articulação GU. A superfície anterior da escápula é côncava e se situa à frente na natureza convexa do tórax. Portanto, quaisquer mudanças posturais que afetam o tórax, afetam sua relação e comprometem a estabilidade da articulação ET.

A posição neutra da escápula está localizada entre o segundo e o sétimo níveis vertebrais torácicos e aproximadamente 2,54 a 7,62 cm da linha média da coluna (Sahrmann, 2002). A escápula situa-se aproximadamente 30 graus fora do eixo coronal, com a cavidade glenoidal virada anteriormente. Isso é chamado de *plano escapular*, e o movimento nesse plano é muitas vezes referido como *scaption*. Acredita-se que o *scaption** seja uma forma mais segura de levantar o braço acima da cabeça, visto que ele cria menos rotação da cápsula articular e impacto dos músculos do manguito rotador. É importante observar que o *plano escapular* irá mudar à medida que a posição funcional do ombro muda. Já que o ombro não tem a característica de uma articulação mais estável, como a articulação do quadril, e também não tem a integridade ligamentosa da maioria das articulações, a escápula conta, em grande parte, com a posição dos estabilizadores do tórax e da escápula para manter sua integridade. Compreender o movimento ET normal irá ajudar na identificação do papel funcional dos estabilizadores escapulares.

MOVIMENTO ESCAPULOTORÁCICO

Existem 10 movimentos cardinais disponíveis na articulação ET: adução, abdução, depressão, elevação, rotação inferior, rotação superior, rotação interna, rotação externa, inclinação anterior e inclinação posterior. Protração e retração foram incluídas na tabela oposta e são termos que se referem ao movimento coletivo do complexo do ombro.

---

*N. de R.T. Uma forma de exercício para o levantamento dos braços onde os membros superiores iniciam na posição anatômica (radioulnar na posição supinada e palmas das mãos para frente).

Termos	Definição
Adução	Refere-se às escápulas se aproximando uma da outra ou movendo-se mais próximas em direção à linha média do corpo. Os adutores da escápula incluem a parte transversa do trapézio e os rombóides.
Abdução	Refere-se às escápulas se movendo para longe uma da outra ou para longe da linha média do corpo. Os abdutores da escápula são o peitoral menor e o serrátil anterior.
Retração	Movimento de todo o complexo do ombro ao longo do plano transversal de movimento em uma direção posterior. Os músculos da retração do ombro incluem os rombóides, as partes transversa, descendente e ascendente do trapézio e o latíssimo do dorso.
Protração	Movimento de todo o complexo do ombro ao longo do plano transversal de movimento em uma direção anterior. Os músculos da protração do ombro incluem o serrátil anterior, os peitorais maior e menor.
Depressão	Abaixamento da escápula em uma direção inferior ao longo da caixa torácica. Os depressores escapulares incluem a parte ascendente do trapézio, o latíssimo do dorso, o peitoral menor, as fibras inferiores do peitoral maior e as fibras inferiores do serrátil anterior.
Elevação	Elevação da escápula em uma direção superior ao longo da caixa torácica. Os elevadores da escápula incluem a parte descendente do trapézio, o levantador da escápula e os rombóides.
Rotação inferior	Rotação da escápula em uma direção para baixo ao longo do plano frontal de movimento de modo que a cavidade glenoidal aponta para o solo. Os rotadores para baixo da escápula incluem o peitoral menor, os rombóides e o levantador da escápula.
Rotação superior	Rotação em uma direção para cima ao longo da caixa torácica de modo que a cavidade glenoidal aponta para o teto. Os rotadores para cima da escápula incluem as partes descendente e ascendente do trapézio e o serrátil anterior.
Rotação interna	A rotação escapular interna ocorre quando a escápula se inclina anteriormente ao longo de um eixo vertical. Esse movimento é principalmente uma função do complexo do peitoral.
Rotação externa	A rotação escapular externa ocorre quando o aspecto anteromedial da escápula aproxima-se da caixa torácica ao longo de um eixo vertical. Todas as três partes do trapézio e do serrátil anterior são principalmente responsáveis por esse movimento.
Inclinação anterior	A inclinação anterior é o movimento ao longo de um eixo de plano coronal onde o ângulo superior aproxima-se e o ângulo inferior se afasta do tórax. O peitoral menor e a cabeça curta do bíceps braquial são mais responsáveis pela inclinação anterior da escápula.
Inclinação posterior	A inclinação posterior é o movimento ao longo de um eixo de plano coronal onde o ângulo superior se move para longe e o ângulo inferior da escápula se aproxima do tórax. A parte ascendente do trapézio e as fibras inferiores do serrátil anterior são mais responsáveis pela inclinação posterior da escápula.

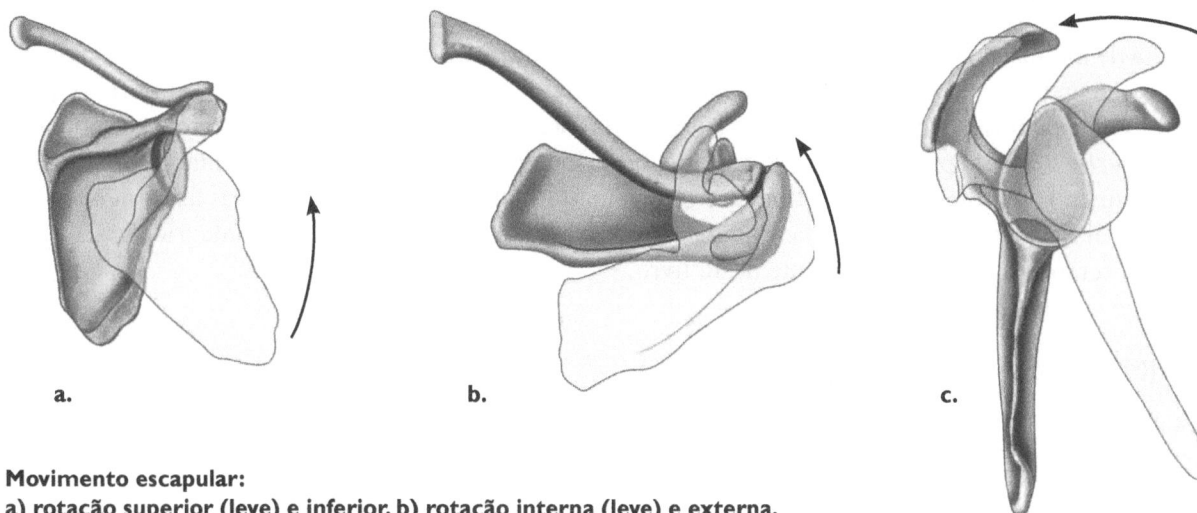

Movimento escapular:
a) rotação superior (leve) e inferior, b) rotação interna (leve) e externa,
c) inclinação anterior e posterior (leve).

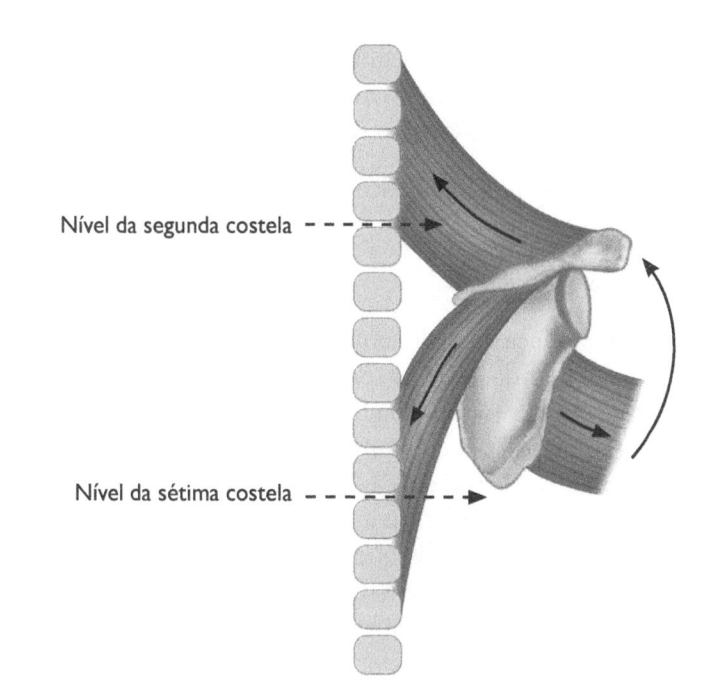

Pares de forças escapulares: o serrátil anterior e os trapézios parte descendente e ascendente trabalham juntos para produzir rotação para cima e controlar a rotação para baixo.

Nível da segunda costela

Nível da sétima costela

MOVIMENTOS ACESSÓRIOS

É a falta de inclinação posterior ideal que cria a postura muito familiar de escápula alada. A escápula *alada* refere-se geralmente a uma inclinação anterior excessiva da escápula, onde o ângulo inferior é puxado para longe do tórax enquanto o aspecto superior da escápula permanece em contato relativo com o tórax. A *abertura* da escápula refere-se a toda a margem medial da escápula sendo levantada para longe do tórax enquanto a margem lateral permanece em contato relativo com o tórax. Ambas as posições resultam de estabilização insatisfatória da articulação ET, e estratégias para melhorar a integridade da articulação ET serão discutidas mais adiante neste livro.

MOVIMENTOS ASSOCIADOS DO OMBRO

Para mover a articulação GU por meio de seus planos cardinais de movimento, deve haver movimentos respectivos da articulação ET. Esses movimentos acoplados são listados abaixo.

- **Movimento no plano sagital:** a flexão do braço requer rotação superior e inclinação posterior na articulação ET, enquanto a extensão do braço requer rotação inferior e inclinação anterior da articulação ET.
- **Movimento no plano frontal:** a abdução do braço requer rotação superior da articulação ET, enquanto a adução do braço requer rotação inferior da articulação ET.
- **Movimento no plano transversal:** a rotação interna do braço requer protração da articulação ET, enquanto a rotação externa requer retração da articulação ET.

A falta de movimento ET ideal irá subsequentemente afetar todos os movimentos da extremidade superior.

O TÓRAX

Embora não faça tecnicamente parte do complexo do ombro, seria negligente evitar discutir o tórax e seu papel na integridade ET. O tórax é formado por doze vértebras torácicas e por doze pares de costelas articuladas. O tórax forma uma base móvel, mas estável, para que a escápula repouse sobre ele. A coluna torácica (coluna T) deve ter uma curvatura posterior leve (cifose), onde o ápice é aproximadamente ao redor do nível vertebral de T4-T6. Lembre-se da importância dessa postura convexa como uma base para a superfície anterior côncava da escápula. A biomecânica apropriada requer que a parte superior da coluna T estenda-se à medida que o ombro flexiona, quando ele entra em extensão e lateralmente para longe da direção do movimento à medida que ele realiza abdução. Alinhamento alterado, fixação articular e/ou mudanças no movimento torácico irão resultar em movimentos compensatórios do complexo do ombro.

A ARTICULAÇÃO ACROMIOCLAVICULAR

A articulação acromioclavicular (AC) ajuda no posicionamento ideal da escápula para movimentos acima da cabeça, embora sua contribuição seja muitas vezes negligenciada. Ela é classificada como uma articulação artrodial (ou plana – de deslizamento) e é formada pela extremidade distal da clavícula e pela superfície medial do acrômio da escápula. Embora significativamente menos estável do que a articulação escapulotorácica (ET), a articulação AC é passivamente estabilizada pelos ligamentos acromioclavicular e coracoclavicular e ativamentte estabilizada pelo deltóide parte clavicular, trapézio parte descendente e músculo subclávio. Esses músculos serão discutidos com mais detalhes posteriormente.

MÚSCULOS DA ARTICULAÇÃO ACROMIOCLAVICULAR

DELTÓIDE PARTE CLAVICULAR

O deltóide parte clavicular origina-se na superfície medial do acrômio da escápula e da extremidade lateral da clavícula indo se inserir na a tuberosidade deltóide do úmero. O deltoide parte clavicular ajuda na estabilização anterior da articulação AC e no movimento do úmero acima da cabeça.

TRAPÉZIO PARTE DESCENDENTE

Origina-se a partir da superfície posterior do crânio, das sete vértebras cervicais superiores e do ligamento nucal indo se inserir na superfície distal da clavícula e acrômio. O trapézio superior atua levantando a articulação AC para auxiliar a rotação superior da escápula. Portanto, a inibição do trapézio parte descendente afeta significativamente a capacidade de elevar e estabilizar o braço acima da cabeça.

SUBCLÁVIO

Um músculo muitas vezes esquecido do complexo do ombro, o subclávio origina-se na superfície inferior da primeira costela e do acrômio indo se inserir no terço médio da clavícula. Sua ação determinada de depressão clavicular e elevação da primeira costela minimiza seu papel no movimento acima da cabeça. À medida que o subclávio se contrai, ele move a clavícula inferior e anteriormente. Esse movimento sobre a clavícula em forma de "S" cria uma rotação superior da clavícula e subsequentemente da escápula por meio das inserções ligamentosas na articulação AC. A inibição do subclávio diminui significativamente a amplitude e a estabilidade do movimento acima da cabeça.

As estratégias de ativação para melhorar a função desses músculos importantes serão demonstradas em uma seção mais adiante.

A ARTICULAÇÃO ESTERNOCLAVICULAR

A articulação esternoclavicular (EC) é a única inserção óssea do esqueleto apendicular ao esqueleto axial. Ela é uma articulação em sela que consiste na extremidade proximal da clavícula e no manúbrio do esterno. Das quatro articulações no complexo do ombro, a articulação EC é a mais estável, e sua contribuição é essencial para o movimento ideal acima da cabeça. A articulação EC é estabilizada passivamente pelos ligamentos esternoclavicular, interclavicular e costoclavicular e estabilizada dinamicamente pelo esternocleidomastóideo e pelo peitoral maior.

MÚSCULOS DA ARTICULAÇÃO ESTERNOCLAVICULAR

ESTERNOCLEIDOMASTÓIDEO

O esternocleidomastóideo (ECM) origina-se no processo mastóideo do crânio indo se inserir no manúbrio do esterno e na extremidade proximal da clavícula. Além de sua ação sobre a cabeça e o pescoço, o ECM estabiliza a articulação EC e eleva a clavícula e o esterno. Na presença de mecânica respiratória alterada, o ECM torna-se um músculo respiratório dominante, aumentando as cargas compressivas sobre o pescoço e potencialmente alterando o eixo de rotação na articulação EC.

PEITORAL MAIOR

A parte esternocostal do peitoral maior origina-se na superfície anterior da metade proximal da clavícula e da metade da superfície anterior do manúbrio do esterno indo se inserir no lábio lateral do sulco bicipital do úmero. As fibras esternocostais do peitoral maior aduzem a clavícula, estabilizando a articulação EC à medida que o trapézio parte descendente, o subclávio e as fibras claviculares do peitoral maior elevam a clavícula.

A COLUNA CERVICAL

Em relação à mecânica do ombro, a coluna cervical merece menção especial. Vários estabilizadores escapulares principais – incluindo o trapézio parte descendente, o rombóide menor e o levantador da escápula – possuem inserções na coluna cervical. A instabilidade da escápula muitas vezes provoca ativação aumentada do levantador da escápula e dos rombóides em uma tentativa de melhorar a estabilidade. A atividade aumentada nesses músculos rompe o centramento ideal da articulação ET e aumenta as cargas compressivas na coluna cervical. Já que o plexo braquial, derivado dos níveis da raiz nervosa cervical de C5-T1, inerva muitos dos músculos da extremidade superior, a função motora pode muitas vezes ser comprometida. Com frequência, a irritação crônica na coluna cervical é a causa principal de inibição muscular de vários estabilizadores escapulares principais, incluindo o serrátil anterior, que é inervado pelo nervo torácico longo. Muitas herniações de disco no pescoço ocorrem no nível do disco C5-C6, e o nervo torácico longo é derivado das raízes nervosas cervicais de C5-C7, afetando a função motora do serrátil anterior. Devido à perda de estabilidade escapular, que resulta em rotação para baixo, a inibição do serrátil anterior cria estresse aumentado sobre a coluna cervical, perpetuando o padrão de disfunção ombro-pescoço.

MÚSCULOS DA COLUNA CERVICAL

Embora a estabilização do pescoço esteja intimamente ligada à estabilização escapular, existem vários músculos principais que são responsáveis pelo controle postural direto da coluna cervical. Estes são o músculo longo do pescoço, o longo da cabeça e os multífidos.

LONGO DA CABEÇA E LONGO DO PESCOÇO

O músculo longo da cabeça origina-se a partir das superfícies anteriores dos processos transversos de C3-C6 indo se inserir na parte inferior, anterior do occipital. O longo do pescoço origina-se a partir das superfícies anteriores dos processos transversos, corpos vertebrais nos níveis C3-T3 indo se inserir nas regiões similares dos vários níveis vertebrais acima. Coletivamente, esses músculos irão flexionar a cabeça sobre o pescoço e o pescoço sobre o tronco, bem como auxiliar na rotação da cabeça e do pescoço. Contudo, sua função verdadeira é estabilização, e por meio de suas inserções intersegmentares, profundas, eles ajudam a alongar a coluna cervical para neutralizar a tração compressiva dos músculos, como o eretor da coluna cervical, o elevador da escápula e o esternocleidomastóideo.

MULTÍFIDOS

Os multífidos cervicais originam-se a partir dos processos articulares dos níveis de C4-C7 indo se inserir nos níveis 1-4 dos processos espinhosos acima. Como sua função determinada é extensão e rotação, similar aos seus opostos nas regiões torácica e lombar da coluna, os multífidos cervicais resistem à translação para a frente de uma vértebra sobre a outra, que ajuda na estabilidade da coluna cervical durante a extensão da cabeça e do pescoço, bem como no movimento complexo do ombro.

Além dos suboccipitais e de outros músculos intersegmentares profundos, esses três músculos possuem um papel importante de fornecer sensação proprioceptiva da coluna cervical e da cabeça. Similares aos estabilizadores profundos no restante do corpo, eles também têm um papel antecipatório para ajudar a estabilizar a cabeça e o pescoço antes do movimento do braço. Com frequência, lesão resulta em inibição desses estabilizadores principais, necessitando de ativação aumentada do eretor superficial da coluna cervical, do levantador da escápula, dos escalenos e do esternocleidomastóideo para ajudar na estabilidade da cabeça e do pescoço. O objetivo do exercício corretivo é melhorar a ativação dos estabilizadores profundos enquanto diminui a atividade excessiva da musculatura superficial.

Chave para o sucesso
Síndromes de inibição cervical

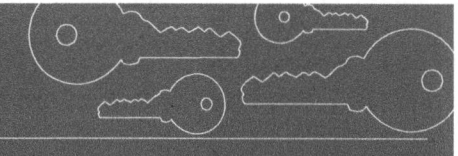

A inibição dos estabilizadores profundos da coluna cervical é uma razão direta de instabilidade da coluna cervical. A instabilidade é uma das causas principais de saliências e herniações discais. Saliências e herniações na coluna cervical ocorrem mais comumente nos níveis discais inferiores e são um dos motivos mais comuns de inibição do serrátil anterior e instabilidade escapular resultante.

IMPORTANTE: Para os indivíduos com uma história de lesão no pescoço ou instabilidades escapulares ou na coluna cervical, concentrar-se na melhora da estabilização escapular e da coluna cervical antes de progredir para padrões de movimento fundamentais.

MÚSCULOS DO COMPLEXO DO OMBRO

Em virtude da amplitude de movimento e os subsequentes requisitos de estabilidade do complexo do ombro, muitos músculos são responsáveis por manter esse controle de precisão. Embora muitos dos músculos que controlam o complexo do ombro tenham sido previamente discutidos, eles podem essencialmente ser classificados como espinoescapular, toracoescapular, espinoumeral, toracoumeral e escapuloumeral, dependendo de suas inserções específicas.

ESPINOESCAPULAR

O grupo de músculos espinoescapulares origina-se a partir da coluna para se inserir na escápula, e inclui o levantador da escápula, o trapézio parte descendente, os rombóides menor e maior, o trapézio parte transversa e o trapézio parte ascendente. O trapézio parte descendente foi discutido anteriormente. O levantador da escápula origina-se a partir das superfícies posteriores dos processos transversais de C1-C4 indo se inserir no ângulo superior da escápula. Além de elevar o complexo do ombro, o levantador da escápula age para flexionar e girar ipsilateralmente o pescoço. Ele é um sinergista do trapézio parte descendente na elevação do ombro (encolher os ombros) e na flexão lateral, contudo, ele é um antagonista não apenas quando roda a escápula inferiormente enquanto o trapézio parte descendente roda superiormente, mas também quando ele gira o pescoço ipsilateralmente enquanto o trapézio parte descendente gira o pescoço contralateralmente. Essas duas últimas funções permitem ações leves e coordenadas durante o movimento da cabeça, do pescoço e do ombro.

Os rombóides – maior e menor – originam-se a partir do ligamento da nuca, dos ligamentos supraespinais e dos processos espinhosos de C7-T5. A função do rombóide é aduzir e rodar inferiormente, atuando, assim, como um sinergista para o levantador da escápula e um antagonista para os trapézios partes descendente e ascendente. Ele é um estabilizador medial importante da articulação ET.

O trapézio parte transversa origina-se a partir de C7-T3 indo se inserir no acrômio e na margem posterior da espinha da escápula. Ele tem a função de aduzir e estabilizar a borda medial da escápula, e, dessa forma, atua como um sinergista para os rombóides.

O trapézio parte ascendente origina-se a partir dos processos espinhosos e ligamentos supraespinhosos de T4-T12, bem como da fáscia toracolombar, indo se inserir na superfície triangular lisa sobre a extremidade medial da espinha da escápula. Esse músculo é um importante depressor da escápula, opondo-se às fibras superiores do trapézio, do levantador da escápula e dos rombóides. No papel de rotador superior da escápula, ele age como um agonista funcional do trapézio parte descendente e o serrátil anterior, opondo-se ao levantador da escápula, aos rombóides e ao peitoral menor.

Coletivamente, os músculos espinoescapulares irão girar contralateralmente a coluna na direção do braço fixo, que constitui uma estratégia para melhorar as curvaturas disfuncionais da coluna.

TORACOESCAPULAR

O serrátil anterior e o peitoral menor são os únicos músculos que se inserem diretamente a partir da escápula até o tórax, e cada um merece menção especial. Embora nenhum músculo trabalhe isolado, o serrátil anterior pode ser o músculo mais responsável pela estabilização escapular, ao passo que o peitoral menor pode ser o músculo mais responsável pelas escápulas inclinadas anteriormente e pela resultante postura do ombro para a frente.

Inserindo-se a partir das primeiras nove costelas até a borda anteromedial da escápula, o serrátil anterior é mais responsável por estabilizar as escápulas no tórax. Além disso, ele ajuda no movimento acima da cabeça por meio da rotação superior e pela abdução das escápulas. As fibras inferiores possuem uma função importante de ancorar a superfície inferior ao tórax enquanto a escápula realiza rotação superior. A fraqueza nessas fibras resulta em elevação escapular à medida que o braço se move acima da cabeça e em escápula alada à medida que o braço retorna de uma posição acima da cabeça. Com o membro superior fixo, o serrátil anterior também pode ajudar no movimento do tronco.

O peitoral menor origina-se a partir do processo coracóide indo se inserir nas costelas 3-5. Ele é responsável por estabilizar a escápula, contudo, quando hiperativo e não controlado pelo trapézio parte ascendente e serrátil anterior, ele inclina anteriormente as escápulas, contribuindo para a posição do ombro para a frente. Além disso, o peitoral menor é um músculo acessório da respiração. Na presença de respiração diafragmática insatisfatória, o peitoral menor torna-se hiperativo à medida que ele tenta elevar a caixa torácica. Isso contribui para a posição elevada do tórax e para o ângulo esternal mais amplo que é prevalente com a respiração disfuncional. Devido às aproximadamente 22 mil respirações feitas diariamente, a respiração disfuncional foi clinicamente considerada a causa mais comum de hipertonicidade do peitoral menor, bem como dos escalenos e do esternocleidomastóideo. Com a parte superior do braço fixada (como no ato de engatinhar), o peitoral menor pode auxiliar os músculos paraescapulares a puxar a escápula sobre a cabeça do úmero fixo.

ESPINOUMERAL

O latíssimo do dorso é um músculo exclusivo, visto que ele é o único que se origina diretamente na coluna e insere no úmero, tornando-o análogo ao psoas maior do quadril. Ele tem sua origem a partir da pelve, da fáscia toracolombar e das vértebras lombares e torácicas até se inserir no úmero. Como suas ações incluem extensão, adução e rotação interna do úmero, seu papel é muito mais expansivo. As fibras oblíquas do latíssimo do dorso correm quase em paralelo às fibras inferiores do trapézio parte ascendente e ainda têm uma conexão fascial com a superfície inferior da escápula. Essas fibras oblíquas contribuem para trazer a escápula para baixo e ao redor do tórax – similar à ação combinada do serrátil anterior e do trapézio parte ascendente.

Como parte da cadeia oblíqua posterior, o latíssimo do dorso é um estabilizador primário da articulação sacroilíaca, da coluna lombar e do tórax, além de seu papel em acelerar e desacelerar os movimentos rotacionais do tronco e da coluna. Quando rígido e/ou curto, ele pode contribuir para rotação anterior da pelve e hiperextensão da articulação toracolombar. Além disso, devido à sua inserção exclusiva na superfície medial do sulco intertubercular, na presença de estabilidade escapular insatisfatória, o latíssimo do dorso irá puxar a escápula em inclinação anterior adicional e depressão, muitas vezes necessitando sua liberação antes de instituir exercício corretivo. Durante as atividades de cadeia fechada ou aquelas nas quais um braço fica fixo, o latíssimo do dorso pode puxar o tronco na direção das mãos e girar contralateralmente a coluna.

TORACOUMERAL

O peitoral maior, a única conexão muscular a partir do tórax anterior diretamente até o úmero, origina-se a partir da clavícula, do esterno e das costelas indo se inserir no lábio lateral do sulco intertubercular do úmero. Embora não se insira diretamente na escápula, ele afeta a articulação ET por meio de sua ação sobre o úmero. As fibras claviculares irão aduzir e flexionar, enquanto as fibras esternocostais são responsáveis por trazer o braço sobre o corpo (adução horizontal). As fibras esternocostais auxiliam na extensão e adução GU. Coletivamente, esses músculos irão girar internamente o úmero e contribuir para a estabilização da articulação esternoclavicular e articulações costocondrais (a área onde a costela se articula com a cartilagem). Durante as atividades de cadeia fechada ou aquelas nas quais um braço está fixado, os peitorais maior e menor trabalham para tracionar o tronco em direção ao úmero fixo. Quando ativo em excesso, o peitoral maior contribuirá para a síndrome do deslizamento umeral anterior e para a posição avançada do ombro, tracionando o úmero para frente à medida que ele gira internamente. Contudo, o peitoral maior é muitas vezes inibido e subsequentemente alongado em muitos clientes com disfunção do ombro. Quando o peitoral maior está inibido, o peitoral menor se torna mais curto e mais rígido, e o latíssimo do dorso e redondo menor se tornam os rotadores internos primários e contribuem para tracionar o complexo do ombro inferior e anteriormente.

ESCAPULOUMERAL

Os músculos escapuloumerais se originam a partir da escápula e se inserem ao úmero. Eles incluem as fibras anterior, média e posterior do deltóide, os músculos do manguito rotador (incluindo o supraespinal, infra-espinal, redondo menor e subescapular), o redondo maior e o coracobraquial.

As fibras posteriores do deltoide (detóide parte espinal) ajudam a rotação externa e a extensão GU. Quando as fibras posteriores se tornam os motores primários da rotação externa, elas contribuem para a síndrome do deslizamento umeral anterior, tracionando o úmero à frente no encaixe e limitando o deslizamento posterior. O deltoide parte acromial auxilia a abdução e, na presença da inibição do supraespinal, cria um deslizamento superior do úmero na cavidade glenoidal, que é um fator contribuinte para as síndromes de impacto. O deltóide parte clavicular é responsável pela flexão, adução e rotação interna da articulação GU e contribui para a posição de ombro em rotação interna à frente, onde há um desequilíbrio com os músculos do manguito rotador externo.

Os músculos do manguito rotador são responsáveis pela estabilização precisa e manutenção do eixo GU de rotação e foram abordados em uma seção anterior.

O redondo maior possui funções similares às do latíssimo do dorso, ajudando na extensão, adução e rotação interna GU. Quando a escápula inclina anteriormente pela tração do latíssimo do dorso e peitoral menor, o redondo maior contribui para a síndrome do deslizamento umeral anterior, tracionando o úmero à frente na concavidade e limitando o deslizamento posterior do úmero. O coracobraquial origina-se no processo coracóide da escápula e insere-se na metade do úmero. Ele ajuda o deltóide parte clavicular na flexão e adução do úmero. A brevidade no coracobraquial contribui para a escápula anteriormente inclinada, tracionando a escápula em direção ao úmero.

MÚSCULOS ADICIONAIS

Embora muitas vezes considerados como músculos do cotovelo, o bíceps braquial e o tríceps braquial têm um papel funcional muito maior do que simplesmente o de flexionar e estender o cotovelo. Junto com o latíssimo do dorso ipsilateral e redondo menor, o tríceps braquial é parte da cadeia posterior que é responsável por tracionar o tronco sobre o braço estacionário na criança em fase de desenvolvimento. Além da extensão do ombro e cotovelo, o tríceps braquial se insere na cápsula posterior e trabalha como um estabilizador GU.

De maneira similar, o bíceps braquial é muito mais do que um flexor e supinador do cotovelo. O exercício da rosca direta, embora ótimo para desenvolver a função de flexão do cotovelo, é totalmente oposto do seu real papel funcional. Na criança em fase de desenvolvimento, o bíceps braquial funciona para tracionar a escápula sobre a cabeça umeral estacionária. Como o tríceps braquial, o bíceps braquial trabalha principalmente como um estabilizador GU, ajudando a impedir o deslizamento anterior da cabeça umeral.

Então, como esses padrões de desenvolvimento são treinados na população adulta? Enquanto o engatinhar deveria ser eficaz, padrões progressivos – como exercícios na barra reclinada, barra tradicional, padrões de puxar e empurrar cabos e padrões na parede – podem ajudar a restaurar a função primitiva desses músculos como parte do sistema de cadeia muscular. Estes serão abordados posteriormente nas seções de treinamento e exercícios corretivos.

RITMO ESCAPULOUMERAL E MECÂNICA ACIMA DA CABEÇA

A mecânica dos movimentos acima da cabeça, ambos flexão e abdução, requerem uma interação precisa de cada articulação do complexo do ombro. As seguintes mecânicas se relacionam com a mecânica acima da cabeça e, enquanto houver quantidades relativamente variadas de movimento conforme o atributo físico e a história de cada aluno, a mecânica ideal será relativamente similar.

O movimento entre as articulações GU e ET é muitas vezes referido como o *ritmo escapuloumeral*. Uma variação de 180° de movimento do ombro é considerada normal para flexão e abdução. Deste movimento, 120° são na articulação GU, enquanto as articulações EC, AC e ET contribuem coletivamente para os 60° restantes. A razão do movimento GU-ET é muitas vezes referenciada como uma razão de 2:1, em que há 2° de movimento GU para cada 1° de movimento ET. Estes números nem sempre são referenciados por todos os especialistas no campo, e podem ser meramente teóricos à medida que a carga no braço sempre altera esta razão, assim como as diferenças individuais. O movimento nas articulações respectivas é descrito abaixo.

Durante os 90° iniciais de elevação do ombro, o braço abduz 60° na articulação GU e a escápula gira para cima 30°, dos quais 25° de movimento escapular estão na articulação EC e 5° estão na articulação AC.

Durante os 90° finais de elevação do ombro, a articulação GU abduz um adicional de 60° e a escápula gira para cima mais 30°. Estes 30° finais de movimento escapular são uma combinação de 5° de elevação EC e 25° na articulação ET.

O que se torna mais evidente quando se olha nas mecânicas precedentes é que a análise do movimento acima da cabeça requer mais do que somente olhar o movimento GU. Movimentos nas articulações EC, AC e ET são componentes integrais para o movimento real, bem como para a estabilidade do antebraço durante o movimento acima da cabeça. Portanto, os músculos que controlam esses movimentos articulares devem ser considerados nas estratégias de exercício corretivo e na reabilitação e no condicionamento da extremidade superior.

DISFUNÇÕES NOS PADRÕES DA EXTREMIDADE SUPERIOR

A carência de estabilização escapular ideal leva a padrões de compensação durante o movimento acima da cabeça. Existem várias disfunções de movimento comuns que podem ser observadas à medida que os alunos erguem seus braços acima da cabeça: essas disfunções são representadas na imagem (à esquerda):

- **Estabilização escapulotorácica não ideal:** a escápula está se movendo sobre o tórax em vez de ao redor dele (seta vertical).
- **Elevação excessiva e atividade da escápula:** na inserção do ângulo superior do levantador da escápula há aumento no tônus (seta), e o pescoço está tracionado em rotação à direita pelo levantador da escápula.
- **Estabilização não ideal da coluna cervical e torácica:** a coluna cervical se move em flexão lateral direita excessiva e o tronco se move em flexão lateral esquerda devido à estabilização deficiente nas regiões cervical esquerda e toracolombar direita, respectivamente.

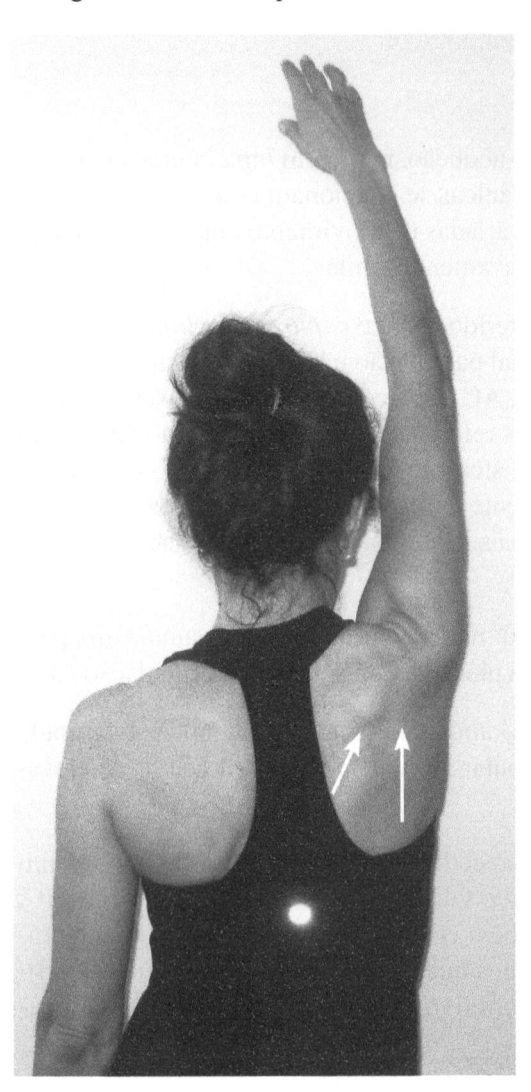

Essa falta de estabilização ideal é, com frequência, a causa de dor nos segmentos articulares compensatórios. A perda de estabilização ideal cria segmentos hipermóveis que tendem a estar onde o cliente irá sentir dor. O sistema nervoso responde compensando com áreas de músculos hipertônicos que são locais correspondentes de pontos-gatilho miofasciais. Esse exemplo também ilustra o motivo pelo qual as abordagens miofasciais que focam na liberação dos pontos-gatilho muitas vezes não conseguem produzir resultados em longo prazo, porque o problema primário é o aspecto da estabilização e os pontos-gatilho são o aspecto compensatório.

Muitos clientes com instabilidade escapular ou discinesia são capazes de mover suas escápulas em rotação superior; contudo, sua capacidade de controlar este movimento não é satisfatória quando eles trazem seus braços de volta para os lados. A escápula pode ser vista movendo-se em inclinação anterior e rotação inferior, produzindo uma aparência de escápula alada. O problema é dobrado: a escápula se move excessivamente em rotação inferior e/ou se move mais rápido que o úmero. Ambas as situações conduzem a estabilização do músculo acessório e são causas comuns da síndrome da rotação inferior.

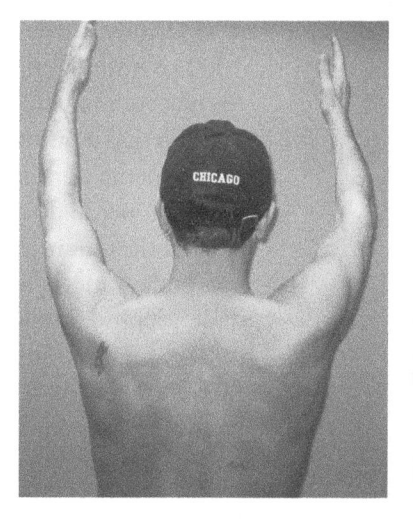

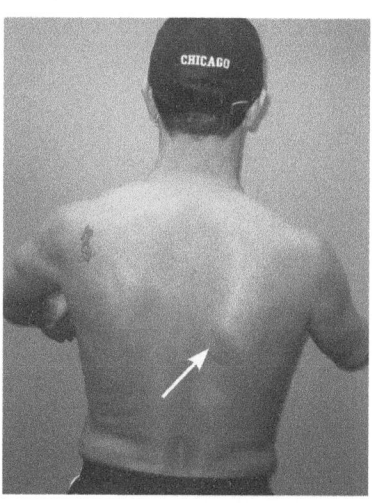

Observe como a escápula direita do cliente é bem controlada no movimento acima da cabeça (imagem à esquerda). Observe então a escápula alada e a rotação inferior (seta) à medida que ele abaixa excentricamente seu braço (imagem à direita). Em clientes com problemas de controle escapular, esta escápula alada geralmente ocorre com cerca de 45° de elevação do ombro, onde os estabilizadores escapulares se encontram em seu ponto de maior desvantagem (comprimento-tensão mais longo). Considere as consequências sobre as estruturas de pescoço e subacromiais desse cliente se ele fosse realizar elevações com halteres frontais ou remadas em pé. A escápula alada é comum em pessoas com regulação ascendente dos músculos glenoumerais (deltóide e manguito rotador) e dissociação deficiente entre a cabeça umeral e a cavidade glenoidal.

A síndrome da rotação inferior e a síndrome do deslizamento umeral anterior são dois padrões disfuncionais adicionais da extremidade superior. Estes dois padrões de movimento disfuncionais serão abordados abaixo.

Em indivíduos com síndrome de rotação inferior, o levantador da escápula e os rombóides assumem o papel primário de estabilização escapular. Durante muitos exercícios comuns – como remadas com cabos, puxada com pegada lateral, barras, rosca direta e remada tríceps com cabo –, o levantador da escápula se tornará proeminente porque há estabilização inferior inadequada da escápula pelo serrátil anterior e trapézio parte ascendente. O "sinal do levantador da escápula" (seta) estará presente quando o cliente colocar carga sobre o ombro.

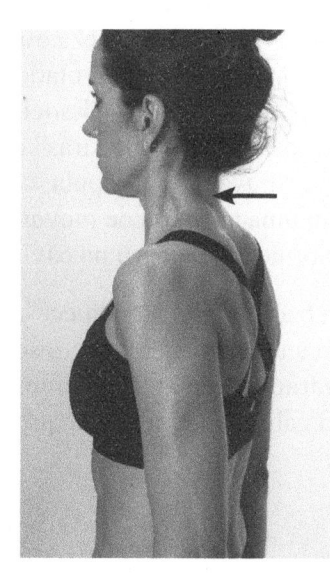

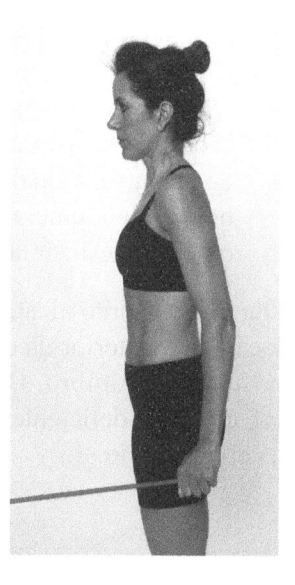

Observe o aumento da ativação do levantador da escápula à medida que a cliente realiza extensão do ombro contra uma *theraband* relativamente leve (ver à direita).

O sinal do levantador da escápula é comum em muitos clientes onde há estabilização escapular deficiente. O terapeuta ou treinador pode apalpar a hipertonicidade aumentada na parte lateral do pescoço durante muitos exercícios comuns, indicando atividade excessiva do levantador da escápula. Este músculo deve estar relativamente tranquilo e não deve haver atividade excessiva palpável durante padrões de movimento funcionais. Esta cliente com frequência se queixará de rigidez no pescoço e/ou cefaleias após o treinamento de resistência porque ela está usando seu pescoço como âncora para o complexo do ombro, em vez de ancorar-se no tórax.

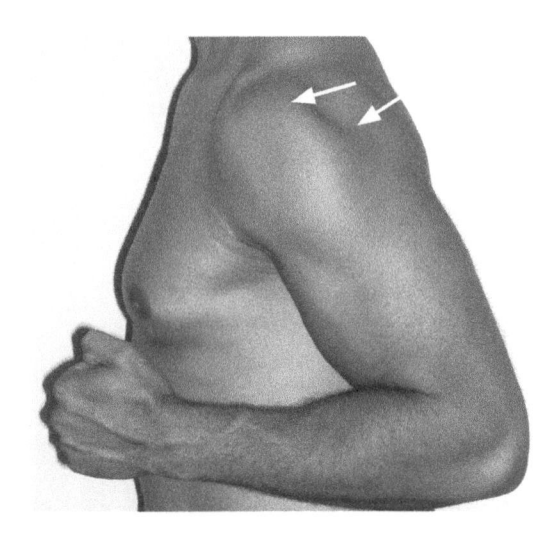

A síndrome do deslizamento umeral anterior (Sahrmann, 2002) é um resultado comum dos desequilíbrios musculares da articulação glenoumeral e é comumente observada à medida que o ombro se move em extensão. Uma superfície proeminente será notada na parte posterior da articulação devido à perda do centramento articular (seta à direita), e a cabeça do úmero pode ser observada (seta à esquerda) ou apalpada à medida que ela se move à frente, sobre a cavidade glenoidal. Isto ocorre com mais frequência à medida que o braço se move em extensão durante padrões como a fase concêntrica dos padrões de puxar (p. ex., remada sentada e barra) e a fase excêntrica dos padrões de empurrar (p. ex., supino horizontal).

Na síndrome do deslizamento umeral anterior, mais de 33% da cabeça umeral pode ser apalpada na frente do processo do acrômio, e a parte posterior da cabeça umeral será apalpada à frente da parte posterior do processo do acrômio.

Existem quatro causas principais da síndrome do deslizamento umeral anterior:

1. **Cápsula articular posterior curta:** para permanecer o centramento na cavidade glenoidal, deve haver extensibilidade adequada da cápsula articular. A brevidade na cápsula articular posterior não permite que o úmero se mova posteriormente na cavidade glenoidal, causando um deslocamento anterior na posição de repouso umeral.
2. **Rotadores posteriores curtos:** como mencionado acima, a cabeça umeral deve permanecer centrada na cavidade glenoidal. A brevidade e/ou rigidez dos rotadores posteriores, infra-espinal, redondo menor e/ou deltóide posterior causa um deslocamento no eixo similar à cápsula articular posterior curta.
3. **Desequilíbrios musculares:** lembre-se, a função do subescapular e peitoral maior é puxar a cabeça umeral de volta à concavidade. A fraqueza ou inibição do subescapular e/ou dominância do latíssimo do dorso e redondo maior, enquanto rotadores internos, conduzirão a cabeça umeral à frente.
4. **Disfunção na relação de estabilização-dissociação**: a dica verbal que favorece instruções do tipo "coloque suas escápulas para baixo e para trás" ou "esprema suas escápulas juntas" durante padrões de puxar funcionalmente "travam" a escápula, o que resulta em aumentos compensatórios no movimento glenoumeral. Em uma tentativa de mover a resistência, o único movimento disponível para o ombro é deslizar anteriormente o úmero na cavidade glenoidal.

Durante o padrão ideal, a cabeça umeral permanece centrada na cavidade glenoidal. Não deve haver deslocamento anterior da cabeça umeral e não devem ser observadas aderências ou proeminências na parte posterior do ombro. O padrão deficiente é comum com a rosca direta na presença de estabilização ET e/ou GU deficiente, e a cabeça umeral consequentemente é levada à frente durante a fase excêntrica do exercício.

Observe a posição de ombro anterior (imagem à direita) durante a fase excêntrica da rosca direta, devido à perda de estabilidade GU e ET. Estes clientes muitas vezes se queixarão de dor sobre o aspecto anterior da cabeça umeral secundária à irritação do tendão bicipital.

É importante observar e corrigir esta posição durante os padrões de movimento funcionais, porque cada repetição que o indivíduo realiza de modo incorreto leva ao estabelecimento de uma disfunção do movimento permanente. Enquanto a cápsula articular posterior é geralmente uma restrição de tecido mole secundária à lesão repetitiva, os rotadores posteriores curtos geralmente são resultado do padrão motor deficiente ou regulação ascendente secundária ao controle motor deficiente da articulação GU pelos músculos escapuloumerais. A mobilização da cápsula posterior, a liberação dos rotadores posteriores e a ativação do subescapular, além do retreinamento do movimento, ajudarão a reverter este problema. É útil apalpar a cabeça do úmero e a escápula durante o exercício corretivo e padrões funcionais, a fim de ajudar a monitorar e preparar o posicionamento adequado escapular e da cabeça umeral.

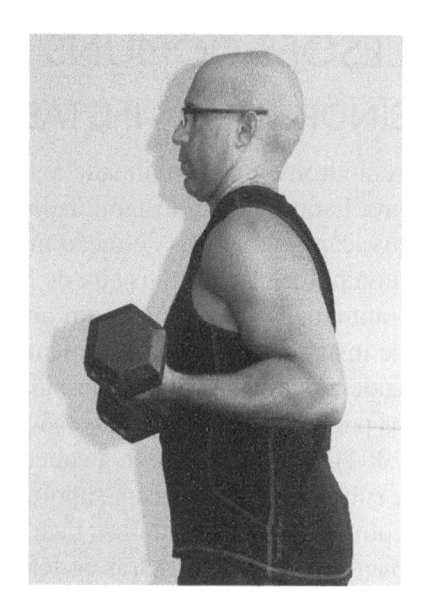

LESÕES COMUNS DA CADEIA CINÉTICA SUPERIOR

SÍNDROME DA INSTABILIDADE NO OMBRO

A síndrome da instabilidade anterior inclui muitas condições comuns que afetam a estabilidade do ombro. Estas incluem instabilidades multidirecionais (instabilidade em mais de uma direção) e subluxação/luxação do ombro. A direção mais comum de instabilidade é anteriormente, o que se correlaciona com uma porcentagem mais alta de luxações de ombro anterior do que posterior. Embora comum nas lesões traumáticas (como queda em um braço estendido ou acidente com veículo motor), uma causa frequente de instabilidade é um controle motor alterado que resulta em luxação anterior da cabeça umeral na cavidade glenoidal. Embora a lassidão capsular e a propriocepção prejudicada sejam sugeridas como causas, os padrões alterados de ativação muscular também criam instabilidade anterior (Myers e colaboradores, 2004). O peitoral maior, a cabeça curta do bíceps braquial, o coracobraquial, o deltóide parte clavicular e subescapular fornecem suporte anterior à articulação do ombro e se mostraram inibidos em indivíduos com instabilidade anterior. Esta instabilidade pode ser uma causa de predisposição das síndromes de impacto bem como rupturas do tendão do supraespinal e lábio glenoidal.

SÍNDROME DE IMPACTO DO OMBRO

As síndromes de impacto do ombro geralmente envolvem o tendão do supraespinal à medida que ele cruza sob o acrômio para inserir-se no tubérculo maior; a bolsa subacromial por baixo da porção anterior do acrômio e ligamento coracoacromial; e a cabeça longa do bíceps braquial à medida que ela passa por baixo da parte anterior do acrômio para inserir-se no lábio superior da cavidade glenoidal. As síndromes de impacto estão geralmente relacionadas com a discinesia escapular e a falta de estabilização escapular, rotação ascendente e inclinação posterior. Enquanto os impactos podem ocorrer durante muitos movimentos de ombro, a abdução e flexão em torno de 60 a 120° (o ponto onde há a menor quantidade de espaço subacromial e o braço de alavanca é mais longo) é geralmente o alcance no qual os clientes experimentarão a maior quantidade de sintomas. A inibição do manguito rotador diminuindo a capacidade de deprimir a cabeça do úmero durante o movimento acima da cabeça adicionalmente contribuirá para síndromes de impacto do ombro.

As diminuições na inclinação posterior e os aumentos na rotação interna da escápula durante a elevação umeral foram demonstrados em indivíduos com impacto no ombro em comparação com aqueles sem impacto do ombro (Lukasiewicz e colaboradores, 1999). As rupturas dos tendões do manguito rotador foram propostas como resultado e causa das síndromes de impacto. Interessante salientar, em um estudo com 96 indivíduos assintomáticos feito por Sher e colaboradores (1995), 34% dos indivíduos sem registro de dor no ombro tiveram achados de RM que foram diagnosticados para uma ruptura do manguito rotador.

RUPTURAS LABRAIS

As rupturas labrais do lábio glenoidal são comuns com traumas como uma queda sobre um braço estendido. Elas também são comuns com lesões repetitivas do ombro muitas vezes relacionadas com a estabilização escapular deficiente e com o centramento deficiente da cabeça umeral do membro superior. A migração anterior da cabeça umeral é um padrão de movimento comum encontrado casuisticamente em indivíduos com rupturas labrais. A rigidez da cápsula articular posterior, as contraturas miofasciais do manguito rotador posterior e a inibição do subescapular (no deslizamento posterior da cabeça umeral) também são fatores que contribuem para as rupturas labrais na articulação glenoumeral.

TENDINOSE BICIPITAL

A tendinose bicipital é uma mudança degenerativa do tendão do bíceps. Ela é com frequência confundida com tendinite, que é uma condição inflamatória afetando o tendão. Com a tendinose há degeneração e afinamento das fibras de colágeno do tendão (Khan e Cook, 2010), e ela geralmente ocorre secundária ao uso excessivo. Em geral, a tendinose bicipital ocorre devido à mecânica escapuloumeral deficiente e à posição anterior da cabeça umeral. O tendão do bíceps se situa no sulco intertubercular e funciona como um estabilizador anterior do úmero dentro da cavidade glenoidal. Alterações posturais – como uma inclinação anterior da escápula, posição avançada da cabeça umeral na cavidade glenoidal secundária a uma cápsula posterior tensa e inibição muscular favorecendo os músculos que tracionam a cabeça umeral à frente na cavidade glenoidal – contribuem para o aumento da fricção entre o aspecto anterior do úmero e o tendão bicipital.

O uso excessivo de exercícios como rosca direta, pressões no banco e mergulhos, bem como qualquer exercício para a extremidade superior realizado em um posicionamento glenoumeral não ideal, pode levar à sobrecarga do tendão bicipital. O microdesgaste do tendão do bíceps pode levar à dor e diminuição da força em seu papel de estabilização da cabeça umeral.

SÍNDROME DO DESFILADEIRO TORÁCICO

A síndrome do desfiladeiro torácico é causada pela compressão do plexo braquial quando este sai do pescoço entre os escalenos anterior e médio, sob a clavícula ou debaixo do peitoral menor e segue seu caminho em direção do braço. Esta condição é caracterizada por sintomas radiculares (dormência e formigamento) no braço e/ou nos dedos número quatro e cinco da mão.

A síndrome do desfiladeiro torácico tem múltiplas causas, incluindo:

- padrões respiratórios alterados favorecendo os músculos acessórios da respiração, especialmente os escalenos, o esternocleidomastóideo e o peitoral menor;
- alterações posturais incluindo a Síndrome Cruzada Superior de Janda e a síndrome da rotação escapular inferior;
- posturas de dormir onde o braço é abduzido e colocado sob a cabeça;
- lesões por estresse repetitivas como trabalhar em um computador;
- exercícios que salientem uma crônica posição à frente do tronco e ombros, como bancos de supino, mergulhos e ciclismo.

EPICONDILITE MEDIAL E LATERAL

A epicondilite medial e lateral, mais comumente referida como "cotovelo de golfista" ou "cotovelo de arremessador" e "cotovelo de tenista" respectivamente, são lesões por uso excessivo a partir de uma variedade de causas incluindo golfe, tênis e arremesso. Elas também são lesões por impacto cumulativo comuns em indivíduos que trabalham em computador ou ao telefone ou em atividades como costurar. Uma causa subjacente da epicondilite lateral é uma radiculopatia da raiz nervosa C7. O nervo C7 inerva os músculos do tríceps e extensores do braço, e a irritação desse nervo a partir de uma lesão de ocupação de espaço no pescoço (ver saliência ou osteófito) pode reproduzir a epicondilite lateral.

CONCLUSÃO

Enquanto cada uma dessas condições anteriormente discutidas são entidades separadas com múltiplas e variadas etiologias, há um elo comum entre elas. Cada uma geralmente se origina de variações dos seguintes aspectos:

- centramento deficiente da articulação glenoumeral;
- controle motor deficiente do complexo do ombro, especialmente na articulação escapulotorácica;
- controle excêntrico deficiente da extremidade superior.

Enquanto isso pode parecer uma simplificação excessiva do processo de lesão do membro superior, ela identifica os fatores principais no desenvolvimento da maioria das disfunções de movimento do membro superior. Esses fatores formarão a base da abordagem de exercício corretivo que será apresentada na seção seguinte do livro.

Em virtude das disfunções mencionadas, a melhora da função do complexo do ombro se situa no retreinamento do sistema motor em três áreas essenciais. Estas áreas incluem:

1. melhorar a estabilização da coluna cervical e do tórax;
2. melhorar a estabilização e rotação superior da escápula;
3. melhorar o controle excêntrico à medida que o braço é abaixado.

DESENVOLVIMENTO DE UMA ESTRATÉGIA VENCEDORA

Vários conceitos-chaves sobre a função e disfunção do ombro foram revelados durante o *Scapular Summit* (Kibler e colaboradores, 2009) e, em combinação com a informação apresentada por toda esta seção, contribuem para as estratégias de exercícios corretivos que serão apresentadas nos capítulos posteriores. Estes conceitos são resumidos a seguir:

1. Deve haver uma rotação superior e inclinação posterior da escápula, junto com a rotação posterior da clavícula e articulações acromioclaviculares, para um indivíduo produzir movimento normal acima da cabeça. A melhora dessas funções é o objetivo de várias das estratégias de exercícios corretivos iniciais que seguirão.
2. A cinemática escapular é afetada pela fadiga dos músculos do ombro e pode persistir mesmo após a tarefa. A melhora da tolerância dos estabilizadores escapulares é uma estratégia primária inicial na estratégia de exercício corretivo.

3. A discinesia (alterações nos padrões globais de movimento escapular) e disritmia (movimento alterado durante um movimento do tipo controle excêntrico deficiente e "tremedeira" durante o abaixamento do braço ou coordenação deficiente entre o úmero e a escápula) da escápula podem ser pinçadas durante a observação do movimento acima da cabeça. Este é um componente-chave no processo de avaliação e pode mostrar a disfunção de estabilização e movimento, mesmo antes que o aluno perceba ou relate um problema.
4. O treinador ou terapeuta pode colocar a escápula na posição correta e/ou auxiliar na rotação para cima e inclinação posterior da escápula e determinar se isto melhora a facilidade de movimento do cliente e/ou diminui sua dor. Esse teste foi primeiro proposto por Sahrmann (2002) e mostrou confiabilidade clínica na determinação das relações escapulares com a disfunção do ombro. Uma vez que a maioria dos ombros disfuncionais tem um componente escapular, a melhora da mecânica escapular será um importante processo como primeiro passo da estratégia de exercício corretivo.
5. Os testes musculares manuais são um componente valioso do processo de avaliação e serão brevemente introduzidos na seção de avaliação.
6. A rigidez na região posterior do ombro está relacionada com discinesia escapular, síndromes de impacto e rupturas labrais, assim uma estratégia para melhorar a amplitude de movimento glenoumeral e o deslizamento posterior da cabeça umeral é fornecida na seção de exercício corretivo.
7. A melhora do momento da ativação muscular, posição articular e coativação dos músculos do ombro é importante quando da proposição de exercícios corretivos. Esses componentes são incluídos na estratégia de exercício corretivo para melhorar o centramento articular, a coativação muscular e o momento da mecânica do ombro ideal.
8. Posições de decúbito lateral tendem a favorecer a ativação dos estabilizadores escapulares inferiores sobre os elevadores, e este conceito é incluído nas estratégias de exercício corretivo.
9. Após uma lesão ou cirurgia, a atividade dos elevadores da escápula é aumentada. Isto foi casuisticamente o caso no pós-cirúrgico e naqueles clientes com disfunção crônica no ombro. O objetivo primário da estratégia corretiva é melhorar os estabilizadores escapulares que deprimem e giram posteriormente a escápula (serrátil anterior e trapézio parte ascendente) e limitar a atividade dos elevadores da escápula (levantador da escápula e rombóides).
10. Uma abordagem integrada envolvendo uma avaliação precisa, intervenções incluindo melhora da extensibilidade tecidual, padrões de ativação muscular e padrões de exercício corretivos são úteis na correção da discinesia escapular e na restauração da mecânica ideal do ombro.

Capítulo 4

O complexo do quadril

OBJETIVOS DO CAPÍTULO

Identificar e entender os componentes funcionais do complexo do quadril

Identificar as regiões-chave da disfunção dentro do complexo do quadril

Entender a mecânica ideal do complexo do quadril

Enquanto estruturalmente é uma das articulações mais simples no corpo humano, funcionalmente o complexo do quadril é tudo, menos simples. Ironicamente, a magnitude e a complexidade da articulação do quadril e sua relação com a disfunção lombar e a do joelho muitas vezes passam despercebidas nos cenários de reabilitação e treinamento. Da mesma forma, a importância de se atingir a mecânica ideal do quadril na geração de potência para o desempenho atlético é comumente negligenciada pela produção de força, muitas vezes em detrimento da necessidade do atleta de gerar e desacelerar a força máxima. Esta seção irá introduzir a anatomia básica, a biomecânica e a cinemática do quadril, enquanto introduz sua relação com a pelve e extremidade inferior.

ESTRUTURA DO COMPLEXO LOMBO-PÉLVICO-QUADRIL

Assim como a abordagem do ombro não é completa sem a inclusão da coluna torácica, uma abordagem do quadril não é completa sem a inclusão da coluna lombar e da pelve. Análogo ao complexo do ombro, o complexo lombo-pélvico-quadril (LPQ) consiste em vários complexos articulares que contribuem para a estabilidade e mobilidade da extremidade inferior. Estes complexos incluem as articulações lombossacral (LS), sacroilíacas (SI) e coxofemoral (CF).

AS ARTICULAÇÕES LOMBOSSACRAL (LS) E SACROILÍACAS (SI)

A cintura pélvica, compreendendo duas pelves unindo-se ao sacro, forma uma base estável para o tronco bem como uma estação de retransmissão entre as extremidades superior e inferior. Cada pelve é formada pela união de três ossos: o púbis, o ílio e o ísquio. Cada um dos três ossos contribui para a formação da fossa do acetábulo, e eles são posteriormente unidos com o sacro e anteriormente unidos na sínfise púbica. O sacro em forma de cunha é formado pela união de cinco ou seis segmentos fundidos e se articula com cada ílio para formar uma sólida articulação. Enquanto é estável o suficiente para suportar três a dez vezes o peso do corpo, o que ocorre durante uma postura unipodal na corrida, seus poucos graus de rotação são cruciais à função da coluna e da extremidade inferior. Enquanto muitos argumentam sobre se há ou não movimento na SI, a presença de cartilagem articular em ambas as superfícies articulares do sacro e ílio, líquido sinovial e uma cápsula articular demonstra que o movimento está presente e, mais importante, é necessário para que a biomecânica adequada ocorra, deixando efetivamente este argumento de lado. Qualquer um que sinta uma falta de movimento na SI secundário à fixação articular (subluxação), artrose articular e/ou restrição capsular pode atestar as ramificações biomecânicas que serão observadas em sua região lombossacral, quadris e/ou joelhos.

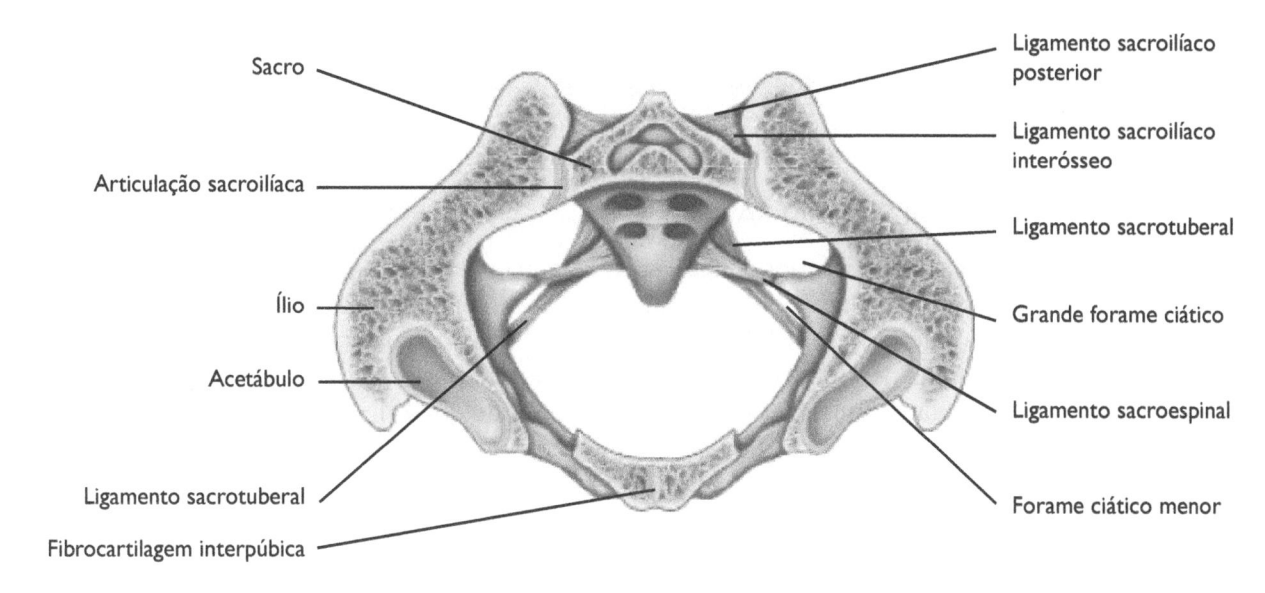

a.

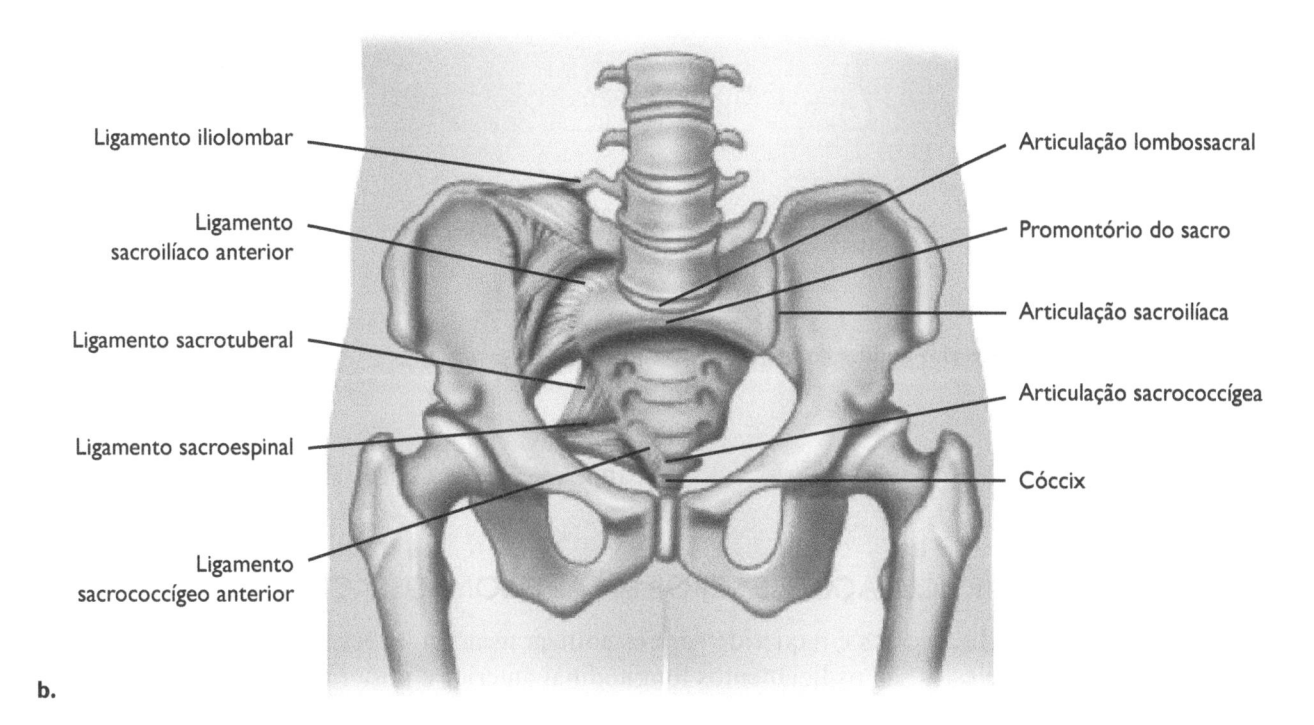

b.

O complexo lombo-pélvico-quadril; a) visão transversa, b) visão anterior.

A vértebra L5 articulando-se com o sacro forma a articulação lombossacral. Devido à sua íntima relação, o movimento da coluna lombar causa movimento no sacro e, igualmente, o movimento do sacro causa movimento obrigatório da coluna lombar, no que é referido como "ritmo lombo-pélvico". O ângulo formado entre estas estruturas é conhecido como o "ângulo da base sacral" e determina o grau de lordose lombar que está presente. Enquanto 30° é considerado um ângulo de base sacral normal, o controle motor desta articulação é um problema muito maior e será discutido mais adiante na seção dos músculos. Um ângulo diminuído, ocorrendo durante o sentar prolongado, é muitas vezes um importante contribuinte para a desestabilização da coluna lombar que então reciprocamente contribui para um movimento coxofemoral compensatório.

NUTAÇÃO E CONTRANUTAÇÃO SACRAL

A nutação é o movimento anterior inferior da base sacral, enquanto a contranutação é o movimento posterior superior da base sacral. A nutação é necessária para o travamento da SI durante a postura unipodal. A incapacidade de nutar o sacro é a principal causa de instabilidade na postura unipodal, sendo também uma causa da clássica marcha de Trendelenburg. A contranutação, por outro lado, é requerida para destravar a SI, permitindo a rotação anterior da pelve e a extensão do quadril. A incapacidade de destravar ou fazer a contranutação do sacro leva a aumentos compensatórios na flexão lombo-pélvica, o que causa e perpetua a instabilidade lombar.

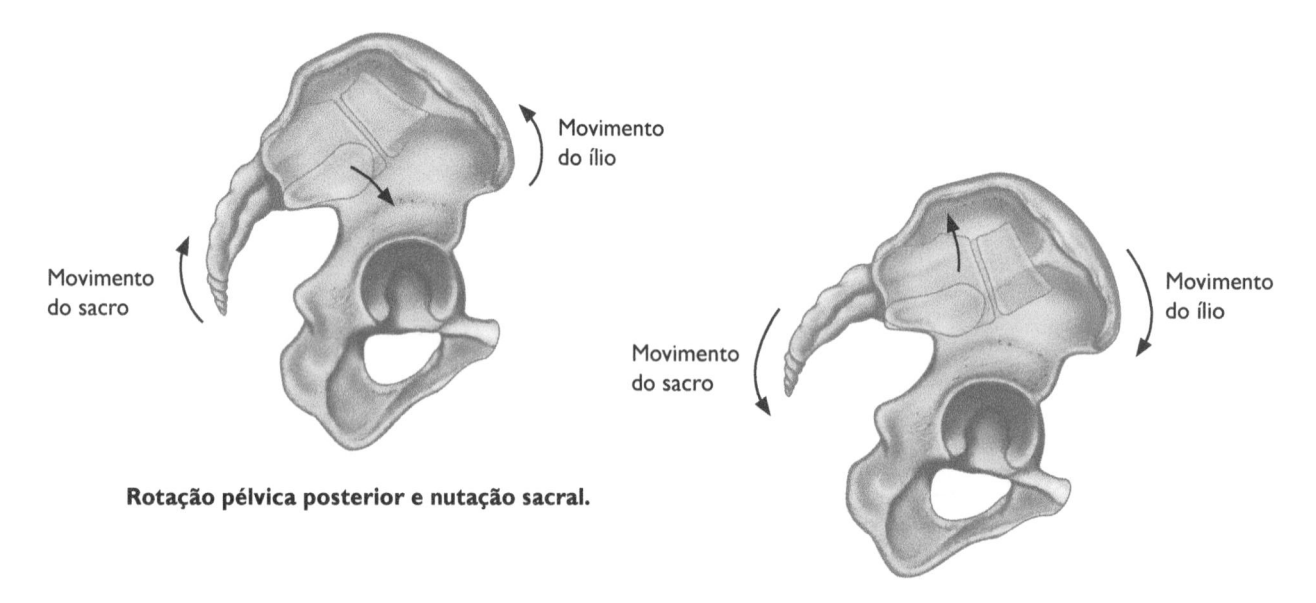

Rotação pélvica posterior e nutação sacral.

Rotação pélvica anterior e contranutação sacral.

LIGAMENTOS DAS ARTICULAÇÕES SACROILÍACAS E LOMBOSSACRAL

Uma complexa rede de ligamentos é requerida para estabilizar as articulações sacroilíacas e lombossacral. Mais notavelmente estes são os ligamentos longitudinal anterior e posterior, sacroilíaco anterior e posterior, interósseo, supraespinal, sacroespinal, sacrotuberal e iliolombar. De particular interesse, cada um desses ligamentos tem inserções fasciais especiais às cadeias musculares para melhorar a estabilização da pelve, coluna e SI, além das extremidades superior e inferior. Essas inserções funcionais serão abordadas posteriormente.

A ARTICULAÇÃO COXOFEMORAL

A articulação coxofemoral (CF), mais comumente referida como "articulação do quadril" é um clássico exemplo de uma articulação esferóide. Ela é composta pela cabeça do fêmur e pelo acetábulo da pelve. Similar à articulação glenoumeral do ombro, a articulação CF é multiaxial, se referindo ao seu movimento multiplanar. Estes movimentos incluem flexão e extensão no plano sagital, abdução e adução no plano frontal e rotação interna e externa no plano transverso. Além disso, ela possui um movimento oblíquo que é uma combinação de dois ou três dos planos acima. Embora estruturalmente similar à articulação do ombro, ela sacrifica a mobilidade em benefício da estabilidade. A estabilidade do quadril é derivada de várias fontes, mais notavelmente da profundidade do acetábulo e da presença do *lábio do acetábulo*, uma estrutura fibrocartilaginosa que circunda e aprofunda a fossa. Como o lábio não é um anel completo, o ligamento transverso do acetábulo sustenta a superfície anterior do acetábulo. Além de seu papel no aprofundamento da fossa acetabular, o lábio é importante na absorção de choques, lubrificação articular e distribuição de força, resistindo o movimento vertical e lateral da cabeça do fêmur no acetábulo (Groh e Herrera, 2009).

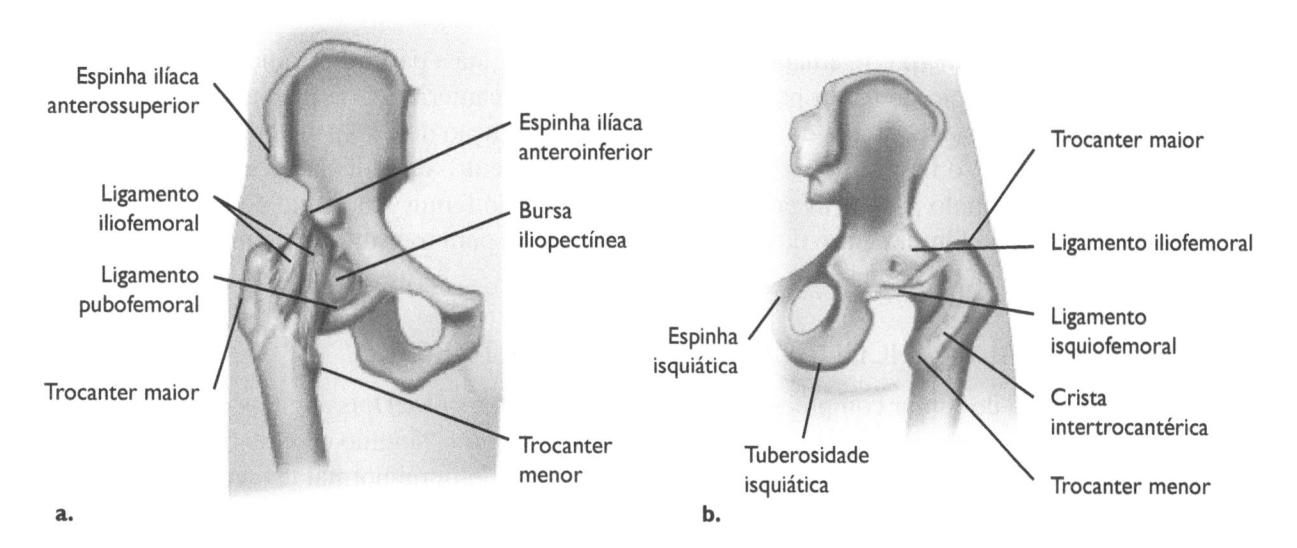

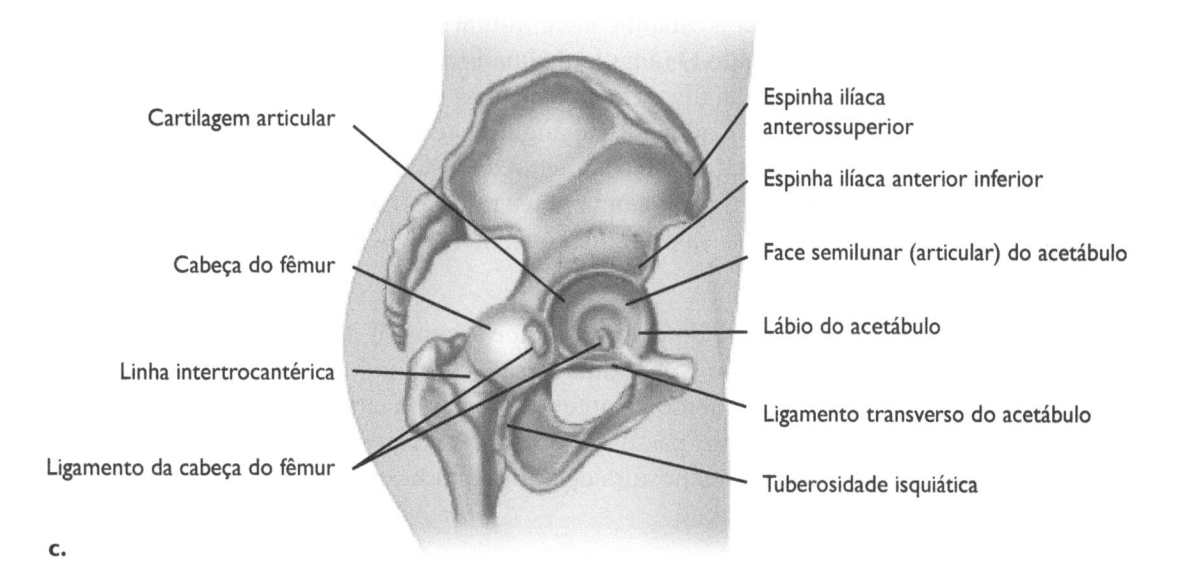

A articulação do quadril. a) perna direita, visão anterior; b) perna direita, visão posterior; c) perna direita, visão lateral.

A CÁPSULA ARTICULAR E OS LIGAMENTOS DA ARTICULAÇÃO COXOFEMORAL

A cápsula da articulação do quadril circunda as superfícies articulares e vai das regiões circundantes da fossa do acetábulo até o colo do fêmur, estabilizando passivamente a articulação do quadril. A cápsula articular mistura-se com vários fortes ligamentos que auxiliam no suporte. Estes incluem o iliofemoral, o pubofemoral e o isquiofemoral e o ligamento redondo que são descritos abaixo.

- **Ligamento iliofemoral:** o ligamento iliofemoral, também conhecido como *ligamento Y*, situa-se em uma posição de Y invertido, inserindo-se a partir da espinha ilíaca anteroinferior e então se dividindo para inserir-se distalmente aos aspectos superior e inferior da linha intertrocantérica (entre os trocanteres maior e menor do fêmur). É um espessamento anterossuperior da cápsula articular e um dos ligamentos mais fortes no corpo. Ele limita a extensão do quadril e a rotação posterior do ílio sobre o fêmur (inclinação posterior).
- **Ligamento pubofemoral:** o ligamento pubofemoral se estende a partir do ramo púbico superior do osso púbico para inserir-se lateralmente na superfície anterior da linha intertrocantérica. Ele é um espessamento anteroinferior da cápsula do quadril e limita a abdução do quadril e a inclinação lateral da pelve sobre o fêmur.
- **Ligamento isquiofemoral:** o ligamento isquiofemoral se origina a partir do ísquio, logo posterior ao acetábulo, envolve o colo do fêmur para inserir-se à fossa trocantérica. Este ligamento ajuda no controle da extensão e rotação interna do quadril bem como a rotação do ílio ipsilateral sobre o fêmur.
- **Ligamento redondo:** o ligamento redondo está localizado dentro da articulação e passa pela superfície interna do acetábulo para se inserir na fóvea da cabeça do fêmur. Enquanto pode ajudar na estabilidade da cabeça do fêmur dentro do acetábulo, ele trabalha para transmitir suprimento sanguíneo e nervoso para a cabeça do fêmur.

ÂNGULO FEMORAL DE INCLINAÇÃO E ÂNGULO DE TORÇÃO

A superfície proximal do fêmur compreende a diáfise, a cabeça e o colo. Dois ângulos distintos são formados entre o colo do fêmur e a diáfise. O primeiro, conhecido como "ângulo do colo do fêmur", representa o ângulo entre o colo e a diáfise no plano frontal. O ângulo femoral normal tem cerca de 125°; um aumento na angulação é referido como "coxa valga", enquanto uma diminuição é referida como "coxa vara". Embora a coxa valga e a vara possam ser adquiridas, elas são mais comumente variantes congênitas no ângulo femoral e podem alterar a estabilidade e limitar a mobilidade da articulação CF. A coxa valga pode resultar em aumento no ângulo Q (ângulo do quadríceps). Este ângulo é formado por uma linha bissectada traçada a partir da espinha ilíaca anterossuperior, através do meio da patela, e a partir do meio da patela até o tubérculo tibial. Um aumento no ângulo Q está muitas vezes relacionado com problemas na trajetória de movimento patelar e com o aumento da instabilidade medial no joelho. As mulheres geralmente têm um ângulo Q maior devido a uma pelve relativamente mais larga e um ângulo femoral aumentado, que é considerado uma causa do aumento na incidência de rupturas no ligamento cruzado anterior nesta população.

O "ângulo de torção femoral" é o ângulo do colo do fêmur relativo à diáfise do fêmur no plano transverso. A posição ideal geralmente aceita é 15° de anteversão, ou quando o ângulo é relativamente anterior ou à frente do plano frontal. Um aumento na anteversão resulta em uma postura com os pés voltados para dentro, comumente referida como "passo de pombo". A retroversão ocorre quando o ângulo tem menos de 15° e geralmente resulta em uma postura dos pés voltados para fora, resultando em uma marcha de pato ou claudicante.

RITMO FEMOROPÉLVICO

O ritmo femoropélvico é o movimento coordenado entre o fêmur e a pelve para mover-se por meio de maiores amplitudes de movimento sem sobrecarregar qualquer articulação. À medida que o fêmur flexiona, como na fase de oscilação na marcha, o ílio ipsilateral sofre rotação posterior. O fêmur contralateral está estendido e o ílio passa por rotação anterior. Por exemplo, antes do final da fase de apoio, à medida que o fêmur está se estendendo, o ílio ipsilateral está rotando anteriormente. O fêmur contralateral e o ílio passam por movimentos similares, embora opostos, durante as fases similares do ciclo da marcha. Durante a rotação externa do quadril, o ílio ipsilateral irá se mover externamente em um plano transverso; durante a rotação interna do quadril, ele se moverá internamente. Durante a abdução do quadril, a superfície superior do ílio ipsilateral irá se inclinar medialmente no plano frontal; durante a adução do quadril, ele irá se inclinar lateralmente. A falta de uma dissociação femoropélvica própria e/ou estabilização do cilindro altera este ritmo normal, levando a mudanças compensatórias.

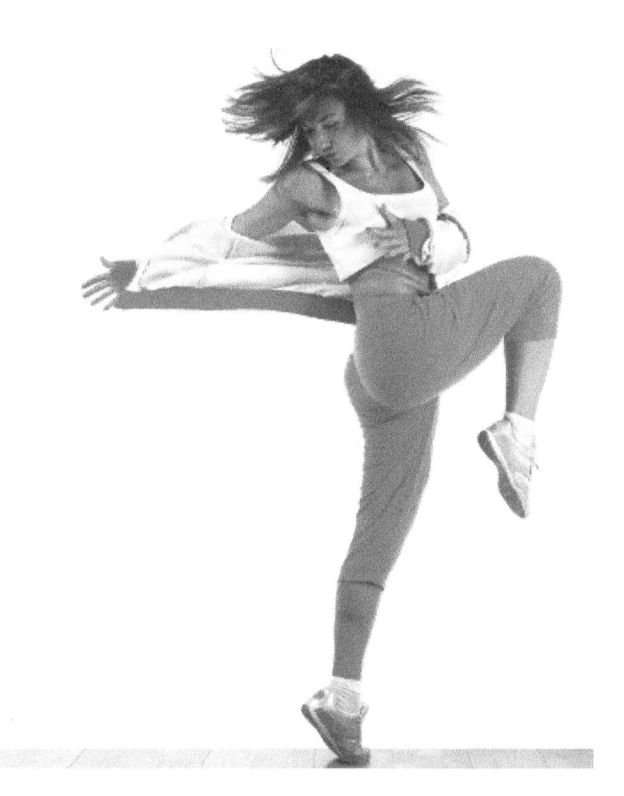

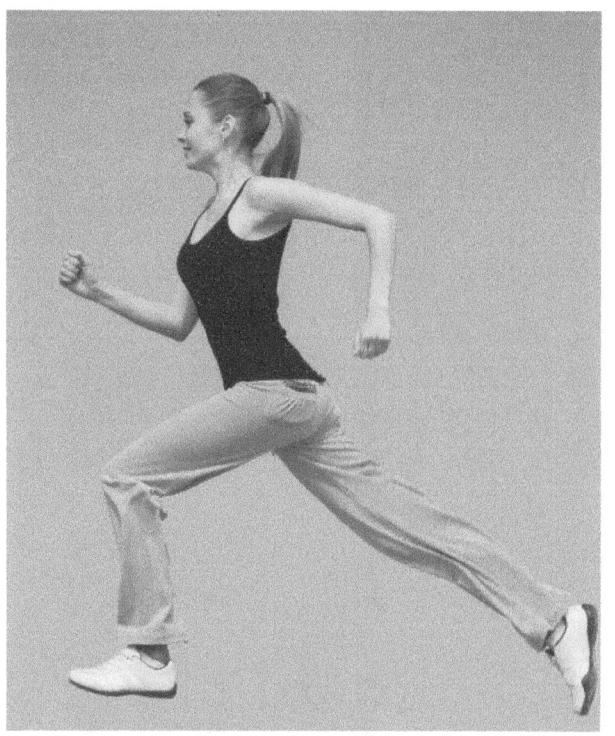

Observe que à medida que a dançarina se move em flexão do quadril direito há uma rotação posterior associada do ílio ipsilateral e uma extensão relativa no quadril contralateral (imagem à esquerda). Durante o final da fase de apoio da marcha da corredora, seu quadril esquerdo se move em flexão à medida que o ílio gira posteriormente (imagem à direita). O seu quadril direito está estendido e há rotação anterior da pelve.

CONTROLE FUNCIONAL DA PELVE

O alinhamento pélvico afeta diretamente os quadris por meio da alteração da posição da cabeça do fêmur dentro da fossa do acetábulo. A rotação anterior da pelve resulta em flexão relativa do quadril, enquanto a rotação posterior da pelve resulta em extensão relativa. Colocar e estabilizar a pelve em uma posição neutra é essencial para manter uma articulação CF centralizada.

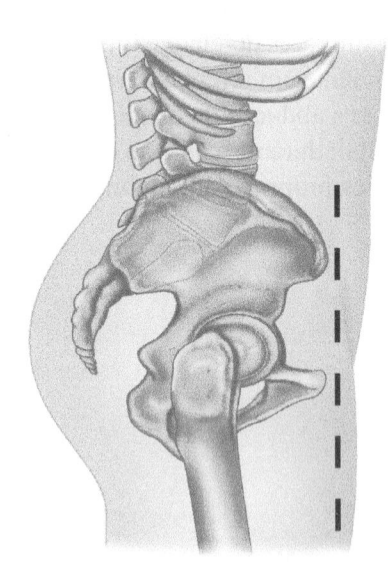

São as relações ideais de comprimento-tensão dos pares de força do complexo LPQ que produzem o alinhamento pélvico neutro. A pelve está em alinhamento neutro quando a espinha ilíaca anterossuperior (EIAS) e a sínfise púbica (SP) estão no mesmo plano vertical (linha pontilhada).

A pelve está em inclinação anterior (rotação) quando a EIAS está anterior a SP. A pelve está em inclinação posterior (rotação) quando a EIAS situa-se posterior a SP. O posicionamento neutro da pelve é importante na manutenção do centramento da articulação do quadril.

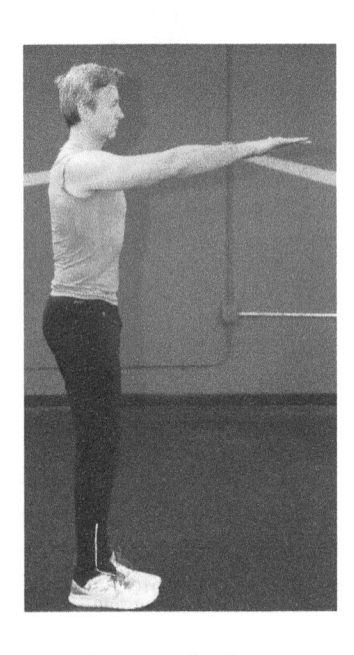

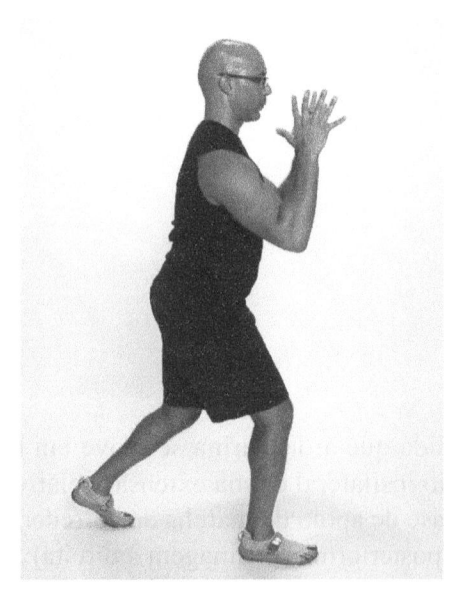

O indivíduo na imagem à esquerda demonstra o posicionamento neutro da pelve, enquanto o indivíduo na imagem à direita demonstra uma leve inclinação anterior da pelve. A leve inclinação anterior é com frequência uma postura extremamente segura para se realizar o exercício, à medida que a posição flexionada do quadril pré-carrega os extensores do quadril e é a postura atlética que pode ser usada para muitas habilidades específicas do esporte. Além disso, muitos especialistas recomendam uma leve inclinação pélvica anterior na tentativa de maximizar a velocidade e agilidade da corrida. O importante, contudo, é manter uma posição de coluna neutra sobre a pelve de modo que o movimento ocorra nas articulações coxofemorais e não nas articulações toracolombar ou lombossacral.

Vários pares de forças são responsáveis pela manutenção do posicionamento apropriado da pelve. Abaixo está a representação esquemática dos pares de força responsáveis por controlar a posição da pelve no plano sagital.

Reto do abdome
Oblíquo externo do abdome
Oblíquo interno do abdome
Psoas menor

Eretor da espinha lombar
Multífidos
Latíssimo do dorso

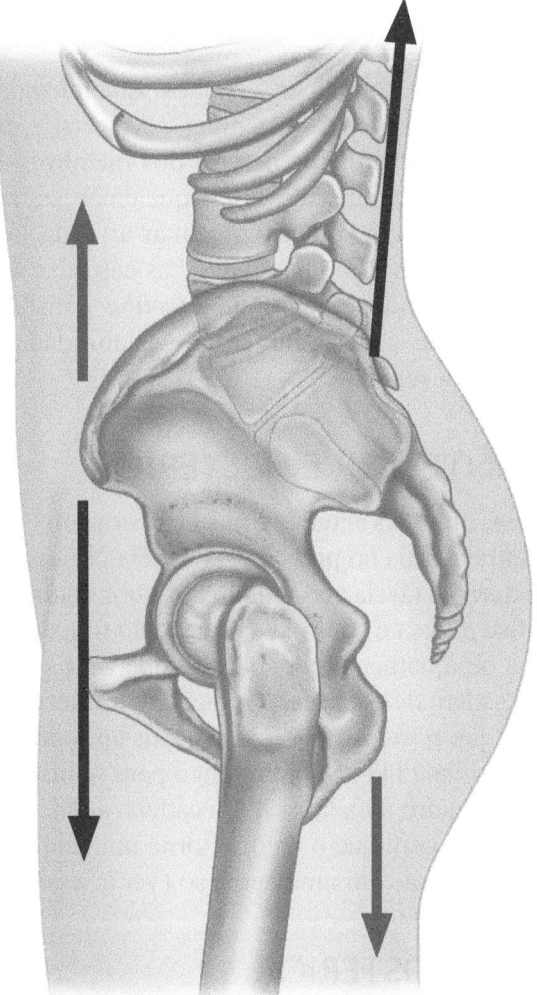

Reto femoral
Tensor da fáscia lata
Sartório
Ilíaco
Psoas maior

Glúteo máximo
Isquiotibiais
Músculos do assoalho da pelve

Pares de Forças	Ações
Abdominais, glúteo máximo, isquiotibiais e músculos do assoalho da pelve	Rotação posterior da pelve
Extensores lombares e flexores do quadril	Rotação anterior da pelve

MÚSCULOS DO QUADRIL E PELVE

Várias inserções musculares e fasciais trabalham para fornecer estabilidade estática e dinâmica requerida não apenas para estabilizar, mas também para mover o quadril e a pelve. As forças colocadas sobre o quadril e a pelve durante muitas atividades de rotina podem ser bem grandes, mesmo durante as atividades aparentemente simples como uma caminhada. Por exemplo, ficar em pé sobre uma perna, tal como durante a fase de apoio da marcha, aumenta o peso sobre o quadril em duas vezes e meia o peso do corpo, enquanto subir escadas aumenta em três vezes. As forças durante a corrida podem resultar em quatro vezes e meia o peso do corpo do indivíduo, necessitando de uma complexa interação dos músculos que cruzam diretamente e aqueles que sustentam o tronco e as extremidades inferiores.

Os músculos do quadril e de pelve raramente trabalham sozinhos, funcionando mais como cadeias musculares do que como unidades musculares isoladas. Vleeming e Meyers, entre outros, descreveram as interconexões fasciais entre os músculos do tórax, da pelve e dos membros. De um modo geral, essas cadeias seguem em uma conexão alternada de músculo-fáscia que então, correspondentemente, se inserem nas estruturas de cápsula articular/ligamento que envolvem as articulações adjacentes. Esta relação transforma os ligamentos (muitas vezes tidos como passivos) e as cápsulas articulares em estabilizadores ativos de suas articulações adjacentes, enquanto permite o *feedback* instantâneo do sistema nervoso central em relação à posição articular. Estas cadeias fornecem a estabilidade e a mobilidade requeridas pelo quadril e a pelve e serão abordadas a seguir.

AS CADEIAS OBLÍQUAS ANTERIOR E POSTERIOR

Como seus nomes sugerem, as cadeias oblíquas anterior e posterior cruzam obliquamente o tórax e a pelve, conectando as extremidades contralaterais no processo. A cadeia oblíqua anterior consiste nos rombóides, serrátil anterior, oblíquos externos, fáscia abdominal, oblíquos contralaterais internos e fáscia do adutor. Essa cadeia estabiliza a sínfise púbica e controla a rotação do tórax e da pelve. De maneira similar, a cadeia oblíqua posterior cruza obliquamente por sobre a superfície posterior do tórax e da pelve, estabilizando as articulações LS e SI, além de controlar a rotação do tronco, da pelve, dos quadris e toda a extremidade inferior. A cadeia oblíqua posterior consiste no latíssimo do dorso, fáscia toracolombar, glúteo máximo contralateral, trato iliotibial (TIT) e fibular longo para se inserir em um sistema de suporte fascial* (*fascial sling*) na base do primeiro metatarso. Essa cadeia, adicionalmente, ajuda a estabilizar o arco medial do pé e tornozelo, fazendo com que o arco se torne uma alavanca rígida, necessária para sustentar o peso do corpo na posição de apoio em uma perna só (ver a seguir).

A CADEIA LONGITUDINAL POSTERIOR

A cadeia longitudinal posterior conecta o fibular longo, na base do primeiro metatarso, à superfície lateral da cabeça fibular, à cabeça longa do bíceps femoral, à tuberosidade isquiática, ao ligamento sacrotuberal, à fáscia e aos ligamentos da SI, cruzando a pelve para uma inserção no eretor da espinha contralateral da coluna lombar. Esta cadeia ajuda a estabilizar a extremidade inferior ipsilateral durante o contato do calcanhar, puxando a fíbula inferiormente, o que efetivamente trava a superfície lateral do complexo do tornozelo e pé. Além disso, a tensão produzida por meio do ligamento sacrotuberal trava a SI, o que é necessário à medida que o peso é transferido sobre o pé durante a postura de apoio em uma perna só (ver a seguir).

---

*N. de R.T. O termo original do inglês é *fascial sling*, sem uma expressão correspondente adequada para o português. Como estas conexões (*slings*) atuam como suporte para as grandes cadeias miofasciais, optou-se por utilizar a expressão "sistema de suporte fascial".

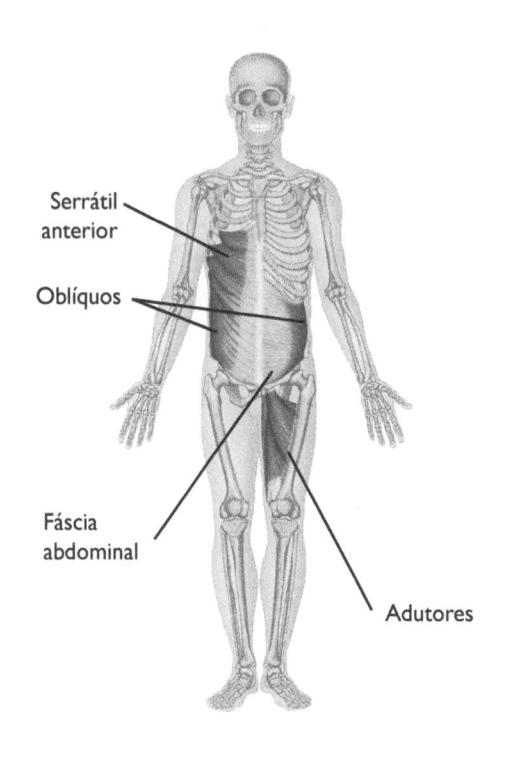

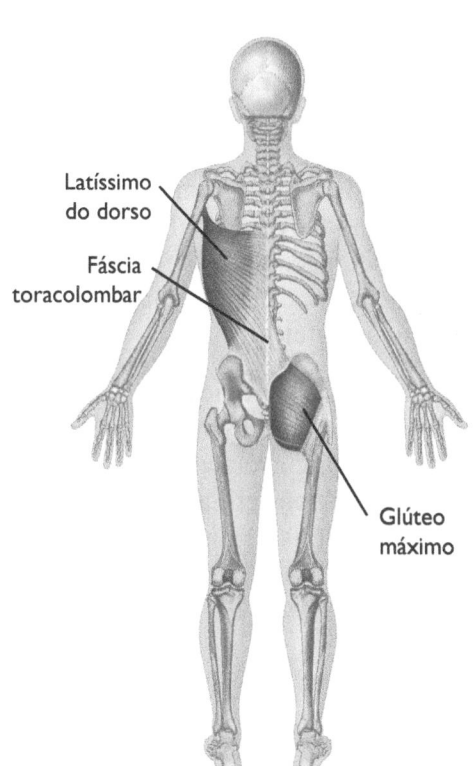

Cadeia oblíqua anterior.
- Serrátil anterior
- Oblíquos
- Fáscia abdominal
- Adutores

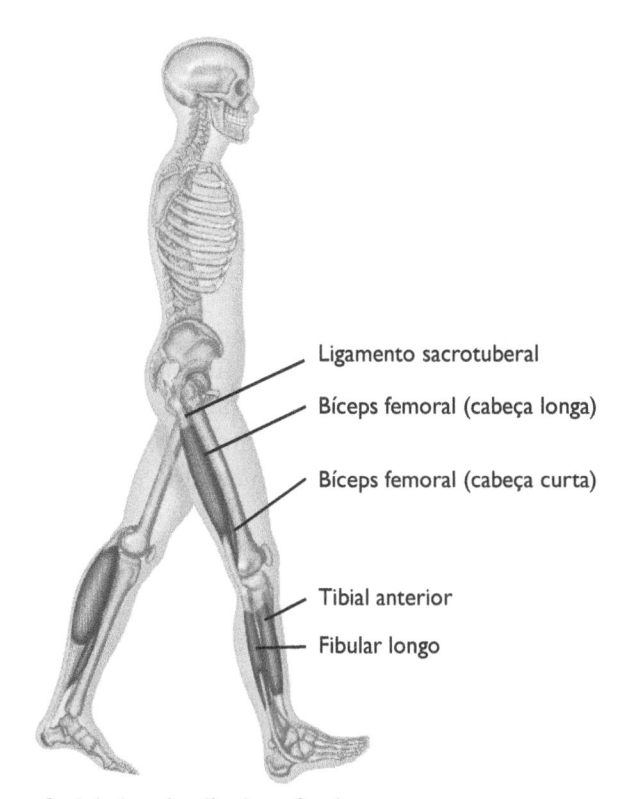

Cadeia oblíqua posterior.
- Latíssimo do dorso
- Fáscia toracolombar
- Glúteo máximo

Cadeia longitudinal profunda.
- Ligamento sacrotuberal
- Bíceps femoral (cabeça longa)
- Bíceps femoral (cabeça curta)
- Tibial anterior
- Fibular longo

O MECANISMO DE ESTABILIDADE LATERAL DO QUADRIL E DA PELVE

Como muitos indivíduos demonstram instabilidade na postura de apoio em uma perna só, a estabilidade no plano lateral ou frontal do quadril e da pelve é uma importante consideração na reabilitação e no condicionamento do complexo LPQ. Allison Grimaldi (2009) descreve o mecanismo de estabilidade lateral em três camadas: a camada superficial compreendendo as fibras superiores do glúteo máximo e tensor da fáscia lata; a camada intermediária compreendendo as três divisões do glúteo médio e piriforme; e a camada profunda compreendendo o glúteo mínimo. A sua pesquisa demonstrou que durante um imposto repouso na cama, houve atrofia dos estabilizadores profundos do quadril e do joelho; contudo, não foram encontradas mudanças nas fibras superficiais do glúteo máximo e tensor da fáscia lata. Estes achados foram similares para pacientes com doença articular degenerativa do quadril (Grimaldi, 2009). Isto sugere que, similar ao *core*, a atrofia dos estabilizadores profundos leva a alterações na capacidade de centralizar o quadril e a pelve. Os músculos do mecanismo de estabilidade lateral serão discutidos a seguir.

MÚSCULOS DO MECANISMO DE ESTABILIDADE LATERAL

GLÚTEO MÁXIMO

O glúteo máximo (GM) é o maior músculo no corpo, sugerindo que ele desempenha um importante papel funcional no movimento. É o único músculo que contém fibras que são perpendiculares a SI, sugerindo seu papel na compressão da SI. Considerando sua origem em várias inserções ósseas, incluindo o ílio, sacro e cóccix, o GM tem inserções fasciais como a fáscia toracolombar, os ligamentos sacroilíacos e a tuberosidade glútea.

A sua inserção na superfície posterior do TIT torna o GM o principal músculo na estabilização e no controle da pronação na extremidade inferior. Considerando a sua ligação no latíssimo do dorso contralateral através da fáscia toracolombar, ele funciona como parte da cadeia oblíqua posterior, servindo para comprimir a SI e transferir a carga rotacional entre a coluna e as extremidades superior e inferior. A pesquisa de Gibbon (2005) sugere que as fibras coccígeas mais profundas têm um papel central na tração do fêmur posteriormente no acetábulo, auxiliando no centramento e no controle funcional da articulação do quadril.

GLÚTEO MÉDIO

O glúteo médio se insere a partir dos dois terços anteriores da superfície externa do ílio até o trocanter maior do fêmur. As suas três divisões se combinam com a fáscia glútea e ele funciona de modo similar ao deltóide médio do ombro. Ele é o abdutor primário do quadril e um dos estabilizadores primários no plano frontal da postura de apoio em uma perna só. As fibras anteriores ajudam na rotação interna e flexão, enquanto as fibras posteriores ajudam na rotação externa e extensão do quadril. A inibição do glúteo médio leva à ativação excessiva do tensor da fáscia lata na estabilização da pelve no plano frontal.

GLÚTEO MÍNIMO

O glúteo mínimo situa-se abaixo do glúteo médio sobre a superfície externa do ílio e se insere no trocanter maior e na cápsula articular do quadril. Enquanto ele ajuda na abdução e rotação interna do quadril, o glúteo mínimo resiste às trações superior e anterior da cabeça do fêmur e traciona a cápsula articular superiormente para evitar o impacto durante a abdução do quadril.

TENSOR DA FÁSCIA LATA

O tensor da fáscia lata (TFL) é importante durante movimentos funcionais como agachamentos e avanços, especialmente durante a postura unipodal. Ele se insere desde a superfície anterolateral do ílio até a superfície anterior do TIT. Ele funciona como parte do mecanismo de estabilidade lateral juntamente com o glúteo médio ipsilateral, o glúteo mínimo e o quadrado lombar contralateral para fornecer estabilização no plano frontal do complexo LPQ. Durante a fase de contato do calcanhar no ciclo da marcha, o TFL serve para contrabalançar a tração posterior do glúteo máximo, que possui várias inserções junto à superfície posterior do TIT. Ele, adicionalmente, auxilia o ilíaco durante a fase de balanço para flexionar o quadril. O TFL irá, com frequência, tornar-se dominante como flexor do quadril quando houver fraqueza do ilíaco ou do psoas. Adicionalmente, ele se torna hiperativo na função de estabilizador do quadril no plano frontal quando houver fraqueza ou inibição do glúteo médio. Uma vez que ele também é um rotador interno do quadril, se uma das funções acima mencionadas se tornar dominante, ele pode produzir aumento da rotação interna do quadril durante a postura de apoio em uma perna só, conduzindo, de modo compensatório, a uma pronação aumentada da extremidade inferior. À medida que o quadril roda internamente, existe a possibilidade de haver uma tração lateral aumentada sobre a patela e a fáscia lateral da coxa, muitas vezes levando a disfunções da trajetória de movimento patelar e síndromes do trato iliotibial. Em determinados casos de extrema rotação externa do quadril, o TFL pode se tornar um extensor do joelho, uma vez que o trato iliotibial (TIT) migra anteriormente sobre o côndilo femoral lateral.

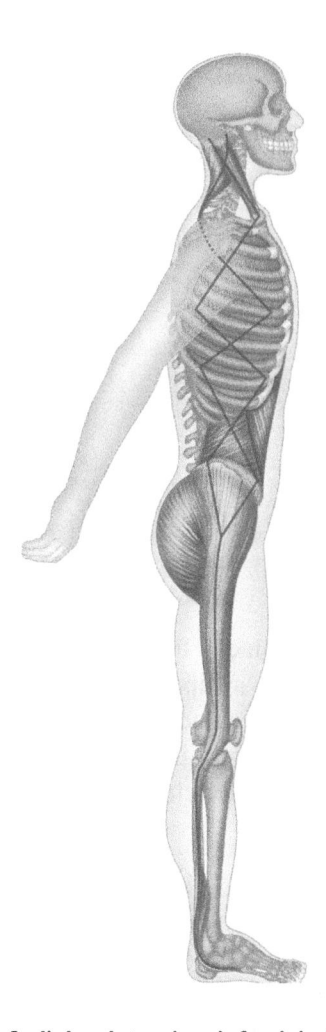

As linhas laterais miofasciais (Myers).

> ## Chave para o sucesso
> Desequilíbrios do glúteo médio-adutor e o joelho em valgo –
> É realmente tão simples?
>
> A posição aumentada do joelho em valgo é uma falha comum de movimento e da postura. Adutores tensos e fraqueza do glúteo médio são sugeridos como o desequilíbrio muscular primário que causa a posição de joelho em valgo. Contudo, é realmente tão simples como um músculo tenso e um antagonista funcional fraco? E, se for, por que o alongamento dos adutores e o fortalecimento dos abdutores do quadril funcionam apenas em alguns dos clientes com esta falha de movimento/postura? Uma análise um pouco mais profunda da mecânica requerida para a marcha normal pode fornecer algumas informações sobre este debate.
>
> Durante a fase de suporte (ou apoio), os metatarsos se espalham, alongando os músculos interósseos do pé, criando uma ativação reflexa da cadeia extensora da extremidade inferior (Michaud, 1997). O objetivo durante essa carga excêntrica do pé é espalhar os metatarsos de modo a criar uma resposta reflexa e carregar de forma ideal o primeiro raio do pé (primeira falange, primeiro metatarso e cuneiforme medial). Se este movimento for bloqueado por um pé em varo ou com arco rígido, por uma inserção de órtese ou calçado com uma palmilha relativamente rígida (para prevenir pronação excessiva), o sistema nervoso irá reconhecer isto e fará uma compensação para ajudar a melhorar a carga medial e espalhar os metatarsos do pé. Uma maneira comum é levar o joelho a uma posição mais valga no plano frontal para ajudar a carregar a superfície medial do pé.
>
> Além disso, estudos têm demonstrado diminuição na ativação do glúteo médio na presença de instabilidade do tornozelo (Beckman & Buchanan, 1995). Isto irá aumentar o tônus do complexo do adutor, uma vez que há músculos substitutos para fornecer estabilidade no plano frontal durante a postura de apoio em um pé só.
>
> **IMPORTANTE:** Avaliar o cliente com falha de movimento, com joelho em valgo, de pés descalços para determinar o quão bem eles forçam o complexo do pé e tornozelo. Se eles tiverem dificuldade em manter o componente medial do tripé do pé durante a postura de apoio em uma perna só enquanto que se realiza uma série de movimentos funcionais (agachamento, avanço ou marcha), suspeite de que a disfunção pode estar vindo do complexo do tornozelo e pé, e deve-se abordar esses desequilíbrios antes de se recorrer ao alongamento dos adutores e o fortalecimento dos abdutores.

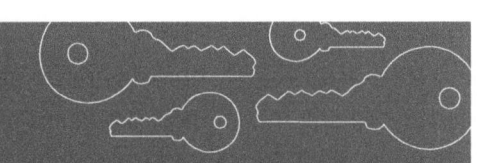

O PIRIFORME E OS ROTADORES PROFUNDOS DO QUADRIL

O piriforme é importante na desaceleração da rotação interna do quadril durante a fase de apoio da marcha (pronação). Por meio de suas inserções sobre a superfície anterior do sacro até o trocanter maior, ele trabalha como um importante estabilizador da articulação sacroilíaca. A rigidez do piriforme é, com frequência, uma causa de disfunção na articulação sacroilíaca em indivíduos que estão usando os rotadores profundos como uma estratégia de estabilização, chamada de "contrair o glúteo" ("*butt gripping*"), por Lee (2008).

Os rotadores profundos do quadril (RPQ) incluem o piriforme, gêmeo superior/inferior, obturador interno/externo e quadrado femoral. Embora a rotação externa do quadril seja realizada principalmente pelo piriforme e o glúteo máximo, há uma contribuição dos RPQ. Há pouca pesquisa até o momento sobre a "real" função dos RPQ. Entretanto, seus tamanhos e localizações sugerem que eles possuem um significativo papel como sustentadores do assoalho da pelve e como estabilizadores locais das articulações sacroilíacas e do quadril. A literatura confirma que o obturador interno funciona como parte do assoalho da pelve, sustentando os órgãos pélvicos e fornecendo estabilização ao complexo LPQ. A hiperativação dos rotadores profundos é comumente secundária a um baixo controle do complexo LPQ pelo sistema de estabilização local, que muitas vezes ocorre durante a gravidez, trauma, cirurgia e/ou síndromes de dor pélvica. Esta compressão leva a alterações no centramento do quadril que podem ser contribuintes diretos para aproximadamente 250.000 substituições completas do quadril que ocorrem a cada ano nos Estados Unidos.

MÚSCULOS ADICIONAIS DO COMPLEXO LOMBO-PÉLVICO-QUADRIL

Enquanto as cadeias musculares foram discutidas anteriormente, existem muito mais músculos que fornecem suporte ao complexo LPQ. Vários destes músculos serão discutidos a seguir.

ISQUIOTIBIAIS

Quatro músculos compõem o complexo dos isquiotibiais: as duas divisões do bíceps femoral, o semitendíneo e o semimembranáceo. O bíceps femoral (BF), originado da superfície superomedial da tuberosidade isquiática, compartilha uma origem adjacente comum com o semitendíneo. Esta disposição aumenta a estabilização da articulação sacroilíaca, provavelmente agindo como um "freio" e criando um maior controle sobre o movimento distal no joelho. As inserções fasciais conectam o BF ao ligamento sacrotuberal, que juntos com o eretor da espinha contralateral e a lâmina profunda da fáscia toracolombar constituem a cadeia longitudinal profunda. A cadeia longitudinal profunda funciona para aumentar a estabilidade da articulação sacroilíaca pela tensão da fáscia toracolombar. O BF, por meio de sua inserção ao ligamento sacrotuberal, desacelera, e se estiver curto e tenso, limita o grau de nutação sacral.

O semitendíneo (ST) se insere a partir da tuberosidade isquiática e compartilha uma inserção tendínea comum com o sartório e o grácil na superfície anteromedial da tíbia. Esses são os únicos músculos que cruzam diretamente a superfície medial da articulação do joelho e, portanto, provavelmente contribuem para a estabilidade medial do joelho.

O semimembranáceo (SM) possui vários fascículos fasciais que correm posteriormente e sustentam a parte posterior da cápsula do joelho (ligamento poplíteo oblíquo), lateralmente cobrem o músculo poplíteo (fáscia poplítea) e anteromedialmente misturam-se com a superfície medial da cápsula articular. Michaud (1997) registra que o SM adicionalmente possui inserções fasciais ao corno posterior do menisco medial e previnem o impacto puxando-o posteriormente durante a flexão do joelho.

Os isquiotibiais têm sido classicamente descritos como flexores do joelho; contudo, seu papel funcional é muito mais significativo durante a marcha. Durante o ciclo da marcha, os isquiotibiais contribuem na desaceleração da flexão do quadril e extensão do joelho durante o final da fase de balanço. Adicionalmente, eles ajudam na fase de propulsão da marcha acelerando a extensão do quadril e auxiliando na extensão do joelho. Embora a flexão de joelhos, sentado ou deitado na máquina, sejam a opção tradicional de exercício para fortalecimentos dos isquiotibiais, seu significativo papel funcional torna esses exercícios limitados e potencialmente contraprodutivos. Ver a seção de exercícios para detalhes sobre este assunto.

RETO FEMORAL

O reto femoral origina-se de dois tendões – a cabeça reta da espinha ilíaca anteroinferior e a cabeça refletida acima da borda do acetábulo – para se inserir no tendão patelar comum. O reto femoral é um músculo biarticular que funciona como flexor e rotador interno do quadril e, adicionalmente, estende o joelho e anteriormente roda a pelve. Excentricamente, ele desacelera a extensão do quadril, a flexão do joelho e a inclinação posterior da pelve. Ele torna-se, com frequência, dominante na flexão do quadril e estabilização da pelve quando há inibição do psoas maior e é o músculo comumente responsável pela "rigidez" do flexor do quadril.

VASTOS

Os músculos do grupo dos vastos – lateral (VL), medial (VM) e intermédio (VI) – são conhecidos por seu papel como extensores do joelho enquanto excentricamente controlam a flexão do joelho. Contudo, funcionalmente esses músculos desempenham papéis mais significativos na mecânica dos membros inferiores.

- **Vasto lateral:** o VL origina-se a partir de uma inserção de aponeurose na linha intertrocantérica, tuberosidade glútea e superfície lateral e superior da linha áspera para inserir-se na superfície lateral da patela e retináculo patelar lateral. Ele se situa abaixo do TIT, e a contração do VL faz pressão no TIT, ajudando a estabilizar a parte lateral do joelho e a extremidade inferior durante a postura de apoio em uma perna só (amplificador hidráulico ou efeito de ganho fascial). Embora não cruze diretamente o quadril, por meio de sua conexão fascial com a pelve e sua inserção distal no joelho, a contração do VL contribui para a rotação interna do quadril.
- **Vasto medial:** o VM origina-se a partir de uma inserção da aponeurose na superfície medial da linha áspera e septo intermuscular para se inserir na superfície medial da patela e retináculo patelar. O VM se une fascialmente com o complexo adutor para ajudar a estabilização medial do joelho. Estudos têm demonstrado que o VM é mais ativo durante os últimos 10° de extensão, o que leva ao desenvolvimento de estratégias de reabilitação que salientam a extensão terminal do joelho (ETJ) como uma maneira de melhorar a trajetória de movimento patelar medial. Enquanto o VM parece ser importante no controle da trajetória de movimento medial da patela, a ETJ raramente melhora a atividade do VM, necessitando de uma abordagem mais funcional para melhorar os problemas de trajetória de movimento lateral patelar. Este tópico será expandido na seção de exercício. De maneira similar ao VL, o VM não cruza a articulação do quadril; contudo, por meio das conexões fasciais e sua função distal no joelho, a ativação do VM contribui para a rotação externa do quadril.
- **Vasto intermédio:** o VI origina-se a partir da superfície anterolateral dos dois terços superiores do fêmur para se inserir no tendão patelar. O VI ajuda os outros extensores do joelho na extensão e desaceleração da flexão do joelho.

ADUTORES

A função do complexo adutor – incluindo o pectíneo, grácil e adutores curto (ACr), longo (ALg) e magno (AMg) – foi classicamente definida em textos de anatomia como adutores da articulação do quadril. Parece haver pouca concordância entre os textos sobre se esses músculos ajudam mais na rotação interna ou externa do quadril. Contudo, uma análise mais atenta no tamanho e na complexidade desse complexo muscular sugere que ele tem um papel funcional muito maior do que foi previamente descrito. Dando crédito a este ponto estão as vastas regiões de inserção de vários dos músculos adutores. Por exemplo, a porção proximal do AMg serve como origem do VM, e o ALg possui inserções, através de sua aponeurose, ao AMg e ACr posteriormente e o VM anteriormente, sugerindo seu papel na estabilização medial do joelho. Os adutores também têm um papel significativo nas atividades funcionais, como a marcha. O complexo do adutor, junto com o glúteo médio/mínimo e o quadrado lombar contralateral, compõe a cadeia lateral. A cadeia lateral é responsável pela estabilização do complexo LPQ no plano frontal durante a postura unipodal, como durante o ciclo da marcha, além dos movimentos de agachamento e avanço.

O complexo do adutor também serve como parte da cadeia oblíqua anterior (oblíquo interno ipsilateral e complexo adutor junto com o oblíquo externo contralateral e rotadores externos do quadril), fornecendo estabilização no plano transverso durante padrões de movimento rotacionais como aqueles observados durante o ciclo da marcha e em arremessos. Durante a marcha, os adutores mostram aumento da atividade ao longo da fase de balanço da marcha, indicando que eles podem ajudar na flexão, rotação externa e interna do quadril. O adutor magno parece ter uma ativação constante durante todo o ciclo da marcha – as fibras anteriores ajudam na flexão do quadril, as fibras oblíquas ajudam na adução do quadril (fase de apoio ou suporte da marcha) e as fibras posteriores ajudam na desaceleração da extensão do quadril durante a fase terminal da marcha.

PSOAS MAIOR, PSOAS MENOR E ILÍACO

Talvez nenhum músculo seja tão mal interpretado e tenha mais disfunções atribuídas a si do que o psoas. Similar ao glúteo máximo, o psoas maior (PM) possui várias origens e atua na coluna, na pelve e no quadril, conferindo aceitação ao seu importante papel funcional. O PM surge de inserções fasciais no diafragma, aspectos anteriores dos processos transversos, corpos vertebrais e discos intervertebrais dos níveis L1-L5, para se inserir ao trocanter menor do fêmur, bem como se misturar fascialmente com o assoalho da pelve. Ele possui vários importantes papéis funcionais, incluindo, mas não limitados a:

- flexão, abdução e rotação externa do quadril;
- controle excêntrico da extensão, adução e rotação interna do quadril;
- manutenção do centramento do quadril e um eixo de rotação favorável (papel-chave);
- como parte do sistema muscular profundo do cilindro toracopélvico (CTP), ele ajuda na compressão e estabilização da coluna lombar (papel-chave).

Uma vez que o músculo está localizado muito próximo do eixo de rotação, ele contribui apenas minimamente para o movimento da coluna (Bogduk, 2005). Contudo, ele produz uma significativa força compressiva sobre a coluna, em especial durante o movimento tipicamente executado em exercícios abdominais. Um benefício da compressão espinal produzida pela contração do psoas é a criação da rigidez na coluna, que contrabalança a rotação pélvica anterior que é produzida pela contração do ilíaco (McGill, 2004). Além disso, o PM fornece estabilidade funcional, que é necessária para fornecer uma força contrária durante o movimento da extremidade inferior. McGill também sugere que o psoas e o ilíaco são músculos separados, com tendões e inervações distintas. A pesquisa feita por Dangaria e Naesh (1998) demonstrou que há a tendência de atrofia unilateral do psoas na região de hérnias de disco, ocorrendo, com mais probabilidade, secundária à inibição pela dor. Barker, Shamley e Jackson (2000) observaram atrofia unilateral similar nos multífidos e psoas no lado da dor lombar.

O psoas menor origina-se da superfície anterior dos corpos vertebrais T12 e L1 para se inserir na frente da pelve sobre a linha pectínea e eminência iliopectínea. Enquanto é dito que ele está ausente em aproximadamente 40% da população, o psoas menor pode aparecer como fascículos fasciais do psoas maior (Gibbons, 2005). Ele atua para girar posteriormente a pelve, resistindo à tração anterior dos outros flexores do quadril, que atuam para girar anteriormente a pelve.

O ilíaco situa-se dentro da fossa ilíaca e se insere, através de um tendão próprio, no trocanter menor do fêmur. Ele é o único verdadeiro flexor do quadril e ajudará também na rotação externa e na abdução. Com o pé fixo no chão, ele se torna um poderoso rotador anterior da pelve. Ele também desacelera a extensão, a adução e a rotação interna do quadril bem como a rotação posterior da pelve.

DISFUNÇÕES NOS PADRÕES DA EXTREMIDADE INFERIOR

Existem várias disfunções de movimento comuns que podem ser observadas nos padrões da extremidade inferior. Estas incluem perda de estabilização espinal e capacidade de rodar anteriormente a pelve durante a inclinação à frente, perda de estabilidade no quadril em padrões de plano frontal, perda do nivelamento pélvico e perda geral de estabilidade durante a postura unilateral ou de apoio em uma perna só.

PERDA DE ESTABILIZAÇÃO DA COLUNA NEUTRA

Durante a inclinação para frente é comum aos clientes serem incapazes de manter um alinhamento lombo-pélvico neutro. Eles, com frequência, irão flexionar por meio da área mais móvel da coluna, à medida que alcançam à frente na posição de avanço. Esta também tenderá a ser a área onde eles já apresentam ou desenvolverão dor. Observe a flexão da coluna torácica no cliente à esquerda, em virtude de ele não conseguir atingir uma rotação pélvica anterior suficiente. Observe também a hiperextensão cervicotorácica porque ele é aconselhado a continuar olhando para cima enquanto avança o corpo.

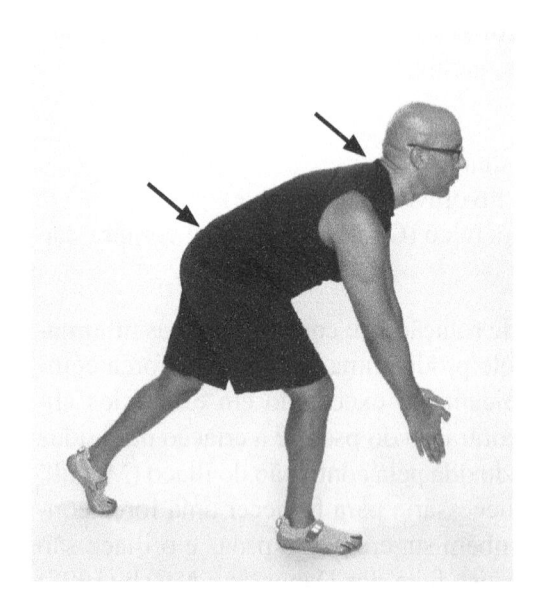

Correção: aconselhe o cliente a manter uma posição de coluna neutra à medida que ele avança, especialmente se estiver erguendo uma carga significativa e/ou estiver com dor nas costas ou na lombar. Isto pode limitar sua amplitude de movimento geral: contudo, irá preservar sua coluna de forças relacionadas à flexão.

PERDA DE ESTABILIDADE NO QUADRIL

Enquanto é comum na maioria dos padrões unilaterais, a perda de estabilidade no quadril pode ser vista com mais facilidade no padrão do plano frontal. A função da cadeia de estabilização lateral é manter a estabilidade no planto frontal. Nesse plano, o quadril deve permanecer para dentro da perna apoiada. A instabilidade pode ser observada quando o peso do corpo se desloca muito lateralmente, para fora da perna de apoio. Observe na imagem abaixo, que o peso do corpo do indivíduo se desloca para fora da base de suporte.

Correção: Limitar a amplitude de movimento do indivíduo de modo que o peso do seu corpo permaneça dentro de sua base de suporte. Ele deve sentir o peso na parte interna em vez da parte externa do pé, que está sob carga, e o joelho ipsilateral deve permanecer alinhado na frente do pé e quadril.

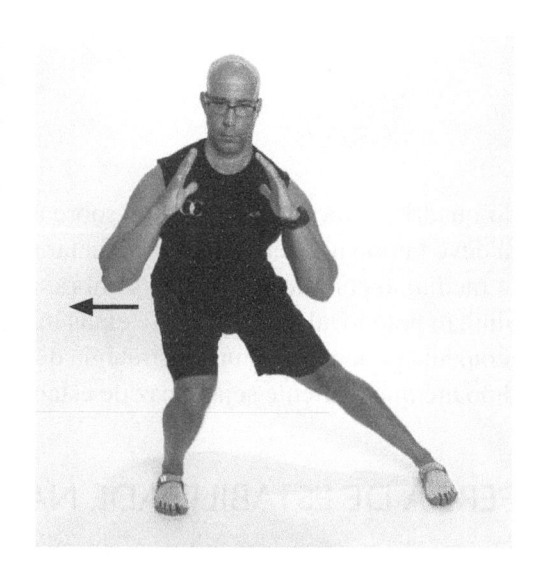

PERDA DO NIVELAMENTO PÉLVICO

No nivelamento pélvico, o controle da pelve é mantido pela cadeia de estabilização medial, e as cristas ilíacas permanecem niveladas enquanto o alinhamento é mantido no quadril, joelho e complexo do tornozelo/pé (imagem à esquerda). Quando há perda do controle medial, a pelve se desloca lateralmente no lado de apoio e há rotação interna e adução subsequentes da extremidade inferior (imagem à esquerda, abaixo).

O nivelamento pélvico deve ser mantido durante o padrão funcional. O cliente coloca suas mãos na pelve para ajudar a monitorar esta posição à medida que abaixa o corpo da posição de agachamento de base alternada (imagem à direita). Quando ele perde controle, sua pelve inclina e desloca-se na direção da perna à frente (imagem à esquerda).

Correção: o paciente deve ser instruído a ativar o glúteo máximo profundo e os rotadores profundos do quadril para tracionar sua pelve de volta à posição. Se a instrução não funcionar, as fibras inferiores do glúteo máximo e os rotadores externos profundos podem precisar ser ativados.

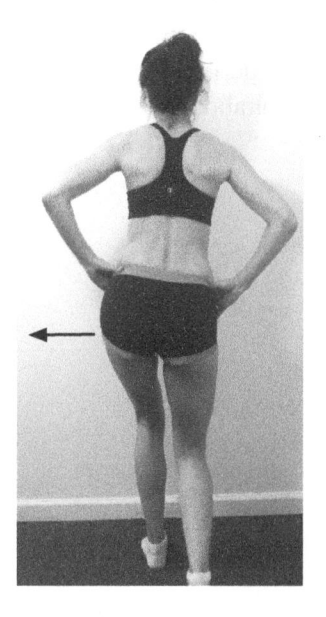

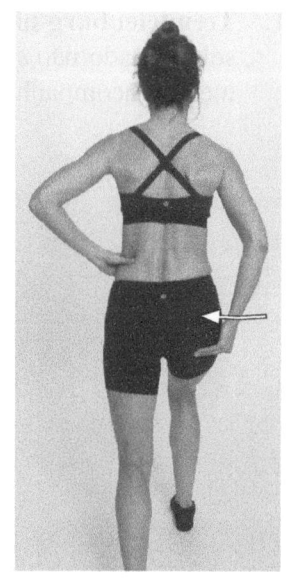

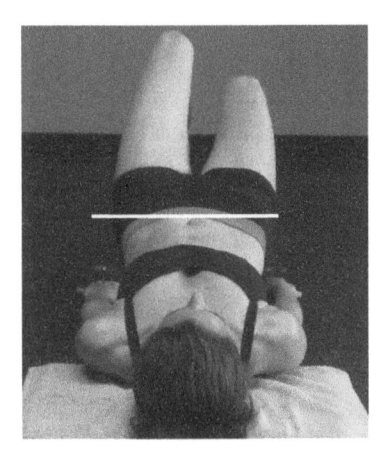

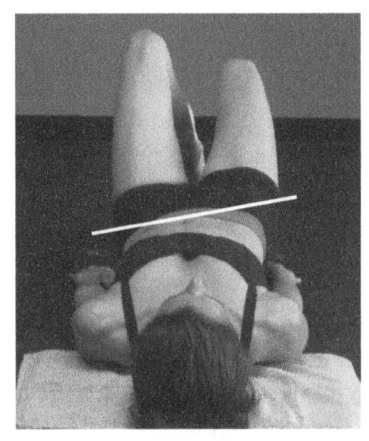

O nivelamento pélvico também deve ser mantido durante os padrões de apoio em uma perna só, como a ponte unilateral ou a ponte com deslocamento. Observe como o cliente mantém uma pelve nivelada à medida que a perna é erguida para realizar uma ponte unilateral (imagem à esquerda). À medida que as pernas cansam, elas perdem controle, permitindo que a pelve incline na direção da perna elevada (imagem à direita). O cliente deve ser instruído a manter o posicionamento ideal do quadril, colocando suas mãos sobre a pelve e focando na ativação do *core*. O treinador ou terapeuta deve também fazer o cliente conectar sua cadeia de estabilização medial, a parte medial do pé, o vasto medial, o complexo adutor e as fibras mediais profundas do glúteo máximo, para ajudá-lo a manter o alinhamento ideal do quadril. Se essas instruções não fizerem uma diferença significativa, o treinador ou terapeuta podem tentar uma estratégia de ativação e, se isso não ajudar, deve haver uma regressão do padrão até que o cliente seja capaz de estabilizá-lo suficientemente.

PERDA DE ESTABILIDADE NA POSTURA UNIPODAL

Muitos clientes são instruídos na academia a realizar padrões unilaterais na extremidade inferior – desde fazer exercícios para a parte superior do corpo até atividades unipodais realizadas em um equipamento com superfície instável. Infelizmente, a maioria desses indivíduos não são aconselhados apropriadamente e não têm a estabilidade adequada para se sustentar nesta posição. A premissa que é sustentada nas indústrias do condicionamento físico e da reabilitação é a de que se a vida e os esportes ocorrem em sua maioria sobre uma perna, os clientes devem realizar padrões de extremidade inferior em uma perna só. Novamente, é raro que esses indivíduos ou pacientes sejam aconselhados ou avaliados quanto a sua capacidade de ficarem na posição unipodal, com exceção do fato de que eles são capazes de fazer tal padrão. Existem quatro indicadores que demonstram a instabilidade durante a sustentação sobre uma perna só:

1. **Trendelenburg não compensada:** um sinal de Trendelenburg positivo ocorre quando a pelve cai sobre o lado não sustentado ou lado da flexão do quadril (imagem abaixo, à esquerda). Isto geralmente é acompanhado por abdução e rotação interna do quadril e resulta no modelo clássico da marcha. É também o padrão da marcha que alimenta lesões do menisco, dos ligamentos colateral medial e cruzado anterior do joelho.

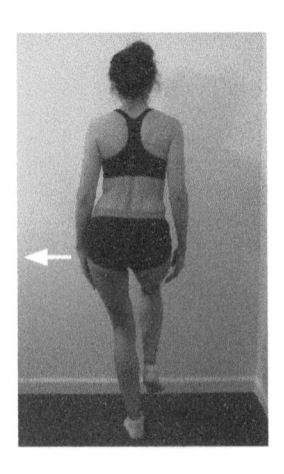

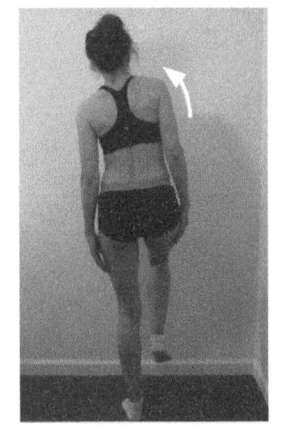

2. **Trendelenburg compensada:** uma marcha de Trendelenburg compensada ocorre quando o cliente compensou a falta de estabilidade deslocando seu tronco sobre o quadril de apoio (imagem à direita). Esse indivíduo geralmente demonstra uma marcha do tipo claudicante à medida que seu tronco se desloca excessivamente no plano frontal.

Não compensada (esquerda), compensada (direita).

3. **Contrair os glúteos e cisalhamento anterior do quadril:** isto ocorre quando o cliente tenta se estabilizar em uma postura unipodal contraindo excessivamente seus rotadores profundos do quadril, fazendo com que o ílio rode posteriormente e direciona o quadril anteriormente no acetábulo. Esse cliente irá apresentar-se com uma imensa falha na superfície lateral da pelve em uma postura ereta, que aumentará à medida que ele desloca seu peso para a perna de apoio. Em geral, esse cliente irá manter seu centro de gravidade atrás da perna de apoio e também, simultaneamente, usará uma forte contração abdominal.

   Correção: o paciente deve ser aconselhado a relaxar seus quadris ao realizar atividades da vida diária e a espalhar a carga por meio de suas tuberosidades isquiáticas ou afundar o quadril de volta na concavidade à medida que ele realiza padrões de agachamento e avanço.

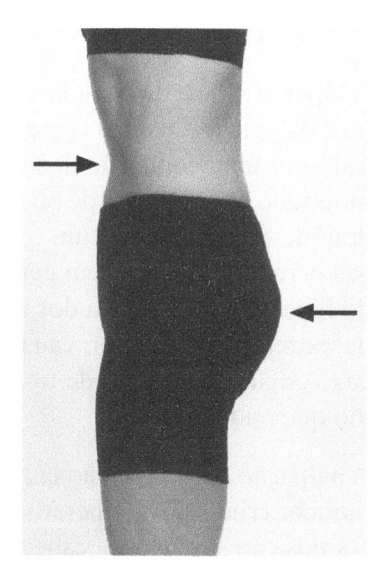

4. **Pé "agarrando" o solo:** a flexão excessiva dos dedos do pé ocorre quando o cliente tenta se estabilizar usando excessivamente o flexor longo dos dedos e os músculos do compartimento posterior, em vez dos músculos intrínsecos do pé (imagens abaixo). Ao deitar em uma posição relaxada, eles geralmente irão demonstrar flexão das articulações interfalângicas, garra ou dedo em martelo devido ao uso crônico excessivo desta estratégia.

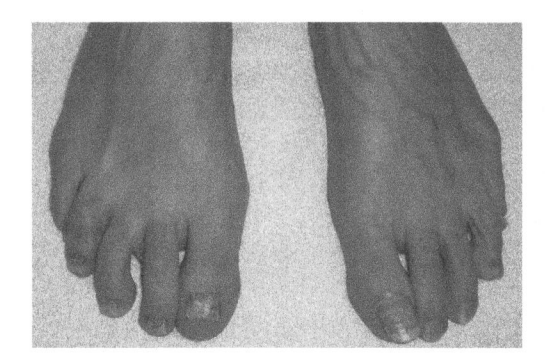

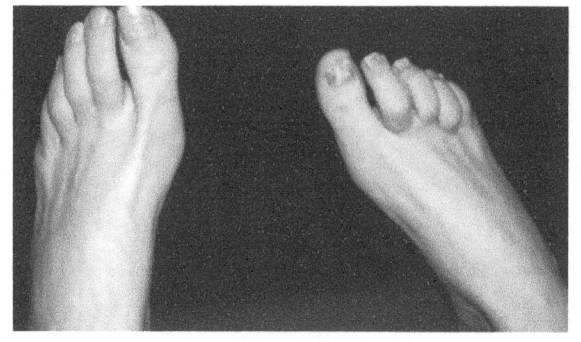

   Correção: o paciente deve regressar a um padrão em que ele possa ter êxito e demonstrar uma boa estabilidade até que mostre melhora na estabilidade. A instrução adequada também deve ser usada, mas se o paciente estiver demonstrando um dos padrões acima, é provável que ele esteja mostrando sinais de instabilidade que não podem ser resolvidos com dicas verbais. Melhore as áreas de déficit funcional e sua estabilidade em posições de base alternada com suporte antes de passar para padrões de apoio unipodal.

HIPERATIVIDADE DO COMPLEXO POSTERIOR DO QUADRIL

A hiperatividade dos rotadores profundos do quadril, referida por Diane Lee e Linda-Joy Lee como "contrair os glúteos", é uma causa comum de disfunção do quadril. Como o nome sugere, esse padrão é causado por uma contração dos rotadores profundos do quadril e glúteo máximo superficial e é como se o indivíduo estivesse em pé ou caminhando em uma contração contínua. Na realidade, eles estão. Esse padrão de estabilização é um resultado de várias causas, incluindo a tentativa de fazer com que as nádegas pareçam menores (em geral as mulheres são culpadas disto); fraqueza no assoalho da pelve, causando hiperativação reflexa dos rotadores profundos e adutores do quadril; instabilidade em qualquer local da extremidade inferior, causando hiperativação da musculatura posterior do quadril; e técnicas de dicas verbais aprendidas de treinadores e terapeutas que dizem para "espremer/contrair o glúteo o máximo que puder".

A palpação sobre a região lateral do quadril logo atrás do trocanter maior do fêmur revelará um recuo ou buraco, criado pela hiperativação dos rotadores externos profundos do quadril (ver imagem abaixo). Na posição supinada, a cabeça do fêmur pode ser palpada colocando as mãos em uma posição medial à espinha ilíaca anterossuperior (EIAS) e pressionando muito de leve posteriormente. É comum sentir um tônus ou "volume" aumentado na palpação do tensor da fáscia lata (logo lateral a EIAS). Com esse padrão de "contração", a cabeça do fêmur geralmente será empurrada à frente e superior no acetábulo. Não tão ironicamente, a superfície superoanterior da cabeça do fêmur é a região mais comum de mudanças degenerativas da cartilagem articular do quadril.

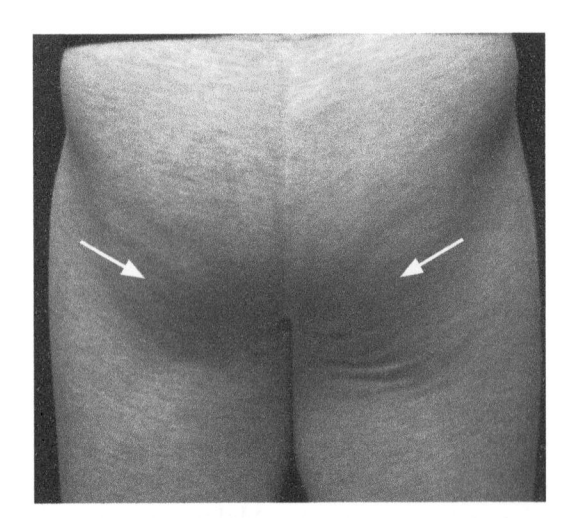

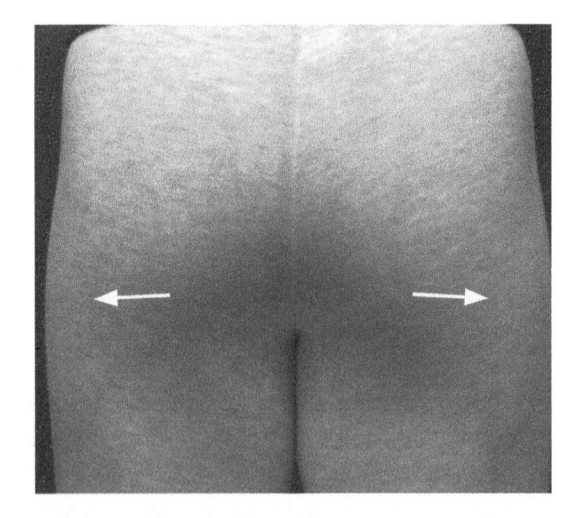

Contração dos glúteos (esquerda); o paciente é aconselhado a relaxar por meio dos quadris (direita).

Ao instruir o indivíduo a relaxar os quadris e espalhar as tuberosidades isquiáticas ("ossos do sentar-se") (setas), há uma mudança de tônus na região posterior do quadril (imagem à direita). A palpação sobre a região anterior do quadril revelará que a cabeça do fêmur foi centrada no acetábulo, secundária ao relaxamento dos músculos posteriores do quadril.

Enquanto a técnica anterior é extremamente efetiva para liberar os padrões de "contração" dos glúteos, alguns indivíduos requerem técnicas mais específicas para diminuir a ativação dos rotadores profundos do quadril e/ou na cápsula articular posterior do quadril. A seção seguinte demonstra uma técnica de liberação efetiva para liberar a cápsula posterior do quadril e para reduzir as restrições miofasciais.

CONDIÇÕES COMUNS DA EXTREMIDADE INFERIOR

Em um estudo de 2002 com cerca de 2.000 indivíduos que relataram lesões resultantes da corrida, a síndrome da dor patelofemoral foi a lesão mais comum por uso excessivo, seguida pela síndrome do trato iliotibial, fascite plantar, lesões no menisco e tendinopatias patelares (Taunton et al., 2002). Essas lesões também são comuns em muitos exercícios cardiovasculares que requerem movimento repetitivo, incluindo ciclismo, caminhada na esteira ou ao ar livre e uso de um aparelho de treino do tipo elíptico. Existem várias lesões comuns por uso excessivo afetando a cadeia cinética inferior e várias causas para elas, embora muitas tendam a ter etiologias sobrepostas. Estas condições incluem síndrome do trato iliotibial, síndrome de dor patelofemoral, ruptura labral, estiramento dos isquiotibiais, impacto no quadril e dor na virilha e rupturas do ligamento cruzado anterior, que serão abordadas a seguir.

SÍNDROME DO TRATO ILIOTIBIAL

A síndrome do trato (ou banda) iliotibial é comum em atletas, como corredores, que realizam atividades repetitivas envolvendo sustentação de carga por meio da extremidade inferior. Ela é caracterizada por dor na superfície distal do trato iliotibial já que ele cruza o côndilo lateral do fêmur para se inserir no retináculo patelar lateral e tubérculo de Gerdy da tíbia. Ela é comumente chamada de síndrome de atrito, na medida que as contrações repetitivas do tensor da fáscia lata, além do movimento do quadril e joelho, levam o trato a atritar sobre o côndilo lateral. Existem dois fatores primários contribuintes para esta condição.

1. O glúteo máximo e o tensor da fáscia lata se inserem no trato iliotibial e são responsáveis pela estabilização da extremidade inferior durante a fase de suporte do ciclo da marcha ou no agachamento, avanço, subir escadas, etc. Na presença de inibição do glúteo máximo, o tensor da fáscia lata não é controlado criando uma tração mais anterior do trato iliotibial sobre o côndilo lateral. O tensor da fáscia lata também pode sofrer regulação ascendente (hiperativação) como estabilizador do plano frontal, com inibição do glúteo médio, ou como flexor do quadril, com inibição do psoas maior. Devido à dominância sinérgica, o tensor da fáscia lata se tornará mais propenso a estabilizar a extremidade inferior; contudo, ele também irá direcionar a extremidade inferior a uma maior rotação interna e, portanto, causará fricção da banda iliotibial.
2. Os abdutores do quadril precisam sustentar aproximadamente duas vezes e meia o peso corporal na postura unipodal (Fagerson, 1998) e significativamente mais na corrida. A inibição dos abdutores do quadril já foi relacionada com a instabilidade do tornozelo (Beckman e Buchanan, 1995) e pode causar uma dominância sinérgica do tensor da fáscia lata na estabilização, no plano frontal, da parte inferior da perna. Isto leva a mudanças biomecânicas similares às observadas acima, levando por fim a síndromes de fricção do trato iliotibial.

SÍNDROME DA DOR PATELOFEMORAL

A síndrome da dor patelofemoral (SDPF) é uma condição dolorosa que resulta das mudanças cartilaginosas das superfícies articulares entre a patela e o côndilo femoral. O cliente em geral sente a maior parte da dor ao descer escadas ou realizar agachamentos profundos. Embora existam muitas etiologias, o excessivo cisalhamento anterior ou rotação interna do joelho, resultando em movimento lateral da patela, são duas causas comuns. Esses padrões geralmente são criados pela deficiência na dorsiflexão do tornozelo e/ou flexão do quadril durante o agachamento, avanço ou descer escadas, bem como pela falta de controle na rotação interna. O padrão valgo e a rotação interna do joelho aumentados também estão relacionados com aumentos no ângulo do quadríceps ou ângulo-Q (ângulo formado por uma linha de intersecção traçada a partir da espinha ilíaca anterossuperior até o centro da patela e uma traçada do centro da patela até o centro do tuberosidade tibial) e foram sugeridas como uma causa contribuinte da trajetória de movimento lateral da patela e aumento das mudanças degenerativas do joelho. Devido a um ângulo Q relativamente grande e déficits no controle excêntrico da extremidade inferior, a síndrome da dor patelofemoral tende a ser mais comum entre mulheres.

As mulheres com SDPF têm demonstrado controle excêntrico ruim e aumento nas posições de adução quando comparadas a um grupo controle (Baldon e colaboradores, 2009). Acredita-se que uma deficiência no controle excêntrico do quadril por parte dos abdutores leve a este aumento na mecânica do plano frontal. O treinamento do controle excêntrico da abdução do quadril é, portanto, recomendado como prevenção para as atividades funcionais repetitivas (Bandon e colaboradores).

RUPTURAS LABRAIS

A ruptura do lábio do acetábulo foi primeiro diagnosticada em 1957 (Groh e Herrera, 2009). Devido a avanços na tecnologia da ressonância magnética (RM) e na consciência clínica, há um aumento recente no diagnóstico e tratamento das rupturas do lábio do acetábulo. Uma ruptura do lábio do acetábulo é em geral o resultado de trauma repetitivo; contudo, um trauma agudo súbito, como queda com as pernas abertas, pode também resultar em lesões do lábio. Estas rupturas são geralmente mais comuns na população atlética, em especial naqueles que realizam atividades de alto nível, como corrida, atividades que requerem uma significativa rotação interna do quadril, como tênis, golfe e beisebol e em esportes que requerem movimentos agudos de mudança de direção, como artes marciais, futebol e basquetebol. Os sinais clínicos gerais incluem rigidez da articulação do quadril, especialmente na rotação interna e abdução, estalido ou travamento na articulação e dor nas amplitudes finais de movimento. Um fraco centramento da articulação coxofemoral e a falta de ativação muscular sinérgica ideal ao redor do quadril e da junção lombo-pélvica-quadril são fatores comuns de predisposição em pacientes que têm rupturas labrais relacionadas ao trauma repetitivo. Nos EUA, a maioria das rupturas labrais tendem a ser na parte anterior, sugerindo que o deslocamento para frente da cabeça do fêmur dentro do acetábulo secundário como a estratégia de "contrair os glúteos" seja provavelmente uma etiologia comum (Groh e Herrera, 2009).

DISTENSÕES NOS ISQUITIBIAIS

Distensões nos isquiotibiais são leões comuns que afetam atletas envolvidos com corrida, aceleração e salto. O músculo isquiotibial "estirado" ou, com mais precisão, distendido é um problema comum encontrado em quase qualquer atividade ou esporte que requeira movimentos explosivos, rápida desaceleração ou saltos. Vários estudos demonstram que o bíceps femoral parece ser o mais comumente lesionado dos isquiotibiais e que a própria lesão tende a ocorrer durante a fase final de balanço da marcha (fase excêntrica), enquanto outros sugerem lesões no semitendíneo e semimembranáceo. A pré-ativação do bíceps femoral e adutor longo em vez do transverso do abdome e multífidos foi encontrada em indivíduos com dor na articulação sacroilíaca, quando comparada com aqueles que não referiam dor durante o teste da postura unipodal (Hungerford et al., 2003). Isto sugere que o controle do complexo lombo-pélvico-quadril é crucial na etiologia, assim como na reabilitação e prevenção dessas lesões.

IMPACTO NO QUADRIL, DOR NA VIRILHA E SÍNDROME DE CREPITAÇÃO DO QUADRIL

O impacto no quadril é caracterizado pela dor na parte interna da virilha e/ou região do quadril durante a rotação interna e adução do quadril. Ela foi discutida como precursora de rupturas labrais, distensões na virilha e síndrome de crepitação do quadril. O impacto no quadril e os problemas resultantes das rupturas labrais, distensão na virilha e síndrome de crepitação do quadril foram relacionados com a falta do centramento articular ideal e a resultante migração à frente da cabeça do fêmur dentro do acetábulo (Sahrmann, 2002). Na verdade, as rupturas labrais foram encontradas em mais de 90% dos pacientes que apresentavam dor na virilha (Groh e Herrera, 2009). Restrições capsulares posteriores do quadril e contraturas miofasciais dos músculos posteriores do quadril, referidos de outra forma como "contrair os glúteos" (Lee, 2008), também foram sugeridos como fatores causadores da perda do centramento articular e o resultante posicionamento coxofemoral à frente que predispõe um indivíduo ao impacto e à dor na virilha.

Outra queixa comum envolvendo o quadril é a síndrome de crepitação. Ela é caracterizada por um estalo audível ou palpável quando o indivíduo tenta estender a perna a partir de uma posição de quadril flexionada. Isto pode ocorrer nas posições em pé ou em supino e é mais comumente sentida próximo ao alcance final da extensão excêntrica do quadril. Existem várias teorias propostas a respeito da origem desse estalo, incluindo o tendão do psoas passando sobre o trocanter menor do fêmur ou da bursa do quadril, crepitação de uma vértebra lombar ou articulação sacroilíaca instável ou instabilidade na sínfise púbica. Esse estalo é considerado, baseado em relatos clínicos, como sendo relacionado com o mau centramento do quadril e inibição do sistema local do complexo lombo-pélvico-quadril. Especificamente, as fibras profundas do psoas maior e glúteo máximo são necessárias para o centramento adequado da articulação coxofemoral (Gibbons, 2005). Foi também clinicamente observado que o som audível pode estar relacionado com uma instabilidade em uma das inserções vertebrais do psoas. Clinicamente, a estabilização da junção toracolombar (inserção do psoas maior) tende a diminuir ou eliminar o "estalo". Isto sugere que a síndrome de crepitação do quadril está relacionada, em parte, com a estabilização ruim do cilindro toracopélvico (CTP), bem como com a falta do centramento e de sinergia muscular ideais ao redor da articulação coxofemoral.

LESÕES DO LIGAMENTO CRUZADO ANTERIOR

As lesões envolvendo o ligamento cruzado anterior (LCA), além do ligamento colateral medial (LCM) e menisco medial (MM), são excessivas na população atlética e não atlética. As mulheres parecem estar em maior risco como evidenciado pela incidência mais alta desses tipos de lesões nesta população, independente do esporte ou ocupação. Igual a muitas condições musculoesqueléticas, existe um número de mitos perpetuados que circundam as origens destas lesões. Para simplificar a discussão, as lesões no LCA, LCM e MM serão agrupadas, visto que elas com frequência têm um mecanismo similar e geralmente ocorrem juntas.

O LCA consiste em duas bandas que correm da superfície posterior do côndilo femoral para se inserirem na eminência intercondilar da tíbia. Ele funciona como uma restrição primária ao cisalhamento anterior da tíbia e secundária à rotação interna e às forças em valgo sobre o joelho (Moeller e Lamb, 1997). Ele trabalha com o ligamento cruzado posterior (LCP) como eixos de rotação para o movimento do joelho (Moeller e Lamb, 1997).

As mulheres vivenciam uma taxa de lesão do LCA 3,6 vezes maior em comparação com os homens (Myer e colaboradores, 2008). As mulheres que jogam futebol, vôlei e basquetebol tendem a ter uma incidência mais alta das lesões do LCA, quando comparado com outros esportes. Interessante salientar, a maioria das lesões envolvendo o LCA são lesões de não contato, significando que não há trauma direto que resulte na lesão. O mecanismo da lesão ao LCA tende a ser flexão, adução e rotação interna do joelho e pode ocorrer com frequência à medida que o indivíduo tenta desacelerar e/ou muda rapidamente de direção. Se este for o caso, então quais são os fatores causadores subjacentes por trás dessas lesões? Existem várias teorias propostas para o aumento da incidência de lesões em mulheres e várias serão abordadas a seguir.

1. **Mulheres têm um ângulo Q maior:** a razão mais comum sobre o porquê de as mulheres terem uma incidência aumentada de lesões no joelho é que elas têm um ângulo Q (ou ângulo de quadríceps) maior do que os homens. Lembre-se, o ângulo Q é o ângulo que é formado entre uma linha reta traçada da EIAS até a o centro da patela e do centro da patela até a tuberosidade da tíbia. O ângulo nas mulheres tem uma média de 18°, ao passo que nos homens a média tende a ser por volta de 13°. Um aumento no ângulo Q geralmente tende a ocorrer com o aumento no valgo do joelho (joelhos próximos), levando potencialmente a várias condições envolvendo o joelho. Essas incluem alterações no posicionamento da patela (em geral superior e lateral), levando a problemas na trajetória de movimento e condromalácia patelar e rotação externa da tíbia, que aumenta a torsão no LCA, LCM e MM. As razões para o aumento do ângulo nas mulheres incluem:

   - uma pelve mais larga, que posiciona a EIAS mais lateralmente;
   - uma diminuição no ângulo do colo do fêmur;
   - um grau de lassidão ligamentar levemente mais alto do LCM e LCA do joelho e ligamento "mola" do pé (ligamento calcaneonavicular plantar).

2. **Alterações biomecânicas:** fatores como problemas de alinhamento da extremidade inferior, incluindo anteversão do quadril, rotação externa tibial e pronação do antepé, parecem estar relacionados com maiores incidências de lesões de joelho nas mulheres.
3. **Fatores hormonais**: aumento nos hormônios, especialmente próximo às fases pré-menstruais e menstruais do ciclo, tende a aumentar a suscetibilidade de jogadoras de futebol a lesões (Biondino, 1999). Contudo, tomar anticonceptivos orais parece diminuir a incidência de lesões em jogadoras de futebol.

Então, o que a literatura tem a contribuir para a causa e prevenção das lesões do LCA? A pesquisa tem demonstrado déficits no controle motor (antecipatório) em indivíduos com dor lombar, levando a padrões de estabilização alterados na região lombo-pélvica-quadril (Richardson et al, 2004), que altera a estabilização da extremidade inferior. Outro estudo procurou por mudanças nas forças de reação do solo durante a aterrissagem no salto em indivíduos que demonstraram instabilidade do tornozelo. Interessante salientar, as instabilidades multidirecionais foram detectadas em indivíduos que tiveram lesões prévias no tornozelo, o que levou os autores a concluir que esses indivíduos estavam com déficits no controle motor. Essa informação é incrivelmente valiosa ao especialista de reabilitação e condicionamento físico, uma vez que ela aponta para a importância da avaliação prévia de lesões da extremidade inferior e sua potencial contribuição a alterações no controle neuromotor e compensações resultantes nos padrões de movimento de um indivíduo.

Estudos adicionais têm demonstrado que as mulheres tendem a exibir forças de rotação interna e valores de rigidez no joelho maiores que os homens durante a aterrissagem unipodal (a partir de um salto em uma perna só). As mulheres com níveis mais altos de lassidão articular no joelho tendem a demonstrar aumento na ativação do gastrocnêmio e bíceps femoral, em resposta a perturbações na extremidade inferior, o que pode contribuir para valores de rigidez mais altos que foram previamente notados. Grande parte da literatura sugere variações entre a biomecânica feminina e masculina na aterrissagem do salto. Enquanto alguns pesquisadores têm demonstrado que atletas mulheres aterrissaram com acelerados e maiores graus de flexão no joelho, outros demonstraram que as atletas exibiam ângulos de flexão de joelho e quadril significativamente menores e maiores forças de reação do solo, quando comparadas com atletas do sexo masculino. Estudos similares têm mostrado diferenças nos padrões de ativação muscular, incluindo diminuição da atividade glútea e aumento na atividade do quadríceps em atletas universitárias, em comparação com seus pares masculinos. O quadríceps trabalha como antagonista ao LCA, criando uma força de cisalhamento anterior sobre a tíbia e, quando ativado em excesso, pode aumentar o estresse sobre o LCA. Em contrapartida, os isquiotibiais e o sóleo trabalham como agonistas ao LCA, fornecendo um controle posterior ao movimento anterior da tíbia, e quando inibidos, permitem o aumento do cisalhamento anterior da tíbia sob o fêmur.

O controle excêntrico deficiente da mecânica do plano frontal também foi citado como o principal fator contribuinte (de Marche Baldon et al, 2009). A abdução aumentada do joelho, secundária ao controle funcional deficiente do glúteo máximo e médio, aumenta o estresse sobre o LCA e o LCM.

Enquanto cada uma dessas condições discutidas acima são entidades separadas, com múltiplas e variadas etiologias, há um elo comum entre elas. Cada uma em geral se origina de variações dos seguintes problemas:

- mau centramento do complexo coxofemoral, joelho e tornozelo-pé;
- falha no controle motor do complexo lombo-pélvico-quadril;
- falha no controle excêntrico da extremidade inferior.

Enquanto isto pode parecer uma simplificação demasiada do processo de lesão da extremidade inferior, ele identifica os fatores-chave no desenvolvimento da maioria das disfunções do movimento da extremidade inferior. Abordar esses fatores, melhorar o centramento dos complexos do quadril e tornozelo-pé e melhorar o controle motor da extremidade inferior formarão a base da abordagem de exercícios corretivos que será apresentada na seção de exercício corretivo neste livro.

Capítulo 5

Avaliação

OBJETIVOS DO CAPÍTULO

Identificar e compreender os componentes funcionais da avaliação do ombro e quadril

Identificar as regiões principais de disfunção dentro dos complexos do ombro e quadril

Identificar os condutores principais de disfunção do ombro e quadril

---

"As pessoas só veem o que estão preparadas para ver." (Ralph Waldo Emerson)

A avaliação adequada é importante antes de trabalhar com um indivíduo, independentemente de seu treinamento prévio ou objetivos funcionais atuais. A avaliação irá conduzir a estratégia de exercício corretivo que o treinador ou terapeuta irá utilizar e irá permitir que se determine quando o indivíduo pode progredir apropriadamente. Além disso, a avaliação irá ditar o exercício domiciliar do cliente, e a educação apropriada no processo de avaliação irá ajudar o treinador ou terapeuta a educar o paciente em autopercepção e *feedback*. Em outras palavras, se o cliente não retornar à terapia ou ao treinamento por um tempo, por razões financeiras, geográficas, plano de saúde, ou outras razões, a autoavaliação pode ajudar o indivíduo a monitorar seu próprio progresso, independente do terapeuta ou treinador.

A AVALIAÇÃO FUNCIONAL

Como existem inúmeras avaliações válidas que podem ser usadas, as mencionadas adiante foram escolhidas devido ao tipo de informação que elas fornecem. Mais especificamente, elas foram selecionadas para considerar algumas das maiores causas de disfunção de ombro e de quadril, incluindo perda de respiração ideal e de estabilização de tronco, incapacidade de manter o centramento articular com perda subsequente de rotação interna nos ombros e nos quadris e estratégias de cargas ruins no complexo do ombro, tronco e complexo do quadril. Esses testes foram escolhidos com base na sua capacidade de avaliar acuradamente essas disfunções. Uma descrição de cada teste será fornecida, junto com os sinais comuns de estabilização ineficiente e padrões de movimento.

O propósito da avaliação não é testar o indivíduo por uma hora inteira, fazendo-o passar por uma bateria de testes para descobrir cada uma das falhas de movimento. O objetivo da avaliação é ajudar o treinador ou terapeuta a determinar o maior condutor da disfunção do cliente. Em outras palavras, qual é a maior disfunção de movimento ou de estabilização que está causando essa disfunção no indivíduo? Embora possa haver várias causas, uma provavelmente é a principal, enquanto as outras provavelmente são problemas compensatórios secundários.

Após realizar uma avaliação completa, o que aconteceria se o terapeuta ou treinador escolhesse o condutor primário errado e, assim, uma abordagem de exercício corretivo baseada nessa falsa premissa? O pior cenário é aquele em que o cliente não melhora, enquanto o melhor cenário é aquele em que o cliente melhora um pouco, o que para alguns será tudo o que eles precisam para retornar às suas atividades ou alcançar seus objetivos funcionais. Infelizmente, essa estratégia não irá ajudar muitos que sofrem de dor crônica ou atletas de elite, os dois grupos de indivíduos nas extremidades extremas do *continuum* funcional. Esses indivíduos irão precisar de uma abordagem específica para melhorar seu desempenho, razão pela qual os testes e as avaliações devem ser precisamente administrados e seus resultados interpretados de forma eficaz para determinar a prioridade da intervenção.

Às vezes, apesar das melhores intenções do treinador ou do terapeuta, uma abordagem corretiva incorreta pode ser administrada. Como as estratégias corretivas podem levar semanas, meses ou até anos, para fazer efeito, dependendo da gravidade, da complexidade ou da intensidade dos problemas presentes, se a abordagem escolhida não estiver demonstrando nenhum progresso funcional dentro de duas semanas, provavelmente ela não é a abordagem correta, ou talvez não seja o tempo apropriado para aquela parte da intervenção, contanto que o treinador ou terapeuta esteja confiante de que o paciente está fazendo sua parte no processo ao realizar seu dever de casa. Portanto, uma nova abordagem deve ser instituída e reavaliada para sua eficácia dentro das duas semanas seguintes após a introdução da nova estratégia.

É comum ter clientes que apresentam várias camadas de disfunção ou múltiplas estratégias de compensação. Muitas vezes é necessário "descascar a cebola", tratando a queixa principal primeiro, mesmo que essa possa não ser a condutora primária da disfunção. Por exemplo, um cliente apresenta-se com exacerbação aguda de dor lombar após jogar tênis. Na avaliação, o treinador ou terapeuta descobre uma falta de rotação interna do quadril esquerdo (sua perna principal, se ele for um tenista destro), padrões respiratórios insatisfatórios, rigidez no tórax e dorsiflexão diminuída no tornozelo e determina uma lesão de flexão lombar como a fonte da dor nas costas do paciente. Embora a rotação insuficiente do quadril ou a perda de amplitude de movimento do tornozelo, após uma fratura do tornozelo vários anos atrás, possam ser a raiz do problema, o problema mais imediato é a dor lombar aguda e a instabilidade. Pode ser necessário estabilizar a lombar e melhorar os padrões respiratórios antes de tratar o tornozelo e os problemas do quadril, para fornecer ao paciente alívio mais imediato. Se o mesmo cliente estiver apresentando sintomas e resultados idênticos durante sua avaliação funcional, embora sua dor seja crônica, agora a abordagem pode mudar para melhorar o maior condutor da disfunção, quer o treinador ou terapeuta ache que seja um problema respiratório, do tornozelo ou do quadril. A direção que o treinador ou terapeuta toma depende dos problemas e objetivos atuais do cliente, dos resultados de sua avaliação funcional e da intuição do treinador ou do terapeuta.

Como a abordagem de exercício corretivo pode ser baseada na intuição? Infelizmente, quando se trata do corpo humano, nem tudo pode ser baseado na evidência empírica. A informação que a avaliação fornece e a estratégia corretiva utilizada são baseadas em múltiplos fatores, sendo que apenas uma é evidência empírica. À medida que Collins discute no livro, *How The Mighty Fall,* a falta de evidência para sustentar algo não invalida sua ocorrência. Ele utiliza o exemplo do câncer e como a falta de evidência de câncer no corpo não significa que o paciente não o tenha, apenas que os métodos usados para testar o câncer não mostram nenhum sinal dele. Da mesma forma, no seu livro *The Black Swan*, Taleb discute como a falta de evidência de um cisne negro, sustentado pelo processo de pensamento de "Eu nunca vi e não conheço ninguém que tenha visto um cisne negro", significa que não existe algo como um cisne negro (Taleb, 2007). No seu trabalho inovador sobre o inconsciente adaptativo e por meio de um processo chamado *"thin slicing"* (algo como decidir com base em finas fatias de informação), Gladwell (2005) descreve como a mente inconsciente de um especialista pode fazer avaliações razoavelmente acuradas, mesmo quando tem pouco tempo ou pouca informação sobre um determinado tópico, e às vezes quando muita informação é apresentada, o processo de tomada de decisão pode ser sobrecarregado, um termo descrito como "paralisia por análise". Essa noção de que às vezes menos é mais é sustentada por Taleb. Taleb descreve como um aumento na informação não leva necessariamente a um aumento nas predições corretas, apenas um aumento na confiança que o indivíduo sente sobre aquelas predições.

> "... em um outro experimento narrado, o psicólogo Paul Slovic solicitou a apostadores selecionarem a partir de 88 variáveis, em corridas de cavalos passadas, aquelas que eles consideraram úteis na computação das probabilidades. Essas variáveis incluíram toda sorte de informações estatísticas de desempenhos passados. Os apostadores receberam as 10 variáveis mais úteis, depois foram solicitados a predizer os resultados das corridas. Então eles receberam mais 10 e foram solicitados a predizer novamente. O aumento no conjunto de informações não levou a um aumento na sua precisão; sua confiança nas suas escolhas, por outro lado, aumentou acentuadamente. A informação provou ser tóxica." (Taleb, pág. 145)

Por outro lado, isso não quer dizer que um teste irá produzir todas as informações necessárias para fornecer uma análise racional para uma estratégia corretiva específica. Por exemplo, alguns indivíduos irão escolher observar o agachamento com as mãos acima da cabeça como a base de sua abordagem corretiva, defendendo que a adução do quadril (os joelhos indo para uma posição em valgo) é um sinal de adutores tensos e abdutores dos quadris fracos. Os braços se movendo para frente significa um comprimento insuficiente do latíssimo do dorso ou falta de extensibilidade da fáscia toracolombar. Se o calcanhar sai do solo, então a culpa é de tensão no tendão calcâneo e no gastrocnêmio. Embora cada uma dessas suposições seja válida com base na avaliação do agachamento com as mãos acima da cabeça, elas são apenas isso – suposições. Sem provar a suposição com um teste de acompanhamento mais direto, por exemplo, uma avaliação da amplitude de movimento nos adutores e um teste de força sobre os abdutores do quadril no caso de joelhos em valgo, o avaliador está criando uma falsa premissa com base nas suas próprias ideias preconcebidas.

Portanto, a avaliação é uma combinação de teste objetivo, intuição clínica e experiência, enquanto limita os preconceitos pessoais. Como todas as avaliações possuem um nível de tendência, o objetivo da triagem de avaliação deve ser eliminar o máximo das tendências pessoais e fazer testes adicionais que confirmem ou contestem os achados. O outro objetivo dos critérios de seleção é tornar cada teste fácil de administrar enquanto fornece uma avaliação relativamente consistente dos resultados, a despeito do avaliador. Esses testes foram escolhidos com esse objetivo em mente, embora o teste muscular funcional apresente alguns desafios com a relação à confiabilidade interavaliador, se o avaliador nunca realizou um teste muscular de precisão antes. Nesses casos, o avaliador ou terapeuta pode omitir os testes musculares e permitir que os outros testes conduzam a estratégia corretiva, de reabilitação ou de treinamento que é implementada. Quando necessário, o treinador ou terapeuta pode realizar testes adicionais para esclarecer o quadro clínico.

	Avaliação funcional
Em pé	Postura Postura unipodal Bom dia (*Good morning*)
Sentado	Flexão de quadril na posição sentada Flexão e abdução de ombro na posição sentada
Em supino	Tórax: posição, mobilidade e respiração Amplitude de movimento interna: ombros e quadris Amplitude de movimento do tornozelo Testes musculares manuais
Teste adicional	Flexão de braços (apoio): no chão, contra uma maca, ou contra uma parede

POSTURA

A postura é o posicionamento dos ossos, das articulações e dos tecidos moles do corpo. A postura normal de repouso requer pouca contração muscular ou energia, e dessa forma é vista como fisiologicamente eficiente. A postura apropriada é a sincronização dos tecidos contráteis e não contráteis para atingir o centramento articular ideal sobre um centro de gravidade equilibrado.

Atingir postura neutra é importante para manter as relações de comprimento-tensão adequadas em toda a cadeia cinética. Essa é considerada a extensão na qual os músculos podem desenvolver tensão máxima devido à otimização das pontes cruzadas dos filamentos de actina e miosina. Se essa relação muda, o sistema nervoso é requerido a recrutar uma sinergia ou estratégia muscular diferente para criar a estabilização ou o padrão de movimento desejado.

Uma avaliação postural é um componente na análise do sistema musculoesquelético, visto que ela fornece uma apresentação global da estratégia de estabilização do paciente. Além disso, a avaliação postural fornece ao treinador ou terapeuta um ponto de partida para iniciar a estratégia de exercício corretivo enquanto fornece uma ferramenta para monitorar o progresso do paciente. À medida que a avaliação postural faz parte de uma avaliação completa, ela não pretende substituir uma avaliação funcional. A avaliação postural mostra ao examinador o resultado da estratégia particular do cliente, ao passo que a avaliação funcional inicia o processo de imaginar por que o paciente adotou essa estratégia.

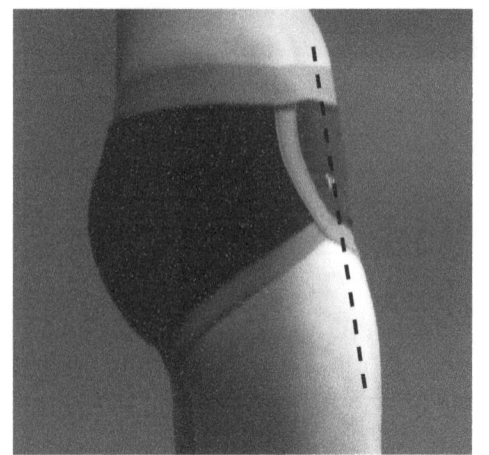

Por exemplo, se um cliente está em pé em uma inclinação pélvica posterior, com ativação excessiva do quadril posterior profundo, e seu quadril está posicionado anteriormente dentro do acetábulo, é seguro afirmar que quando ele coloca carga no quadril durante padrões de movimento funcionais, tais como agachamento e avanço, ele irá usar esse tipo de estratégia de "preensão" (imagem à esquerda). Esse achado deve ser confirmado palpando o trocânter maior e o acetábulo e monitorando sua relação durante a avaliação da postura unipodal.

Observe que a espinha ilíaca anterossuperior (EIAS) está posterior à sínfise púbica na imagem à esquerda.

A avaliação postural começa observando-se o cliente de frente, de costas e de ambos os lados. O treinador ou terapeuta observa o alinhamento do cliente e a estratégia em particular que ele está usando para se manter naquela postura. O comprometimento do cliente com sua estratégia pode ser determinado ao tentar movê-lo levemente. Por exemplo, com o cliente em pé, de costas para o terapeuta, ele pode ser gentilmente empurrado de um lado para o outro para determinar o grau de rigidez com o qual ele está mantendo seu corpo. Na postura relaxada normal, o cliente deveria estar usando primariamente uma estratégia de estabilização de tornozelo, de modo que não deveria haver muita rigidez global no seu sistema. Se o terapeuta não conseguir mover facilmente o cliente, provavelmente ele está utilizando uma estratégia de preensão ou de "firmar" *(bracing)**. Esse procedimento pode ser realizado nas seguintes regiões:

- O examinador empurra gentilmente o tórax do paciente de um lado para o outro para observar com que rigidez o paciente está mantendo seu tórax.
- O examinador tenta dobrar gentilmente os joelhos do cliente, um de cada vez, para determinar com que rigidez o paciente está mantendo sua extremidade inferior e com que facilidade ele consegue mover o joelho no plano sagital enquanto dorsiflexiona seu tornozelo. O examinador também pode mover as patelas – elas devem se mover livremente. A falta de mobilidade das patelas na posição de pé indica contração excessiva do quadríceps para estabilização.
- O examinador tenta rodar gentilmente a pelve ao redor da extremidade inferior para ver com que facilidade o paciente pode dissociar sua pelve dos seus quadris.

Outra estratégia de avaliação postural que pode ser uma ferramenta útil para o treinador ou terapeuta é reposicionar a postura do paciente para determinar seu comprometimento com aquela postura e com que eficácia ele muda os outros aspectos posturais (Lee, 2008). Por exemplo, o terapeuta observa a postura da cabeça para frente, depressão da escápula no lado direito, flexão lateral do tórax, pelve direita alta, rotação interna do quadril direito e um arco longitudinal achatado no pé direito. O terapeuta pode ajudar o paciente a atingir uma melhor posição do pé reestabelecendo a base do pé e ver qual efeito ele tem sobre o restante das alterações posturais. Se esse ajuste corrige a maioria dos defeitos posturais, esse é o local de entrada provável para o sistema do cliente e a maneira indicada de iniciar o exercício corretivo. Se esse processo não mudar drasticamente ou se ele piorar a postura do cliente, o terapeuta move para outra região do corpo e repete o procedimento.

---

*N. de R.T. Estratégia de "firmar" ou contrair a parede abdominal, técnica conhecida em inglês como *bracing*. Mais detalhes no próximo capítulo do livro.

AVALIAÇÃO POSTURAL

O objetivo desta seção não é descrever todas as nuances da postura ideal, mas apontar algumas das principais referências de alinhamento e defeitos posturais comuns que afetam diretamente o quadril e o ombro. O objetivo não é sugerir que outras áreas do corpo não têm um efeito direto sobre o quadril e o ombro, mas apontar a relação entre os complexos do ombro, tronco e quadril.

COLUNA, TÓRAX E PELVE

A coluna e o tórax devem estar sobrepostos verticalmente sobre a pelve com as costelas inferiores em uma posição relativamente caudal. Deve haver uma curva cifótica suave no tórax e curvas lordóticas suaves nas regiões cervical e lombar da coluna. Os ombros e a pelve devem estar nivelados sem desnivelamento excessivo, rotação anterior ou posterior, ou rotação transversa. A sínfise púbica deve alinhar-se verticalmente com as espinhas ilíacas anterossuperiores. O pescoço deve estar alongado com os olhos no nível do horizonte (ver imagens abaixo).

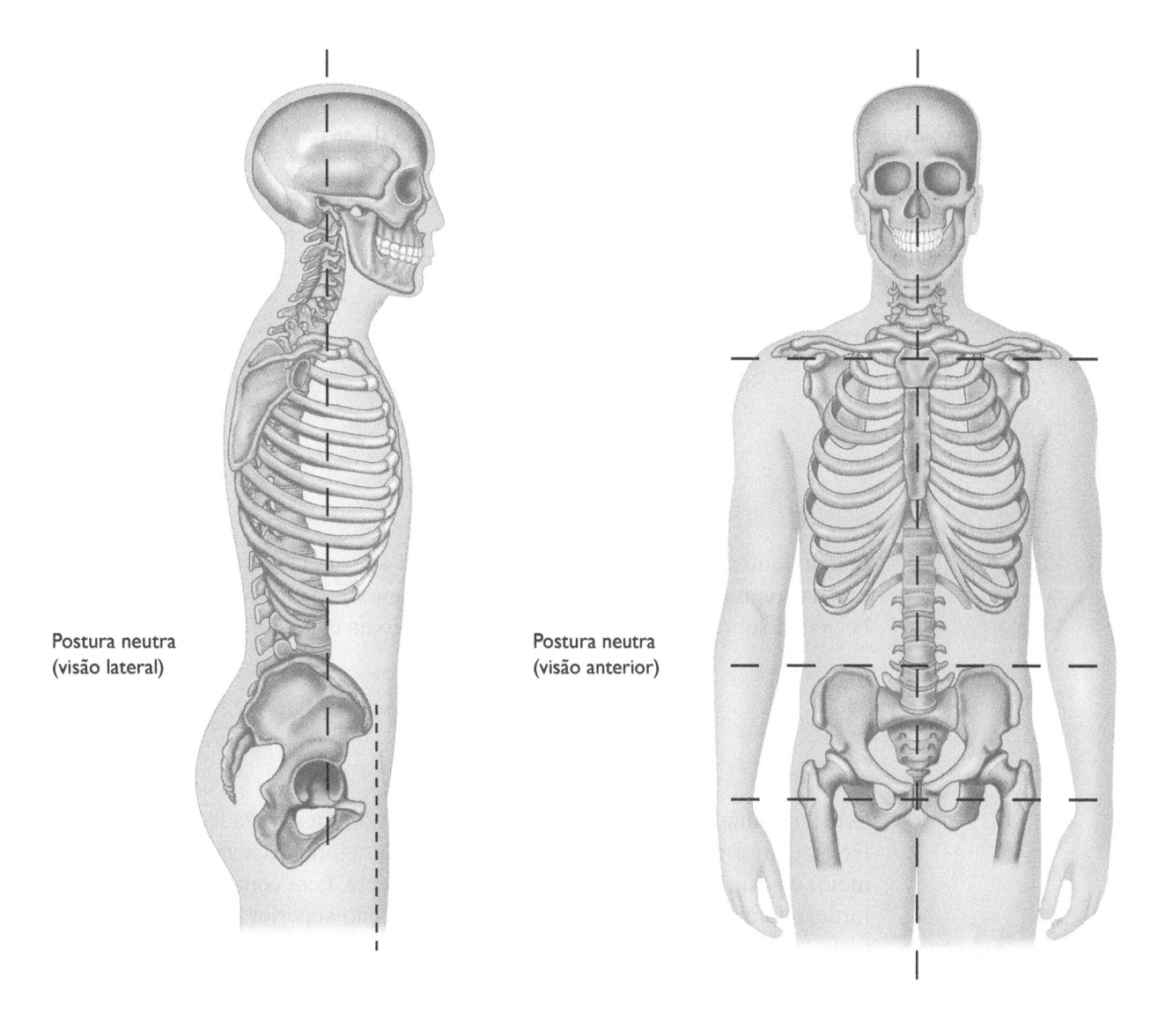

Postura neutra
(visão lateral)

Postura neutra
(visão anterior)

ESCÁPULA E ARTICULAÇÃO GLENOUMERAL

As escápulas devem estar posicionadas aproximadamente entre os níveis vertebrais de T2-T7. A borda medial deve estar relativamente paralela à coluna e aproximadamente 5 a 7,6 cm de distância dela. Se o ângulo inferior da escápula puder ser palpado mais próximo da linha média da coluna do que o ângulo superior, diz-se que o paciente tem rotação inferior da escápula. As escápulas devem repousar completamente alinhadas ao tórax. O afastamento da escápula é quando toda a borda medial move-se para longe do tórax, enquanto que escápula alada é quando apenas o ângulo inferior da escápula se afasta da caixa torácica. O úmero deve estar bem colocado na cavidade glenoidal, onde aproximadamente um terço da cabeça do úmero pode ser palpada diretamente sob a superfície anterior do acrômio. Se mais de um terço puder ser palpado, considera-se que o indivíduo tem uma posição anterior da cabeça do úmero. Os ombros devem estar em alinhamento neutro sem rotação interna ou externa excessiva. Em geral, a fossa do cotovelo deve estar virada para frente e as palmas das mãos devem estar viradas para o corpo na postura em repouso. O cliente está em rotação interna quando a fossa do cotovelo está virada para o corpo e as palmas das mãos estão viradas posteriormente. Uma maneira de avaliar se o alinhamento do ombro e do cotovelo se origina do mau posicionamento escapular ou de hiperatividade dos pronadores do antebraço é reposicionar passivamente as escápulas para uma posição mais ideal e verificar a posição da fossa do cotovelo e das mãos. Se o reposicionamento escapular muda o alinhamento do ombro e do cotovelo, é um problema de estabilização escapular e o treinador ou terapeuta pode começar trabalhando nisso. Contudo, se essa estratégia não muda a posição, é um problema local de restrição de cotovelo e da glenoumeral, e o paciente provavelmente precisa de estratégias de liberação específicas para as regiões do cotovelo e da glenoumeral.

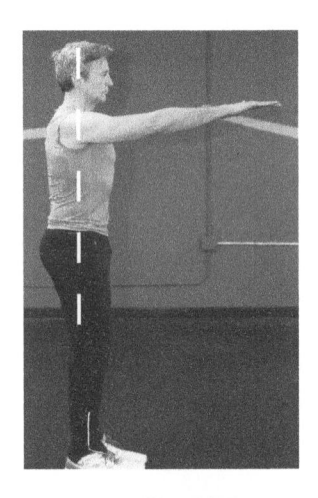

ALINHAMENTO NEUTRO DO TÓRAX E DA COLUNA

O indivíduo com esse alinhamento apresenta-se com curvaturas espinais neutras nas regiões torácica e lombar, mesmo com 90° de flexão de ombro. A cabeça está sobreposta ao tórax e há manutenção da caixa toracopélvica.

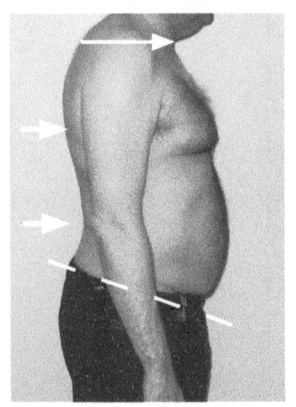

SÍNDROME CRUZADA SUPERIOR E INFERIOR DE JANDA

Este indivíduo apresenta-se com as clássicas síndromes cruzadas superior e inferior, conforme descrito por Janda. Há curvatura torácica aumentada (seta no meio) e posição da cabeça e do ombro para frente, bem como um aumento na lordose lombar (seta na base). Observe a posição superior da cabeça umeral (seta no topo). Essa postura é mais comum em indivíduos de meia-idade, naqueles que fazem trabalhos manuais e em pessoas com músculos superdesenvolvidos do sistema de estabilização superficial.

LORDOSE TORÁCICA

O indivíduo na imagem à direita apresenta uma curva lordótica desde o meio da coluna lombar até a coluna torácica superior. Essa é uma postura comum em indivíduos mais jovens e naqueles que se exercitam regularmente. É comum para os profissionais e terapeutas de condicionamento sugerir essa postura para os seus clientes utilizando instruções verbais como "levante o peito" ou "fique ereto". Esses indivíduos também apresentarão uma posição de cabeça e de ombro para frente e muitas vezes utilizam extensão torácica como uma estratégia para melhorar essa postura. Embora isso possa parecer um bom alinhamento, o aumento no tônus dos eretores pode levar a diminuições na mobilidade torácica e na capacidade desses indivíduos de atingirem uma excursão diafragmática posterior ideal.

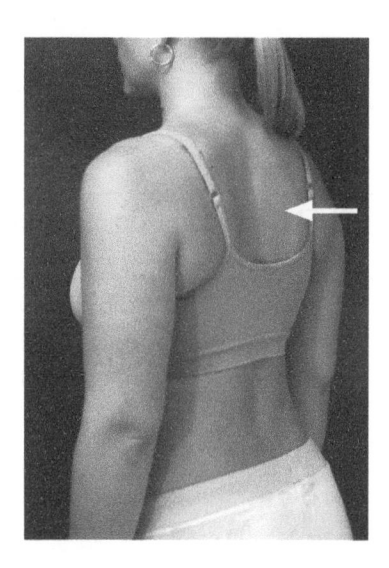

INCLINAÇÃO PÉLVICA POSTERIOR

A pessoa na imagem à direita apresenta uma inclinação posterior da pelve* e flexão lombar inferior. Ela está ativando excessivamente sua parede abdominal, indicada pela endentação aguda nesse local (imagem da direita). A palpação sobre a pelve lateral indica uma posição da cabeça femoral para frente e uma concavidade da musculatura glútea lateral. Essa é uma estratégia comum que os pacientes adotam e aquela que os treinadores e terapeutas sugerem aos seus clientes. Esses indivíduos devem aprender a relaxar sua parede abdominal e "espalhar" seus quadris, ou eles irão perpetuar suas disfunções de movimento.

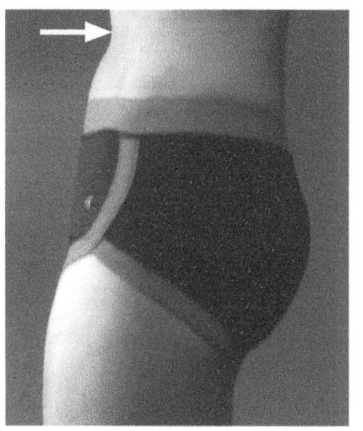

Chave para o sucesso
Postura e estratégias de prevenção

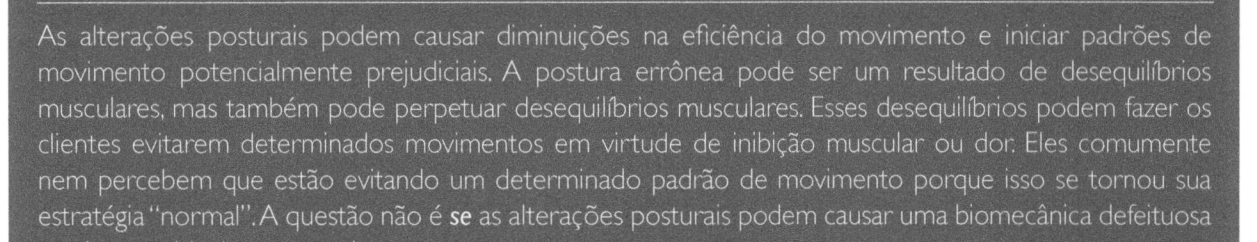

As alterações posturais podem causar diminuições na eficiência do movimento e iniciar padrões de movimento potencialmente prejudiciais. A postura errônea pode ser um resultado de desequilíbrios musculares, mas também pode perpetuar desequilíbrios musculares. Esses desequilíbrios podem fazer os clientes evitarem determinados movimentos em virtude de inibição muscular ou dor. Eles comumente nem percebem que estão evitando um determinado padrão de movimento porque isso se tornou sua estratégia "normal". A questão não é *se* as alterações posturais podem causar uma biomecânica defeituosa ou dano tecidual, mas *quando*.

IMPORTANTE: O objetivo do exercício corretivo é identificar a estabilização do cliente e a estratégia de prevenção que ele adota, melhorar o elo "fraco" e reestabelecer os padrões ideais de estabilização, posturais e de movimento.

---

*N. de R.T. Retroversão pélvica.

POSTURA UNIPODAL

OBJETIVO: Avaliar a capacidade do cliente em se equilibrar e também sua estratégia de estabilização na postura em uma perna só.

CLIENTE: Em pé com os braços ao lado do corpo e as pernas juntas, preferivelmente com os pés descalços ou com meias.

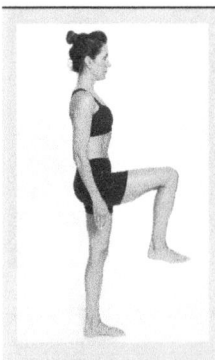

TESTE: O cliente levanta uma perna até aproximadamente 90°, sustenta-a por um segundo e a coloca de volta no chão; repetindo o procedimento do outro lado. Ele pode realizar isso várias vezes para permitir que o examinador perceba sua transição de uma perna para a outra.

INTERPRETAÇÃO: O cliente deve ser capaz de levantar sua perna com o mínimo deslocamento de peso sobre a perna de apoio.

Quadris e pelve: A pelve deve permanecer nivelada e centrada sobre o fêmur. A perda de estabilização no plano frontal irá resultar no clássico teste de Trendelenburg positivo. Um cliente pode compensar flexionando lateralmente seu tronco sobre a perna de apoio (Trendelenburg compensado). Os que usam a estratégia de "apertar os glúteos" irão conduzir a cabeça do fêmur para frente no acetábulo, à medida que eles tentam estabilizar seu quadril, criando uma concavidade ou depressão atrás do trocânter maior. O examinador pode palpar isso colocando os dedos levemente na frente e os polegares levemente atrás do trocânter maior da perna de apoio do paciente durante o teste. No quadril flexionado, o examinador também pode determinar a capacidade do paciente em dissociar seu quadril enquanto o traz para uma posição flexionada. A rotação interna da perna de apoio é outro sinal comum de estabilização insatisfatória no quadril durante o apoio em uma perna só.

A patela do paciente tende a rodar medialmente quando visualizada de frente, e a face articular da patela também roda lateralmente quando observada posteriormente. Esses pacientes irão demonstrar, além disso, atividade aumentada do tensor da fáscia lata e atividade diminuída nas fibras posteriores do glúteo médio durante a palpação da perna de apoio. O examinador pode observar hipertrofia do tensor da fáscia lata e atrofia no glúteo médio na palpação no cliente com dor crônica no joelho ou no quadril.

Coluna: Deve haver um alongamento da coluna e relativamente pouca rotação dela à medida que o quadril é flexionado. A flexão excessiva da coluna lombar ou extensão toracolombar no plano sagital ou rotação no plano transversal indica perda de estabilidade espinal.

Pé: O pé deve permanecer em uma posição relativamente estável da base sobre o solo, sem o movimento excessivo dos dedos em "garra" ou oscilação demasiada do tornozelo. A ação de garra dos dedos é considerada uma estratégia disfuncional.

BOM DIA (GOOD MORNING)

OBJETIVO: Avaliar a capacidade do cliente para estender a coluna torácica e rodar externamente seus ombros.

CLIENTE: Em pé com a cabeça e a coluna planos contra a parede, os ombros abduzidos a 90° e os cotovelos flexionados a 90°.

TESTE: O cliente mantém a posição da coluna e roda externamente os ombros. O examinador monitora a capacidade do paciente para manter a coluna alongada e rodar seus ombros, enquanto observa quaisquer assimetrias na amplitude de movimento.

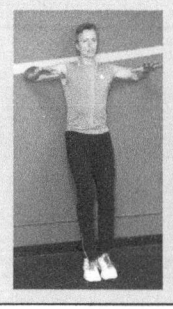

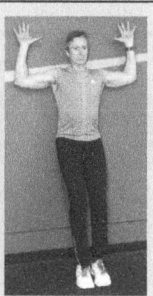

INTERPRETAÇÃO: O indivíduo deve ser capaz de manter a coluna contra a parede enquanto roda os ombros.

Cabeça e coluna: Muitos clientes serão incapazes de atingir uma coluna plana contra a parede. O objetivo não é necessariamente manter a coluna em uma posição plana contra a parede, mas ver onde o cliente é incapaz de alongar a coluna. Ele pode ter a cabeça à frente e extensão suboccipital excessiva, flexão torácica aumentada e/ou hiperextensão toracolombar que o proíbe de atingir essa posição. O examinador deve instruir o cliente, para que ele perceba o quão adaptativa é essa posição da coluna – se ele conseguir modificar a posição com dicas verbais, aquela área não é o condutor principal da disfunção. As regiões principais são aquelas em que o cliente é incapaz de se corrigir por meio de dicas verbais.

Ombro: O objetivo é inclinar posteriormente a escápula e deslizá-la ao redor do tórax para permitir que o paciente alcance uma posição relativamente plana do antebraço contra a parede. Raramente é a falta de rotação externa da glenoumeral a razão pela qual o cliente é incapaz de atingir essa posição. Em geral, é uma incapacidade de atingir extensão torácica suficiente além de sua falta de capacidade para inclinar posteriormente, deprimir e abduzir a escápula.

FLEXÃO DE QUADRIL NA POSIÇÃO SENTADA

OBJETIVO: Avaliar a capacidade do cliente em flexionar seu quadril enquanto estabiliza sua coluna apoiada em um quadril apenas.

CLIENTE: Sentado na borda da maca com as pernas pendentes para fora da borda e os braços flexionados a 90°.

TESTE: O cliente levanta uma perna, sustenta-a por um segundo e coloca-a de volta na maca, repetindo o procedimento do outro lado. O cliente pode realizar isso várias vezes para permitir que o examinador perceba a transição de uma perna para a outra.

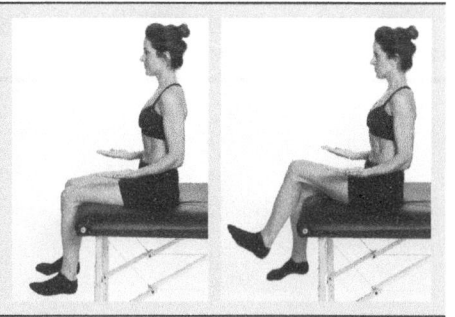

INTERPRETAÇÃO: A postura sentada limita a participação da parte inferior das pernas na avaliação da estabilidade da coluna. O cliente deve ser capaz de levantar a perna com mínimo deslocamento de peso sobre o quadril estacionário. Ele tende a balançar e/ou flexionar lateralmente a coluna na presença de problemas na dissociação ou estabilidade da flexão de quadril no complexo lombo-pélvico-quadril estacionário.

Coluna: Deve haver um alongamento da coluna e relativamente pouca rotação dela à medida que o cliente flexiona o quadril. Flexão excessiva da coluna no plano sagital, flexão lateral do tronco ou rotação no plano transversal indica perda de estabilidade espinal e/ou dissociação ruim do quadril.

FLEXÃO E ABDUÇÃO DE OMBRO NA POSIÇÃO SENTADA

OBJETIVO: Avaliar a capacidade do paciente em dissociar a articulação glenoumeral e estabilizar a articulação escapulotorácica durante flexão e abdução do ombro. Avaliar a mobilidade e a estabilidade na parte superior do tórax enquanto se faz uma comparação bilateral de amplitude de movimento.

CLIENTE: Sentado na borda da maca com as pernas pendentes para fora e os braços estendidos.

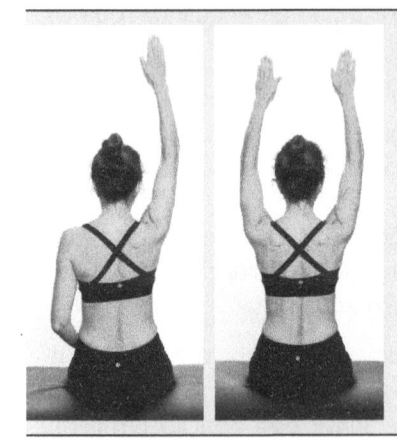

TESTE: O cliente levanta um braço estendido acima da cabeça (flexão do ombro e extensão do cotovelo), sustenta por um segundo e abaixa o braço, repetindo o procedimento do outro lado. Ele realiza esse teste unilateral e bilateralmente. Ele repete esse teste para abdução, realizando versões unilaterais e bilaterais.

INTERPRETAÇÃO: O cliente deve ser capaz de levantar o ombro com mínima mudança na posição da coluna ou da cabeça. Unilateralmente, a coluna deve permanecer relativamente reta durante a flexão e flexionar levemente para a lateral para longe do lado do braço que está sendo levantado durante a abdução. A coluna deve estender levemente no plano sagital durante a flexão e abdução bilaterais. O movimento deve ser razoavelmente simétrico nos dois lados. Uma diferença na amplitude de movimento de 10° ou mais é considerada significativa.

Considerações excêntricas: O paciente deve ser capaz de controlar sua escápula excentricamente à medida que ele abaixa o braço. Portanto, é particularmente importante observar diretamente a escápula com o paciente do sexo masculino sem camisa e do sexo feminino usando um *top*. Se o examinador não conseguir ver a escápula, ele deve palpar levemente ao redor das bordas mediais e laterais da escápula à medida que o cliente realiza o movimento. Proeminência do ângulo escapular inferior e uma descida rápida e descoordenada da escápula quando o cliente abaixa o braço são sinais comuns de controle escapular insatisfatório.

TÓRAX: POSIÇÃO, MOBILIDADE E RESPIRAÇÃO

OBJETIVO: Determinar a posição e a mobilidade do tórax do paciente, além de seus padrões respiratórios. Essas avaliações irão ajudar a ditar as estratégias de estabilização e respiração do cliente.

CLIENTE: Deitado em supino sobre a maca com as pernas estendidas e os braços ao lado do corpo.

TESTE: O examinador primeiro observa a posição do tórax e a estratégia de respiração em repouso do cliente. Depois o cliente é solicitado a realizar uma inspiração e expiração máximas, durante as quais a estratégia do cliente é observada novamente. Por fim, o examinador realiza o teste de mobilidade da caixa torácica colocando suas mãos sobre a caixa torácica do paciente e movimentando-a levemente de um lado para o outro ao longo de seu comprimento.

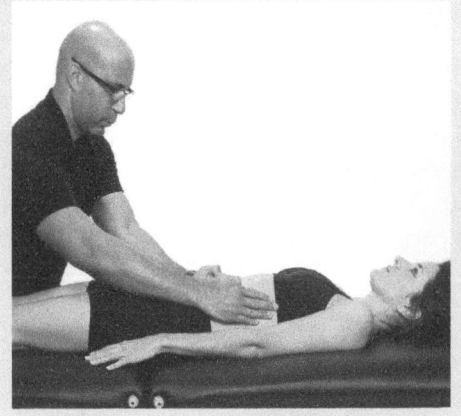

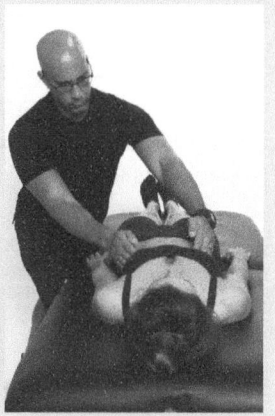

INTERPRETAÇÃO: Tórax: A caixa torácica deve estar simetricamente plana sobre a maca, com leves curvas lordóticas observadas nas colunas cervical e lombar e uma leve cifose na coluna torácica. Durante o teste de mobilidade da caixa torácica, o tórax deve estar flexível e demonstrar mobilidade relativamente igual dos dois lados. A falta de facilidade no movimento durante o teste de mobilidade indica rigidez, secundária à rigidez global por uma estratégia de "garra" ou falta global de mobilidade articular no tórax. Isso é comum em indivíduos com dor crônica nas costas, levantadores de peso, fumantes e naqueles com asma, alergias e distúrbios respiratórios crônicos similares que desenvolvem um tórax relativamente grande e imóvel. O cliente também pode ser testado para uma diástase do músculo reto abdominal* por meio da realização de um *mini-crunch*,** observando a distensão da linha média ou palpando um hiato entre os dois lados dos músculos retos do abdome. Embora comum em mulheres no parto e pós-parto, isso também é encontrado em muitos homens com sobrepeso devido ao alargamento do ângulo esternocostal inferior bem como a utilização de uma estratégia de estabilização intra-abdominal inadequada.

Respiração: Durante a respiração, deve haver um movimento tridimensional, ou seja, as costelas devem se mover de superior para inferior, lateralmente e de anterior para posterior. A presença de respiração da via aérea superior e abdominal com falta de movimento na caixa torácica são sinais comuns de disfunção respiratória. Esses indivíduos em geral também irão demonstrar hipertrofia dos escalenos e do esternocleidomastóideo, visto que eles tendem a usar excessivamente os músculos acessórios da respiração. Eles irão apresentar postura com a cabeça projetada à frente e extensão suboccipital por estarem utilizando excessivamente os músculos do pescoço para respiração e para elevação do tórax. Essa estratégia também leva a um ângulo aumentado da caixa torácica e deslocamento das costelas inferiores.

Ombro: Os ombros irão ficar fora da mesa devido ao encurtamento do peitoral menor como resultado de seu uso excessivo como um músculo acessório da respiração. O uso crônico dessa estratégia irá fazer o peitoral menor puxar a escápula para cima e por sobre o tórax, resultando em escápula alada.

---

*N. de R.T. Separação desse músculo na linha média (linha alba).
**N. de R.T. Exercício abdominal tradicional (supra-abdominal) com amplitude reduzida.

AMPLITUDE DE MOVIMENTO INTERNA: OMBROS E QUADRIS

OBJETIVO: Avaliar a capacidade do cliente em dissociar suas articulações glenoumerais e coxofemorais e comparar a amplitude de movimento dos dois lados.

CLIENTE: Deitado em supino sobre a maca com os braços e as pernas estendidos.

TESTE: Ombros: O cliente abduz o ombro a 90° e flexiona o cotovelo a 90°. O cliente roda ativamente o ombro, repetindo o procedimento em ambos os lados. O examinador pode guiar o braço levemente para assegurar a rotação axial pura. O examinador então roda passivamente o ombro do paciente internamente, palpando as superfícies anterior e posterior da cabeça do úmero, observando a amplitude de movimento e se o paciente mantém ou não um eixo puro de rotação. A amplitude de movimento do cliente e o controle glenoumeral de um lado para o outro é então comparado. A rotação externa também pode ser verificada.

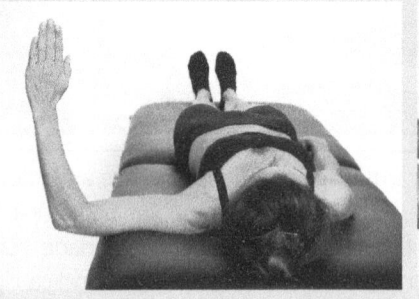

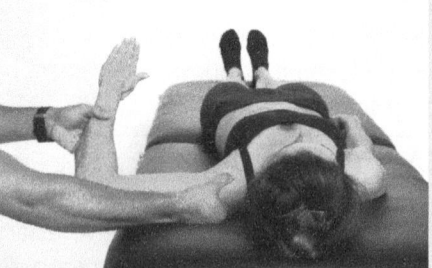

Quadris: O cliente realiza ativamente a rotação interna dos quadris, um de cada vez, e o examinador observa a amplitude de movimento bilateralmente. O examinador fica de frente para o cliente e agarra o seu tornozelo, logo acima dos maléolos, fazendo rotação interna passiva do quadril (imagens à direita). Isso é repetido do outro lado, comparando a amplitude e a sensação final relativa do movimento. A rotação externa também pode ser verificada.

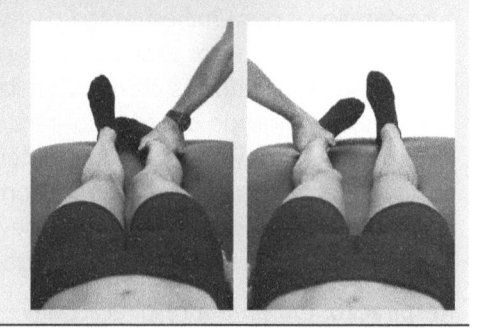

INTERPRETAÇÃO: O cliente deve ser capaz de manter um eixo ideal de rotação e demonstrar uma amplitude de movimento relativamente simétrica. Uma diferença de 10° ou mais na amplitude de movimento é considerada significativa.

Ombros: É comum ver o úmero deslizar anteriormente nas fases ativa e passiva do exercício na presença de rigidez na cápsula articular posterior e/ou encurtamento dos rotadores externos (redondo menor e infra-espinal). Nesses casos, o examinador recoloca ativamente a cabeça do úmero na cavidade glenoidal e repete o teste. Em geral, há uma restrição significativa na amplitude de movimento disponível e as assimetrias tornam-se mais aparentes.

Quadris: O cliente com restrição na rotação interna do quadril pode flexionar o joelho e/ou rodar a pelve na presença de rotação limitada de quadril.

AMPLITUDE DE MOVIMENTO DO TORNOZELO

OBJETIVO: Avaliar a capacidade de amplitude de movimento de tornozelo do cliente enquanto se faz uma comparação bilateral dessa amplitude.

CLIENTE: Deitado em supino sobre a maca com as pernas estendidas.

TESTE: O cliente realiza ativamente a inversão e a dorsiflexão de um tornozelo e repete do outro lado (imagens da esquerda e do centro). O examinador então realiza passivamente a inversão e dorsiflexão do tornozelo do cliente até sua amplitude final, comparando a amplitude de movimento passiva com a amplitude ativa do indivíduo, bem como entre os tornozelos esquerdo e direito (imagem à direita).

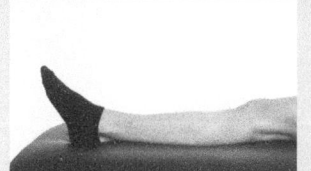

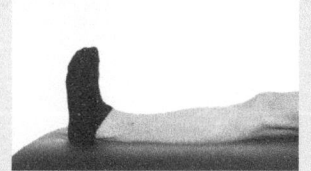

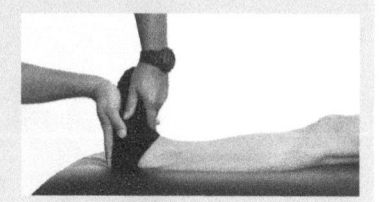

INTERPRETAÇÃO: O cliente deve ser capaz de atingir um mínimo de 10° de dorsiflexão do tornozelo que é requerida para marcha não compensada (Michaud, 1997). O examinador compara amplitudes de movimento bilaterais e observa se o lado restrito tem uma sensação final rígida, abrupta ou elástica. Uma sensação final rígida, abrupta, em geral indica um bloqueio articular, ao passo que uma sensação final elástica é geralmente o resultado de rigidez da região posterior. A primeira requer mobilização articular por um quiroprata, osteopata ou fisioterapeuta, enquanto a última irá responder a uma estratégia de liberação direta no tecido mole. Diminuição na dorsiflexão do tornozelo é uma causa comum de movimento compensatório no joelho e/ou pé.

Chave para o sucesso
Teste muscular e as Cadeias Musculares

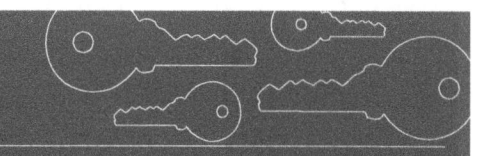

Os músculos, fáscia e ligamentos estão intimamente conectados, formando cadeias por todo o corpo humano. Assim como uma corrente é tão forte quanto seu elo mais fraco, essas cadeias de tecidos são tão fortes quanto seu elo mais fraco. O valor do teste muscular é que os elos "fracos" ou inibidos individualmente na cadeia podem ser descobertos por meio de testes musculares específicos.

IMPORTANTE: O teste muscular deve ser incluído como um componente valioso do processo de avaliação.

FLEXÃO DE BRAÇOS (APOIO)

OBJETIVO: Avaliar a capacidade do cliente em estabilizar seu cilindro toracopélvico (CTP), além de adicionar carga, centrar e dissociar o complexo do ombro.

CLIENTE: Assumir uma posição de flexão de braços no solo. O teste pode ser modificado usando a borda de uma maca ou uma parede para os clientes que não possuem a força ou estabilidade de se abaixar até o chão.

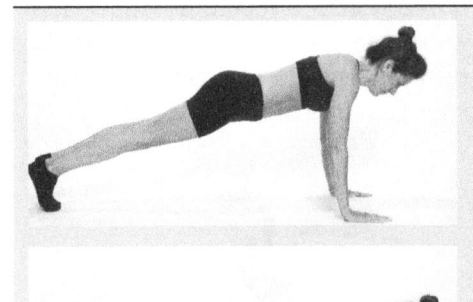

TESTE: O cliente realiza uma flexão, abaixando-se até o chão e empurrando-se de volta para a posição inicial. Se uma flexão é bem realizada, o cliente realiza uma série de 3 a 10 repetições (dependendo da sua capacidade) para determinar quantas podem ser realizadas antes a perda da execução correta. Anote em qual repetição e em que momento se perdeu a correta técnica.

INTERPRETAÇÃO: O paciente deve ser capaz de manter a coluna e as escápulas estáveis durante todo o padrão de movimento.

Cabeça e coluna: O paciente irá protrair sua cabeça e/ou fazer extensão suboccipital durante o teste, indicando possível perda da estabilização profunda pelos músculos longo da cabeça e do pescoço.

Tronco e coluna: O paciente pode hiperestender por meio da junção toracolombar e flexionar por meio das regiões torácica e/ou lombar da coluna, indicando que ele perdeu capacidade intrínseca para estabilizar o cilindro toracopélvico.

Escápulas: As escápulas devem permanecer niveladas com o tórax durante o padrão de movimento. Elas devem aduzir levemente durante a fase excêntrica, ou de abaixamento, e abduzir levemente durante a fase concêntrica, ou de levantamento, do teste. A adução escapular excessiva durante a fase excêntrica, ou abdução durante a fase concêntrica, acompanhada por afastamento da escápula, escápula alada ou rotação inferior durante qualquer parte do teste é uma indicação de estabilidade escapular insuficiente.

Quadris e pernas: A flexão do quadril e/ou flexão do joelho pode indicar tensão nessas áreas, mas também são sinais de problemas na estabilização toracopélvica.

TESTE MUSCULAR FUNCIONAL

"Quase toda condição... envolve alguma forma de disfunção muscular e inibição. O TMM (teste muscular manual), quando ensinado e executado apropriadamente, fornece aos profissionais a capacidade exclusiva de diagnosticar esses problemas." (Cuthbert, 2009)

O teste muscular funcional (TMF) pode ser utilizado como uma ferramenta de avaliação importante no desenvolvimento de um exercício corretivo, treinamento ou estratégia terapêutica. Embora esteja além do objetivo deste livro discutir todas as nuances ou o grande número de testes musculares manuais (TMM), seu uso como uma ferramenta de avaliação é incomparável. Embora algumas pessoas questionem a validade, a precisão e a utilidade do teste muscular, se realizado apropriadamente, um TMM preciso pode fornecer informação valiosa ao examinador sobre a função do sistema nervoso e a integridade do sistema de estabilização dos clientes.

Muitos leitores estão familiarizados com o TMM tradicional, que é ensinado em escolas de medicina, quiropraxia e fisioterapia. O TMM como parte de uma avaliação funcional, demonstrado no livro *Muscles: Testing and Function, Fifth Edition* de Kendall, McCreary, Provance, Rodgers e Romani, 2005. Esse tipo de TMM testa a força específica de um músculo a uma força aplicada.

O TMM foi posteriormente expandido por George Goodheart por meio de seu uso em Cinesiologia Aplicada (*Applied Kinesiology*). Em vez de testar a força global de um músculo, o Dr. Goodheart utilizou o que mais tarde seria chamado de "teste muscular como neurologia funcional" como uma avaliação de quão eficiente o sistema nervoso era no controle do sistema muscular (Walther, 2000). Esse sistema de teste muscular não testou a força ou a fraqueza, mas como o músculo reagiu a uma força aplicada.

"Em muitos casos, os resultados de um teste não dependem se o músculo é ou não é forte ou fraco, mas como o sistema nervoso controla o músculo." (Walther, 2000)

Um aluno de Goodheart, o falecido Alan Beardall, D.C., iria expandir o uso de TMM e foi o primeiro a demonstrar por mais de 300 testes musculares, um para cada divisão específica de um músculo (Beardall, 1982). Acreditando que os músculos eram as unidades de demonstração (de dados) do corpo (Buhler, 2004), Beardall demonstrou que, mesmo na presença de um teste muscular manual forte, um músculo poderia mostrar-se fraco se cada divisão muscular individual fosse testada individualmente. Ele desenvolveu um sistema de avaliação e correção dessa inibição muscular que, por fim, formou a base da Cinesiologia Clínica.

Além disso, Beardall foi o pioneiro em testar cada divisão muscular na sua respectiva posição encurtada ou posição que melhor aproximasse a origem e a inserção. Na opinião dele, os mecanorreceptores musculares eram mais sensíveis na posição alongada e menos sensíveis na posição encurtada (Buhler, 2004). Ele, portanto, criou uma série de testes musculares específicos para examinar cada divisão muscular individual em sua respectiva posição encurtada. Vários conceitos de teste muscular de Goodheart e de Beardall podem ser encontrados no teste muscular funcional (TMF) – especificamente, o uso da posição encurtada do músculo, a resistência constante de dois segundos em vez da resistência regularmente crescente que é aplicada ao músculo e a interpretação de um músculo forte, intacto *versus* um músculo fraco, inibido.

OBJETIVO DO TESTE MUSCULAR FUNCIONAL

O TMF avalia a capacidade funcional do sistema nervoso para reagir a uma força aplicada. Em outras palavras, é testar a reação do sistema nervoso a uma demanda imposta. Uma força é aplicada a uma posição articular específica e a resposta do sistema nervoso é observada. O princípio por trás do TMF é que se o sistema neuromusculofascial (NMF) não puder demonstrar força de estabilização adequada nas posições controladas de teste, ele será forçado a utilizar estratégias de substituição e de compensação quando solicitado a realizar padrões de movimento funcionais. Conforme mencionado, além de uma anamnese completa e de uma triagem de movimento, o TMF pode ajudar a formular uma avaliação muito consistente da função do sistema nervoso global de um cliente.

O TMF pode ser realizado como parte de uma sessão de treinamento ou de terapia e também antes e depois da sessão. De um modo geral, se um paciente apresenta-se em uma sessão de treinamento ou de terapia e passa em todos os três testes musculares (ver seção de teste muscular adiante), ele em geral é considerado em uma boa condição para progredir naquela sessão. Contudo, se o paciente apresenta-se com instabilidade global ou dor em um ou mais desses testes, colocar uma carga adicional em exercícios funcionais provavelmente irá sobrecarregar seu sistema neuromusculofascial. Ele irá requerer algum tipo de estratégia de ativação (ver mais adiante a seção sobre estratégias de ativação) antes de progredir para exercícios funcionais. É importante observar que um bom exercício corretivo, uma boa sessão de treinamento ou terapia nunca deve fazer com que um músculo, que previamente testou forte, teste fraco ao final.

No final da sessão, o TFM é realizado para assegurar que o exercício corretivo, o programa de treinamento ou a sessão de tratamento tenha sido bem-sucedida, isto é, houve uma melhora da função. Se o cliente permanecer forte (no teste), provavelmente ele respondeu bem aos estímulos daquela sessão. Contudo, se o cliente tiver um resultado fraco no teste após a sessão, é possível que a estratégia de treinamento ou a estratégia corretiva estava incorreta ou que a carga era muito grande para o estado atual de seu sistema neuromuscular (SNM), causando inibição. Um teste fraco após um teste previamente forte é uma indicação de que o SNM não aceitou a intervenção de uma maneira positiva. Nesses casos, o treinador ou o terapeuta deve reavaliar primeiro o tipo de intervenção que foi utilizada (Os exercícios foram muito intensos? Eles causaram fadiga no cliente? Eram os exercícios corretos? etc.), e depois, o tipo de estratégia que o cliente estava usando para realizar os exercícios (Ele estava respirando corretamente? Era capaz de manter o centramento articular favorável durante os exercícios corretivos? Ele parou os exercícios uma vez que era incapaz de manter respiração ideal e o centramento articular? etc.). As considerações prévias são fatores muito importantes para considerar, especialmente durante as fases de reabilitação e de exercícios corretivos de um programa, e o teste muscular pode ajudar a formular as respostas para aquelas questões quando realizado antes e depois de o paciente realizar o exercício.

FORÇA FUNCIONAL E ESTABILIDADE FUNCIONAL

Os termos "fraco" e "forte" são muitas vezes usados para determinar os resultados de um teste muscular e são apropriados para TMM tradicional. Contudo, o TMF não avalia a força muscular, mas a capacidade do sistema nervoso em sustentar uma determinada posição de teste. Em outras palavras, o TMF avalia a estabilidade em vez da força. Portanto, um teste "forte" irá indicar que o sistema nervoso pode gerar estabilidade ideal, ao passo que um teste "fraco" irá indicar inibição muscular daquele músculo particular e/ou instabilidade da articulação. Por exemplo, a inibição do supraespinal permite um deslocamento superior da cabeça do úmero durante a abdução do ombro, o que diminui a capacidade de gerar força adequada, causando uma fraqueza no teste de abdução do ombro porque a cabeça do úmero não permanece centrada na cavidade glenoidal.

Da mesma forma, a instabilidade da coluna cervical pode criar um teste muscular fraco, porque o sistema nervoso estará protegendo a coluna cervical da força que está sendo conduzida para ela por meio do ombro. Uma maneira de diferenciar entre esses dois cenários é realizar uma técnica de descompressão da coluna cervical. Pode ser qualquer combinação de tração leve, manipulação da coluna, respiração e/ou fazer o paciente visualizar o alongamento de seu pescoço e relaxar a tensão nessa área e na parte superior do ombro. A escolha da técnica a ser usada será baseada no âmbito de atuação do treinador ou terapeuta e no conhecimento da técnica. O teste de abdução do ombro é então repetido, e se a técnica que foi utilizada melhorar a capacidade do paciente em manter o teste, provavelmente é um problema de estabilização da coluna proximal. Se o paciente ainda for incapaz de manter a posição do teste, possivelmente é um problema local do ombro, que requer testes adicionais para determinar a disfunção. Esse procedimento pode ser utilizado no tronco, com o teste de flexão lateral do tronco e na extremidade inferior com o teste de abdução do quadril. O aspecto importante a ser observado é que os músculos frequentemente podem testar fracos na presença de instabilidades proximais. Em outras palavras, a incapacidade de respirar corretamente e estabilizar o CTP podem levar à inibição das extremidades, que é outra razão pela qual o TMF pode ser uma parte valiosa do processo de avaliação.

PADRÕES DE SUBSTITUIÇÃO

O benefício adicional do teste muscular é que ele permite que o treinador ou terapeuta detecte padrões de substituição. É comum ter um cliente que não consegue manter a estabilidade durante um padrão de movimento em particular e para o qual uma dica verbal não ajuda a corrigir sua posição. Considere, por exemplo, o cliente que não consegue manter a pelve neutra durante um padrão de agachamento em base alternada. O treinador ou terapeuta tenta dar uma dica verbal ou cinestésica ao cliente, mas as dicas não modificam a sua incapacidade em manter o alinhamento correto. Testar os músculos que ajudam a manter a pelve neutra, principalmente os rotadores e abdutores do quadril, pode ajudar o treinador ou terapeuta a observar as posições de teste que o paciente teve dificuldade em realizar e/ou manter, visto que essas provavelmente serão as regiões que contribuem para a disfunção do movimento.

Padrões de substituição comuns incluem rigidez global e *bracing* (estratégia de "firmar" ou contrair a parede abdominal), flexão do pescoço, hiperextensão ou flexão da coluna e encolher o abdome (*abdominal hollowing*).

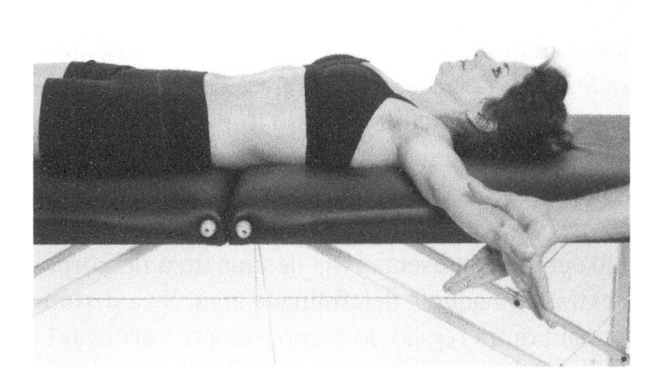

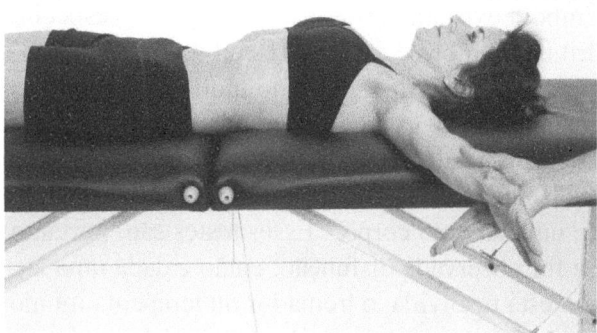

O cliente demonstra um padrão de estabilização de tronco ideal durante o teste muscular da extremidade superior; observe como é mantida a posição inferior da caixa torácica (imagem da esquerda). Observe o encolhimento do abdome e a elevação da caixa torácica, indicando um padrão ruim de estabilização do tronco em relação a uma força aplicada (imagem à direita).

RESISTÊNCIA

Conforme mencionado, o TMF está testando a reação do sistema nervoso, não a força global do músculo. Portanto, o treinador ou terapeuta irá aplicar uma pressão direta e regular aos músculos e não tentar subjugar o cliente. O cliente aplica uma força perpendicular ao membro a ser testado, ou ao tronco, de uma maneira uniforme e firme. O treinador ou terapeuta aplica uma força para igualar a resistência do cliente por dois segundos (contando "mil e um, mil e dois") e então cessa a força aplicada. O cliente deve ser capaz de manter a posição do teste contra a resistência sem mudança na posição. Se ele for incapaz de manter a posição de teste, pode-se fornecer a ele até três tentativas. Qualquer tentativa adicional provavelmente causará fadiga, produzindo resultados imprecisos.

GRADUAÇÃO

O TMF é graduado em uma escala de passar/não passar. Ele é considerado um teste "bem-sucedido" ou "forte" se o cliente mantém a posição por dois segundos sem alterações na posição do teste. Ele é considerado um teste "falho" ou "inibido" se o cliente não conseguir atingir ou manter a posição do teste ou se houver movimentos compensatórios dos membros ou do tronco. A dor durante o teste é sempre considerada um teste falho. Se o cliente não passa no teste, testes adicionais naquela região devem ser administrados para determinar os fatores causadores.

POSIÇÃO DO CLIENTE

O paciente deita em uma posição supinada sobre a maca para ajudar a assegurar a estabilização, bem como diminuir a contribuição da estabilidade proximal insatisfatória no teste. Por exemplo, os abdutores do quadril podem ser testados com o paciente deitado em decúbito lateral. Contudo, o paciente tem que sustentar o peso de sua perna contra a gravidade e estabilizar a coluna lombar e as articulações sacroilíacas. Instabilidade articular proximal na coluna lombar ou na pelve pode contribuir para fraqueza distal (abdutor do quadril), mesmo na presença de abdutores de quadril fortes. A posição deitada em supino diminui alguns desses problemas de estabilidade proximal de modo que o teste monitora mais acuradamente os músculos desejados.

OS TESTES MUSCULARES

Embora existam vários testes musculares específicos que podem ser usados, o TMF de abdução do quadril e do ombro e a flexão lateral do tronco serão utilizados para fornecer uma impressão geral da força global do quadril e ombro do indivíduo, assim como os padrões de estabilização do tronco. Serão realizados testes de grupos musculares, em vez de testes musculares individuais, como parte da avaliação geral. Embora alguns profissionais possam questionar a validade dessa abordagem sobre os testes musculares isolados, Beardall (1982) observou que "os grupos musculares representam um consenso de opinião de uma área do corpo". Esses testes são, portanto, usados como representativos de uma área do corpo. Se for observada disfunção, então é dada uma atenção extra para aquela determinada área. Se a disfunção está resolvida, o treinador ou terapeuta irá mover-se para outra região do corpo, sempre verificando novamente essas três regiões no final de qualquer sessão corretiva.

A abdução do ombro é usada para testar a influência do pescoço sobre o membro superior e também para observar a estratégia de estabilização do tronco e do pescoço do cliente para uma resistência imposta sobre a extremidade superior. A abdução do quadril é usada para testar a influência da coluna lombar sobre a extremidade inferior, bem como a estabilização do tronco durante as resistências impostas sobre a extremidade inferior. A flexão lateral do tronco é usada para determinar a estabilidade lateral do tronco e as estratégias de estabilização durante uma resistência aplicada diretamente ao tronco. Embora esses três testes musculares tenham sido escolhidos por sua sensibilidade (como uma expressão da estabilidade funcional geral do paciente) e facilidade de aplicação, isso não significa que outros testes musculares não possam ser utilizados e produzam resultados similares. Deve ser observado que esses testes não estão testando músculos específicos, mas, mais precisamente, como o sistema nervoso está reagindo à demanda imposta.

ABDUÇÃO DE OMBRO

Principais músculos sendo testados: trapézio parte descendente e ascendente, serrátil anterior, deltóide parte acromial.

Sinergistas: subclávio, supraespinal, fibras claviculares do peitoral maior, estabilizadores da coluna cervical e torácica.

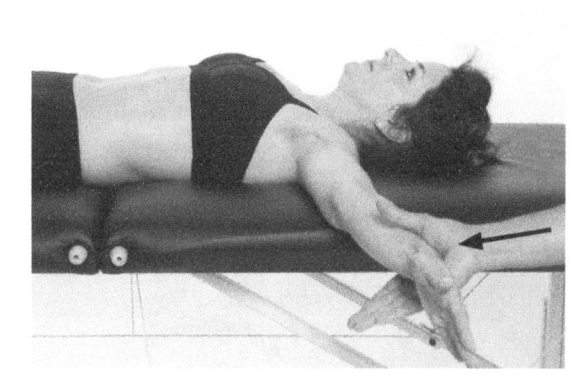

Procedimento: o cliente deita na posição supina sobre a maca com um braço abduzido a 135° e a radioulnar na posição neutra, ou seja, a palma da mão deve ficar virada na direção oposta a da cabeça, e o cotovelo permanece estendido durante todo o teste. O examinador aplica a força no antebraço, logo próximo ao punho, de modo que o antebraço do examinador fique perpendicular ao braço do cliente. O cliente é instruído quanto à direção da força aplicada e quanto ao início do teste. O examinador aplica uma força com duração de dois segundos, tentando aduzir o braço por meio do plano frontal do corpo. A força é uniforme e não pretende superar o cliente.

Um teste bem-sucedido é aquele no qual o cliente resiste à força e não há mudança na posição da extremidade superior ou do tronco. O teste é falho se o cliente não conseguir manter a posição do teste na extremidade superior ou estabilizar o tronco, ou se houver dor durante o teste.

ABDUÇÃO DO QUADRIL

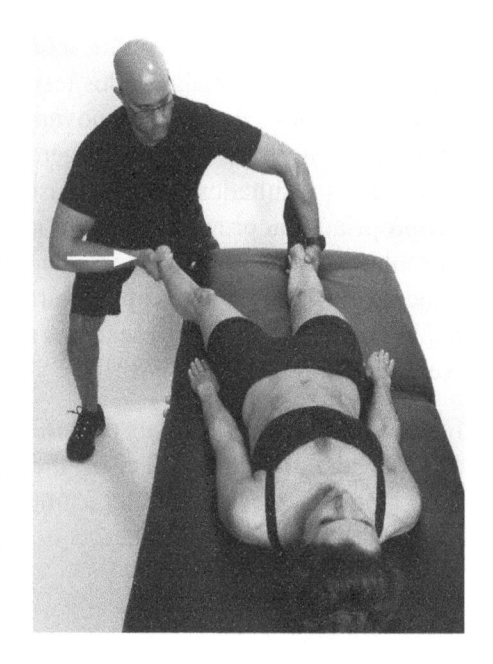

Músculos principais sendo testados: glúteo médio, tensor da fáscia lata, fibras superiores do glúteo máximo.

Sinergistas: glúteo mínimo, estabilizadores lombares e torácicos.

Procedimento: o paciente deita em uma posição supinada sobre a maca com um quadril abduzido a 20°. O quadril fica em posição neutra, sem rotação, e o joelho permanece estendido durante todo o teste. O examinador toca o tornozelo acima do maléolo lateral de modo que o antebraço do examinador fique perpendicular à parte inferior da perna do cliente. O braço oposto do examinador imobiliza a perna contralateral do cliente. O cliente é instruído a respeito da direção da força aplicada e quanto ao início do teste. O examinador aplica uma força com duração de dois segundos, tentando aduzir a perna por meio do plano frontal do corpo. A força é uniforme e não pretende superar o cliente.

Um teste bem-sucedido é aquele no qual o cliente resiste à força e não há mudança na posição da extremidade inferior ou do tronco. Um teste falho é aquele no qual o cliente não consegue manter a posição do teste da extremidade inferior ou estabilizar o tronco, ou se houver dor durante o teste.

FLEXÃO LATERAL DO TRONCO

Músculos principais sendo testados: quadrado lombar, eretores da coluna lombar, oblíquos abdominais.

Sinergistas: eretor da coluna torácica, estabilizadores do tronco.

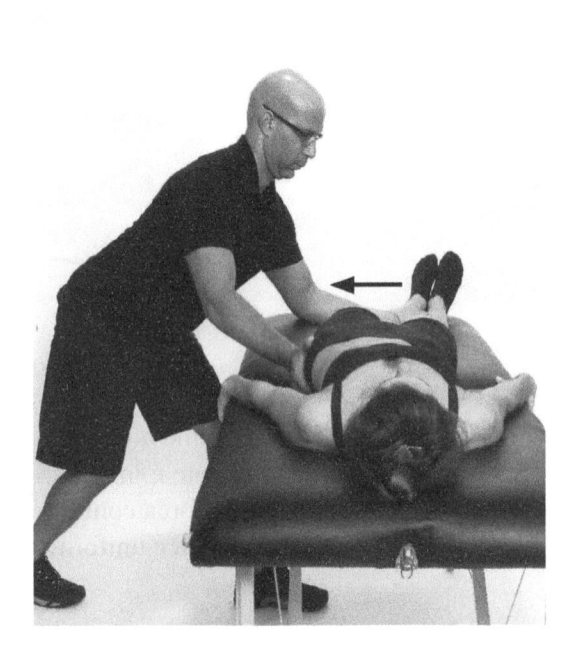

Procedimento: o cliente deita em uma posição supinada sobre a maca com as pernas unidas e os joelhos estendidos. O examinador fica em pé no lado oposto ao que está sendo testado e posiciona as pernas do cliente de modo que a coluna lombar fique em 20° de flexão lateral. O cliente agarra as bordas da maca para estabilizar a superfície superior do tronco. O examinador agarra por baixo dos tornozelos do cliente com o antebraço perpendicular às suas pernas e coloca a outra palma sobre a pelve ipsilateral do cliente. O cliente é instruído a respeito da direção da força aplicada e quanto ao início do teste. O examinador aplica uma força com duração de dois segundos, tentando flexionar lateralmente a coluna lombar por meio do plano frontal do corpo.

Um teste bem-sucedido é aquele no qual o cliente resiste à força e não há mudança na posição do tronco. Ele é um teste falho se o cliente não conseguir manter a posição do teste ou se houver dor durante o teste.

RESULTADOS DO TESTE MUSCULAR

Avaliar os resultados do teste muscular irá ajudar a direção da estratégia corretiva. Se for observada fraqueza ou inibição em algum dos testes musculares, inicie com uma respiração corretiva e estratégia de ativação do *core* e depois teste novamente. A razão para isso é simples – na ausência de estabilidade proximal, o cliente será incapaz de gerar força distal ideal por meio das extremidades. Se essa estratégia melhorar os resultados do teste muscular previamente fraco, então prossiga com um exercício corretivo apropriado ou programa de condicionamento. Se essa estratégia não mostrar uma melhora nos testes musculares, então uma estratégia de ativação mais específica, tal como o uso de visualizações, posicionamento isométrico, aproximação articular ou palpações de origem e inserção, geralmente será requerida para restaurar a estabilização nas regiões apropriadas. Essas abordagens serão discutidas na seção de exercícios corretivos do livro.

Testes musculares adicionais podem ser úteis para suplementar a informação obtida por meio do exame de TMF geral. Para informações adicionais sobre o teste muscular manual, especificamente o teste muscular manual baseado neurologicamente, os leitores são convidados a revisar o trabalho de Goodheart, Beardall, Frost, Thie e Walther.

ANALISANDO OS RESULTADOS DA AVALIAÇÃO

Os resultados da avaliação irão ditar a direção da abordagem de exercício corretivo. Embora o objetivo da avaliação seja identificar as maiores áreas de disfunção e melhorá-las com alguma sensação de precisão, infelizmente ela não é uma ciência exata, não importa o que alguns especialistas possam reivindicar. A tomada de decisão com base na avaliação do cliente deve ser sistemática e realizada com um grau razoável de processo de pensamento racional. Contudo, diferente da exatidão de um campo como a matemática, o corpo humano é altamente variável; portanto, interpretar os resultados de uma avaliação pode às vezes parecer tão complicado quanto ler uma língua na qual não se tem conhecimento. Isto provavelmente explica algumas das razões pelas quais existem muitos pacientes que fracassaram na fisioterapia tradicional, nas intervenções quiropráticas, cirúrgicas e medicamentosas, apesar de passarem por uma avaliação completa e um plano de tratamento apropriado e aceitável. O objetivo, contudo, do processo de avaliação é a especificidade na testagem e na avaliação dos testes, bem como na aplicação da estratégia de exercícios corretivos e no programa de treinamento, de modo que exista melhor chance de fornecer resultados sustentáveis e reprodutíveis.

A regra geral na interpretação dos resultados da avaliação é tratar a área mais problemática, que é a região com a maior disfunção. Como a respiração ideal conduz e precede toda a função, essa é a área que sempre será tratada primeiro se for considerada disfuncional. Uma vez que a respiração tenha normalizado, se o cliente fracassar em qualquer um dos testes musculares funcionais, ele deve ser reavaliado. Restaurar a respiração ideal e a ativação do cilindro toracopélvico muitas vezes irá corrigir os problemas de estabilização proximal do tronco, do quadril e do complexo do ombro, resultando em um teste muscular manual mais forte. A próxima etapa será identificar a região com a maior instabilidade ou assimetria na amplitude de movimento, visto que é onde o cliente está demonstrando controle motor insatisfatório e/ou supercompensação. O local onde o treinador ou terapeuta escolhe iniciar na presença de múltiplas regiões de disfunção será determinado por seu nível de experiência, escolha de modalidades (experiência em liberação de tecido mole, técnicas de manipulação, estratégias de ativação) e intuição clínica, conhecida como a arte da profissão. Não há nada de errado em escolher uma área de disfunção e descobrir que ela não altera significativamente a estratégia de movimento e/ou estabilização do cliente. Tome uma decisão, siga-a e reavalie constantemente. Se o padrão ou estratégia disfuncional não mudar em um curto período de tempo (relativo ao cliente e ao nível de função ou disfunção), então escolha simplesmente uma outra área de disfunção e aborde aquela área.

CONCLUSÃO

Uma avaliação completa fornece ao treinador e terapeuta um guia, similar à maneira como um mapa rodoviário é utilizado para orientar o caminho de alguém pela rede de estradas. A interpretação cuidadosa da informação obtida durante a avaliação irá ajudar a direcionar o treinador ou terapeuta para os fatores causadores da disfunção de movimento sem ter que confiar unicamente nas queixas subjetivas de um cliente. Embora a evidência empírica seja o melhor lugar para começar quando se avalia e direciona o exercício corretivo ou estratégia de treinamento do cliente, o treinador ou terapeuta é encorajado a ouvir sua intuição, bem como a confiar nas suas experiências clínicas prévias. As últimas duas também irão ajudá-lo à medida que ele desenvolve uma estratégia para unir os objetivos individuais do cliente com seus requisitos funcionais.

Parte III

Movimentos corretivos e progressões de exercícios: os elementos funcionais

CAPÍTULO 6   Desenvolvimento do exercício corretivo e o paradigma de movimento

CAPÍTULO 7   Padrões corretivos para os complexos do ombro e do quadril

CAPÍTULO 8   Padrões-chave e progressões de movimento para o complexo do ombro e extremidade superior

CAPÍTULO 9   Padrões-chave e progressões de movimento para o complexo do quadril e membros inferiores

CAPÍTULO 10 Exercícios contraindicados

CAPÍTULO 11 Conclusão

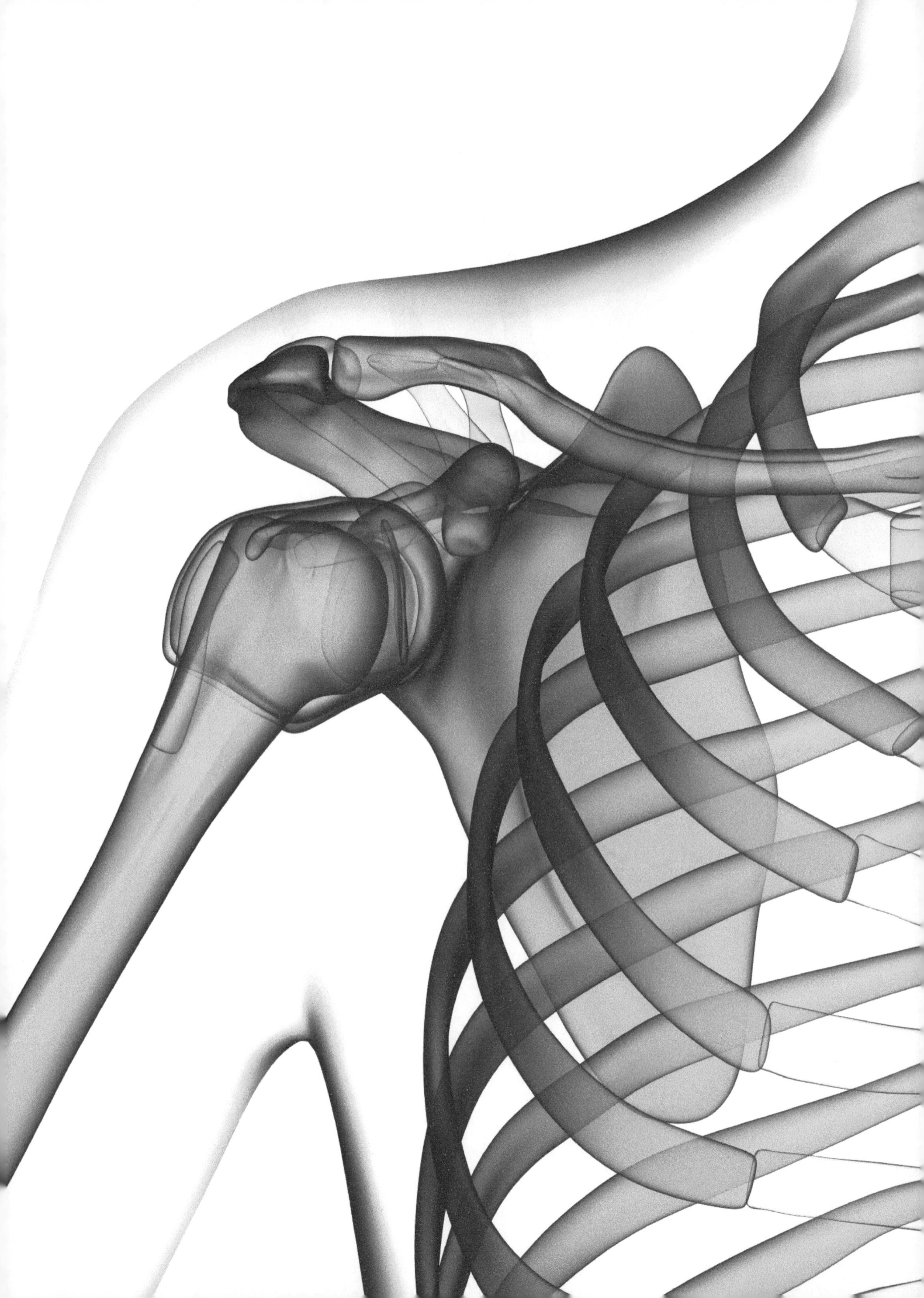

Capítulo 6

Desenvolvimento do exercício corretivo e o paradigma de movimento

OBJETIVOS DO CAPÍTULO

Identificar e compreender os componentes funcionais do exercício corretivo e o paradigma do movimento

Identificar as regiões-chave necessárias para a melhora da função

Desenvolver as estratégias específicas para os exercícios corretivos e padrões de movimento fundamentais

EXERCÍCIO CORRETIVO

A solução para melhorar o padrão de movimento é estabelecer o alinhamento ideal, ativar as conexões miofasciais apropriadas e manter o centramento articular durante os padrões de movimento funcionais. Esses fatores permitem relações de comprimento-tensão ideais entre os sinergistas miofasciais, permitindo a perpetuação de padrões de movimento eficientes enquanto reduz o estresse sobre as estruturas articulares. Lembre-se que as causas mais comuns de dor musculoesquelética são padrões de movimento habituais e os clientes e pacientes não necessariamente entendem o que constitui o movimento correto. O objetivo do exercício corretivo é ajudá-los a identificar seus padrões incorretos e lhes fornecer a melhor estratégia para a melhora da ativação das conexões miofasciais favoráveis enquanto mantêm as posições articulares centradas e realizam padrões de movimento eficientes.

As três áreas principais para o início da correção dos movimentos de ombro e quadril deficientes são a coluna, o tórax e o pé. O leitor pode notar que nem o quadril (coxofemoral) nem o ombro (glenoumeral) foram mencionados e pode se perguntar sobre sua contribuição intrínseca à disfunção do ombro e quadril. Para responder isto, poderia ser útil olhar o corpo como um edifício consistindo em uma série de blocos interconectados, com a coluna, tórax e pelve como a base do edifício e os pés como âncoras. Enquanto essa analogia pode parecer simplista, o corpo humano está à mercê da mesma tração gravitacional e forças biomecânicas que o edifício.

Contudo, diferente do edifício, o corpo humano possui a capacidade de compensar pelas mudanças estruturais. Uma mudança na estabilização do pé pode causar uma mudança compensatória na junção suboccipital à medida que o corpo tenta equalizar forças ao redor da coluna e manter o nível dos olhos no horizonte. Mais importante, como este exemplo prévio do reflexo de endireitamento ilustra, o corpo humano reage a padrões reflexivos de ativação, que governam a função que nem sempre trabalha de modo paralelo ou segmentar, quando comparada com uma estrutura estática como um edifício.

Por exemplo, durante o ciclo da marcha, o apoio dos metatarsos e o alongamento dos músculos interósseos dos pés causam uma extensão reflexa da cadeia posterior, o que produz extensão da extremidade inferior e do tronco durante a fase de apoio médio da marcha (Michaud, 1997). Os treinadores e terapeutas podem aumentar esse reflexo focando a atenção do cliente sobre sua postura e realizando exercícios específicos para o pé em clientes e pacientes com deficiência na extensão torácica e do quadril. Inversamente, os clientes podem diminuir esse reflexo apertando seus pés em calçados com biqueiras pequenas, como saltos altos, causando uma diminuição no reflexo de extensão e reduzindo potencialmente a extensão da coluna e extremidade inferior sob carga da extremidade inferior*. Isto pode levar o cliente a adotar posturas de compensação e padrões de movimento, como a hiperextensão da junção toracolombar, para ajudar a melhorar sua estabilidade durante a fase de apoio médio da marcha.

Então, o que tudo isso significa em termos de correção do quadril e ombro? Esses exemplos sugerem que ao adotar as estratégias de exercício corretivo, o treinador e o terapeuta devem estabilizar as estruturas de *neurofeedback* proximais, como os pés, o tórax e a coluna, antes de modificar as estruturas de quadril e ombro mais proximais.

A estratégia adotada irá incluir:

- Estabilização da coluna para garantir o *feedback* neurológico ideal do sistema nervoso central por meio do sistema nervoso periférico;
- Estabilização do cilindro toracopélvico para garantir a respiração diafragmática adequada, desenvolvendo a pressão intra-abdominal e a função ideal das extremidades.
- Estabilização do pé para garantir o apoio adequado da extremidade inferior e garantir o *feedback* reflexivo para a função ideal da cadeia extensora.

Coletivamente, o tórax, a coluna e os pés representam três dos maiores condutores da disfunção de movimento e são as regiões mais comuns de quebra da função. Infelizmente, eles também tendem a ser as áreas nas quais os treinadores, técnicos e terapeutas geralmente passam a menor quantidade de tempo, em especial com clientes que têm objetivos específicos, tais como melhorar o desempenho atlético ou perder peso. Nesses indivíduos, a especificidade de manter as curvaturas, o alinhamento, a respiração diafragmática e o posicionamento ideal dos pés são secundários quando comparados ao aumento da resistência, da intensidade e do tempo da rotina das sessões de exercício. Ao trabalhar com a população em geral, a abordagem corretiva deve incluir a melhora da consciência dos padrões de movimento atuais e ideais, coativação sinérgica dos antagonistas funcionais atingindo o centramento articular ideal e o desempenho dos padrões de movimento integrados que irão ajudar o cliente a atingir o objetivo final.

---

*N. de R.T. A expressão "sob carga da extremidade inferior" refere-se à fase excêntrica do ciclo da marcha, em que o corpo absorve energia potencial elástica para ser usada posteriormente na propulsão.

PROBLEMAS COMUNS COM O PARADIGMA DO TREINAMENTO ATUAL

Antes de passar para a especificidade sobre o paradigma do treinamento de exercício corretivo, será útil recuperar alguns dos problemas comuns com o atual paradigma do treinamento que hoje estão sendo perpetuados na indústria da saúde e do condicionamento físico. Enquanto esses foram anteriormente discutidos, existem três áreas de problemas gerais: *overtraining* (sobretreinamento), treinar os músculos tônicos de modo fásico e progressões de treinamento lineares.

1. *Overtraining* (**Sobretreinamento**): o *overtraining* é um dos maiores problemas que afetam clientes com disfunções de movimento que começam programas de exercício. O *overtraining* anda de mãos dadas com o repouso e a recuperação inadequadas, uma vez que a maioria dos clientes que estão com sobrecarga de treinamento não conseguem ver, ou seu treinador não consegue ver, a importância deste aspecto dentro do programa. A razão para isto é simples – treinadores e técnicos estão sob a impressão de que uma vez que os atletas trabalham em um alto nível e levam seus corpos a extremos, o indivíduo comum também pode fazer o mesmo. E se o treinamento não está causando fadiga, suor ou desconforto, ele não é um bom treinamento. Contudo, o treinador e/ou cliente não percebem que, em termos gerais, o atleta: a) tem uma genética superior, daí o porquê de ele ser, em primeiro lugar, um atleta profissional e poder tolerar uma quantidade maior de estresse e desenvolver melhores estratégias de compensação; b) não vive uma vida normal, não tem um trabalho estressante (embora haja uma grande quantidade de estresse associado com a manutenção de um alto nível de desempenho), não tem que trabalhar até altas horas ou não conseguir dormir o suficiente preocupado com uma reunião na manhã seguinte; c) tem acesso diário a profissionais como quiropratas, massoterapeutas e fisioterapeutas para ajudá-lo a administrar sua disfunção; d) dorme mais todas as noites e/ou tira cochilos; e e) tem uma dieta balanceada. O treinamento em excesso é uma das principais causas de disfunção porque ele é o precursor da dor e fadiga, que são duas das causas mais comuns de padrões de movimento disfuncionais e afastam os clientes de adotarem estratégias ideais.
2. **Treinar os músculos tônicos de modo fásico:** o treinamento convencional que foca na melhora da eficiência e controle do movimento tem sido substituído por uma estratégia que estimula o maior, o mais rápido e o mais forte. Infelizmente, enquanto esse treinamento tem produzido indivíduos maiores, mais rápidos e mais fortes, ele também inaugurou uma era de maior disfunção em muitos desses indivíduos. O treinamento de alto nível focado em maior velocidade de execução e resistência mais pesada recruta de preferência os músculos fásicos ou biarticulares em detrimento dos estabilizadores de uma articulação. Em curto prazo, o indivíduo fica maior e mais forte, contudo, em longo prazo, o indivíduo sacrifica a estabilidade articular e postural. Esta abordagem de "vá com tudo ou vá para casa" torna muitos dos músculos tônicos, especialmente o transverso do abdome, diafragma, grupo do manguito rotador e outros músculos do sistema profundo de estabilização em músculos de ação fásica. Isto se traduz em uma perda do centramento articular e rigidez global à medida que os músculos biarticulares aumentam sua ação de estabilização e travam funcionalmente o corpo, afetando a respiração e a estabilização local.
3. **Progressões de treinamento linear:** com mais clientes se voltando para internet, revistas e fontes relacionadas para programas de treinamento semipersonalizados, há uma maior propensão para os indivíduos adotarem programas de treinamento do tipo alta intensidade. Contudo, nem todos esses clientes melhoram de um modo linear. Obrigações com o trabalho ou família, falta de sono, sessões de treinamento perdidas, disfunções de movimento atuais ou nutrição inadequada podem determinar o progresso que um cliente terá durante o programa de treinamento. O cliente pode não estar progredindo de modo linear da mesma forma que a progressão de suas sessões de exercício. Ter esses clientes perpetuamente realizando níveis mais altos de exercício levará a uma maior probabilidade de desenvolver disfunção do movimento. Falando em termos gerais, em vez de planejar programas

de treinamento de um modo progressivamente mais desafiador, eles devem ser planejados em uma progressão não linear, significando que a resistência, as progressões de movimento e a intensidade devem ser aumentadas em relação ao desenvolvimento de estabilidade, força, capacidade de recuperação e aptidão em desempenhar os padrões fundamentais de movimento do cliente.

Entender alguns dos maiores problemas atuais com as metodologias de treinamento ajudará a estabelecer a base para a próxima seção, que irá se focar no novo paradigma e na estratégia de exercício corretivo.

OS DEZ PARÂMETROS DO NOVO PARADIGMA DO MOVIMENTO

"... experiências que o forçam a diminuir o ritmo, cometer erros e corrigi-los... terminam por torná-lo veloz e gracioso sem que você perceba." (Daniel Coyle, 2009)

O que vem a seguir são os dez parâmetros do novo paradigma do movimento. Contudo, isto não significa que eles sejam originais ou novos, mas sim implica que se deve ter atenção aos critérios inclusos quando do desenvolvimento do programa de condicionamento e exercício corretivo.

1. **Tratar cada um individualmente:** há uma tendência na indústria do treinamento de colocar todo cliente em uma caixa e tratar cada um como se todos tivessem os mesmos problemas. Enquanto existem muitas similaridades na disfunção e nas etiologias, cada cliente irá apresentar seus próprios estereótipos, adaptações e compensações para sua disfunção específica do movimento. Aplicar um método para todos os clientes apenas irá funcionar naqueles que têm um problema que aquele método em particular aborda. Entender e melhorar os princípios da função humana permite que o treinador ou terapeuta aborde as necessidades do cliente e adapte sua abordagem para ajudá-lo a obter seus objetivos funcionais específicos.
2. **Foco na consciência do movimento:** a consciência do movimento deve ser o foco de toda a abordagem de exercício corretivo. Muitos treinadores e especialistas do condicionamento trabalham sob a premissa de que seus pacientes são "fracos" e, portanto, devem ser fortalecidos. Assim, em resposta a esse processo de pensamento, eles os sobrecarregam, os sujeitando a cargas cada vez mais altas, realizando movimentos em ambientes progressivamente mais desafiadores e menos estáveis. Tudo que isto produz é uma exacerbação da disfunção de movimento, pois o cliente é forçado a usar padrões musculares fortes que ele já sabe como acessar. E para tornar o cenário pior, esses tipos de protocolos de treinamento distanciam cada vez mais o cliente de ter consciência de seu movimento, porque tudo que consegue focar é em seu nível de fadiga, desconforto muscular e no término do exercício. O objetivo do exercício corretivo deve ser diminuir o ritmo do cliente, restaurar sua consciência do próprio corpo e introduzi-lo ao que o movimento correto se parece e a sensação que produz.
3. **Educar o cliente sobre sua estratégia de movimento:** educar o cliente sobre sua estratégia de movimento começa com o desenvolvimento da consciência. A consciência desenvolve a atenção proprioceptiva e, portanto, a atenção cinestésica aos seus padrões de movimento atuais. A educação os ajuda a desenvolver uma compreensão mais profunda de porque e como melhorar esses padrões. Embora o cliente possa não entender a anatomia, a biomecânica ou os princípios cinesiológicos por trás de seu movimento, a educação lhe oferece a chance de se familiarizar com os componentes da função ideal. Com frequência, os clientes são aconselhados a deixarem suas decisões a um profissional médico com mais conhecimento. A educação ajuda na experiência de treinamento do cliente, respeitando-o como parceiro no processo, bem como auxilia no seu comprometimento com uma estratégia de exercício corretivo, porque ele entende melhor o processo. Um indivíduo consciente é o melhor cliente do especialista em exercício corretivo.

4. **Maximizar a função do sistema nervoso central e educar o cérebro:** incorporar mais atividade cerebral ao educar o cliente sobre a consciência do movimento e suas estratégias de movimento. Abordar os padrões que afetam mais diretamente o sistema nervoso central, incluindo respiração, atenção, consciência corporal e estabilização proximal, bem como abordar os estressores do sistema nervoso central, tal como regulação ascendente do sistema nervoso central e fadiga.
5. **Qualidade sobre quantidade:** a qualidade do movimento deve sempre ser salientada no exercício corretivo. Reiterando, o problema com a maioria dos programas de condicionamento e que são recomendados pelos "*experts*" é que são muito intensos e se focam na quantidade de trabalho sendo feita, isto é, no número de repetições, na quantidade de carga e no número de exercícios realizados em uma determinada sessão. É praticamente impossível se focar na qualidade ou consciência do movimento quando a fadiga e o desconforto consomem a atenção do sistema nervoso central. A qualidade de movimento deve sempre ser o pré-requisito para melhorar a função. Para a maioria da população geral e para pacientes em pós-reabilitação, a qualidade será exponencialmente mais valiosa que a quantidade.
6. **Os movimentos devem primeiro ser feitos em um ritmo lento a moderado:** a melhora da velocidade do desempenho é o objetivo de muitos programas de treinamento, o que é bom se o cliente é um atleta ou está pronto para progredir. Para a população geral e para aqueles que desejam corrigir seus padrões de movimento disfuncionais, os movimentos corretivos devem inicialmente ser feitos a um ritmo lento e então avançando para um ritmo moderado à medida que o cliente adquire competência e controle do padrão. Velocidades de execução mais altas durante um exercício requerem que o cérebro preste menos atenção à forma e mais atenção à velocidade do movimento. Portanto, desacelere o cliente e o conscientize de como, quando e porque ele deve adotar uma estratégia de movimento específica.
7. **Os movimentos devem ser controlados:** a melhora dos padrões de movimento é uma questão de controlar o movimento do corpo. Isto vem da melhora da consciência do cliente de um padrão de movimento em particular, trabalhá-lo em um ritmo de lento a moderado e ensiná-lo a como controlar o peso do corpo, as forças de reação do solo e a quantidade de movimento.
8. **Treinar a força de estabilização do cliente:** a maioria dos programas de treinamento de resistência se foca na força do sistema de movimento global do paciente. Isto é também o problema de treinar com estratégias que priorizem a "sensação de queima" ou "sem dor, sem ganho". Contudo, isto é exatamente o que perpetua a disfunção do movimento à medida que os clientes continuarão a fortalecer o que é forte, enquanto os músculos fracos ou inibidos permanecerão do mesmo modo – fracos e inibidos. Falando em termos gerais, na presença da disfunção de movimento, o sistema de estabilização é inibido ou funcionalmente mais fraco do que o sistema de movimento, e a sobrecarga no corpo resulta em desenvolvimento de mais força no sistema de movimento global, perpetuando o desequilíbrio entre os dois sistemas musculares. A melhora da consciência do cliente sobre seu corpo irá ajudá-lo a reconhecer sinais de instabilidade ou quando eles perderam o controle da estabilização proximal. A melhora da força funcional, enquanto diminui o risco de lesão e a perpetuação de padrões de movimento disfuncionais, ocorre quando o cliente progride apropriadamente, com base em sua capacidade de estabilizar proximalmente à medida que se move distalmente.
9. **Seguir as progressões adequadas:** em sua pressa de chegar nos movimentos "quentes" ou em fazer seus clientes "sentirem a queima", é prática comum na indústria do treinamento personalizado pressionar os clientes apressadamente, desviando muitos dos padrões básicos no processo. Infelizmente, isto com frequência é um sinal de que "maior, mais rápido, mais forte" se torna o substituto para mais lento, mais controlado e com mais consciência. Como abordado previamente, essa estratégia apenas coloca mais disfunção no topo da atual disfunção do cliente. A progressão adequada é o melhor método para garantir que o cliente esteja apto a integrar as estratégias de exercício correti-

vo em seus padrões de movimento básicos de maneira ideal. A seguir, encontra-se uma lista de progressões durante os padrões de movimento básicos:

- **Padrões no plano sagital antes dos padrões no plano coronal ou frontal:** o plano sagital é geralmente o mais fácil para os clientes controlarem, e os padrões coronais e de rotação devem somente ser tentados quando eles demonstram capacidade de controlar o plano de movimento.
- **Padrões bilaterais antes dos padrões unilaterais:** Enquanto o objetivo seja fazer os clientes desempenharem padrões unilaterais, uma vez que eles são fundamentalmente mais funcionais, padrões unilaterais introduzem forças rotacionais que precisam ser controladas. Os padrões bilaterais podem ajudar o cliente que possui instabilidade a obter confiança antes de colocá-lo em uma base mais instável (postura de base alternada ou unilateral) ou padrão (padrões unilaterais ou alternado braços).
- **Execução mais lenta para execução mais rápida:** clientes iniciantes, clientes com lesão e clientes com instabilidade geral têm uma capacidade ruim de controlar ou estabilizar suas articulações. Eles realizam movimentos bem simples a um ritmo mais acelerado para compensar a instabilidade em algum lugar dentro da cadeia cinética. O desempenho lento permite que o sistema nervoso se foque no movimento, melhorando a consciência e o tempo para fazer as correções necessárias para atingir o movimento ideal e eficiente. O treinamento em velocidades mais rápidas ou com maior aceleração diminui a capacidade do cliente de tornar-se consciente, estabilizar adequadamente, reconhecer e fazer os ajustes, pois sua consciência está desviada para a tarefa em mãos, a velocidade e a execução do movimento. Enquanto os proponentes da linha de pensamento do "maior, mais rápido, mais forte" gostam de salientar que se um indivíduo treina mais lento, ele se torna mais lento, então se alguém deseja ser mais rápido, deve treinar mais rápido; ele com frequência não menciona que um movimento deficiente realizado com rapidez progredirá qualquer disfunção a um ritmo acelerado. Portanto, treine a eficiência do movimento antes de sua velocidade, adicione velocidade quando e onde for apropriado.
- **Superfícies estáveis antes das superfícies instáveis:** o objetivo é fazer o cliente controlar o seu peso corporal antes de colocá-lo em uma superfície móvel ou instável. O advento e a proliferação de equipamentos de superfícies instáveis inaugurou uma geração de treinadores e terapeutas que fazem seus clientes realizarem exercícios cada vez mais desafiadores, mesmo quando eles mal conseguem controlar seu corpo em uma superfície estável. Colocar estes indivíduos em superfícies instáveis simplesmente perpetua estratégias de compensação, porque eles adotarão qualquer estratégia necessária para manter a estabilidade. O treinamento em uma superfície instável também demonstrou que aumenta as cargas de compressão sobre a coluna e que não deve ser o objetivo ao treinar um cliente rígido ou hipermóvel. Também, o treinamento em superfícies instáveis diminui a produção de força à medida que o corpo não pode gerar força ideal quando sua atenção é desviada para manter a estabilidade. Colocar os clientes de uma postura bilateral para uma de base alternada, da postura de base alternada para a postura de base alternada com uma perna elevada e sustentada, e da postura de base alternada com uma perna elevada e sustentada para a postura unilateral. Uma vez que eles consigam atingir com sucesso cada uma dessas progressões, avance-os para um equipamento de superfície instável.

10. **Combine estratégias de movimento ideais com movimentos específicos do esporte ou da ocupação:** uma vez que o cliente demonstre competência nos padrões de movimento fundamentais, ele pode progredir para movimentos específicos do esporte ou ocupação. Como afirmado nos parâmetros de 1 a 9, ele deve ser capaz de transferir os fundamentos das estratégias de exercícios corretivos e padrões de movimento fundamentais em seus padrões específicos do esporte ou ocupação. Essa

progressão fornece ao indivíduo a melhor oportunidade para treinar em alto nível, enquanto minimiza o risco de lesão.

Na medida em que estas são as diretrizes gerais que devem ser seguidas para a melhora do movimento, a seção seguinte analisará os sete princípios e três conceitos fundamentais que devem ser incorporados no desenvolvimento de um exercício corretivo e um programa de exercício funcional.

OS SETE PRINCÍPIOS DO EXERCÍCIO CORRETIVO E FUNCIONAL

1. **Abordar a maior área de disfunção:** o objetivo de realizar uma avaliação apropriada para determinar a disfunção do movimento do cliente é direcionar a abordagem do exercício corretivo. Quer o cliente venha com o objetivo específico de perder peso, aliviar a dor ou desempenhar seu esporte em alto nível, a melhora da eficiência do movimento deve sempre ser o objetivo antes da melhora do desempenho. Se a eficiência do movimento foi obtida, o programa instituído pelo treinador geralmente levará à conquista dos objetivos do cliente. Contudo, perseguir objetivos à custa da melhora da eficiência do movimento irá levar a problemas e à probabilidade de que o cliente possa não atingir seus objetivos, ou pior, atingi-los e se lesionar no processo. Abordando a maior área de disfunção melhora a tolerância do cliente para o exercício, melhorando o provérbio "elo fraco" na cadeia cinética.

Com frequência, abordar a maior área de disfunção precisará incluir uma regulação descendente do sistema nervoso simpático. Esse processo deve sempre preceder outras estratégias, à medida que um sistema com regulação ascendente é muitas vezes resistente à mudança. Existem três métodos principais para a regulação descendente do sistema nervoso:

   I. Respiração diafragmática
   II. Técnicas lentas, profundas e específicas do tecido mole
   III. Visualização

Estas serão abordadas em mais detalhes na seção de estratégia corretiva do livro.

2. **Melhorar a postura da coluna:** a melhora da postura da coluna geralmente ocorre com os princípios 1 e 3. Com frequência, a postura de tronco e coluna, ou algo relacionado ao tronco e à coluna, é a região de maior disfunção. Melhorar o alinhamento da coluna também é necessário para aprimorar os padrões respiratórios colocando a cabeça, o pescoço, o tronco e a coluna em uma posição que melhore os padrões de respiração ideais e a ativação dos estabilizadores locais. Isto pode ser conseguido por qualquer combinação de técnicas manipulativas, exercícios de mobilidade espinal e/ou reeducação postural.
3. **Melhorar os padrões de respiração:** estes padrões devem ser restaurados e coordenados com a ativação adequada do sistema profundo de estabilização. Esta é a solução para melhorar a função dos estabilizadores locais enquanto libera os músculos do sistema global para realizar o movimento. A melhora dos padrões de respiração ajudará a estabelecer e manter a postura ideal devido ao duplo papel respiratório e postural do diafragma. Além disso, a respiração diafragmática adequada mobiliza o tórax, melhorando a saúde dos discos intervertebrais, aprimora a oxigenação do corpo e faz regulação descendente do sistema nervoso central, restaurando, portanto, a função parassimpática.
4. **Treinar a coativação local e a coordenação com padrões de respiração:** como mencionado acima, uma vez que a respiração diafragmática é restaurada, ela deve ser coordenada com a ativação adequada do sistema muscular profundo. A capacidade de coordenar as funções de estabilização e respiração precede todo o desempenho ideal, visto que a incapacidade de coordenar estas funções contribui para a disfunção de todo o sistema neuromusculoesquelético.

5. **Treinar a estabilização proximal da escápula e pelve com a dissociação glenoumeral e coxofemoral:** uma vez que o cliente consiga estabilizar de modo ideal o tronco e a coluna, ele deve progredir para a dissociação de ombro e quadril nas articulações glenoumeral (GU) e coxofemoral (CF), respectivamente. A estabilização proximal da escápula e pelve será necessária e deve ser mantida antes da dissociação das articulações de quadril e ombro. Às vezes, a liberação do tecido mole será necessária para liberar o úmero da escápula e o fêmur do acetábulo, devido à regulação ascendente dos estabilizadores locais ou globais*, o que limita a dissociação das articulações GU e CF. Uma vez que a dissociação da cabeça do úmero e da cabeça do fêmur é estabelecida independentemente da cavidade glenoidal e do acetábulo, respectivamente, o cliente aprende o controle motor apropriado destas regiões.
6. **Integrar os padrões fundamentais de movimento:** uma vez que o cliente aprende como estabilizar proximalmente enquanto realiza a respiração diafragmática e como dissociar através das regiões apropriadas da cadeia cinética, ele pode coordenar essas atividades em padrões fundamentais de movimento, como agachamento, avanço, empurrar, puxar, rotação e marcha. Ele deve ser capaz de coordenar estabilização e dissociação nos níveis apropriados, mantendo o controle motor à medida que progride através dos padrões. Carga, velocidade, aceleração e estabilidade podem ser desafiadas à medida que o cliente adquire mais confiança e aptidão nos padrões.
7. **Progredir para trabalho ou esporte:** progredir o cliente em atividades ocupacionais, de esporte recreativo e atividades da vida diária é o passo final do exercício corretivo e da progressão do movimento. As demandas específicas da atividade – velocidade, cargas, movimentos, etc. – podem ser desafiadas à medida que o cliente aprende como manter o centramento articular, o controle motor e a eficiência do movimento durante as demandas funcionais.

OS TRÊS CONCEITOS FUNDAMENTAIS DO EXERCÍCIO CORRETIVO

1. O USO DAS POSIÇÕES SUPINADAS E PRONADAS

Uma questão comum que é levantada quando analisamos a abordagem de exercício corretivo apresentada neste livro é por que tantos padrões corretivos são feitos nas posições supinadas e pronadas** em vez de posturas mais funcionais, mais eretas? Vaclav Vojta, um neurologista pediátrico da República Tcheca, cujo trabalho com crianças inspirou a geração seguinte de especialistas do movimento e reabilitação e cuja influência pode ser vista em todo este livro, afirmou que "O movimento não é algo que espontaneamente se desenvolve na postura vertical, mas evolui de estar deitado em decúbito ventral e em decúbito dorsal.". Muitas das estratégias corretivas neste livro são adaptadas e modificadas do trabalho original de Vojta sobre locomoção reflexa e da abordagem de estabilização neuromuscular dinâmica de Kolar*** para a reabilitação de adultos. Ambas as abordagens foram formadas a partir do trabalho com a população pediátrica e procuram restaurar os padrões de movimento básicos em um modo consistente com os marcos de desenvolvimento da criança. Esses padrões são enraizados no sistema nervoso central, assim

---

*N. de R.T. A regulação ascendente dos estabilizadores locais ou globais significa que estes se encontrarão hiperativos, necessitando liberação miofascial.

**N. de R.T. Posição supinada e pronada, decúbito dorsal e decúbito ventral, respectivamente.

***N. de R.T. Estabilização Neuromuscular Dinâmica, do inglês *Dynamic Neuromuscular Stabilization – DNS*. Com base nos princípios do desenvolvimento neurológico e reabilitação, Pavel Kolar organizou protocolos clínicos projetados para restaurar e estabilizar a função locomotora, dando o nome desta abordagem de DNS.

acessá-los inicialmente por meio de posições específicas em base supinada e pronada, pontos de estimulação específicos e estratégias de ativação muscular, é considerado como um ponto de partida ideal, em vez de forçar o corpo em posições com as quais ele não esteja familiarizado.

Além disso, muitas das posições e padrões disfuncionais vistos na população adulta são consideradas manifestações brandas dos padrões vistos em muitas condições neurológicas, como a paralisia cerebral. Em particular, o aumento no tônus dos flexores e rotadores internos, a diminuição no tônus dos extensores e rotadores externos e problemas na estabilização do tronco e nos padrões respiratórios, são onipresentes nas duas populações com uma grande diferença, o paciente ortopédico adulto geralmente tem maior capacidade de adaptação e melhores estratégias de compensação. As posições pronadas e supinadas podem ajudar os pacientes e clientes a ganharem um aumento na ativação dos estabilizadores profundos e no centramento articular, eliminando alguns dos efeitos compensatórios resultantes que se desenvolveram pelo hábito e pela compensação.

Além disso, enquanto muitos clientes podem realizar proezas expressivas de força ou tarefas recreacionais ou ocupacionais em um nível realmente alto, eles com frequência realizam tais atividades com padrões de substituição em vez de padrões motores ideais. As posições em base supinada e pronada permitem que o cliente trabalhe em posições que ele pode controlar com menor probabilidade de padrões de substituição ou compensação. Essas posições também ajudam o médico, fisioterapeuta ou treinador a fornecer *feedback* cinestésico para o paciente/cliente quanto à posição de sua cabeça, pescoço, tronco e pelve, os quais são comumente deficientes ou faltosos quando o paciente/cliente está na posição ereta. É também mais fácil para o médico, fisioterapeuta ou treinador avaliar as estratégias de ativação do paciente/cliente enquanto está nas posições em base pronada e supinada. O objetivo, contudo, é sempre progredir para a posição ereta e integrar essa função à medida que se obtém o controle funcional das posições de nível inferior.

2. DIMINUIR O TÔNUS SIMPÁTICO

Diminuir o tônus simpático é um dos mais importantes componentes da reprogramação do sistema nervoso central e restauração de padrões de movimento ideais. É difícil e praticamente impossível, às vezes, reprogramar o sistema nervoso central e instituir padrões motores ideais quando o sistema nervoso está com regulação ascendente e hiperativo. Dor, fadiga e estresse tendem a estimular a atividade do sistema nervoso simpático em um maior grau do que o sistema parassimpático. Existem vários métodos efetivos para atenuar a atividade do sistema nervoso simpático e fazer regulação ascendente da atividade parassimpática antes de instituir o exercício corretivo.

- **A respiração diafragmática profunda** irá estimular o sistema nervoso parassimpático e diminuir o tônus simpático (Rattray, 2000; Umphred, 2007). A respiração diafragmática é uma estratégia que será introduzida na seção de exercício corretivo e que deve ser incorporada em cada estágio, e de forma contínua, do exercício funcional.
- **Visualização e imaginação** de cenários tranquilos e/ou acalmar a mente também são benéficos e podem ser usados em conjunto com a respiração diafragmática para diminuir a tensão e acalmar o sistema nervoso.
- **Toque leve** (Umphred, 2007) e estimulação dos órgãos de Ruffini e receptores intersticiais tem mostrado diminuição no tônus simpático (Lindsay, 2008). A liberação miofascial, incluindo técnicas de controle e técnicas gerais de sacudir e balançar são estratégias inestimáveis para diminuir a tensão atual do paciente ou estratégias compensatórias de suporte.

3. MELHORAR A CONSCIÊNCIA CORPORAL

É comum, mesmo para um cliente que se exercita rotineiramente, não ter consciência corporal. Enquanto isto é uma parte comum de práticas como Tai Chi, Qi Gong, Feldenkrais e Ioga, as metodologias de treinamento atuais que realçam abordagens de mais difícil, mais rápido ou mais forte muitas vezes afastam o indivíduo do desenvolvimento da consciência corporal. A dor e a fadiga diminuem a sensação e a consciência corporal do cliente, porque o desconforto das atividades prioriza a atenção cerebral. Esta desconexão entre a consciência de um indivíduo de seu corpo e o que realmente ocorre dentro de seu corpo é mais aprofundada pelo uso de analgésicos que diminuem a presença da dor, bem como os estímulos constantes de dispositivos de som pessoais, computadores e TV. Com o avanço da tecnologia, maior confiança em estimulantes alimentares (cafeína, nicotina, etc.) e menor atenção à quantidade e ao tipo de atividade física que aumente a consciência corporal, os clientes se tornaram cada vez mais desconectados de seu corpo. A consciência é um dos principais componentes dessa abordagem de exercício corretivo e esta prática deve ser uma parte deliberada de todas as sessões de exercício. No livro, *The Talent Code,* Daniel Coyle lista "aprender para sentir" como uma das três regras da prática profunda. Ao aprender a "sentir", os clientes podem ter uma conexão mais profunda com seu corpo, são mais capazes de reconhecer padrões atuais e podem mais prontamente instituir as mudanças necessárias para idealizar o desempenho. A melhora da consciência de um cliente será acentuada com o uso de técnicas de visualização e imaginação específicas, assim como dicas visuais, verbais e cinestésicas.

O COMPONENTE DE APRENDIZADO DO EXERCÍCIO CORRETIVO

O componente de aprendizado do desenvolvimento de padrões de movimento ideais é muitas vezes negligenciado no exercício corretivo. A melhora da habilidade motora ou a capacidade do cliente em realizar um movimento altamente eficiente deve ser o objetivo final de qualquer abordagem reabilitativa, corretiva ou de treinamento. Contudo, é importante entender que habilidade e capacidade são dois traços individuais fundamentalmente diferentes. A capacidade é o potencial genético de um indivíduo e é imutável pelo treinamento ou condicionamento. Habilidade é algo que é desenvolvido pela prática, e um cliente pode desenvolver habilidade independente de sua capacidade. Sem levar em conta a capacidade do cliente, o objetivo do exercício corretivo é sempre ajudar a aumentar seu conjunto de habilidades. Um componente importante no desenvolvimento da habilidade é a melhora da capacidade do cliente de aprender os padrões ideais de estabilização e movimento. Todos os indivíduos irão aprender em um nível diferente e cada habilidade possui seus próprios desafios, daí o conceito de "curva de aprendizado". Cada indivíduo passará por estágios específicos e distintos durante o processo de aprendizado, embora os passos sejam muitas vezes sobrepostos. Esses estágios são passos sequenciais específicos no processo de aprendizado de qualquer nova habilidade e são divididos em processos verbal-cognitivo, motor e autônomo (Schmidt e Wrisberg, 2008).

No estágio verbal-cognitivo, o indivíduo é introduzido para desenvolver uma compreensão geral sobre uma tarefa desconhecida. Tempo considerável é gasto fornecendo analogias, desenvolvendo habilidades básicas, demonstrando (visual) e falando com o cliente (verbal) e o fazendo pensar (cognitivo) sobre a tarefa, bem como lhe fornecendo *feedback* cinestésico (tátil) sobre suas ações e resultados. Os padrões de movimento nesse estágio serão descoordenados e às vezes podem parecer geralmente "desleixados". O tempo gasto nesta fase tende a passar mais rapidamente, e existem, em geral, grandes saltos no nível de habilidade.

O segundo passo é o estágio motor. Durante este estágio o indivíduo dominou as nuances básicas do movimento, é capaz de identificar seus erros e pode produzir com mais consistência as ações desejadas. Ele começa a demonstrar refinamento da habilidade e seus movimentos se tornam mais suaves e mais eficientes. Esse estágio pode durar de meses a anos ou ser consideravelmente mais longo, dependendo da complexidade da tarefa e do investimento do cliente na melhora.

O passo final é a fase autônoma, em que o indivíduo dominou o movimento ou atividade com uma proficiência que requer pouco processo de pensamento consciente. Essa é a fase de sofisticação do movimento, na qual o indivíduo é capaz de identificar e corrigir suas falhas no movimento, bem como treinar por períodos ininterruptos mais longos.

O objetivo do exercício corretivo é colocar o cliente na fase final, de modo que ele possa progredir para seus objetivos funcionais ou específicos da tarefa. Esses passos geralmente serão mais rápidos se o trabalho for feito com alguém com maior domínio e capacidade interna de aprender novas habilidades. O objetivo não é ver o quão rápido o cliente pode passar pelas fases, mas sim proporcionar ao indivíduo um alto nível de ensino de qualidade para que ele possa avançar em seu próprio ritmo.

ESPECIFICIDADE DO APRENDIZADO

A especificidade do aprendizado se relaciona com aquelas tarefas que mais lembram o ambiente e os padrões de movimento que o indivíduo realizará. Enquanto que alguns dos padrões corretivos iniciais podem não se parecer com o produto final do esporte ou da vida do indivíduo, eles são pedaços ou partes do componente. "Organizar em partes" é um método que estimula a melhora do aprendizado motor, ao dividir tarefas maiores em pedaços menores e dominando cada componente antes de integrá-lo de volta à porção final de movimento.

Por exemplo, um corredor se apresenta com desconforto no joelho após uma corrida de 5 km. Durante uma avaliação da corrida, o treinador pode observar diminuição da extensão toracolombar, uma marcha de Trendelenburg positiva no lado da dor e diminuição da rotação do tronco. Em vez de fazer esse cliente focar-se em todos esses diferentes componentes, o treinador ou terapeuta pode dividir o padrão da corrida nas seguintes partes:

- O cliente trabalha a respiração e ativação do *core* na posição supinada para ajudar a melhorar a posição e estabilização de seu tórax.
- Ele então trabalha sentado em rotações de tronco, mantendo o alinhamento do mesmo.
- Ele passa para uma transição entre uma posição de agachamento em base alternada para uma de base unipodal, a fim de ajudá-lo a desenvolver o controle neuromotor da postura de apoio unipodal que é requerida para corrida.
- Por fim, ele trabalha na integração dessas partes em sua mecânica de corrida.

PRÁTICA

Um componente final do aprendizado que será usado na estratégia de exercício corretivo é a prática. Prática bloqueada, ou prática em que o paciente trabalha repetidamente na mesma habilidade, produz benefícios imediatos no desempenho. Por exemplo, um cliente realiza várias séries seguidas de agachamento e melhora acentuadamente a cada série. Contudo, a prática aleatória, na qual diferentes séries de habilidades são praticadas de um modo randomizado, produziu um aprendizado superior (Schmidt e Wrisberg, 2008). Nesse exemplo, o cliente pode trabalhar em uma série de respiração e ativação, seguida por uma série de pontes e, por fim, uma série de agachamentos, focando em sua estabilização antes de voltar para uma série de respiração e ativação. O cliente está trabalhando padrões similares de estabilização, mas existem inúmeras diferentes variáveis que ele tem que lidar em cada padrão. Esse é o método pelo qual muitos dos padrões são realizados na estratégia de exercício corretivo. Independentemente do tipo de prática que é usada, o aprendizado superior e as melhoras no talento foram demonstradas com a prática profunda ou onde há o exercício focado (Coyle). As três regras da prática profunda, como definido por Coyle, são dividir o movimento ou exercício em partes, repeti-los com frequência e aprender a sentir ou experimentá-los em um nível profundo ou visceral. Esses passos são repetidos até que o cliente aprenda a tarefa.

Enquanto o objetivo para a maioria dos clientes não seja ganhar a medalha de ouro no desempenho dos padrões de movimento fundamentais ou mesmo competir em um evento esportivo profissional, eles desejam viver a vida e participar de atividades recreacionais em um alto nível de função, e não serem limitados pela dor. Entender e aplicar os princípios do aprendizado pode ajudar esses clientes a adotar o paradigma de exercício corretivo e a perceber a quantidade de trabalho e concentração que se deve ter para desenvolver melhores níveis de habilidade. Isto também ajuda a educar o cliente sobre o fato de que se pede que ele faça algum dever de casa para ajudar a reforçar e "fixar" as correções que aprendeu durante a sessão de exercício de reabilitação ou corretivo.

Chave para o sucesso
Desenvolvendo habilidade – a prática realmente faz a perfeição?

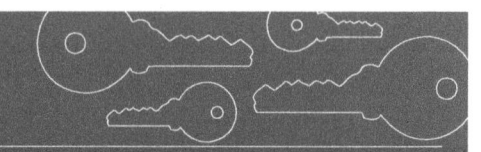

Desde o início da infância, pais, professores e treinadores têm acatado a ideia de que a prática faz a perfeição. Esta ideia realmente ajuda a melhorar a habilidade? Esta noção tem sido desafiada pela pesquisa atual na área da mielina, o revestimento de proteção que circunda os nervos e aumenta a velocidade da condução.

"Habilidade é o isolamento de mielina que recobre os circuitos neurais e que cresce de acordo com determinados sinais." E quanto mais a pessoa luta com suas dificuldades, maior sua capacidade de desenvolver estas conexões neurais."… de modo a fazer seu circuito de habilidade disparar de modo ideal, você deve por definição disparar o circuito de modo subideal, você deve cometer erros e prestar atenção a esses erros: você deve lentamente ensinar seu circuito." "A verdade é, prática faz a mielina e a mielina faz a perfeição." (Coyle, 2009).

IMPORTANTE: Existem três conceitos essenciais de Coyle que serão instituídos no paradigma de exercício corretivo para melhorar os padrões de movimento: 1) o cliente deve ter o direito de cometer erros; 2) o cliente deve ter consciência de seus padrões de movimento e a ele deve ser dado uma estratégia de modo que possa identificá-los e corrigi-los; e 3) o treinamento deve ser focado e concentrado de modo a desenvolver, de maneira ideal, essas conexões de mielina.

ESTRATÉGIAS DE ATIVAÇÃO MUSCULAR

A melhora dos padrões de movimento requer um sistema integrado e que funcione de acordo. Uma das maiores causas de movimento disfuncional e um desafio durante o exercício corretivo é a inibição muscular. Na presença da inibição muscular, o corpo irá fazer uma substituição, ao tornar hiperativos os sinergistas do músculo inibido. Por exemplo, o latíssimo do dorso pode substituir o trapézio parte ascendente inibido na ação de depressão escapular. Enquanto que o latíssimo do dorso pode realizar essa ação, ele também tende a tracionar a escápula em rotação inferior e ligeira abdução em oposição direta à função de rotação superior e inclinação posterior do trapézio parte ascendente. Esta mudança nas sinergias musculares afetará a capacidade do cliente de estabilizar de modo funcional a articulação escapulotorácica durante os padrões de movimento funcionais.

Outro exemplo comum que foi abordado na seção anterior é a inibição do glúteo máximo, que tende a levar à hiperatividade dos sinergistas da extensão do quadril, principalmente o complexo dos isquiotibiais. Enquanto funcionalmente isto irá permitir que o cliente realize sua tarefa em curto prazo de subir escadas ou de realizar agachamentos em seus exercícios, os efeitos em longo prazo desse padrão de substituição são os que irão contribuir para a disfunção articular do cliente. A inserção do glúteo máximo está localizada mais próxima ao eixo de rotação e, portanto, é mais efetiva na manutenção do eixo de rotação ideal da articulação coxofemoral. Como seu eixo não está próximo do eixo de rotação, a ativação dos isquiotibiais irá levar a cabeça femoral à frente quando eles estendem o quadril. Realizar exercícios corretivos que não melhorem os estabilizadores locais inibidos, irá perpetuar em vez de melhorar esses padrões. Igualmente, qualquer músculo inibido provavelmente não responderá de modo favorável ao exercício corretivo sem ser ativado antes de sua inclusão aos padrões de movimento funcionais. A inclusão de um músculo inibido apenas irá fortalecer os sinergistas já fortes e, desse modo, perpetuar a disfunção de movimento. Esta é a razão para realizar uma avaliação minuciosa, incluindo testes musculares funcionais, e ter uma estratégia para melhorar a ativação muscular de quaisquer músculos inibidos que são descobertos. É também a razão pela qual os movimentos isolados são muitas vezes usados antes de integrar um músculo inibido de volta a um padrão de movimento funcional.

Enquanto existem muitas estratégias gerais para restaurar o equilíbrio entre os sinergistas musculares, quatro estratégias específicas serão utilizadas durante todo este livro para facilitar ou ativar os músculos inibidos. Eles são visualização, contrações isométricas, palpações e respiração, que são projetados pelo acrônimo VIP+B™*; tais estratégias serão discutidas abaixo.

VISUALIZAÇÃO

"O uso da imagem mental é útil para a posição da coluna e consciência da ativação muscular." (Stuart McGill, *Ultimate Back Fitness and Performance*, 2004).

Enquanto o uso de visualização é difundido na prática da meditação, ioga e massagem, a aplicação de técnicas de visualização, conhecida como imagem orientada ou mental, está obtendo popularidade fora destas arenas para a melhorar a ativação muscular. Na verdade, o uso de visualização está presente em muitos campos de movimento – incluindo dança, *Feldenkrais*, técnica de Alexander, Pilates e *Gyrotonics*, apenas para citar algumas – para capacitar seus praticantes a expressar com mais plenitude movimentos dentro de seu corpo. As estratégias de visualização focada são comuns entre atletas antes do desempenho e entre as práticas, não apenas para manter, mas para afiar suas habilidades. Mabel Todd, desenvolvedora da abordagem que viria a ser conhecida como "*ideokinesis*", usava imaginação e padrões de pensamento conscientes como maneiras de melhorar a postura e os padrões de movimento habituais que remontam ao início da década de 1900.

Os avanços na tecnologia foram capazes de demonstrar pela ressonância magnética (RM), um aumento na atividade cerebral em indivíduos que realizam técnicas de visualização. Por exemplo, o simples pensamento em uma parte do corpo irá ativar a porção somatossensorial do córtex, enquanto a visualização

---

*N. de R.T. VIP+B™, sigla em inglês que significa: *Visualization, Isometric, Palpation + Breathing*. Em português: Visualização, Isometria, Palpação + Respiração.

do desempenho de uma atividade específica irá ativar o córtex motor do cérebro (Umphred, 2007). Essas técnicas mostraram aplicações clínicas empíricas de serem capazes de ativar ou despertar padrões de movimento adormecidos que foram inibidos pelo hábito e no domínio de nova habilidade. A visualização pode ser uma parte deste processo, estimulando o cliente a visualizar uma imagem do que o padrão de movimento ideal se parece e sente, e então tentar reproduzir esta imagem e sensação.

As técnicas de visualização e imagem específicas são uma parte necessária do desenvolvimento da consciência cinestésica e "sensação" associada com um padrão de movimento em particular. Por exemplo, um paciente se apresenta com uma estratégia de "apertar os glúteos" e pouca capacidade de dissociar a pelve dos quadris durante um padrão de agachamento, mesmo se ele tiver uma amplitude de movimento adequada de flexão do quadril. Para fazer com que o cliente diminua a estratégia aprendida de apertar os glúteos, ele pode ser solicitado a relaxar a parte posterior do quadril e visualizar o quadril como uma bola afundando de volta na concavidade à medida que relaxa e espalha suas tuberosidades isquiáticas.

A visualização como meio de melhorar as estratégias de ativação pode ser aprimorada com o uso de diferentes tipos de dicas verbais para obter uma resposta desejada. Linda-Joy Lee é uma grande proponente do uso de palavras sugestivas como "imagine", "conecte", "ative" ou "alongue", o que tende a facilitar o uso do sistema profundo de estabilização e sugere que termos como "faça", "esprema" e "fique em pé bem alto" se correlacionam com o aumento da atividade muscular global. O uso de dicas para ativar os estabilizadores profundos é um poderoso meio de melhorar sua função durante o exercício corretivo e sua integração nos padrões de movimento básicos.

Chave para o sucesso
Visualização e dica verbal

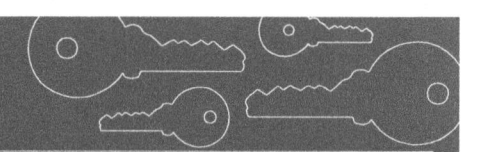

A visualização e a dica verbal praticamente andam de mãos dadas e podem ser usadas para extrair respostas específicas no corpo. Por exemplo, se um indivíduo estivesse deitado relaxado e respirando profundamente, sendo conduzido em um exercício relaxante, no qual imaginava estar deitado em uma praia ouvindo as ondas estourarem na orla e tomando banho de sol, poderia se imaginar que sua frequência respiratória diminuísse e que ele experimentasse uma queda geral de tensão no corpo. Agora imagine que, enquanto este indivíduo estivesse relaxado, alguém aparecesse gritando "vamos lá", "levante" ou "vamos fazer isto", a sua frequência respiratória instantaneamente aumentaria e seu estado geral iria de relaxado a tenso. Este mesmo conceito pode ser usado para ativar diferentes sistemas musculares dentro do corpo, dependendo das necessidades do cliente e do estilo de aprendizado e a resposta que o treinador ou terapeuta está tentando extrair.

IMPORTANTE: Para preferencialmente ativar o sistema de estabilização profundo, use dicas verbais como "pense a respeito", "conecte", "alongue", "sinta" e "imagine isto" e as combine com uma visualização de movimento apropriada. Para influenciar o sistema de movimento global, use comandos de "fazer" como "esprema", "encaixe", "mais forte" e "mais" para obter uma estabilização global ou resposta de movimento.

POSIÇÕES ISOMÉTRICAS

As contrações isométricas primeiro obtiveram popularidade a partir do pioneiro do fisiculturismo Charles Atlas, que prometeu a legiões de homens magros um rápido desenvolvimento na massa muscular, necessário para conter seus agressores, se os mesmos realizassem contrações isométricas. As contrações isométricas historicamente têm sido usadas em programas de reabilitação inicial na qual dor, inflamação, instabilidade articular e/ou propriocepção defeituosa limitam a efetividade dos tipos isotônicos de exercício. A contração submáxima pode ser usada durante uma estratégia de exercício de reabilitação ou corretivo, mesmo além dos estágios iniciais do programa, para melhorar a força e a estabilidade articular (Bandy e Sanders, 2001). Outro benefício das contrações isométricas é o efeito de transferência. Um aumento na força em 30° foi demonstrado a partir da posição na qual a contração isométrica é realizada, sugerindo que os isométricos podem ser úteis na melhora da força e estabilidade por meio de uma amplitude de movimento, mesmo quando a dor e a limitação articular proíbem a amplitude de movimento plena (Bandy e Sanders, 2001). Além disso, as contrações isométricas tendem a ter uma maior resposta ao aumento da resistência do que as contrações isotônicas (Umphred, 2007).

Empiricamente, as contrações isométricas submáximas são usadas para melhorar a inibição muscular e o centramento articular, colocando o cliente em uma posição que centralize a articulação e aproxime a origem e a inserção de um músculo específico inibido ou uma cadeia de músculos. O cliente é então solicitado a realizar uma contração submáxima (cerca de 10 a 25% de sua contração máxima) por 5 a 10 segundos à medida que o treinador ou terapeuta resiste à força do cliente. Ele mantém essa posição isométrica por 3 a 5 repetições. Ele pode gradualmente aumentar a resistência, dentro de sua tolerância e capacidade de manter uma posição articular centrada, até cerca de 50% de sua resistência máxima. Manter uma intensidade relativamente baixa (entre 10 e 50% da contração máxima do cliente), parece clinicamente promover uma melhor ativação dos estabilizadores articulares locais mais favoráveis do que quando do uso de intensidades que mais se aproximam da contração máxima do cliente. Uma vez que ele consegue manter a posição articular centrada com 50% de sua contração máxima, ele pode avançar para uma integração funcional dessas regiões em padrões de movimento básicos.

As contrações isométricas podem servir como efetivos temas de casa para o cliente entre as sessões e/ou como uma estratégia de ativação muscular anterior ao exercício de um nível mais alto ou corretivo. Exemplos de posições específicas para ativar o sistema de estabilização profundo e sistema de movimento global integrado são inclusas na seção de estratégia de exercício corretivo deste livro.

PALPAÇÃO

"A descoberta da base fisiológica da terapia de tecido conectivo se origina da descoberta da presença de mecanorreceptores, células de músculo liso intrafasciais e nervos autônomos dispersos por toda a rede de tecido fascial." (Lindsay, 2008)

O papel da terapia de tecidos moles enquanto tratamento viável da inibição muscular é bem conhecido e documentado. Em 1964, George Goodheart, o fundador da Cinesiologia Aplicada, descobriu que a estimulação específica firme, de fricção cruzada sobre a origem e inserção do músculo previamente fraco causou aumento imediato na força desse músculo (Walther, 2000; Frost, 2002). Esta "técnica de origem--inserção" se tornou uma das primeiras técnicas usadas na Cinesiologia Aplicada. Técnicas de origem-inserção adicionais usadas na Cinesiologia Aplicada incluem estimulação direta dos fusos musculares ou órgãos tendinosos de Golgi. Aplicar uma pressão firme diretamente sobre as células do fuso muscular (localizadas dentro do ventre muscular) e as puxar na direção das inserções musculares irá fortalecer um músculo. De maneira similar, pressionar diretamente os órgãos tendinosos de Golgi (localizados dentro da junção musculotendínea) e puxá-los na direção do ventre muscular também irá fortalecer um músculo previamente enfraquecido (Walther, 2000; Leaf, 1995; Thie, 2005). Está além do alcance deste livro demonstrar essas técnicas específicas, e existem muitos recursos disponíveis ao treinador e terapeuta que cobrem adequadamente este tópico.

Existem três mecanismos plausíveis adicionais sobre o porquê destas técnicas de origem-inserção e outras de estimulação de tecidos moles trabalharem na ativação dos músculos inibidos.

1. Tem sido proposto que a estimulação vibratória dos mecanorreceptores facilita os motoneurônios alfa que são responsáveis pelo aumento do tônus dentro do músculo (Frost, 2002).
2. A palpação na origem-inserção provavelmente causa estímulo dos órgãos tendinosos de Golgi que estão localizados dentro da junção musculotendínea, diminuindo, portanto, seu tônus inibitório sobre o músculo (Frost, 2002; Rattray e Ludwig, 2000).
3. Goodheart observou pequenos nódulos dentro do músculo fraco, que desapareceram quando firmemente friccionados, fazendo com que os músculos anteriormente testados fracos, testassem fortes. Estes nódulos são tidos como o resultado de traumas que criam micro avulsões ou regiões onde o músculo sai de sua inserção periosteal (Frost, 2002). A estimulação desses nódulos potencialmente melhora a microcirculação e promove a cascata de cicatrização do músculo.

Dois benefícios adicionais da técnica de origem-inserção são que a estimulação lateral lenta, profunda das fibras intersticiais fasciais estimula os mecanorreceptores dentro do sistema fascial, trabalhando para restabelecer o tônus muscular e aumentar o fluxo sanguíneo local, favorecendo a fluidez e flexibilidade da fáscia (Lindsay, 2008). Técnicas de manipulação dos tecidos moles e articulares, especialmente métodos mais lentos e mais profundos, afetam o componente miofascial e podem ser efetivos na reversão de contrações crônicas dos tecidos moles (Schleip et al 2006). Esta estimulação alonga funcionalmente as fibras miofasciais, restabelecendo seu comprimento original, potencialmente restaurando a força contrátil desse músculo em particular.

Outras técnicas de palpação – incluindo técnica de batidinhas, arranhões ou métodos de escovação – podem aumentar a estimulação dos fusos musculares e promover a facilitação muscular (Page e colaboradores, 2010). As técnicas de massagem, como o tamponamento pesado, têm demonstrado que também estimulam o reflexo de estiramento e aumentam o tônus de um músculo (Rattray e Ludwig, 2000). Tais dicas cinestésicas palpatórias podem também desempenhar um importante papel em obter a atenção do cliente para um músculo inibido e melhorar sua consciência de uma área do corpo onde há propriocepção diminuída.

Interessante salientar, o uso de gelo foi capaz de facilitar um vasto medial inibido em indivíduos com uma efusão na articulação, ao passo que o uso de estimulação muscular elétrica não propiciou mudanças similares (Hopkins e colaboradores, 2002).

RESPIRAÇÃO

"Se a respiração não for normalizada, nenhum outro padrão de movimento pode ser."
(Karl Lewit, como reproduzido em Liebenson, 2008)

O trabalho de respiração, mais especificamente a atividade coordenada da respiração diafragmática com a ativação muscular intrínseca do tronco e coluna, mostrou uma evidência empírica consistente de melhora na amplitude de movimento do ombro e quadril bem como na força do tronco, ombro e quadril. É provável que, devido às melhorias agudas na amplitude de movimento e força, o uso do diafragma ajude a normalizar a atividade respiratória, favorecendo a força de estabilização global de todo o sistema (Hodges e colaboradores, 2004). Além disso, ele provavelmente melhora o alinhamento e o centramento articular para permitir uma melhor sinergia muscular e padrões de ativação melhores. Uma melhor oxigenação, regulação descendente do sistema nervoso parassimpático (Rattray e Ludwig, 2000; Umphred, 2008) e regulação ascendente do sistema nervoso parassimpático com restauração da respiração diafragmática profunda provavelmente diminuem a hiperatividade dos músculos acessórios da respiração, enquanto permite uma melhor sincronização entre os estabilizadores e motores primários de todo o sistema neuromuscular.

Independentemente da razão para esta melhora, isto é chave para estabelecer padrões de respiração ideais antes de instituir outra estratégia corretiva. Na ausência de padrões respiratórios ideais, o sistema motor será forçado a optar entre respiração e estabilização, escolhendo a respiração (Hodges e colaboradores, 2004). Isto diminui a estabilidade do sistema, requerendo hiperativação dos músculos do tronco, ombro e quadril para aumentar sua contribuição à estabilização. Enquanto efetiva em curto prazo, essa estratégia é uma causa comum de rigidez global e perpetuação de padrões de estabilização e movimento defeituosos. Os padrões específicos para a melhora da respiração serão abordados na seção de exercício corretivo.

ALONGAMENTO

A exclusão das técnicas de alongamento específicas neste livro não pretende implicar que os pacientes não devam alongar ou que o alongamento não possa ser feito em situações isoladas. O propósito do livro é identificar as causas da disfunção do movimento, o que inclui habituação da lassidão articular, propriocepção prejudicada e alterações no controle motor. A rigidez é meramente uma resposta neurológica a estes fatores e o alongamento pouco faz para mudar ou melhorar as causas da disfunção do movimento. Fraqueza, ou mais especificamente inibição muscular, e a substituição sinergística resultante está na raiz da maioria das disfunções de movimento e perdas de amplitude de movimento articular.

"Como a fraqueza é a causa subjacente da perda de alinhamento e amplitude articular... técnicas de alongamento muscular e rigidez do tecido devem ser equilibradas com a reeducação. O alongamento isolado não resulta em melhora duradoura na amplitude e pode diminuir a capacidade funcional se não for combinado com atividades projetadas para aumentar o controle." (Umphred, 2007).

Uma razão adicional pela qual o alongamento não é incluído é porque a maioria dos clientes não o faz de modo adequado, ele não é feito de maneira suficientemente específica para ser útil na mudança dos padrões de movimento disfuncionais. Em geral, os músculos que os clientes se queixam que estão "tensos" são aqueles que sofrem regulação ascendente em resposta à instabilidade e são, portanto, menos resistentes ao alongamento.

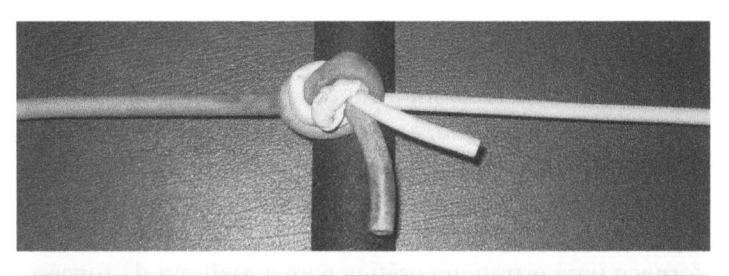

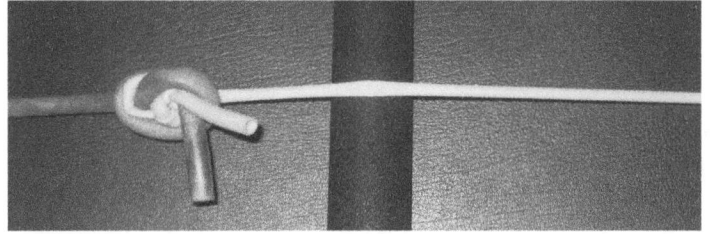

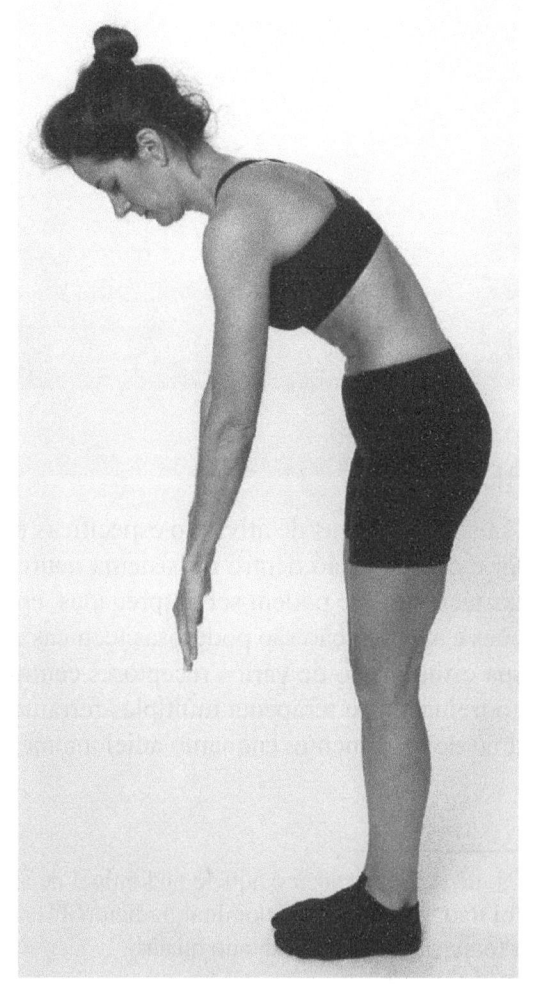

Observe nas imagens abaixo como o tubo elástico mais rígido é menos resistente ao alongamento do que o tubo mais maleável. Isto é similar ao que acontece no cliente com isquiotibiais "tensos" quando estes músculos são alongados. À medida que o paciente tenta alongar seus isquiotibiais (a banda elástica mais rígida), a lombar (a banda mais maleável) alongará primeiro e mais do que os isquiotibiais. Isto desestabiliza ainda mais a região lombar e perpetua a tensão nos isquiotibiais. Se o alongamento for usado como parte da estratégia corretiva ou do programa de condicionamento, ele deve ser acompanhado de uma estratégia de ativação para diminuir o potencial de inibição.

Chave para o sucesso
Teste muscular manual (TMM) e intolerância à flexão

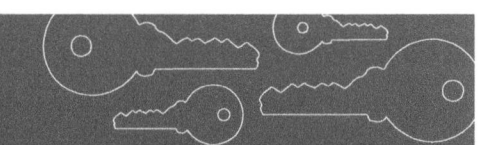

Enquanto sua precisão e relevância clínica muitas vezes são questionadas, o TMM tem sido usado por décadas na Cinesiologia Aplicada e Cinesiologia Clínica (Walther, 2000; Buhler, 2004; Leaf, 1995; Beardall, 1982; Thie, 2005) bem como em outros sistemas para testar a "tolerância" do indivíduo a uma substância específica (suplemento medicinal, alimentar ou estímulo nocivo) ou outro estímulo como um exercício em particular ou movimento no exercício corretivo. O TMM pode ser usado para determinar a resposta de um cliente ou tolerância a um exercício ou atividade específica. Por exemplo, se o TMM for feito antes do alongamento e o cliente for considerado forte (ativo), os clientes com instabilidade lombar geralmente irão testar fraco (inibido) após o alongamento ou após realizar um padrão com base na flexão como um abdominal do tipo "*crunch*" ou abdominal tradicional.*

Esses clientes são considerados intolerantes à flexão, e isto é com frequência a razão pela qual ficar sentado por longos períodos ou realizar exercícios com base na flexão (p. ex., bicicleta ergométrica, exercícios de resistência sentados, exercícios abdominais) aumenta seu desconforto nas costas e cria efeito inibitório na extremidade inferior.

IMPORTANTE: Para determinar a resposta e tolerância do seu cliente a um exercício em particular ou movimento, faça um TMM antes e depois da atividade. Se o TMM permaneceu forte, a atividade pode ser considerada como tolerada pelo sistema neuromuscular do cliente. Se um teste previamente forte resultar fraco – ou ele perder amplitude de movimento – a atividade não foi tolerada e deve ser modificada ou eliminada do programa, porque uma exposição adicional à atividade irá continuar a estressar seu sistema.

RESUMO

O uso de técnicas de ativação específicas é uma poderosa estratégia para a melhora da inibição muscular e coordenação dentro do sistema neuromuscular enquanto restaura a função. Embora existam muitas técnicas que podem ser empregadas, em particular a visualização, as posições isométricas, as palpações e a respiração são poderosas técnicas que afetam diretamente o sistema nervoso central por meio de sua estimulação de vários receptores centrais e periféricos. A incorporação dessas técnicas proporciona ao treinador ou terapeuta múltiplas ferramentas para abordar a inibição muscular e as disfunções de padrão de movimento, enquanto adicionalmente fornece uma estratégia prática para a melhora da função.

---

*N. de R.T. O *crunch* é aquele abdominal de amplitude menor, onde só ocorre a flexão lombar e torácica. O que foi traduzido como "abdominal tradicional" (*sit-up* em inglês) é aquele abdominal em que além de flexão lombar e torácica, ocorre a flexão do quadril.

Chave para o sucesso
Aplicando a estratégia VIP+BT™

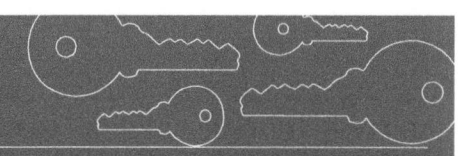

Enquanto cada componente individual do paradigma corretivo VIP+B™ pode ser usado de modo independente, o efeito máximo na melhora da ativação muscular e, portanto, nos padrões de movimento funcionais requer uma abordagem combinada usando componentes de várias estratégias. Essas serão baseadas na capacidade do terapeuta ou treinador e no nível de conforto, bem como nas necessidades dos clientes. Por exemplo, um cliente se queixa de encontrar dificuldades em subir escadas. Enquanto executa um padrão de subir o degrau, o cliente demonstra desnivelamento pélvico (teste de Trendelenburg positivo), uma posição de quadril excessivamente aduzida e posição de joelho em valgo. O treinador ou terapeuta observa o seguinte durante a avaliação do cliente: padrões respiratórios deficientes favorecendo os músculos acessórios da respiração, diminuição da rotação interna do quadril e dissociação ruim da articulação femoropélvica no lado disfuncional e força muscular deficiente no teste muscular funcional dos abdutores do quadril. Aqui está como o treinador ou terapeuta pode usar o paradigma corretivo VIP+B™ para ajudar a melhorar o padrão desse cliente:

1. **Respiração:** Instrua o cliente a como desenvolver a respiração ideal colocando suas mãos sobre as superfícies lateral e posterior da caixa torácica (dica cinestésica). O profissional ajuda verbalmente o cliente instruindo-o a "respirar calmamente" em seu tórax. O profissional também demonstra o padrão de respiração ideal em si mesmo para dar ao paciente uma dica visual.
2. **Palpação:** O terapeuta pode realizar uma técnica de aproximação de origem-inserção ou uma estimulação palpatória de fricção cruzada lenta, deliberada sobre as inserções ósseas dos abdutores do quadril (tensor da fáscia lata, glúteo médio e glúteo máximo) para ativar os músculos abdutores do quadril inibidos e a fáscia de revestimento.
3. **Posicionamento isométrico:** O cliente é instruído a realizar contrações isométricas para ativar os estabilizadores profundos da articulação do quadril, principalmente os abdutores do quadril (glúteo médio e mínimo) e rotadores (psoas maior, gêmeos e obturadores) na posição de decúbito lateral (ver seção exercício corretivo). O paciente realiza 5 repetições sustentando por 5 a 10 segundos com cerca de 25% de sua força máxima.
4. **Integração:** O paciente é então solicitado a integrar respiração e uma posição articular centrada em seu padrão de subir o degrau, realizando-a com o acréscimo das seguintes dicas verbais:

   - "Ative o tripé do pé e alinhe a extremidade inferior."
   - "Atinja uma posição de pelve nivelada e mantenha a coluna alongada."
   - "Dê um passo no degrau certificando-se de subir a partir da parte inferior, interna do complexo glúteo."

Com a permissão do cliente, o profissional pode gentilmente cutucar a superfície posterior dos quadris para facilitar o levantamento usando o complexo glúteo sobre os flexores do quadril e extensores do joelho. O terapeuta também pode posicionar suas mãos sobre a pelve para ajudar o cliente a sentir de maneira apropriada a manutenção do nivelamento pélvico e o alinhamento da extremidade inferior durante o processo.

IMPORTANTE: Com o uso de uma abordagem multissensorial, a estratégia VIP+B™ fornece ao cliente a melhor oportunidade de ativar uma estabilização e estratégia de movimento ideais enquanto melhora seu desempenho durante os padrões de movimento fundamental.

OS COMPONENTES DA MELHORA DA FUNÇÃO

Vários mecanismos para melhorar a função serão discutidos durante todas as fases do exercício corretivo e transferida para as progressões de movimentos funcionais. Esses são a espinha alongada, o nivelamento pélvico, o tripé do pé, a respiração diafragmática e a mão-punho neutra. Além disso, o conceito de suporte ipsilateral e contralateral será discutido. Descrições de cada um dos mecanismos são fornecidas a seguir.

A COLUNA ALONGADA

Alcançar uma postura neutra da cabeça, do tórax e da pelve é crucial para melhorar a eficiência do movimento nos complexos de quadril e ombro e diminuir áreas de sobrecarga postural. A coluna alongada se refere a manter um alinhamento neutro da cabeça, coluna cervical, do tórax e complexo lombo-pélvico. Quando solicitado a ficar em pé alongado, muitos clientes erroneamente erguem o esterno, hiperestendendo nas junções toracolombar e occipitocervical. Essa estratégia postural sobrecarrega essas áreas, tornando os movimentos do paciente ineficientes, levando potencialmente a padrões comuns de lesões por sobrecarga e uso excessivo, bem como tornando o movimento das extremidades menos eficiente.

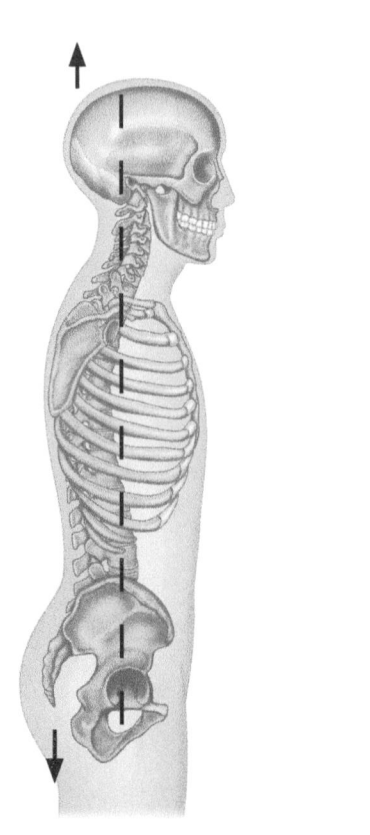

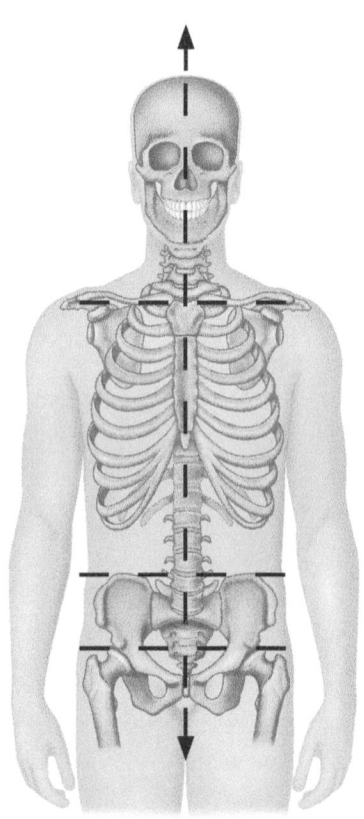

Desenvolver uma coluna alongada não deve incluir grande esforço por parte do cliente e ele não deve receber dicas comuns de "erga o queixo" ou "encaixe o quadril", uma vez que tais dicas podem perpetuar padrões de movimento faltosos. Ao contrário, o paciente deve ser verbalmente aconselhado a visualizar um fio puxando sua cabeça em direção ao teto e seu sacro em direção do chão, auxiliando a atingir esta postura de espinha (ver imagens acima).

Desenvolver a postura de coluna alongada é um importante passo na melhora dos padrões de movimento e deve ser relativamente mantida, independentemente da posição do paciente.

O alinhamento ideal da cabeça, tórax e pelve é mostrado na tabela abaixo.

Região	Alinhamento ideal
Cabeça	Os olhos estão na linha do horizonte, o occipital está orientado na posição cefálica e o queixo está orientado na posição caudal.
Tórax	O esterno está em alinhamento vertical com a sínfise púbica, as superfícies anteriores das costelas estão em posição caudal e as superfícies posteriores das costelas estão na posição superior.
Coluna	Curvas neutras – leve lordose nas regiões cervical e lombar e uma leve cifose na região torácica.
Pelve	Espinha ilíaca anterior superior está em alinhamento vertical com a sínfise púbica.

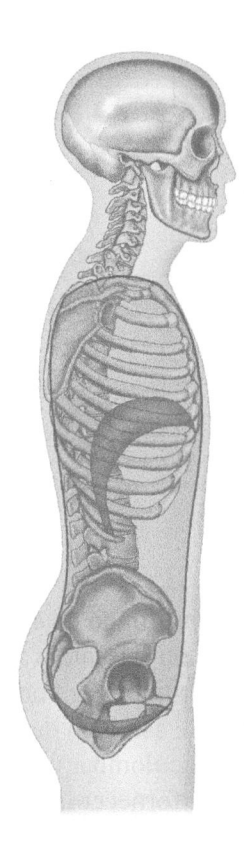

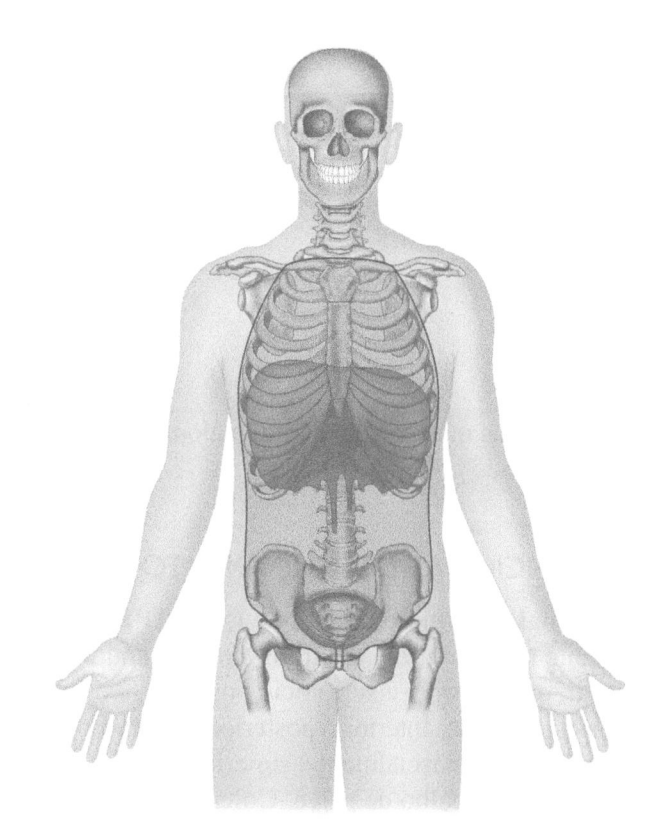

Outro conceito relacionado com a espinha alongada que será abordado durante todo este livro é o cilindro toracopélvico (CTP, acima). O cilindro toracopélvico compreende o tórax e a pelve, incluindo as colunas torácica, lombar e costelas. O cilindro toracopélvico pode ser exemplificado ao fazer o cliente manter a postura de espinha alongada com a superfície anterior do gradil costal posicionada em uma posição levemente caudal e a superfície do esterno estando levemente erguida em direção do teto. O controle funcional do cilindro toracopélvico será discutido logo adiante.

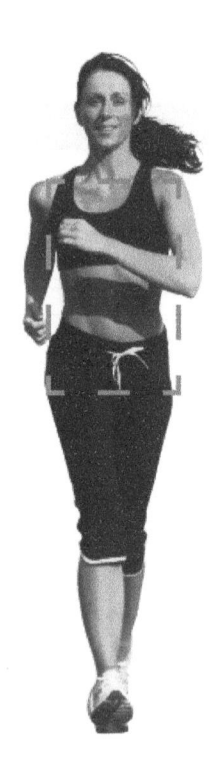

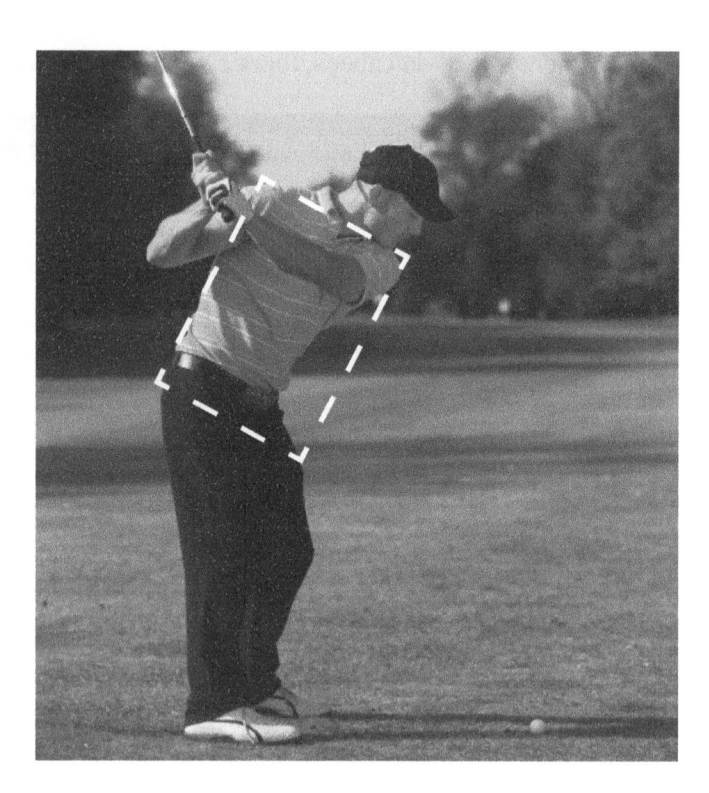

Observe como os atletas mantêm uma coluna alongada e o controle do cilindro toracopélvico quer estejam correndo ou jogando golfe.

CONTROLE FUNCIONAL DO CILINDRO TORACOPÉLVICO

O controle funcional do cilindro toracopélvico (CTP) é obtido pelo sistema profundo de estabilização. O mais importante neste controle é o transverso do abdome (TrA), que sustenta a frente e as laterais, o quadrado lombar, que controla a superfície posterior, e o psoas maior e o multífido, que controlam, respectivamente, as superfícies anterior e posterior da coluna, além do diafragma e assoalho da pelve. Essas estruturas são conectadas, fascialmente, superiormente por meio da fáscia toracolombar e inferiormente por meio da fáscia do assoalho da pelve. Coletivamente, elas funcionam para fornecer uma base de suporte estável para a cadeia cinética e agem como uma estação de retransmissão entre as extremidades superior e inferior, além de seu papel no suporte visceral.

O diafragma merece menção especial na estabilização do CTP devido ao seu papel duplo na respiração e estabilização. O diafragma é crucial para manter a estabilidade ideal do cilindro toracopélvico e na melhora da pressão intra-abdominal. Fascialmente se inserindo ao quadrado lombar, psoas e TrA, o diafragma forma o teto do CTP. Devido a suas inserções únicas, os elementos fasciais de interconexão do diafragma trabalham estabilizando a junção toracolombar – a importante região onde a coluna torácica encontra a coluna. Na ausência de estabilização ideal do CTP, muitas das estabilizações faltosas e a resultante disfunção de padrões de movimento serão observadas. A característica hiperlordose lombar acontece com mais frequência na junção toracolombar do que na junção lombossacra, uma vez que esses indivíduos usam uma estratégia de estabilização de extensor posterior em vez de uma estratégia de estabilização circunferencial. Os indivíduos com estratégia dominante de flexão irão se basear muito em seus flexores do tronco, nas estruturas miofasciais anteriores e nos ligamentares (posteriores) para sua estabilidade.

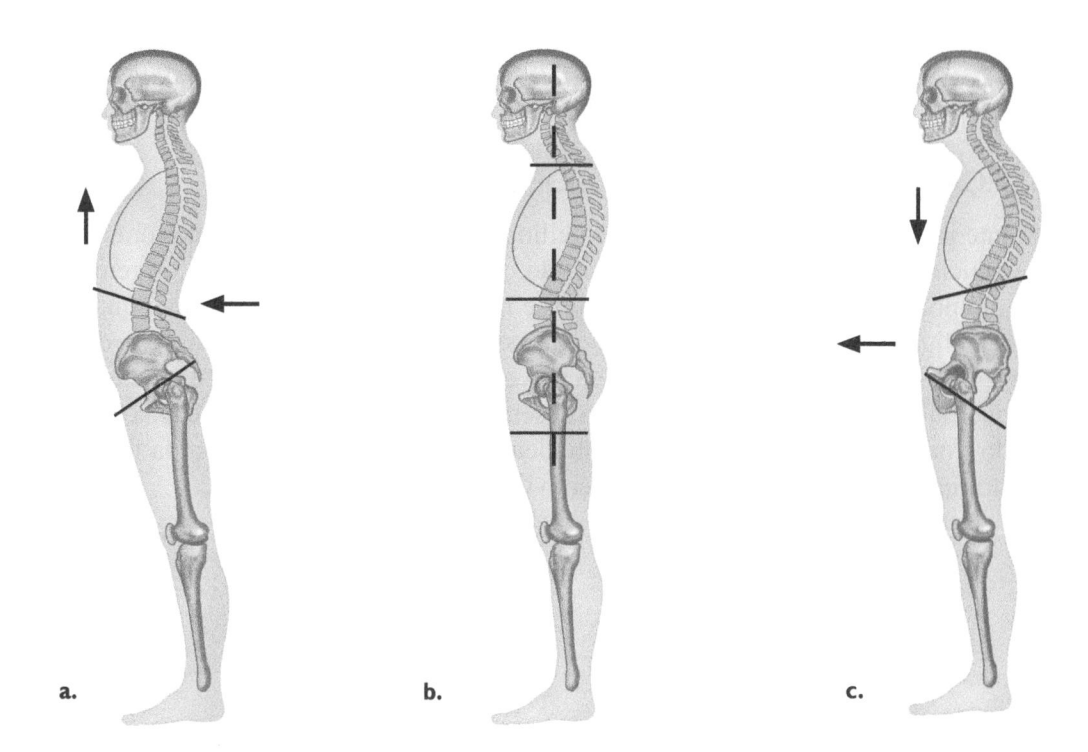

a) Dominância de extensão: o indivíduo demonstra hiperativação dos músculos extensores, resultando em hiperextensão toracolombar e alongamento da parede abdominal anterior. Esse indivíduo terá uma estratégia de respiração acessória dominante, aumento no tônus do eretor toracolombar e estabilização pobre do CTP. Tal postura geralmente é o resultado de estratégias de estabilização de dominância de extensão durante padrões de exercício e dicas verbais que estimulam o indivíduo a "erguer o peito" e a "espremer as escápulas para baixo e para trás".
b) Postura neutra: observe o alinhamento paralelo da cavidade torácica, do diafragma e do assoalho da pelve.
c) Dominância de flexão: o indivíduo demonstra hiperatividade dos flexores do tronco e extensores do quadril. Esse indivíduo também demonstrará padrões respiratórios acessórios dominantes, aumento do tônus abdominal (oblíquo e reto), eretores toracolombares alongados em excesso e estabilização pobre do CTP. Tal postura geralmente resulta de uma confiança excessiva em exercícios com base na flexão e nas dicas verbais que estimulam o indivíduo a "espremer" ou "encaixar o quadril" e "achatar a região lombar no solo durante os padrões de exercício em base supinada"*.

Estudos têm demonstrado que a fadiga dos músculos respiratórios pode resultar em diminuição da tolerância aos estresses impostos sobre o corpo (Eliasz, 2004). Enquanto a obesidade e a falta de atividade física foram citadas como fatores causadores do desenvolvimento da dor lombar, a respiração disfuncional e as alterações nas estratégias de continência (sugerindo disfunção do assoalho da pelve) têm um papel maior no desenvolvimento da dor do que o peso ou os hábitos de exercício do indivíduo (Hodges e colaboradores, 2001). Pacientes e clientes com dor lombar crônica também demonstram aumento na oscilação postural quando comparados com indivíduos com dor lombar induzida aguda durante a respiração forçada. As mudanças nas respostas do sistema nervoso central, as alterações nas estratégias de res-

---

*N. de R.T. Um exemplo desse "achatamento" (flexão lombar) em padrões de exercício em base supinada (de barriga para cima) é quando vemos indivíduos fazendo o exercício supino reto com barra mantendo os pés em cima do banco de supino, fazendo com que ocorra uma flexão lombar e um encaixe do quadril (retroversão pélvica).

piração e a priorização preferencial da respiração sobre a estabilização são várias explanações plausíveis para o aumento da oscilação postural em indivíduos com dor lombar crônica (Hodges et al).

ESTABILIZAÇÃO DA JUNÇÃO TORACOLOMBAR

Um importante mecanismo na estabilização do cilindro toracolombar é a junção toracolombar. Vários músculos essenciais responsáveis pela estabilização do tronco e coluna têm sua origem ou inserção na região toracolombar. Estes incluem o psoas maior e menor, transverso do abdome, quadrado lombar e diafragma e são ligados à fáscia toracolombar, o que sugere seu papel na estabilização desta região chave da coluna. Observe como a criança ergue sua pelve para estabilizar na junção toracolombar (imagem abaixo, à esquerda). Este é um importante ponto desenvolvimental no qual ela é capaz de coordenar a estabilização do tronco com a respiração diafragmática e é crucial para a melhora da função nos padrões de movimento fundamentais, como o agachamento (imagem abaixo, à direita).

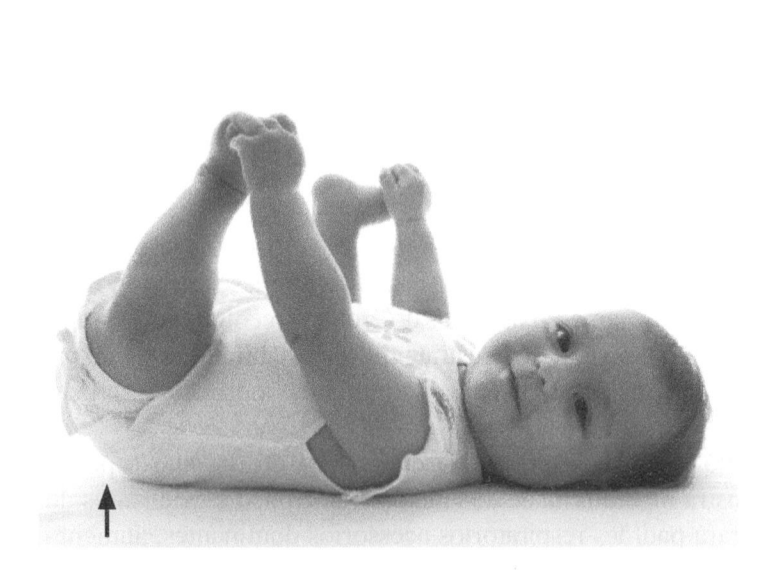

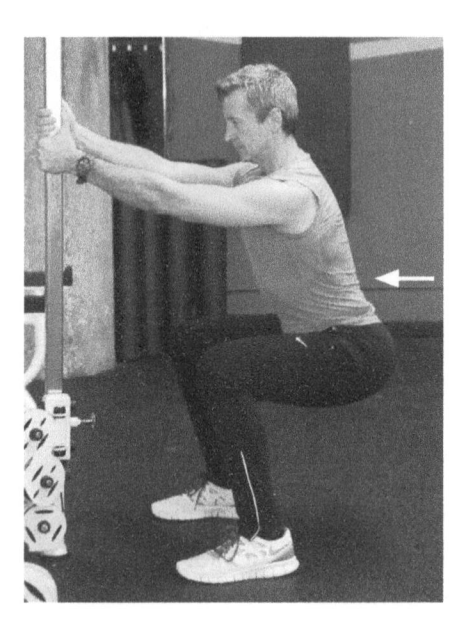

A perda de estabilização toracolombar resulta em muitas das disfunções posturais e de movimento comuns observadas no processo de avaliação, incluindo:

- hiperextensão da região toracolombar;
- hipertonicidade do eretor da espinha sobre a região toracolombar que contribui para a rigidez torácica;
- flexão compensatória da coluna lombar inferior.

Essas compensações para a perda de estabilização toracolombar comprometem a estabilidade do cilindro toracopélvico e contribuem para as estratégias de movimento disfuncionais.

A estratégia primária de exercício corretivo para a melhora das disfunções do quadril e ombro, assim como do tronco e da coluna envolve estabilizar de forma ideal o CTP, especialmente na junção toracolombar. O objetivo da estratégia de movimento corretivo é melhorar a estabilização nesta região essencial e garantir que o cliente possa manter o controle de todo o cilindro toracopélvico durante seus padrões de movimento fundamentais.

Estes são os três mecanismos principais para atingir a estabilização toracopélvica: pressão intra-abdominal, o amplificador hidráulico e as cadeias fasciais. Tais mecanismos serão abordados a seguir.

1. PRESSÃO INTRA-ABDOMINAL

A pressão intra-abdominal (PIA) é talvez a mais importante das três estratégias para obter uma espinha alongada, embora sua utilidade na contribuição à produção de força e estabilização da coluna tenha sido fonte de debate.

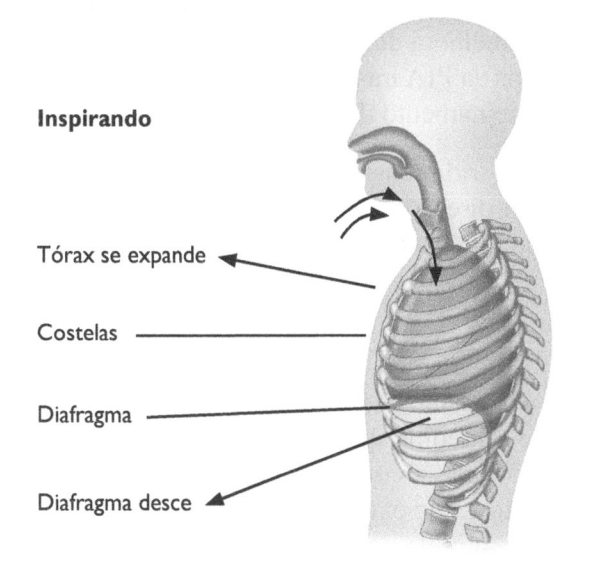

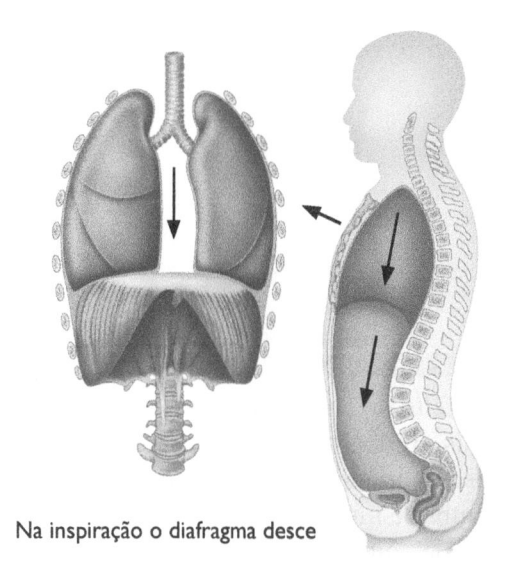

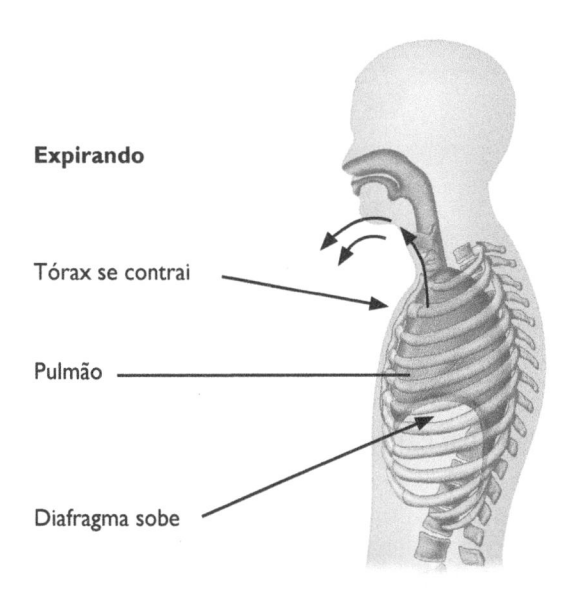

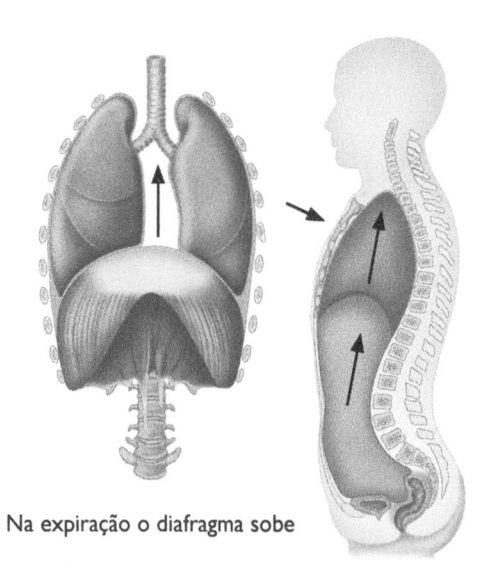

Inspirando

Tórax se expande

Costelas

Diafragma

Diafragma desce

Na inspiração o diafragma desce

Expirando

Tórax se contrai

Pulmão

Diafragma sobe

Na expiração o diafragma sobe

À medida que o diafragma desce durante a inspiração, ele empurra as vísceras abdominais inferiormente, criando pressões internas negativas, fazendo com que o ar seja puxado para os pulmões. Os músculos intercostais se contraem para resistir às forças internas desta mudança de pressão, enquanto os músculos abdominais, em particular o transverso do abdome, se contraem para sustentar a pressão positiva na cavidade abdominal e a descida das vísceras. Os músculos do assoalho da pelve são coativados durante este processo para ajudar a manter a continência e o apoio às vísceras abdominais e pélvicas. Esse processo aumenta a pressão intra-abdominal (PIA), que funcionalmente enrijece e alonga a coluna. A PIA pode ser imaginada em termos de pressão interna criando estabilização externa, ou a imagem de soprar um balão dentro de uma caixa, aumentando a estabilidade interna da caixa. Desenvolver uma PIA ideal requer também uma função otimizada da parede abdominal e do músculo eretor da coluna para resistir à expansão torácica e abdominal que resulta do aumento da PIA. Foi sugerido que a PIA é maior com a inspiração e prisão da respiração durante uma tarefa de levantamento (Hagins); portanto, uma maior força e estabilidade do tronco são atingidos prendendo a respiração. Embora essa estratégia em específico não será uma parte da estratégia de exercícios corretivos, a melhora da ativação da parede abdominal enquanto gera aumentos da PIA irá beneficiar os clientes à medida que eles retornam o treinamento de um nível mais elevado.

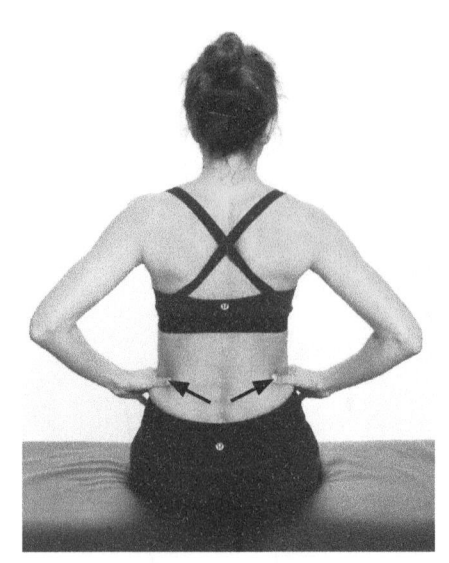

O cliente garante a ativação tridimensional de seu *core* empurrando para fora levemente em direção a seus dedos e mantendo esta tensão à medida que ele continua a respirar baixo e amplo com seu diafragma.

2. AMPLIFICADOR HIDRÁULICO

O efeito do amplificador hidráulico ocorre com a contração dos músculos dentro de seus envelopes fasciais. Todos os músculos são revestidos pela fáscia interna, e à medida que contraem, pressionam a fáscia, criando um enrijecimento ao redor da articulação. Na coluna, a contração do eretor da coluna lombar e multífidos, dentro da fáscia toracolombar, criam uma força de extensão, auxiliando na extensão da coluna. Quando o multífido lombossacro se contrai, ele se amplia posteriormente na fáscia lombodorsal (imagem abaixo).

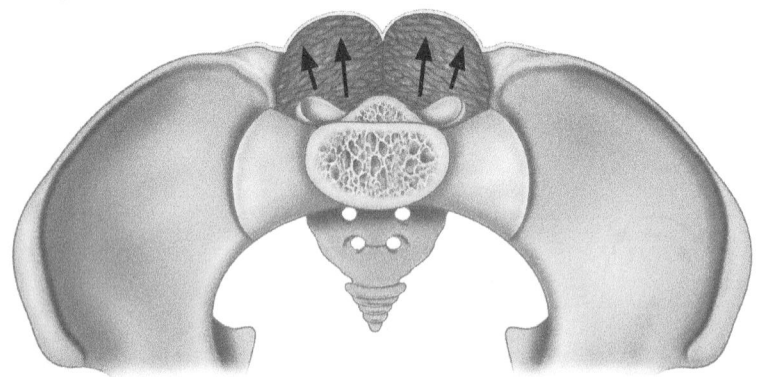

À medida que o multífido se contrai, ele empurra a fáscia toracolombar e, junto com a contração do transverso do abdome, fornece estabilidade intersegmentar (imagem acima).

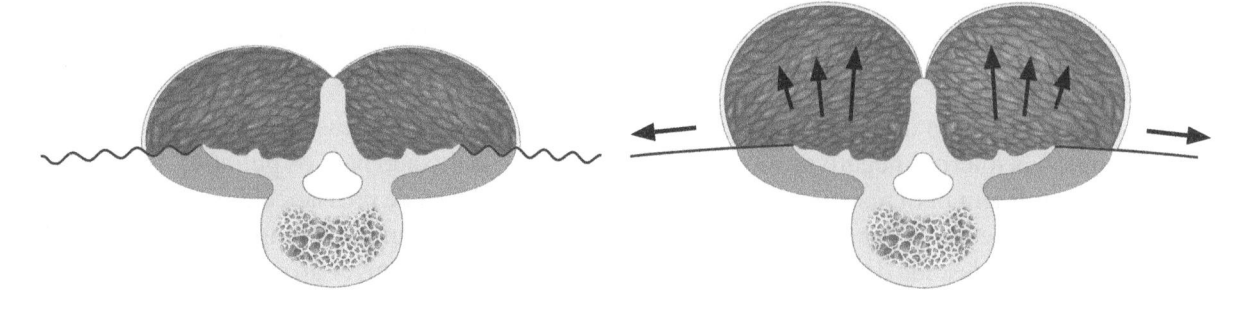

Secção transversa do músculo multífido relaxado na (imagem à esquerda). A cocontração do transverso do abdome e multífido cria uma tensão de enrijecimento na fáscia toracolombar, proporcionando estabilidade intersegmentar (imagem à direita).

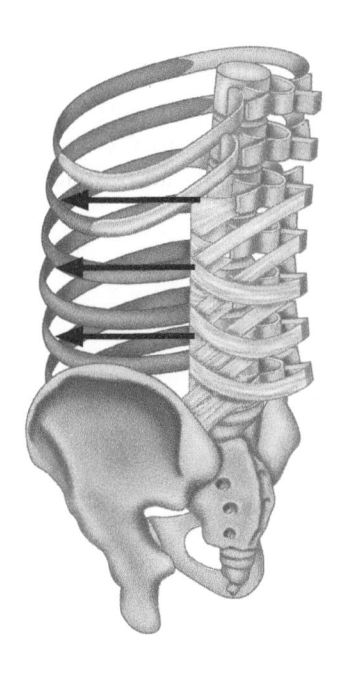

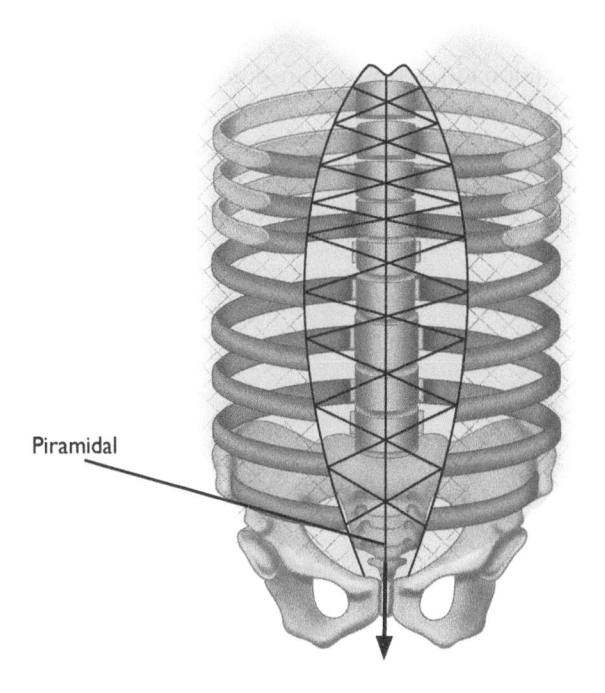

Este efeito é auxiliado pela contração do transverso do abdome, que puxa a fáscia toracolombar tensa ao redor do eretor da espinha e do multífido contraídos, criando, portanto, uma coluna estável (imagem acima, à esquerda). Observe como a contração do piramidal tensiona a linha alba (tendão central), criando uma base estável para a contração do transverso do abdome (imagem acima, à direita, vista anterior). À medida que o transverso do abdome contrai, ele cria tensão na fáscia toracolombar, o que permite que o multífido e o eretor da coluna se contraiam contra ele e ajudem no alongamento e na rigidez espinal (imagem acima, à esquerda, visão posterolateral).

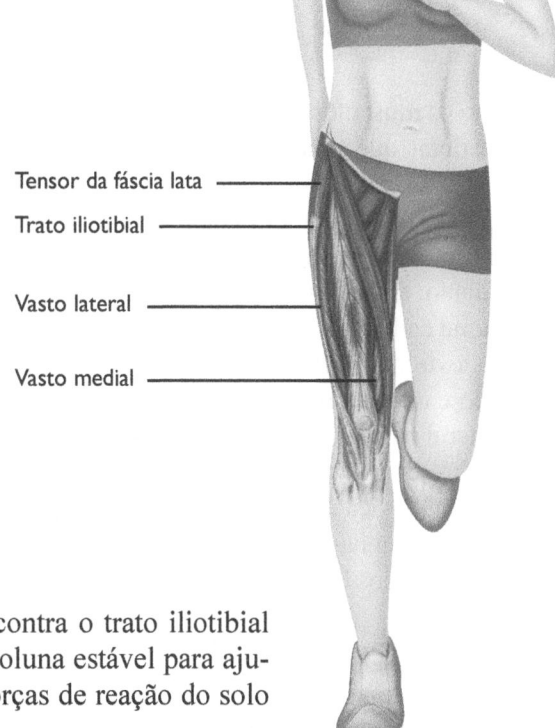

Na extremidade inferior, a contração do vasto lateral contra o trato iliotibial ajuda a transformar a cadeia cinética inferior em uma coluna estável para ajudar a sustentar a parte superior do corpo e resistir às forças de reação do solo durante a postura unilateral.

3. CADEIAS FASCIAIS

Como mencionado, todos os músculos são revestidos pela fáscia, que liga os músculos para formar cadeias miofasciais circundando o tórax e as extremidades. Os músculos estreitam-se em tendões, que fascialmente misturam-se em uma inserção óssea. Os músculos adjacentes terão suas inserções no outro lado do osso, criando um elo fascial com o primeiro. Essencialmente, essas cadeias são formadas como séries de elos de músculo-tendão-fáscia-osso-ligamento-fáscia-tendão-músculo.

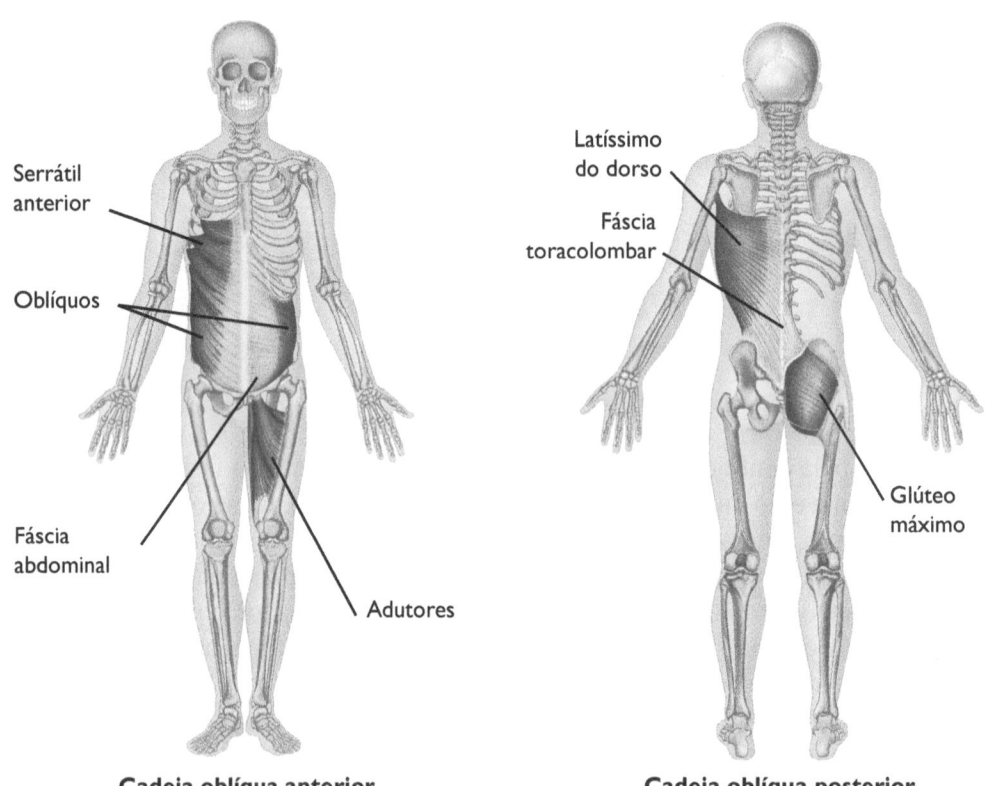

Cadeia oblíqua anterior
- Serrátil anterior
- Oblíquos
- Fáscia abdominal
- Adutores

Cadeia oblíqua posterior
- Latíssimo do dorso
- Fáscia toracolombar
- Glúteo máximo

Enquanto os músculos e a fáscia formam numerosas cadeias miofasciais por todo o corpo, existem duas cadeias distintas que conectam as extremidades inferior e superior com o tronco e a coluna. Essas são referidas como as cadeias oblíquas anterior e posterior. A cadeia oblíqua anterior é formada a partir do esplênio esquerdo, romboide direito, serrátil anterior direito, oblíquo externo direito, fáscia abdominal, oblíquo interno esquerdo e complexo do adutor esquerdo. A cadeia oblíqua posterior é formada a partir do latíssimo do dorso, fáscia toracolombar, glúteo máximo contralateral, trato iliotibial e fibular longo. Cada cadeia possui uma cadeia parceira correspondente no lado oposto do corpo. Cada uma cruza a linha média, conectando as extremidades superior e inferior contralateral e trabalham acelerando e desacelerando a rotação do tronco e das extremidades. A cadeia oblíqua esquerda anterior trabalha com a cadeia oblíqua posterior contralateral para melhorar a produção de força e a redução das capacidades do tronco e das extremidades. Além disso, como a cadeia cruza a linha média do corpo conectando membros contralaterais, ela fornece uma estabilização cruzada do tipo "X" ao tronco e à coluna. Uma cadeia adicional que desempenha um importante papel nas fases de contato do calcanhar e de carga* da marcha é a cadeia longitudinal. Essa cadeia, por meio dos ligamentos sacroilíaco e sacrotuberoso, une fascialmente o eretor da espinha contralate-

---

*N. de R.T. A fase de "carga" do ciclo da marcha é a porção excêntrica (de desaceleração) em que o corpo armazena energia potencial elástica que será usada para otimizar a fase de propulsão do ciclo.

ral com a cabeça longa ipsilateral do bíceps femoral e fibular longo, o que prepara o corpo para carga pela estabilização da extremidade inferior, funcionalmente travando a articulação sacroilíaca.

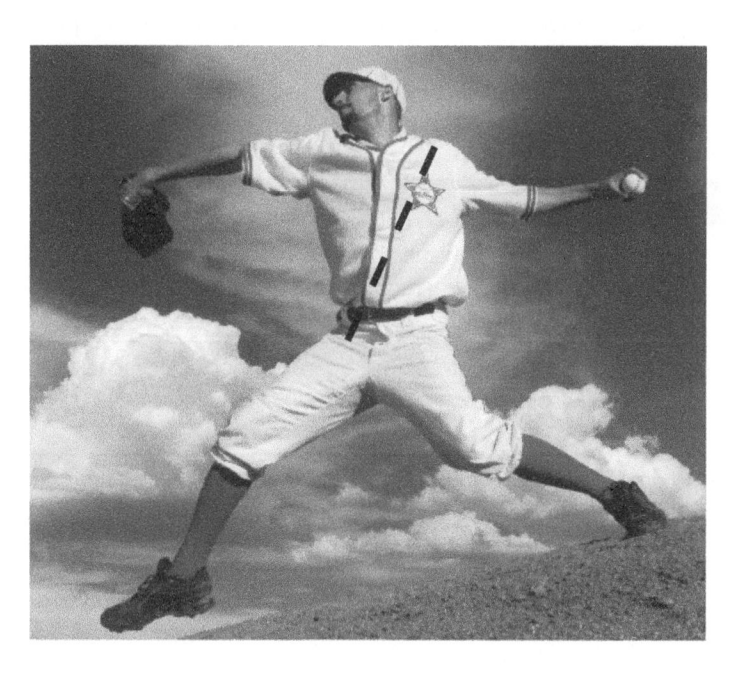

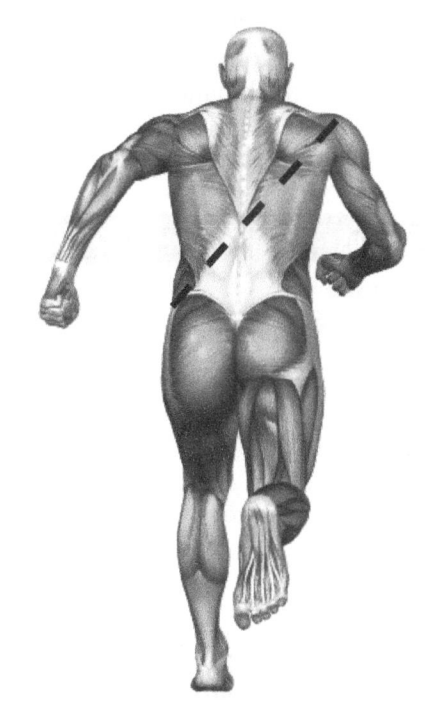

Com a necessidade de acelerar maximamente seu ombro, o atleta na imagem à esquerda carrega sua cadeia oblíqua anterior. Com atividades que requerem aumento da velocidade, os indivíduos pré-carregam sua cadeia oblíqua posterior para estender seu ombro contralateral e quadril durante a fase de propulsão do ciclo da corrida.

TREINANDO AS CADEIAS COM O USO DE ESTABILIZAÇÃO IPSILATERAL E CONTRALATERAL

Anteriormente neste livro, o conceito do desenvolvimento na primeira infância foi brevemente abordado. Um dos conceitos principais é que no desenvolvimento inicial, as extremidades são usadas como pontos estáveis e a coluna gira ao redor do membro fixo, o que pode trazer à tona algumas questões a respeito das crenças comumente aceitas da anatomia funcional. Também foi apresentada a ideia de que muitos padrões que os clientes são solicitados a realizar na verdade contribuem para a disfunção do movimento, criando rigidez do tórax e hipermobilidade nas articulações escapulotorácica e lombo-pélvica. Em particular, os padrões bilaterais, como supino, remadas, *pull-downs*, desenvolvimentos, agachamentos e levantamentos terra feitos com barras ou variações com halteres, contribuem para a disfunção, porque o tronco e a coluna devem estar em uma base estável e as extremidades devem se mover ao redor da base fixa.

Padrões unilaterais e alternados ajudam a liberar o tórax e auxiliam na condução do movimento por meio da coluna, tirando vantagem do conceito de Serge Grecovetsky de motor espinal. Nesses padrões, o braço livre será usado para estabilizar um lado do tórax, enquanto o tronco e a coluna conduzirão o movimento do braço livre. O braço resistido completará o movimento empurrando ou puxando a resistência.

Cabos e faixas elásticas são geralmente o método preferido de resistência, uma vez que eles permitem que o cliente fique ereto e que o movimento possa ser conduzido em um infinito número de direções. O cabo melhora a transferência funcional destes padrões e pode fazer com que estes sejam um tanto específicos ao esporte ou atividade ocupacional. Contudo, halteres e *kettlebells* podem ser usados para remadas inclinadas, desenvolvimentos e movimentos de empurrar. A forma da resistência não é importante, mas sim os conceitos dos padrões.

Em termos gerais, a cadeia oblíqua anterior é treinada com padrões de empurrar, enquanto a posterior é treinada com padrões de puxar. No entanto, uma visão mais realista é que a cadeia oblíqua anterior direita funciona com a cadeia oblíqua posterior esquerda e vice-versa, assim treinar uma das cadeias provavelmente trabalhará o seu parceiro sinergístico. Listados abaixo estão os parâmetros para a execução adequada dos padrões de movimento, envolvendo as cadeias oblíquas anterior e posterior.

Regiões	Descrição
Cilindro toracopélvico	O cliente deve ser capaz de manter o alinhamento, a ativação e a respiração diafragmática durante todo o padrão. Ele deve girar seu tronco em um eixo vertical que se estenda pela coluna.
Pernas	Postura de base alternada, com alinhamento neutro do quadril, joelho, tornozelo e pé. A maior parte do peso está sobre a perna da frente do cliente (cerca de 70%), com o restante sobre a perna de trás. O calcanhar é elevado na perna de trás.
Quadril à frente	A rotação interna do quadril pode ser conduzida, fazendo o cliente segurar o cabo na mesma mão do quadril à frente durante os padrões de puxar. Durante os padrões de empurrar, a rotação interna do quadril é conduzida segurando o cabo na mão contralateral da perna à frente.
Padrões de empurrar – cadeia oblíqua anterior	O braço livre estabiliza o tronco à medida que a resistência é empurrada para longe do corpo na vertical ou na horizontal.
Padrões de puxar – cadeia oblíqua posterior	O braço livre estabiliza o tronco à medida que a resistência é puxada em direção ao corpo na vertical ou na horizontal.

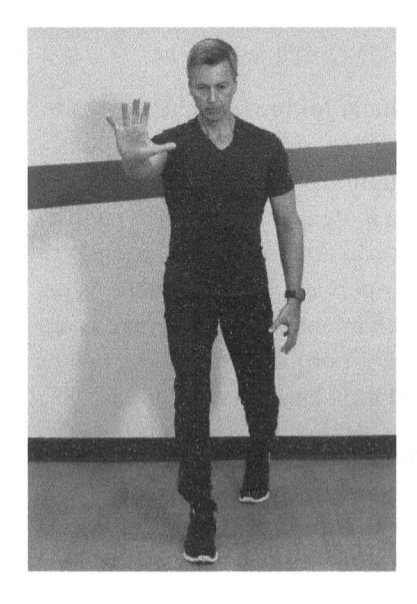

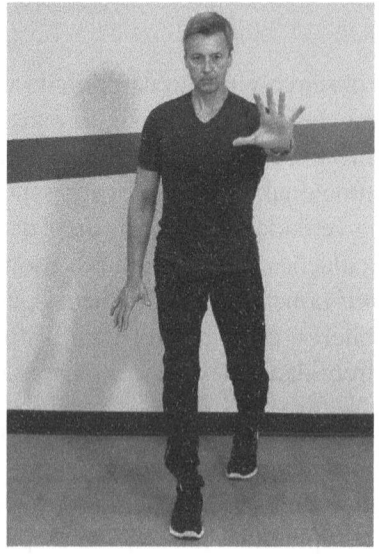

No suporte ipsilateral (imagem à esquerda), a perna à frente e o braço ipsilateral serão usados como pontos fixos, enquanto no suporte contralateral (imagem bem à direita), a perna à frente e o braço contralateral serão usados como pontos fixos. A decisão de usar um ou o outro é baseada nos objetivos do treinamento e nas necessidades do cliente. Cada padrão será usado em diferentes ocasiões para propiciar resultados específicos durante todas as progressões funcionais e de exercícios corretivos.

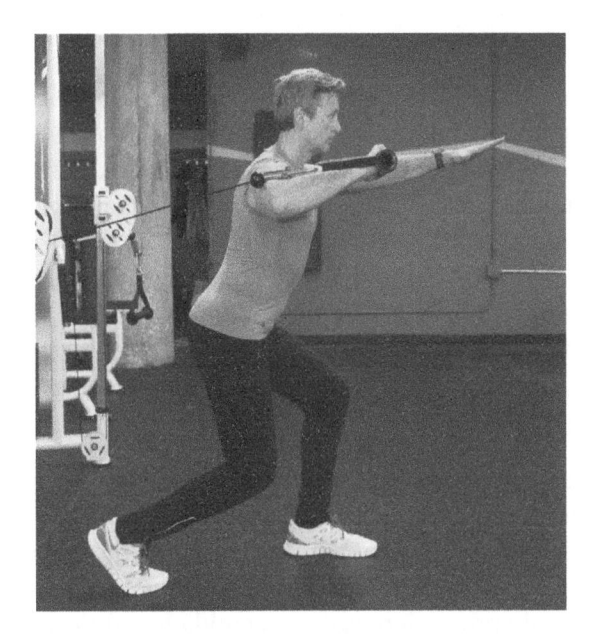

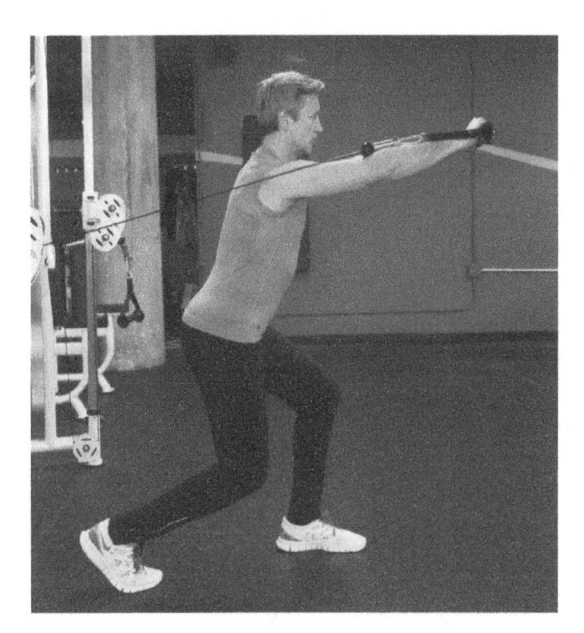

CAPÍTULO 6 • DESENVOLVIMENTO DO EXERCÍCIO CORRETIVO E O PARADIGMA DE MOVIMENTO | 155

Treinamento da cadeia oblíqua anterior: supino com cabos – suporte ipsilateral (ver imagens acima). O cliente mantém uma base estável nas extremidades superior e inferior esquerda e permite que o tronco e a coluna conduzam o movimento.

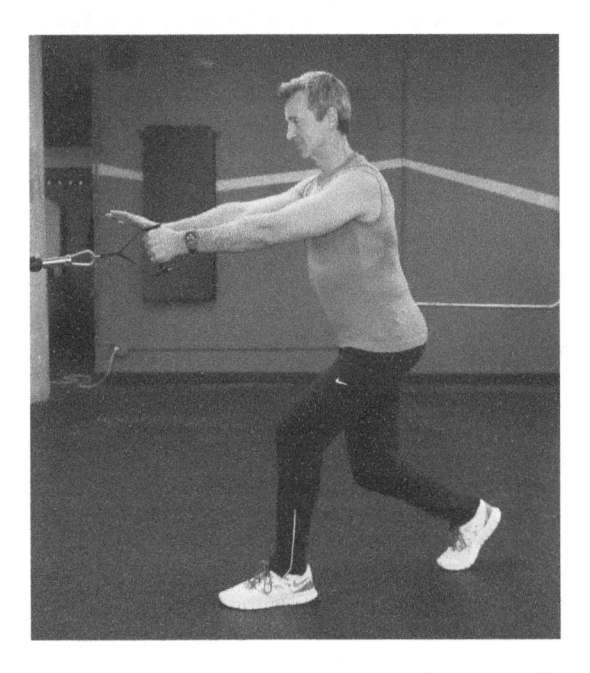

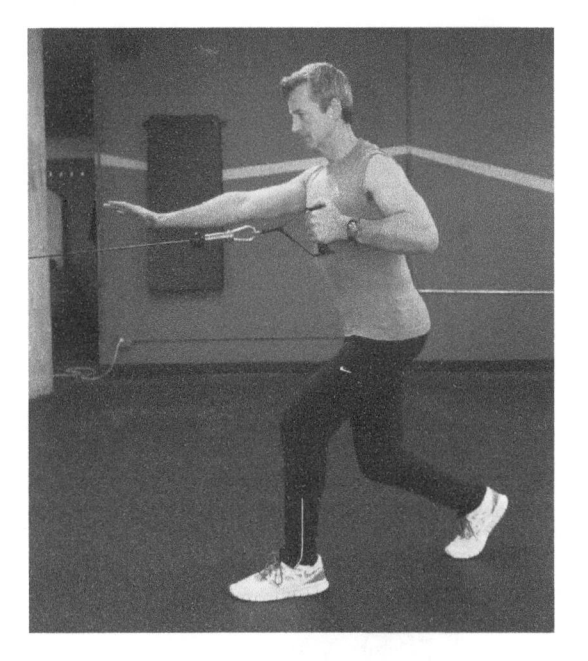

Treinamento da cadeia oblíqua posterior: remada unilateral com cabos – suporte contralateral (ver imagens acima). O suporte contralateral pode ajudar na condução da rotação interna do quadril da perna da frente, à medida que o tronco e a espinha são girados sobre o membro estacionário.

O NIVELAMENTO PÉLVICO

O nivelamento pélvico* provém da ideia de o indivíduo estar apto a "alinhar" sua pirâmide pélvica sobre as cabeças femorais e manter este alinhamento durante os padrões de movimento funcionais. Pensando na pelve e nos quadris como uma pirâmide, a base deve ser quadrada em relação à extremidade inferior durante os padrões de extremidade inferior. Enquanto na vida real e no esporte esta posição raramente é atingida, o objetivo de nivelar a pelve é ativar os estabilizadores profundos do quadril e manter uma base estável para a coluna, um eixo de rotação favorável para o quadril e uma mecânica ideal da extremidade inferior. A dica visual de ficar em pé em um relógio é útil, onde o indivíduo está de frente para o horário de 6h e a pelve permanece nivelada com os quadris nas posições de 3h e 9h. Essa posição deve ser mantida quer esteja realizando um padrão de movimento em uma posição bilateral, de base alternada ou unilateral.

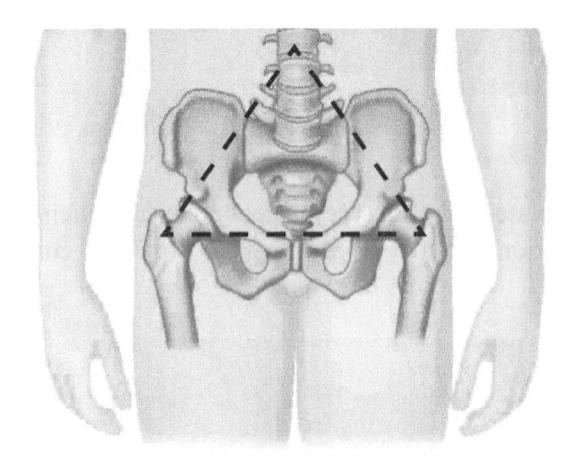

A pelve é uma pirâmide funcional sustentada pelas extremidades inferiores. Ela funciona para sustentar o peso do tronco, da coluna e das extremidades superiores, bem como para absorver e dissipar as forças de reação do solo provenientes da extremidade inferior. Atingir o alinhamento e a estabilização ideais do cilindro toracopélvico é um pré-requisito do nivelamento pélvico. A capacidade de estabilizar o tórax sobre a pelve e esta sob o tórax é essencial para melhorar a função da extremidade inferior. As alterações na estabilização toracopélvica resultam em alterações na estabilização da extremidade inferior.

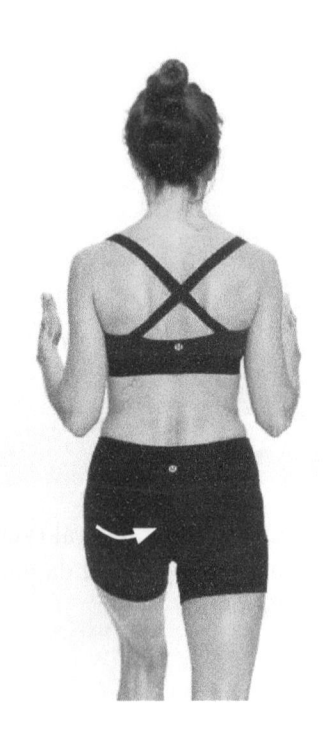

Os rotadores profundos do quadril e as fibras coccígenas do glúteo máximo são responsáveis por ajudar no nivelamento da pelve. De modo direto, eles ajudam a puxar o fêmur posteriormente dentro do acetábulo e, fascialmente, ajudam a tracionar a pelve sobre o fêmur (seta). Essa posição é crucial para o alinhamento e desempenho ideais de todos os padrões da extremidade inferior.

---

*N. de R.T. O termo usado em inglês é *squared pelvis*, ou "pelve quadrada" em uma tradução aproximada. Como soa estranha esta expressão em português, ela foi traduzida como "nivelamento pélvico".

O TRIPÉ DO PÉ

O pé essencialmente funciona como um tripé, equilibrando-se delicadamente sobre as cabeças do primeiro e quinto metatarsos e o calcâneo. Essa posição ajuda a criar um reflexo de suporte positivo, que transforma a extremidade inferior em uma alavanca rígida para o suporte durante os padrões de movimento da extremidade inferior. Enquanto os puristas do treinamento funcional e da biomecânica podem argumentar o ponto de que o tripé não é biomecanicamente correto durante os padrões de movimento funcionais, o objetivo do tripé do pé é ajudar na melhora da consciência do indivíduo a respeito da posição do seu pé, bem como melhorar o controle funcional dos arcos do pé. Mesmo um cliente com pé "plano" deve tentar atingir o tripé, embora seja um tripé mais baixo, e com o objetivo não sendo necessariamente restaurar os arcos, mas sim ativar os músculos intrínsecos requeridos para ajudar a estabilizar a arquitetura do pé.

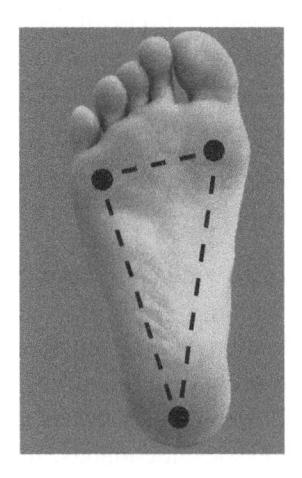

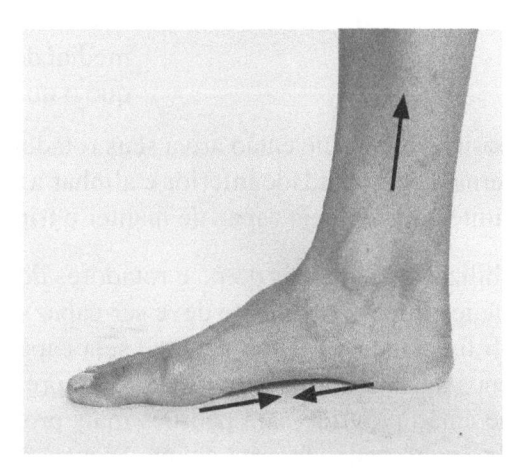

O paciente é instruído a manter o tripé e visualizar o fio de tensão atrás do hálux para a superfície medial do calcanhar (seta horizontal). Durante um padrão de extremidade inferior, como agachamentos e avanços, ele visualiza o início do levantamento a partir do ápice de seu arco médio (seta vertical). Esta é uma poderosa dica para ajudar o paciente a conectar seu pé com a extremidade inferior e a funcionalmente "aliviar" a carga por meio de seus arcos transversos e mediais.

O tripé do pé deve ser mantido durante todos os padrões da extremidade inferior. Em geral, a dica deve ser desempenhar os movimentos com o pé descalço, para que o treinador ou terapeuta possa avaliar a competência da arquitetura e musculatura do pé, de modo que o cliente possa ver e sentir o que seu pé está fazendo e utilizar esta mecânica mesmo quando estiver calçado.

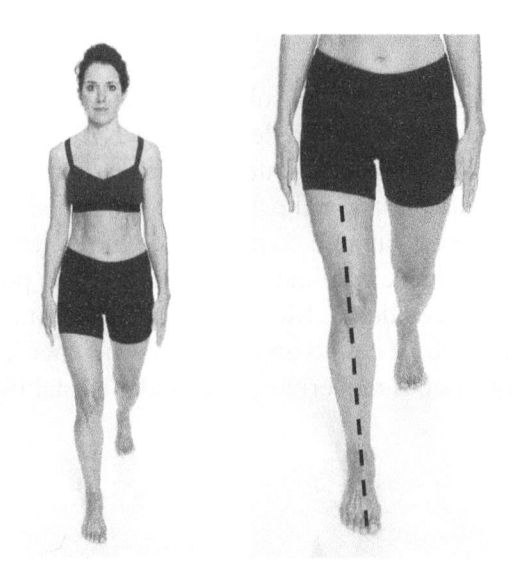

Para clientes com dificuldades em conseguir ou manter esta posição, o melhor é começar sentado e depois passar para uma postura de base paralela, antes de progredir para uma posição de base alternada. O cliente sempre começa com uma posição de pelve nivelada e de coluna alongada. Para o cliente avançado que pode começar em uma posição de base alternada, siga os passos abaixo para ativar e conectar o tripé do pé com a cadeia cinética inferior.

- O cliente inicia colocando o hálux e a superfície medial do pé no chão.
- Mantendo a conexão do primeiro dedo e a superfície medial do calcâneo, o cliente rola o pé lentamente até que o quinto dedo esteja firmemente no chão.
- Mantendo esta posição do pé, ele então ativa seus rotadores externos profundos do quadril para fazer uma rotação externa da extremidade inferior e alinhar a cadeia cinética. O cliente irá rodar o quadril apenas até um limite onde ele seja capaz de manter o tripé do pé.

A ativação dos estabilizadores mediais do pé e rotadores do quadril ajuda a manter o alinhamento ideal de toda a cadeia cinética inferior. O cliente deve ser capaz de manter esse alinhamento em todos os padrões de movimento fundamentais. Uma vez que seja capaz de manter esta sequência de ativação, ele começa com pequenos agachamentos para ajudá-lo a aprender o controle ideal deste alinhamento por meio do padrão. Ele então progride para padrões mais profundos e mais instáveis, como a posição de agachamento com base alternada, descrita acima. Siga as progressões adequadas, interrompendo o padrão quando o cliente não puder estabilizar qualquer segmento da cadeia cinética.

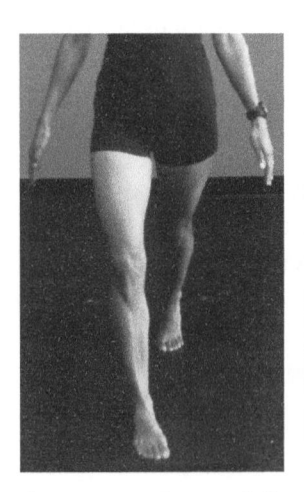

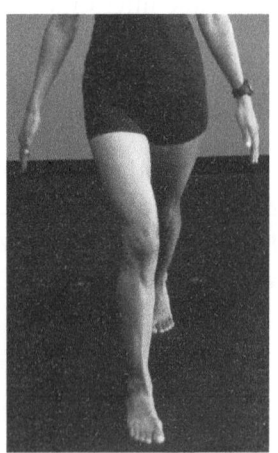

Existem dois padrões de estabilização disfuncionais que são comuns, apresentando uma conexão deficiente através da cadeia de estabilização medial (coluna medial do pé, adutores e divisões sacrais e coccígenas do glúteo máximo). O primeiro encontra-se em pacientes com déficit na rotação interna do quadril secundária à hiperatividade do complexo posterior do quadril, restrição na cápsula articular posterior e/ou combinação de uma posição de joelho em varo e um pé supinado (com o arco plantar alto), (imagem ao lado, à esquerda). O cliente é incapaz de colocar carga, de maneira adequada, por meio da superfície medial da perna e do pé. O segundo padrão é quando há um controle ruim da rotação do quadril, o que leva a aumentos na rotação interna e adução do joelho (imagem ao lado, à direita). Esse é um padrão disfuncional comum que aumenta o estresse medial sobre o joelho e é um contribuinte para lesões do ligamento colateral medial, menisco medial e ligamentos cruzados anteriores durante as atividades funcionais. Tais padrões devem ser corrigidos antes de ser colocada sobrecarga, ou o cliente corre o risco de desenvolver disfunções por executar movimentos repetitivos e/ou lesão do tecido mole.

RESPIRAÇÃO DIAFRAGMÁTICA E ATIVAÇÃO DO *CORE*

A respiração é a função mais importante do sistema neuromusculofascial. Enquanto a disfunção do diafragma na estabilização postural foi observada em vários estudos (Hodges e colaboradores, 2001), hábitos respiratórios deficientes estão ligados a problemas globais, incluindo ansiedade, hipertensão, cefaleias, intestino irritável e tontura (Lum, 1987). Portanto, é importante melhorar a respiração e inclui-la na estratégia de correção dos padrões de movimento disfuncionais do quadril e ombro.

Enquanto fatores como tabagismo obviamente contribuem para mudanças nos padrões respiratórios, existem vários fatores causadores que ficam fora do alcance do radar, incluindo:

- asma;
- estresse crônico e/ou dor;
- exercício muito intenso para o nível atual de condicionamento do cliente;
- alergias crônicas;
- uso excessivo crônico de estimulantes como cafeína ou produtos alimentares adquiridos sem prescrição médica e bebidas energéticas que estimulam o sistema nervoso simpático;
- inflamação crônica do trato respiratório, como a sinusite;
- doença pulmonar obstrutiva crônica.

Contudo, o desafio para o treinador ou terapeuta está em convencer seus clientes da importância da respiração adequada na restauração da função normal e no desenvolvimento de padrões de movimento eficientes. Infelizmente, enquanto muitos clientes raramente aparecem com queixas de dificuldades de respiração, eles se apresentam com sinais clínicos de um estereótipo de respiração ruim. A seguir, encontra-se uma lista de sinais de problemas respiratórios comuns. Como a maioria das disfunções de movimento, eles são bem mais fáceis de reconhecer nos estágios avançados do processo de doença do que nos estágios iniciais.

- **Postura de cabeça à frente:** os músculos acessórios da respiração (principalmente os escalenos e o esternocleidomastóideo) tornam-se hiperativos à medida que trabalham para elevar o tórax, resultando em encurtamento e rigidez destes músculos. Isto, por sua vez, traciona a cabeça para frente criando uma extensão suboccipital, aumentando potencialmente a probabilidade de cefaleias e problemas temporomandibulares.
- **Inclinação anterior da escápula:** a escápula é puxada sobre o tórax pela hiperatividade do peitoral menor (outro músculo acessório da respiração), resultando em uma postura de escápula alada e com uma inclinação anterior.
- **Alargamento do gradil costal:** o espaço intercostal e o ângulo das costelas aumentam, produzindo uma posição alargada do gradil costal. Esta posição é exagerada pela rigidez das superfícies lateral e posterior do tórax, resultando na incapacidade do cliente de realizar de forma eficiente a excursão lateral e posterior do diafragma. A postura do gradil costal também leva a um alongamento excessivo da parede abdominal anterior e a uma posição inspiratória do diafragma, sendo uma causa comum de hérnias abdominais e diástase do reto do abdome.
- **Rigidez do tórax:** o tórax fica rígido à medida que o cliente aumenta o uso dos músculos acessórios, perde a função de estabilização do diafragma e, subsequentemente, usa em excesso os grandes músculos torácicos para estabilidade adicional do tronco.
- **Frequência respiratória:** o paciente geralmente terá uma respiração mais rasa e mais rápida quando usa uma estratégia de respiração ruim. Como resultado, as frequências respiratória e cardíaca aumentam à medida que o corpo tenta melhorar a oxigenação. Isto pode levar a vários sintomas globais, incluindo ansiedade, hipertensão e tontura, bem como contribuir para a sobrecarga do sistema muscular acessório. O cliente pode parecer "suspirar" muito em uma tentativa de expelir o ar dos pulmões.

- **Sinais adicionais:** estes podem incluir hipertrofia dos escalenos, dos músculos esternocleidomastóideo e peitoral menor, bem como aumento da pigmentação cutânea (em geral uma cor avermelhada), mais óbvia na face e no pescoço.

Existem várias razões para incluir a respiração na melhora da função do quadril e ombro. Respiração diafragmática:

1. ajuda a restaurar o alinhamento do esqueleto axial (tronco e coluna), que irá ajudar a realinhar o esqueleto apendicular (membros);
2. diminui a atividade dos músculos acessórios, que reduzirá um pouco da rigidez global, em especial nos músculos que diretamente conectam os ombros e quadris ao pescoço e tronco;
3. ativa o sistema nervoso parassimpático e faz regulação descendente do sistema nervoso simpático, melhorando a sensação geral de bem-estar, bem como torna mais fácil para o cliente adotar novas estratégias de movimento;
4. melhora a oxigenação do corpo, o que pode diminuir a dor e a sensibilidade;
5. melhora a consciência corporal do cliente.

Chave para o sucesso
Coordenação da respiração

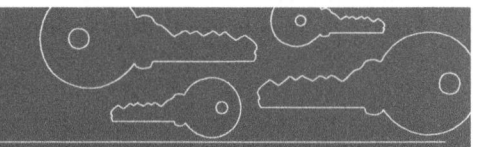

A chave para melhorar a função de estabilização do tronco e coluna está na capacidade de manter a ativação do sistema profundo de estabilização enquanto respira-se de modo diafragmático. Os clientes com instabilidade da coluna e tronco geralmente possuem uma baixa capacidade de coordenar a respiração diafragmática e tendem a desenvolver restrições nos complexos de quadril e ombro.

IMPORTANTE: Melhorar a respiração diafragmática e a coativação do sistema profundo de estabilização é uma importante correção de primeiro nível para aprimorar a função dos complexos do ombro e quadril.

A abordagem de estabilização a seguir é modificada e adaptada da estabilização neuromuscular dinâmica de Pavel Kolar e da série de progressão abdominal de Shirley Sahrmann. As dicas de visualização e alinhamento são modificadas e adaptadas de Linda-Joy Lee (2008).

FASE I: RESPIRAÇÃO DIAFRAGMÁTICA

O cliente deita na posição supinada com as pernas elevadas sobre uma bola ou banco, de modo que os quadris e joelhos estejam em 90° de flexão e seus braços ao lado do corpo. Se a cabeça e o pescoço estão em extensão excessiva, um travesseiro é colocado sob a cabeça para posicioná-los em um alinhamento mais neutro. O objetivo dessa postura é relaxar o sistema neuromusculoesquelético e alinhar o diafragma com o assoalho da pelve.

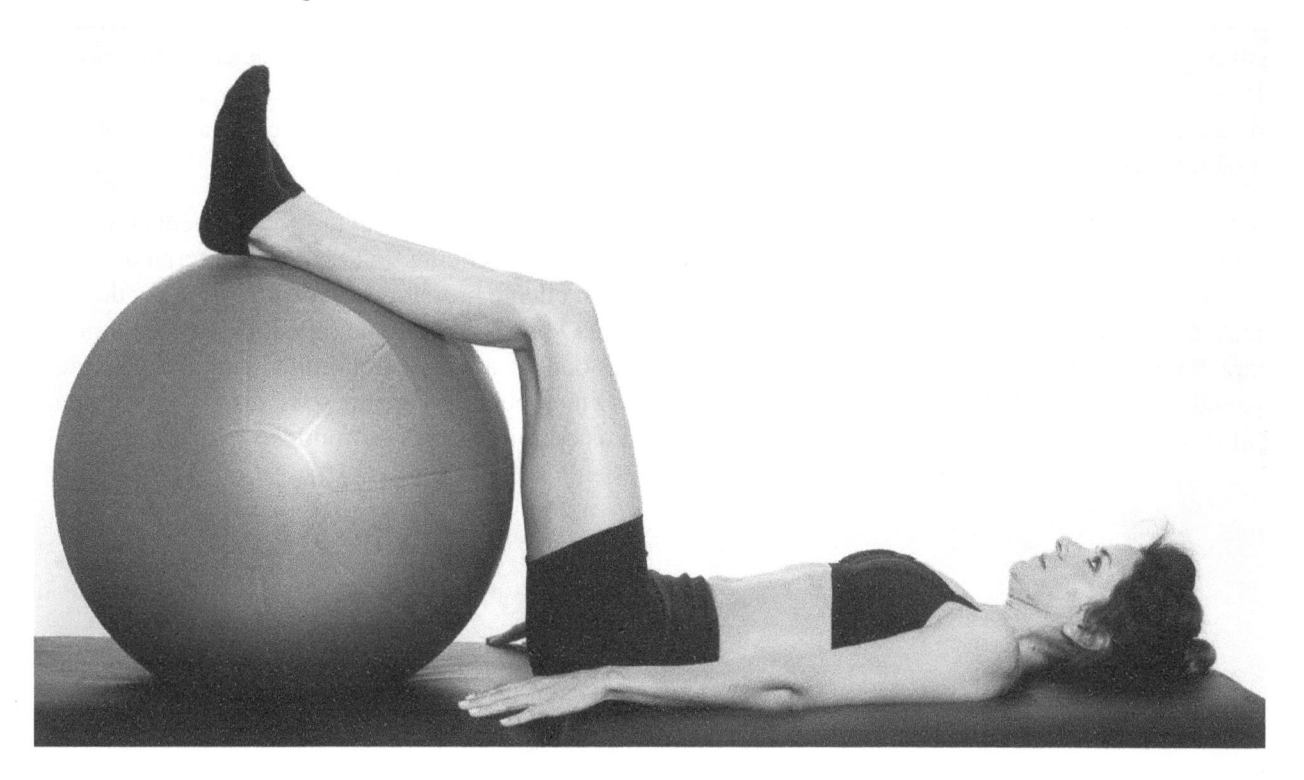

A seguir, o cliente é solicitado a respirar lateral e posteriormente em seu gradil costal. Enquanto o gradil deve fazer uma elevação superior e o abdome deve se erguer, a grande maioria do movimento deve vir da excursão lateral e posterior do diafragma. Consequentemente, o cilindro toracopélvico deve se assemelhar a um balão gigante, que se enche com a inspiração e murcha ligeiramente com a expiração. A duração ideal da fase expiratória deve ser de cerca de uma vez e meia a frequência inspiratória. Ao retreinar o cliente com estereótipos respiratórios deficientes, é útil fazê-lo dar uma pausa de um segundo ao final da expiração, antes de uma nova inspiração, bem como no final da inspiração antes de expirar. Isto ajuda a desacelerar a frequência de respiração do cliente enquanto lhe permite tirar total proveito do volume pulmonar e do reflexo inspiratório que vem no fim da expiração plena. O cliente repete por várias respirações antes de retornar a seu padrão respiratório normal. Com clientes que têm um tórax excessivamente rígido, somente um ciclo de respiração usando a estratégia acima pode ser tudo o que eles consigam suportar antes de serem obrigados a descansar.

O treinador ou terapeuta pode facilitar a excursão diafragmática posterior e lateral ajudando cinestesicamente o cliente. O profissional coloca suas mãos sobre a superfície posterior do tórax e faz uma leve compressão medialmente, enquanto aconselha o cliente a "respirar nas minhas mãos". O treinador pode facilitar a expiração e uma posição mais caudal do gradil costal colocando suas mãos sobre a porção anterior do tórax e deslizando gentilmente o tórax inferiormente durante a fase expiratória.

FASE II: ATIVAÇÃO DO *CORE*

Em seguida, o cliente deve ser instruído a como ativar de forma ideal seu sistema profundo de estabilização. A pesquisa tem demonstrado com consistência as deficiências na capacidade de ativar o sistema profundo de estabilização nos indivíduos com dor lombar crônica (Hodges e colaboradores, 2004). Enquanto alguns questionam a validade do treinamento isolado do sistema profundo de estabilização (McGill, 2007), existem pesquisas (Hodges e colaboradores, 2004; Lee, 2008; Lee, 2004) e evidências clínicas suficientes que suportam esta abordagem. Infelizmente, para pacientes com dor lombar crônica, estratégias de "contrair/firmar a parede abdominal"* são, em geral, suas estratégias de estabilização padrão, e a evidência sugere que tais indivíduos possam ter ativação em excesso do sistema global. Portanto, um esforço submáximo, mais leve é empregado, e dicas verbais do tipo "enrijeça a barriga como se você fosse receber um soco" não devem ser usadas nestes clientes.

O cliente é solicitado a respirar profundamente e deixar todo o ar sair. O treinador ou terapeuta tenta então pressionar gentilmente seus dedos indicadores no abdome do cliente, logo na parte interna das espinhas ilíacas anteriores superiores. A sensação deve ser a do cliente pressionando de leve as mãos do terapeuta à medida que ativa sua parede abdominal profunda. O profissional pode repetir esse procedimento para garantir a ativação da parede lateral colocando seus dedos na parede abdominal lateral do cliente e fazendo pressão entre a crista ilíaca e a última costela. O terapeuta deve sentir seus dedos sendo empurrados levemente para fora à medida que o cliente ativa os estabilizadores profundos.

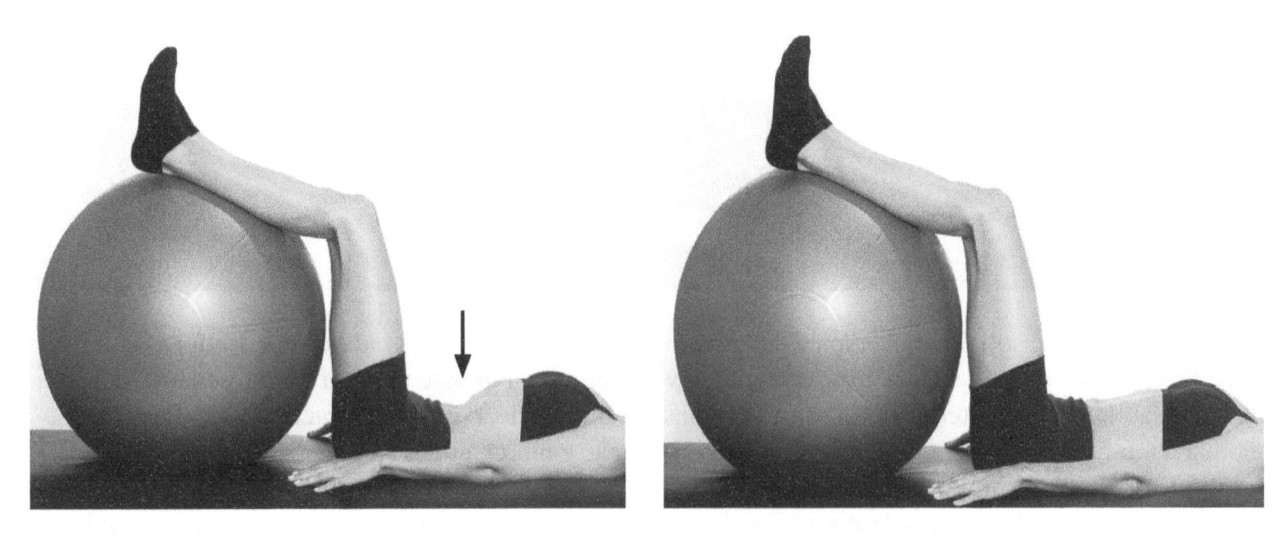

O cliente tenta ativar seus estabilizadores profundos realizando uma manobra de "encolhimento" abdominal (imagem à esquerda). Ele ativa em excesso sua parede abdominal, o que leva à flexão da coluna lombar, limitando funcionalmente o efeito de estabilização do sistema profundo com este tipo de estratégia. O cliente atinge uma ativação muito melhor com o treinador dando dicas verbais, do tipo "não me deixe empurrar meus dedos em seu abdome" (imagem à direita). É importante observar que o cliente não está "imobilizado" quando usa essa estratégia, mas é capaz de manter ativação do transverso do abdome e outros estabilizadores profundos à medida que realiza a respiração diafragmática.

---

*N. de R.T. "Contrair/firmar a parede abdominal" foi a opção utilizada no lugar do termo original em inglês *bracing*, já que uma correspondência em português do termo não traduz fielmente essa ação. No contexto abordado no livro, o indivíduo ao usar essa estratégia contrai em demasia os músculos globais da região abdominal, ficando com a região abdominal muito "rígida/imóvel". O renomado especialista em coluna lombar, o canadense Stuart McGill, é um defensor desta técnica de *bracing*, especialmente ao se treinar com altas cargas.

Uma vez que o cliente é capaz de ativar e sustentar uma contração isométrica por 6 segundos, ele coordena a ativação com a respiração diafragmática. Ele começa com um ciclo respiratório, trabalhando para manter esta coordenação por um ciclo completo de 1 minuto.

O cliente deve receber um tema de casa para mudar sua estratégia diária e para "fixar" o padrão e integrá-lo em seu sistema nervoso. Durante o dia, ele senta ereto em uma cadeira, coloca seus polegares acima da crista ilíaca e seus dedos dentro das espinhas ilíacas anteriores superiores para garantir a excursão diafragmática lateral e posterior (imagem à direita). O paciente ativa seu *core* e realiza várias respirações diafragmáticas enquanto visualiza estar alongado por meio da coluna. Ele realiza o exercício de 6 a 10 vezes por dia para ajudar a aliviar a tensão e garantir que esteja usando uma estratégia de ativação respiratória adequada durante todo o dia.

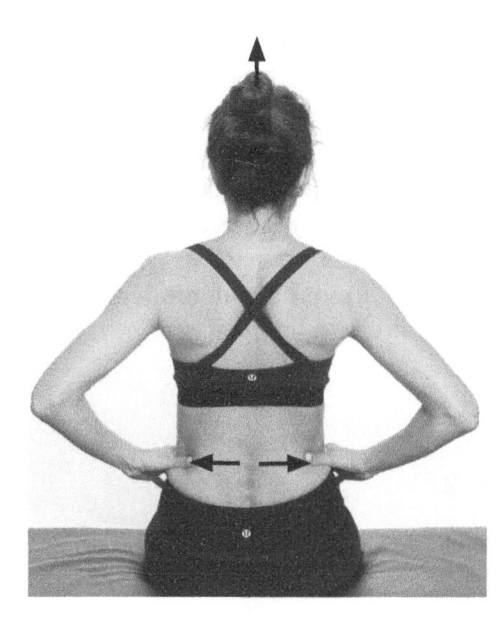

A estratégia acima é então incorporada nos padrões de estabilização do tronco, como a progressão modificada do exercício com base supinada (*dead bug*)*. Não deve haver mudança no alinhamento, na respiração ou na estratégia de ativação durante a totalidade destas progressões.

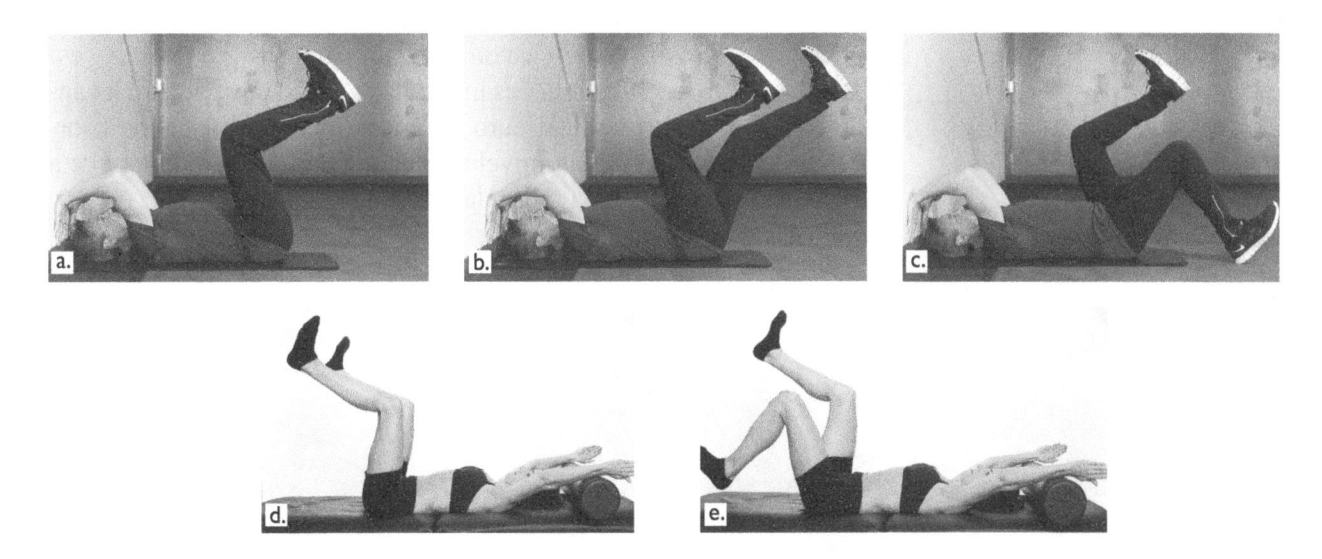

a) **Base supinada com isometria:** o paciente deita em uma postura de coluna neutra, coloca suas palmas contra a parede e ativa seu serrátil anterior, depressores da escápula e *core*. Ele mantém esta posição à medida que faz 10 repetições de 10 respirações profundas.
b) **Base supinada e deslizamento do calcanhar:** o paciente mantém a ativação (como a progressão acima) e desliza uma perna, saindo da posição inicial, alternando cada lado e trabalhando 3 séries de 10 repetições para cada perna.

---

*N. de R.T. O nome em inglês do exercício é *dead bug*, "inseto morto" em uma tradução literal. O nome vem da semelhança da posição com um inseto morto com as patas para cima. Entretanto, utilizamos a descrição de exercício com base supinada.

c) **Base supinada com queda de calcanhar:** o paciente mantém a ativação (das progressões anteriores) e deixa cair um calcanhar em direção ao chão, alternando cada lado.
d) **Base supinada com tendência à extensão:** este padrão é bom para ensinar atletas, que usam muitos movimentos acima da cabeça, a estabilização espinhal com dissociação do ombro. O cliente deita em uma postura de coluna neutra e ativa seu serrátil anterior, os depressores da escápula e o *core*. Ele mantém a pressão no rolo de espuma e realiza 10 repetições de 5 respirações profundas, progredindo até 10 repetições de 10 respirações profundas.
e) **Base supinada com tendência à extensão e queda de calcanhar:** o paciente mantém sua estratégia de ativação (como na progressão acima) e realiza queda alternada de calcanhar.

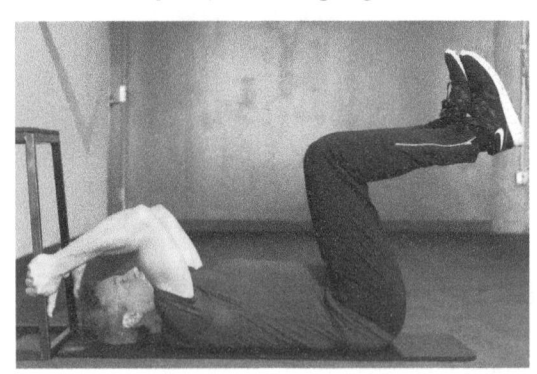

A progressão mais avançada é a inclinação pélvica. O paciente agarra algum tipo de suporte e mantém a mesma estratégia de ativação das progressões acima. Ele inicia a inclinação a partir da parede abdominal e pressão intra-abdominal para erguer sua pelve verticalmente em direção ao teto. Ele realiza 5 séries de 2 a 3 repetições, progredindo até alcançar séries de 5 a 10 repetições.

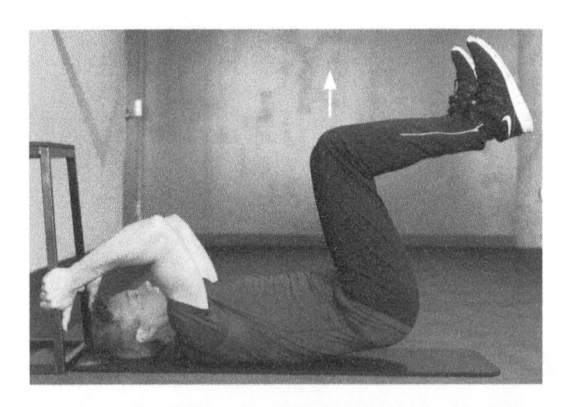

A maioria dos clientes substitui o padrão realizando uma retroversão pélvica ou realizando uma flexão lombar – estas são substituições incorretas. A ação deve ser um levantamento vertical puro para idealmente treinar uma coordenação de alto nível entre a pressão intra-abdominal e a coativação da musculatura do CTP.

Chave para o sucesso
Firmar a parede abdominal *versus* estratégias de ativação

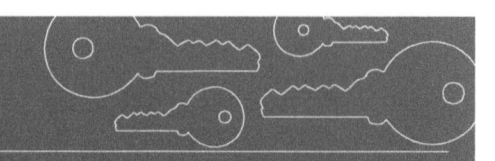

Há muito debate sobre qual é a estratégia superior para estabilizar a coluna – "firmar a parede abdominal" (*bracing*) ou "encolher o abdome" (*hollowing*). McGill (2004) apresentou o argumento de que o transverso do abdome e o multífido – os músculos do sistema local – não podem efetivamente estabilizar a região lombo-pélvica. A pesquisa feita por Hodges e outros (Lee, Hides, Richardson, Jull, et. al.) demonstrou atrofia e atrasos na sincronicidade da ativação do sistema muscular local (profundo) da região lombo-pélvica, torácica e pescoço. A pesquisa não sugere que o sistema muscular profundo trabalhe sozinho na estabilização da coluna, mas sim que firmar a parede abdominal não garante o controle intersegmentar ideal. Além disso, os estudos sobre indivíduos com dor lombar crônica têm demonstrado que essas pessoas tendem a usar uma estratégia de coativação ou de firmar/enrijecer a parede abdominal de maneira constante (Radebold et. al., 2000), entretanto, utilizar ainda mais esta estratégia provavelmente não melhorará o desempenho e pode, na verdade, contribuir para o problema. Portanto, é necessário adotar diferentes estratégias de estabilização em razão das tarefas usadas, bem como ensinar os clientes com instabilidade lombar a técnica da ativação isolada do sistema profundo de estabilização antes de integrá-lo nos padrões de movimento funcionais.

> **IMPORTANTE:** A chave para melhorar as estratégias funcionais de estabilização da coluna é aumentar as opções do cliente em vez de dar a ele apenas uma opção. Melhore a capacidade do cliente de respirar e mantenha a coativação do sistema profundo de estabilização. Use uma estratégia de ativação mais leve quando executar níveis baixos de atividade e uma estratégia do tipo firmar/enrijecer a parede abdominal (p. ex., abordagem de McGill) quando cargas mais pesadas são aplicadas à coluna.

A MÃO E O PUNHO EM POSIÇÃO NEUTRA

Assim como a posição adequada do pé é essencial à função da extremidade inferior, o alinhamento apropriado da mão e do punho permite que a irradiação se espalhe por toda a extremidade superior e o complexo do ombro. De maneira similar, uma estabilidade de mão e punho deficiente compromete a estabilidade em toda a extremidade superior.

No alinhamento na posição neutra e enquanto a parte superior do braço recebe carga, a pressão deve ser distribuída nas pontas dos dedos, nas cabeças dos metacarpos e igualmente entre as regiões tenar e hipotenar da mão. Um arco igualmente sustentado deve se formar entre as superfícies ulnar e radial da mão.

Observe o alinhamento ideal quando a mão recebe carga – a mão, o punho, o cotovelo e o ombro estão estáveis (imagem abaixo, à esquerda). Observe também o aumento do suporte da carga na superfície hipotenar da mão e subsequente desvio ulnar do punho (imagem abaixo, à direita). Essa é uma posição desestabilizada da mão e punho e deve ser evitada em todos os padrões fundamentais de movimentos corretivos.

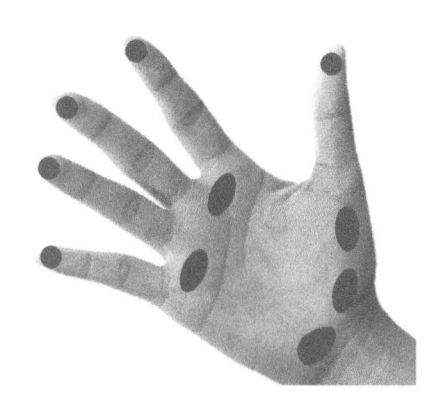

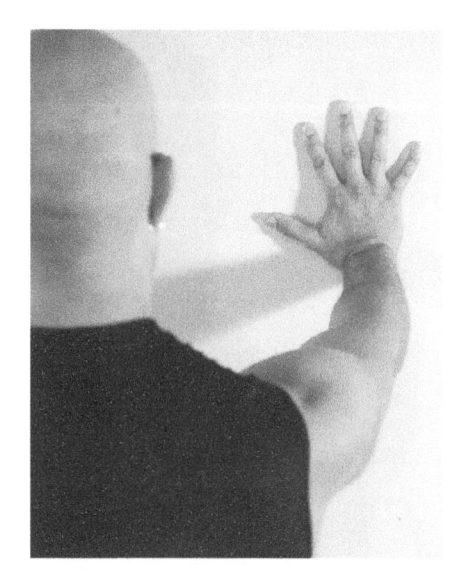

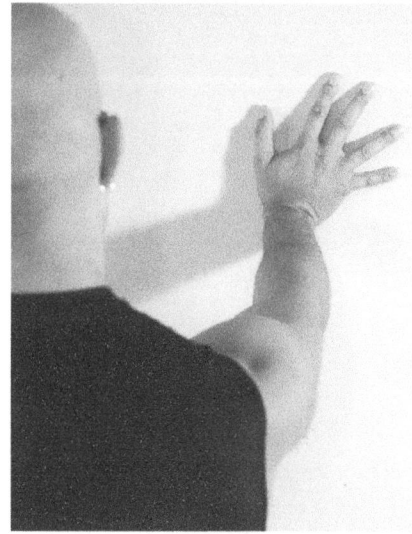

> ### Chave para o sucesso
> Lei da irradiação
>
> Padrões de desenvolvimento como o suporte em base pronada e engatinhar permitem que a criança desenvolva uma estabilização ideal nos complexos da mão-punho e pé-tornozelo. Isto permite o centramento ideal e a irradiação da estabilização proximal nas cadeias cinéticas superior e inferior, respectivamente.
>
> **IMPORTANTE:** Melhorar o centramento dos complexos da mão-punho e do pé-tornozelo auxilia na estabilização funcional das cadeias cinéticas de membro superior e inferior, respectivamente.

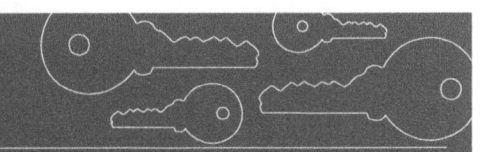

RESUMO

A coordenação do alinhamento neutro de todas as articulações, entre respiração e estabilização do cilindro toracopélvico, e a manutenção dessa em posições funcionais: deitado, sentado, ajoelhado e em pé devem ser incluídas nos primeiros passos do exercício corretivo. Essa atividade garante a estabilidade proximal da coluna e do tronco com alinhamento e forças ideais ao redor das estruturas proximais. Uma vez que o cliente consiga manter uma atividade coordenada da respiração diafragmática e da ativação do *core* nessas posições, ele está pronto para progredir para padrões de movimento funcionais.

Capítulo 7

Padrões corretivos para os complexos do ombro e do quadril

OBJETIVOS DO CAPÍTULO

Identificar e compreender os componentes funcionais do exercício corretivo e paradigma do movimento

Identificar as principais regiões necessárias para melhorar a função

Desenvolver as estratégias específicas para os exercícios corretivos e padrões de movimento fundamentais

COMPLEXO DO OMBRO
DISFUNÇÕES NOS PADRÕES DA EXTREMIDADE SUPERIOR

Identificar padrões de movimento disfuncionais é a primeira etapa na estratégia corretiva, porque se a disfunção não for identificada, o indivíduo irá perpetuar seus padrões habituais. Portanto, o profissional do *fitness* ou terapeuta deve ter por hábito perceber os sinais de padrões disfuncionais que podem ser identificados visualmente e por meio de palpação. O profissional do *fitness* ou terapeuta irá observar a capacidade do indivíduo para estabilizar proximalmente enquanto realiza respiração diafragmática, sendo capaz de dissociar as extremidades à medida que realiza seus padrões de movimento. A seção seguinte irá observar disfunções comuns no ombro e na extremidade superior, enquanto que a próxima seção irá observar disfunções similares, visto que elas se relacionam com o quadril e a extremidade inferior. Além disso, o leitor é encorajado a rever o capítulo de avaliação na Parte II para observações adicionais.

A SÍNDROME DE ROTAÇÃO INFERIOR DA ESCÁPULA E A SÍNDROME DE DESLIZAMENTO ANTERIOR UMERAL

A falta de estabilização escapular ideal leva a padrões compensatórios durante o movimento acima da cabeça. Existem várias disfunções de movimento comuns que podem ser observadas, como, por exemplo, o indivíduo da imagem à direita elevando seu braço acima da cabeça.

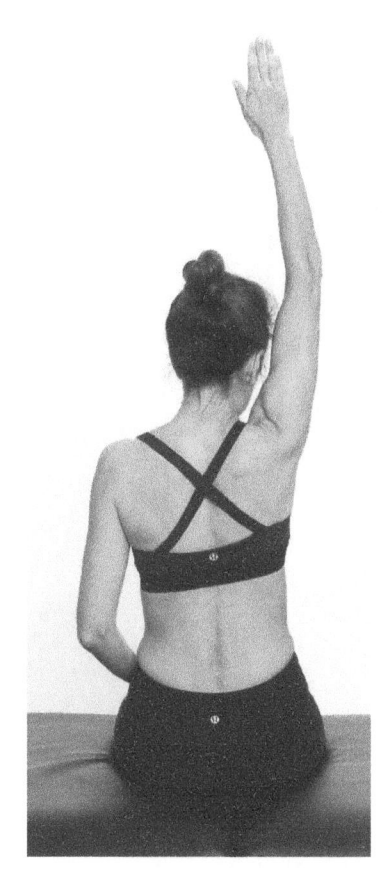

- **Estabilização escapulotorácica desfavorável:** a escápula está se movendo para cima sobre o tórax e não ao redor dele (seta).
- **Atividade excessiva do levantador da escápula:** na inserção do ângulo superior do levantador da escápula há um tônus aumentado (seta), e o pescoço é puxado em uma rotação para a direita pelo levantador da escápula.
- **Estabilização desfavorável das colunas cervical e torácica:** a coluna cervical move-se em flexão lateral direita excessiva e o tronco move-se em flexão lateral esquerda devido à estabilização insatisfatória nas regiões cervical esquerda e toracolombar direita, respectivamente.

Em indivíduos com a síndrome de rotação inferior, o levantador da escápula e os rombóides assumem o papel primário da estabilização escapular. Durante muitos exercícios comuns, tais como os exercícios de tríceps em polia alta, o levantador da escápula irá se tornar proeminente, porque há estabilização inferior da escápula inadequada pelo serrátil anterior e trapézio parte ascendente. O "sinal do levantador da escápula" (seta) estará presente à medida que o indivíduo coloca carga no ombro (imagens abaixo). O sinal do levantador da escápula é comum em muitos padrões onde há estabilização escapular ineficiente. O terapeuta ou treinador pode palpar a hipertonicidade na superfície lateral do pescoço durante muitos exercícios, indicando atividade excessiva do levantador da escápula. O levantador da escápula deve estar relativamente imóvel e não deve haver atividade excessiva palpável durante padrões de movimentos funcionais.

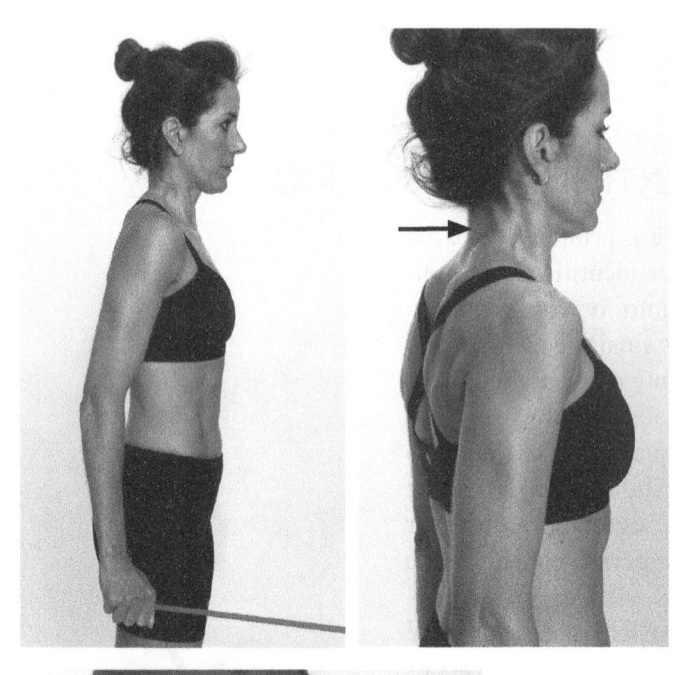

A síndrome do deslizamento anterior do úmero (Sahrmann 2002) é um resultado comum de desequilíbrios dos músculos escapuloumerais e é comumente observada à medida que o ombro se move em extensão. Uma concavidade será observada na superfície posterior da articulação devido à perda do centramento articular (seta da direita), e a cabeça do úmero pode ser observada (seta da esquerda) ou palpada quando ela se move para a frente, sobre a fossa (imagem abaixo, à direita). Isso ocorre com mais frequência quando o braço se move em extensão durante padrões, como a fase concêntrica de padrões de puxar (p. ex., remadas no cabo) e durante a fase excêntrica dos padrões de empurrar (p. ex., peitoral com cabo). Na síndrome do deslizamento anterior do úmero, mais de um terço da cabeça do úmero será palpada na frente do processo do acrômio e a superfície posterior da cabeça do úmero será palpada adiante da superfície posterior do processo do acrômio.

Existem três causas principais da síndrome do deslizamento anterior do úmero:

1. **Restrição da cápsula articular posterior:** para permanecer centrado na cavidade glenoidal, deve haver extensibilidade apropriada da cápsula articular. Encurtamento na cápsula articular posterior não permite que o úmero se mova posteriormente na cavidade glenoidal, provocando um desvio anterior na posição durante a extensão do ombro.
2. **Encurtamento dos rotadores posteriores:** conforme mencionado acima, a cabeça do úmero deve permanecer centrada na cavidade glenoidal. O encurtamento dos rotadores posteriores, do infra-espinal, do redondo menor e/ou do deltóide parte espinal provoca um desvio no eixo similar à cápsula articular posterior encurtada.
3. **Desequilíbrios musculares:** lembre-se que a função do subescapular é puxar a cabeça do úmero de volta para a concavidade. Fraqueza ou inibição do subescapular e do peitoral maior e/ou dominância do latíssimo do dorso e do redondo maior como rotadores internos irá mover a cabeça do úmero para a frente.

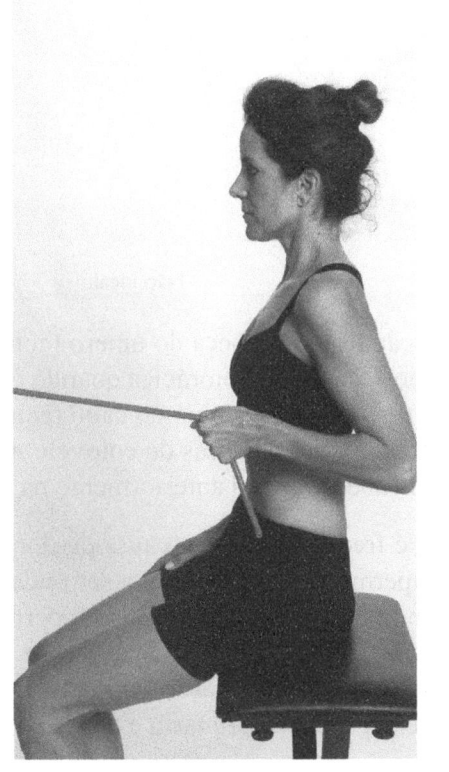

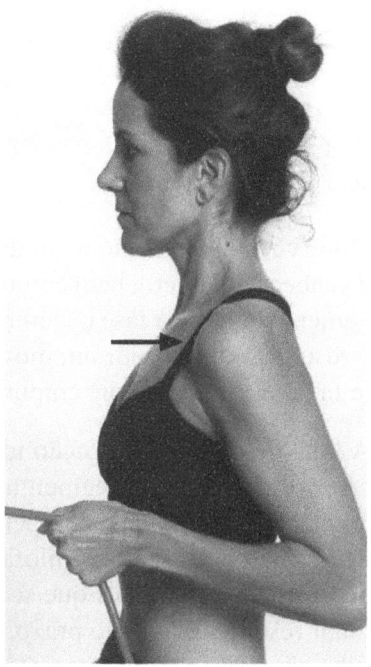

Observe a posição da parte anterior do ombro, que também tende a causar leve elevação da escápula. Observe também a posição de desvio ulnar do punho – este deve permanecer neutro enquanto realiza padrões de empurrar e puxar.

É importante observar e corrigir essa posição durante padrões de movimentos funcionais, porque cada repetição que o indivíduo realizar incorretamente é mais um passo em direção a estabelecer uma disfunção de movimento permanente. Enquanto o encurtamento da cápsula articular posterior é em geral uma restrição dos tecidos moles, secundária a uma lesão causada por movimentos repetitivos, os rotadores posteriores encurtados são em geral o resultado de um padrão motor insatisfatório ou uma regulação ascendente secundária a uma deficiência de controle motor dos músculos escapuloumerais na articulação glenoumeral (GU). A mobilização da cápsula posterior, a liberação dos rotadores posteriores e a ativação do subescapular, além de um retreinamento do movimento, irão ajudar a reverter esse problema. É útil palpar a cabeça do úmero durante exercícios corretivos e padrões funcionais para ajudar a monitorar e sugerir um posicionamento apropriado da cabeça do úmero.

Durante o padrão ideal, a cabeça do úmero permanece centrada na cavidade glenoidal. Não deve haver migração anterior da cabeça do úmero e não devem ser observados hiatos ou concavidades na superfície posterior do ombro. O padrão insatisfatório é comum em exercícios como a rosca bíceps e muitos padrões de empurrar na presença de estabilização ruim na escapulotorácia (ET) e/ou glenoumeral, e a cabeça do úmero é consequentemente conduzida para frente durante a fase excêntrica do exercício. Se o deslizamento umeral posterior for restrito, a cabeça do úmero precisa ser reposicionada para ajudar o indivíduo a atingir a mecânica ideal. O centramento da cabeça do úmero será apresentado a seguir.

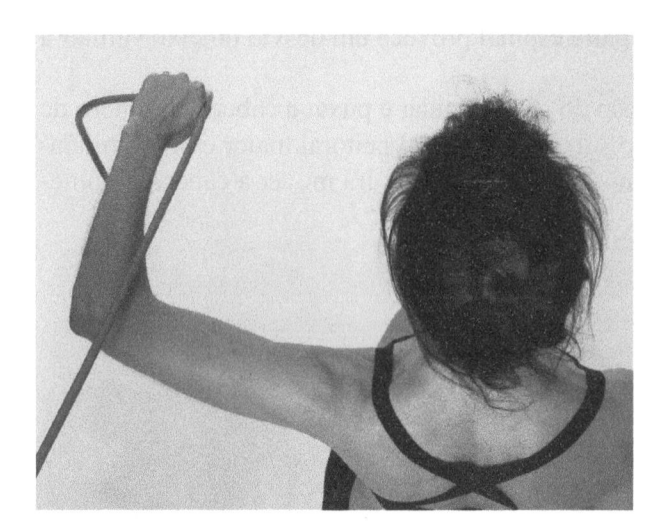

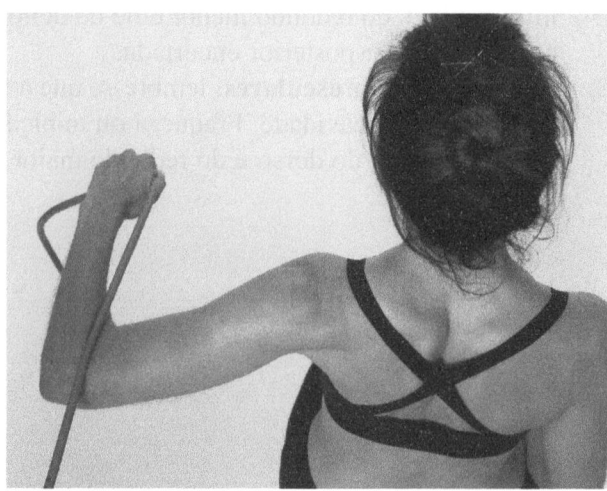

Ideal.

Não ideal.

Observe o alinhamento ideal da escápula e da cabeça do úmero (acima, à esquerda) e a falta de controle da cabeça do úmero, bem como a posição escapulotorácica quando é permitido ao ombro aduzir excessivamente durante a fase excêntrica do padrão de supino no cabo (acima, à direita). Isso também pode ser o resultado de permitir um movimento muito para trás do cotovelo no exercício, o que subsequentemente faz uma alavanca que empurra a cabeça umeral anteriormente na cavidade glenoidal.

A falta de uma estabilização ideal é frequentemente a causa de dor nos segmentos articulares compensatórios. São criados segmentos hipermóveis que tendem a ser onde o indivíduo experenciar dor. O sistema nervoso responde compensando com áreas de músculos hipertônicos, que são os locais correspondentes de pontos gatilho miofasciais. Conforme mencionado, esse exemplo também ilustra por que as abordagens miofasciais que se concentram na liberação de pontos gatilho muitas vezes falham em produzir resultados a longo prazo, pois o problema primário é uma questão de estabilização e os pontos gatilho são o aspecto compensatório.

A chave para melhorar a função do movimento do ombro se baseia em treinar novamente o sistema motor em três áreas principais:

1. Estabilizar a coluna cervical e o tórax.
2. Melhorar a estabilização além da inclinação posterior e da rotação superior da escápula.
3. Integrar os passos 1 e 2 nos padrões de movimento funcional.

CENTRAMENTO DA CABEÇA DO ÚMERO

REPOSICIONANDO A CABEÇA DO ÚMERO: LIBERANDO A CÁPSULA POSTERIOR E AS RESTRIÇÕES DOS ROTADORES EXTERNOS

Para reposicionar a cabeça do úmero, realize a liberação da cápsula posterior e dos músculos rotadores externos. O indivíduo deita em posição supinada com o braço abduzido cerca de 90°, e o terapeuta em pé ao lado da maca, virado para a cabeça do paciente. O terapeuta levemente, ainda que de modo firme, segura a cabeça do úmero – os dedos se posicionam ao redor da superfície posterior da cabeça do úmero e a superfície pisiforme da palma da mão é colocada sobre a superfície anterior da cabeça do úmero. A mão oposta do terapeuta segura o braço do cliente, fazendo uma leve tração no braço. O terapeuta pede para o cliente fazer uma respiração profunda e realizar uma contração isométrica submáxima de seu braço em adução horizontal contra a resistência do terapeuta durante uma contagem de cinco segundos. O cliente então expira, à medida que o terapeuta traciona simultaneamente o braço e, empurrando a cabeça umeral em um sentido de anterior para posterior, deslizando a cabeça do úmero posteriormente na cavidade glenoidal (seta vertical virada para baixo). Esse processo é repetido de 3 a 5 vezes até que as estruturas posteriores sejam liberadas. Visto que a restrição da cápsula posterior em geral é decorrente do encurtamento e da rigidez que resultam de irritação crônica, ele muitas vezes requer uma pressão levemente maior e sustentações mais longas. Essa técnica também funciona bem para liberar um peitoral menor rígido simplesmente desviando a posição da mão e colocando o pisiforme logo acima do processo coracóide da escápula e repetindo os movimentos de maneira similar. Geralmente, com essas liberações, quanto mais leve a pressão, mais o paciente irá relaxar e liberar as restrições. Rigidez dos rotadores externos é um problema de controle motor e responde muito mais rápida e facilmente a esse tipo de técnica de regulação descendente. Deve-se realizar estabilização escapulotorácica (ET) e integração glenoumeral (GU) imediatamente após essa liberação.

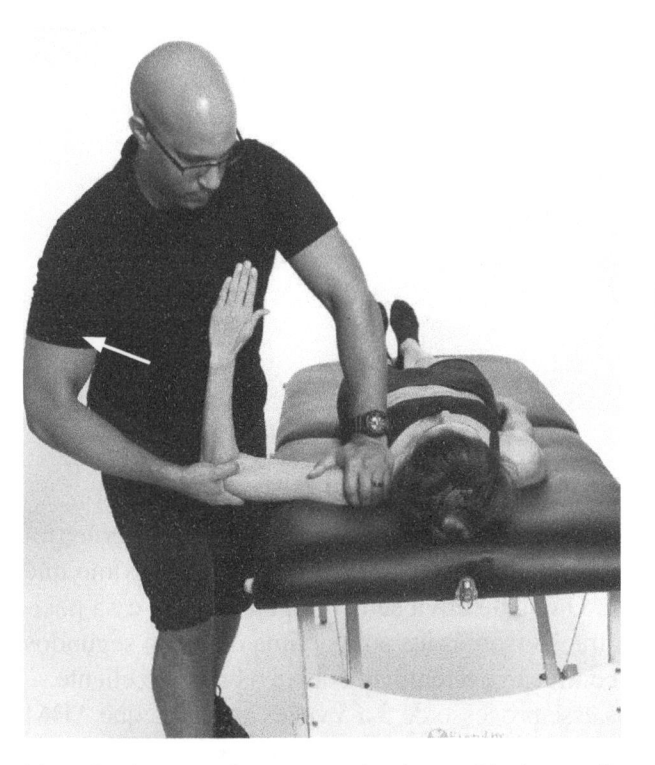

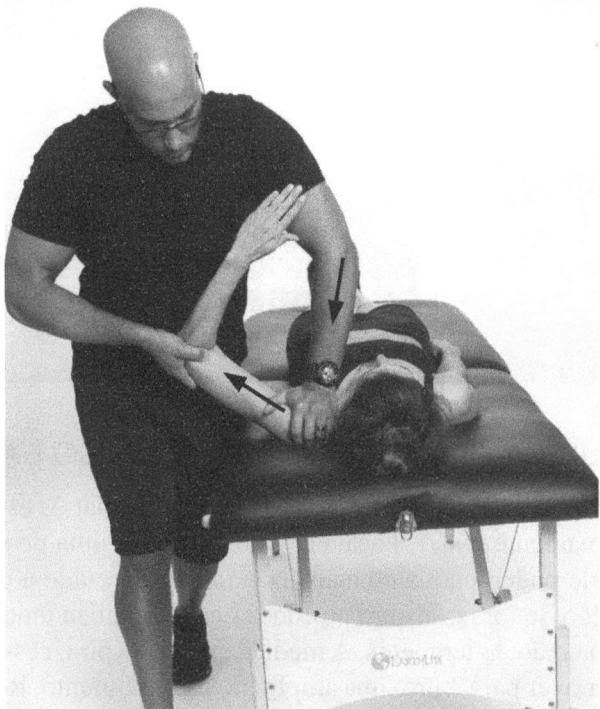

Liberação glenoumeral posterior: início (esquerda); término (direita).

AVALIAÇÃO DA FLEXÃO GLENOUMERAL

Conforme mencionado anteriormente, a dissociação GU também pode ser limitada por restrições miofasciais no latíssimo do dorso, de modo que é importante avaliar a flexão em um ombro instável.

AVALIANDO O COMPRIMENTO DO LATÍSSIMO DO DORSO E A FÁSCIA TORACOLOMBAR

O cliente fica em posição supinada com seus braços esticados e ao lado do corpo. Ele é instruído a manter o braço estendido e elevá-lo acima da cabeça (flexão em plano sagital). Avalie a amplitude de movimento (ADM), assim como a capacidade do cliente em manter sua coluna sobre a maca e o tórax em uma posição inferior. Compensações comuns incluem hiperextensão toracolombar e uma incapacidade de manter os braços estendidos e no plano sagital.

Avaliação do comprimento do latíssimo do dorso: desempenho fraco (no alto, observe o aumento na extensão toracolombar); desempenho ideal (abaixo). Observe a diminuição na amplitude de movimento do ombro enquanto o cliente estabiliza sua articulação toracolombar.

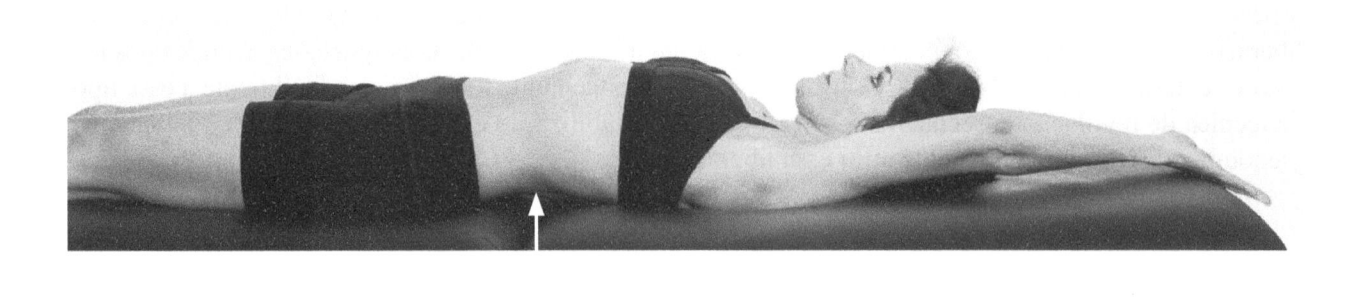

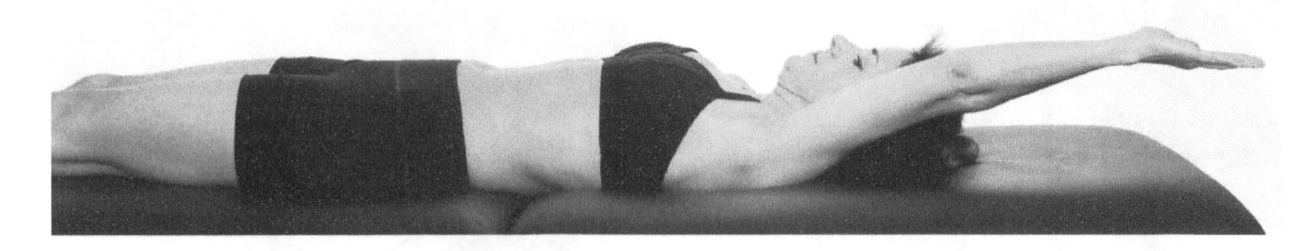

LIBERANDO O LATÍSSIMO DO DORSO E A FÁSCIA TORACOLOMBAR

Usar uma abordagem neuromuscular similar às estratégias mencionadas acima também pode ser extremamente eficaz. Faça o cliente deitar em uma posição supinada com o braço flexionado o máximo que ele puder, enquanto mantém o tórax conectado à pelve. O cliente ativa seu *core* para manter essa posição de tórax, inspira profundamente e realiza uma contração isométrica submáxima de cinco segundos na mão do terapeuta. À medida que ele expira, cessa a contração e o terapeuta deixa o braço do cliente se mover para a próxima amplitude de movimento. Repita esse processo de 3 a 5 vezes à medida que ADM adicional é obtida. Acompanhe essa liberação com a ativação dos estabilizadores (ET) e integre imediatamente em padrões de movimento funcionais.

Liberação do latíssimo do dorso: o cliente realiza uma contração isométrica contra a resistência fornecida pelo terapeuta/treinador. Quando cessa a resistência, o cliente abaixa seu braço até uma nova amplitude, progredindo o máximo que puder sem comprometer a estabilidade do cilindro toracopélvico (CTP).

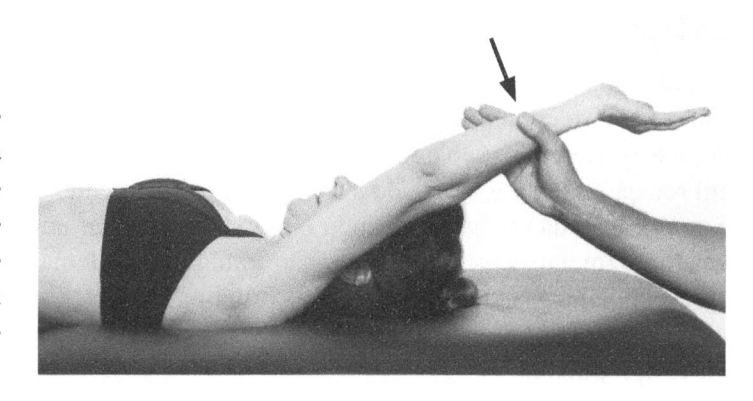

Realizar a liberação com um rolo nas inserções do latíssimo do dorso nas regiões toracolombar e escapuloumeral posterior pode ser eficaz no alongamento dessas estruturas. Liberação com o rolo nas inserções do latíssimo do dorso e do redondo maior (abaixo, à esquerda) e da coluna torácica (abaixo, à direita).

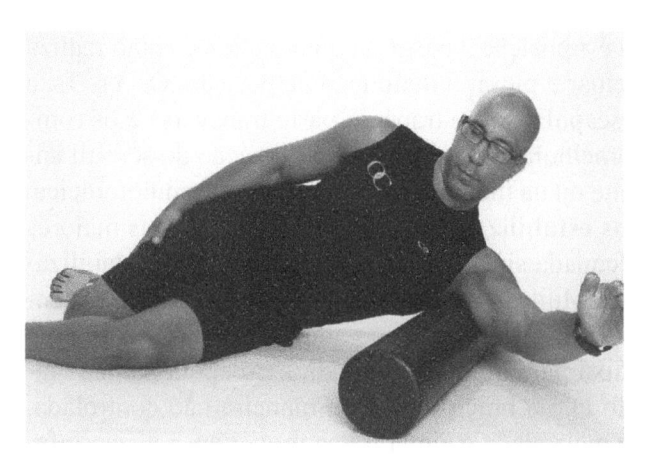

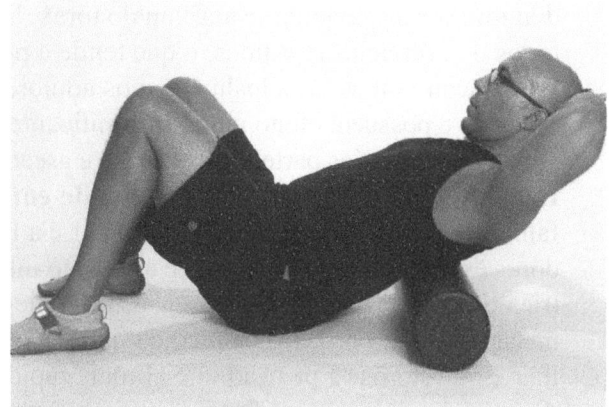

IMAGEM E DICAS VERBAIS PARA MELHORA DA FUNÇÃO DO OMBRO

As dicas verbais podem ter um efeito dramático sobre o recrutamento motor ideal. Ao indivíduo na imagem abaixo, à esquerda, foi solicitado "comprimir as escápulas para baixo e para trás", que resultou em adução excessiva, depressão e leve rotação para baixo das escápulas. Observe também o declive do ombro, indicando alongamento excessivo do trapézio superior (abaixo, à esquerda). Ao sugerir que o indivíduo "relaxe e envolva as escápulas ao redor do tórax", a posição escapular melhora (abaixo, à direita).

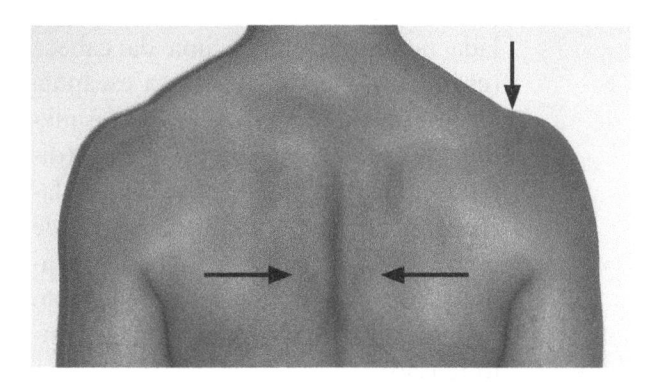

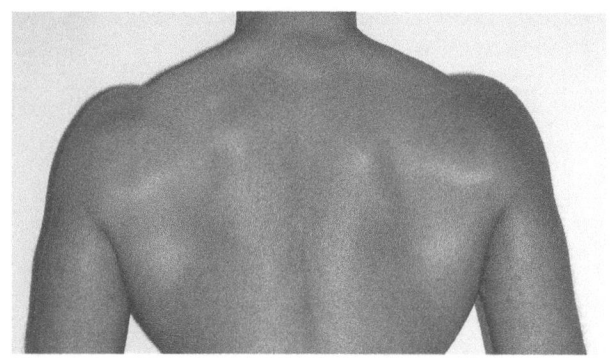

ESTABILIZAÇÃO ESCAPULAR – YS, TS E WS

Muitos artigos, livros e fontes *online* de exercícios corretivos e de reabilitação que tratam da estabilização do ombro contêm alguma versão dos exercícios Ys, Ts, Ws e rotação externa com abdução na parede. Esses exercícios são aplicados para ajudar os clientes a combater a posição muito familiar do ombro em rotação interna e projetado a frente. Especificamente, Ys, Ts e Ws têm o objetivo de tratar a elevação e a protração da escápula, fazendo o indivíduo realizar uma combinação de adução e depressão escapular. Infelizmente, esses exercícios não tratam o problema fundamental de um ombro instável: discinesia escapular. Existem dois problemas principais com a discinesia escapular que serão discutidos abaixo: inadequada integridade escapulotorácica; e a inadequada sequência e sincronicidade entre os estabilizadores escapulares.

1. **Inadequada integridade escapulotorácica:** a ativação insatisfatória dos estabilizadores escapulares, principalmente o serrátil anterior e o trapézio parte ascendente, além da atividade excessiva dos protradores da escápula, principalmente o peitoral menor, resulta na escápula favorecendo uma posição de inclinação anterior. A chamada escápula alada, ocorre quando o ângulo inferior e a borda medial inferior da escápula se afastam do tórax. Essa é a posição a partir da qual o cliente então realiza todos os exercícios resistidos, o que tende a perpetuar e piorar a disfunção de posição. Os Ys, Ts, e Ws concentram-se principalmente nos adutores escapulares – o trapézio parte transversa e os rombóides – e possuem efeito muito insignificante na melhora da função de estabilização do serrátil anterior, dos trapézios partes descendente e ascendente ou na melhora da integridade escapulotorácica.
2. **Inadequada sequência e sincronicidade entre os estabilizadores escapulares:** uma das maiores falhas que advém da discinesia escapular é a inadequada sincronicidade e sequência dos estabilizadores escapulares, o que favorece a rotação inferior. Muitas vezes, isso é visto durante a fase excêntrica de movimentos acima da cabeça. O cliente pode levantar o braço acima da cabeça com uma mecânica muito boa, mas à medida que ele o abaixa para a posição inicial, a escápula parece "falhar", ou retornar à posição inicial mais rápido do que o braço e de uma maneira não controlada. A escápula muitas vezes ficará significativamente mais alada e ainda irá se mover em rotação inferior, antes de retornar à sua posição de repouso. Esse é um problema de controle motor excêntrico, de modo que nenhuma quantidade de Ys, Ts e Ws irá corrigir essa disfunção, pois esses exercícios se concentram apenas na função concêntrica dos adutores e escapulares. O movimento escapular do cliente deve estar aparente para que essa mecânica mencionada seja vista, ou o treinador ou terapeuta deve palpar levemente por cima de sua camisa, tendo o cuidado para não perturbar seu padrão normal.

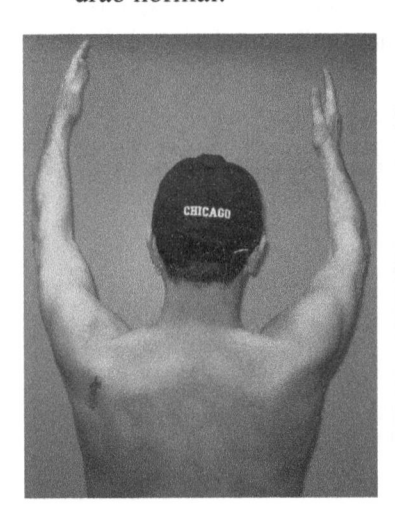

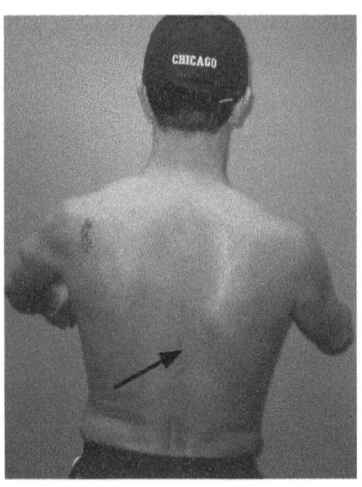

Observe como a escápula direita desse cliente é razoavelmente bem controlada no movimento acima da cabeça (esquerda). Depois observe a escápula alada e a rotação inferior (seta) à medida que o cliente abaixa seu braço (direita). Esse movimento de escápula alada em geral ocorre em torno de 45° de elevação do ombro, onde os estabilizadores escapulares estão em seu ponto mais desfavorável (maior comprimento-tensão).

Então, existe espaço para Ys, Ts e Ws no exercício corretivo? Esses exercícios fornecem um benefício no exercício corretivo e na reabilitação: treinar a percepção de movimento da escápula. Nas fases iniciais de reabilitação ou de exercício corretivo, muitos clientes possuem percepção escapular muito fraca. Durante essa fase, Ys, Ts e Ws podem ser uma maneira efetiva de ajudar a fornecer ao cliente a percepção de suas escápulas, antes de fazê-lo realizar exercícios mais dinâmicos. Contudo, como afirmado, eles só devem ser usados por curto prazo, porque o problema que esses clientes têm é com o controle excêntrico e a estabilização da escápula, e raramente exercícios concêntricos como Ys, Ts e Ws resolvem um problema de controle motor. Ys (esquerda), Ts (meio) e Ws (direita). Observe a adução escapular e a falta de controle ET nessa cliente enquanto realiza os padrões.

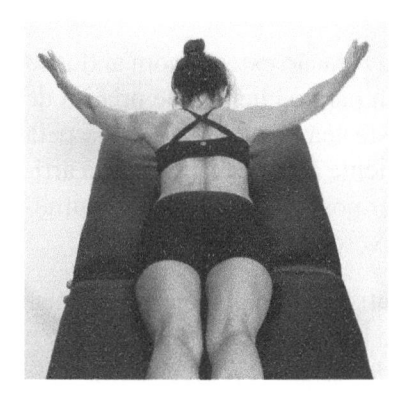

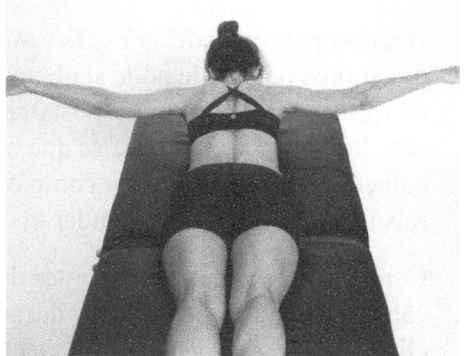

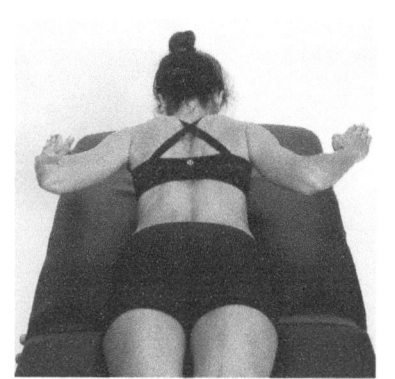

ROTAÇÃO EXTERNA COM ABDUÇÃO DE OMBROS NA PAREDE*

A rotação externa com abdução de ombros na parede é outro exercício de estabilização escapular comum. Existem três problemas principais com esse exercício, que são discutidos abaixo.

1. Esse exercício cria problemas para o cliente com discinesia escapular, porque este é o foco do exercício. Os clientes que têm discinesia escapular possuem problemas com estabilização escapular, mais especificamente com abdução das escápulas e rotação superior (envolvendo as escápulas ao redor do tórax) durante movimentos acima da cabeça. A rotação externa com abdução de ombros não melhora essa função e pode na realidade acentuar a falta de abdução ideal das escápulas durante o movimento acima da cabeça.

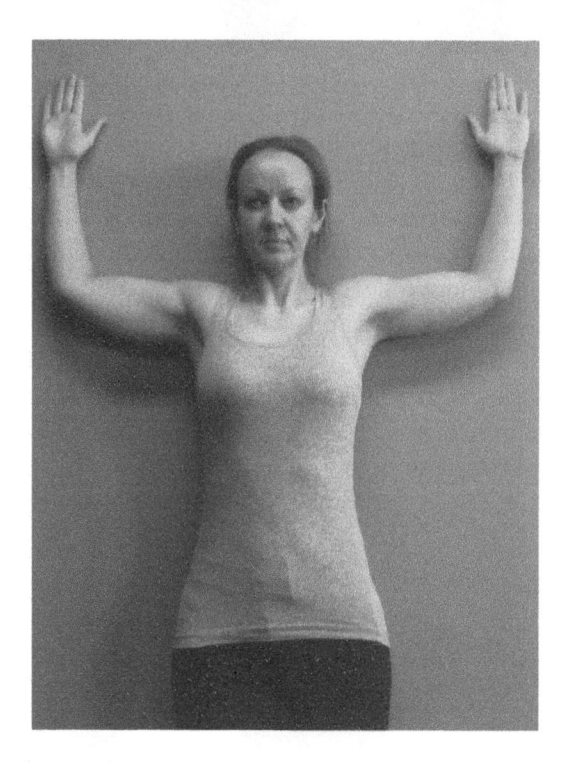

---

*N. de R.T. O nome original do exercício é *wall angel* (tradução livre "anjo na parede"), entretanto, não existe uma denominação específica para esse exercício, utilizando-se assim a sua descrição de posicionamento.

2. O segundo problema com esse exercício está em indivíduos com estabilização torácica insatisfatória. Muitas vezes, os clientes irão compensar a falta de extensão torácica hiperestendendo a articulação toracolombar (a). Isto irá comprometer a estabilização toracolombar e não irá melhorar a função escapular, uma vez que o indivíduo move-se para longe da parede.
3. O terceiro problema é a ruptura do eixo de rotação GU que ocorre à medida que o indivíduo tenta colocar os braços contra a parede. Os indivíduos com rigidez na cápsula articular posterior ou tensão nos rotadores externos irão mover a cabeça do úmero para a frente na concavidade à medida que eles tentam colocar seus braços contra a parede. Os indivíduos com amplitude de movimento insatisfatória, em rotação externa e/ou falta de força nos seus estabilizadores escapulares e rotadores externos da articulação GU, serão incapazes de colocar a parte posterior do antebraço alinhada com a parede.

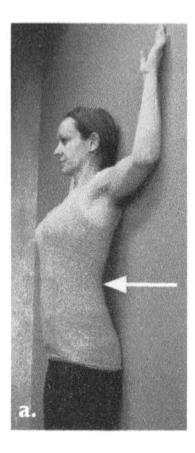

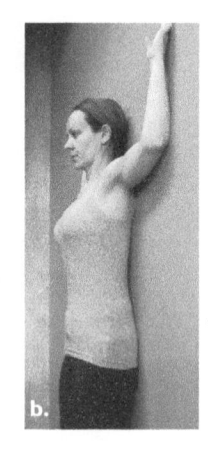

Da mesma forma que os Ys, Ts e Ws, a rotação externa com abdução de ombros na parede pode ser benéfica para o cliente que precisa de adução escapular ou da resposta cinestésica postural fornecida pela parede. Contudo, assegure-se que o cliente consiga estabilizar a articulação toracolombar, bem como obter posições escapulares e umerais ideais antes de recomendar esse exercício.

Com a liberação de tecidos moles do latíssimo do dorso e da articulação toracolombar, bem como educação sobre estabilização do CTP, o cliente é capaz de realizar o exercício de forma mais precisa (b).

DESEMPENHO DO EXERCÍCIO

Para utilizar favoravelmente a parede a fim de melhorar a estabilidade da coluna e das escápulas, o cliente fica com as costas encostadas na parede. Ele ativa o serrátil anterior ao ficar com os braços afastados* (setas horizontais na imagem abaixo). Ele ativa os estabilizadores do *core* para manter uma coluna alongada e as costas alinhadas na parede sem flexão excessiva do pescoço ou inclinação posterior da pelve – o objetivo deve ser ficar com a coluna alongada. O cliente leva os braços até o teto em um movimento de arco, que ajuda a manter uma posição escapular estabilizada, e retorna à posição inicial, revertendo o movimento de arco. Esse padrão geralmente não será usado com indivíduos com alterações posturais significativas, porque eles serão incapazes de atingir o posicionamento ideal sem compensações significativas.

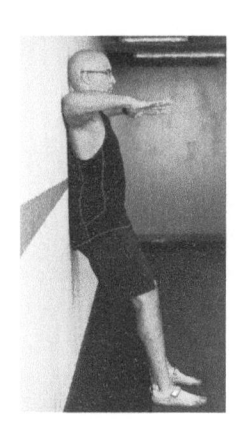

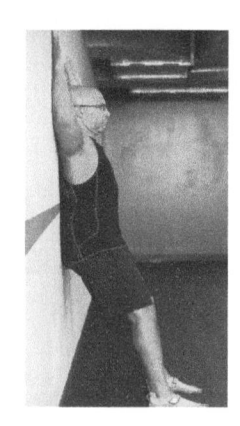

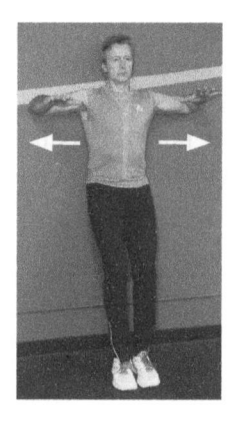

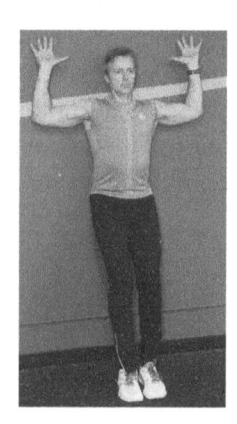

---

*N. de R.T. Ou seja, ao realizar a abdução dos ombros, a intenção do cliente deve ser "posicionar os braços em uma posição o mais longe possível um do outro".

Chave para o desempenho
Rotação externa com abdução de ombros na parede

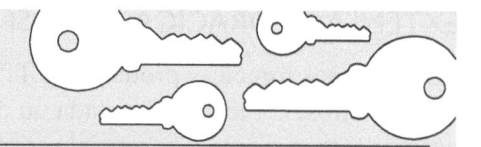

- O cliente mantém uma posição da coluna alongada e ativação do *core* durante todo o padrão.
- Ele estende os braços, mantendo a ativação do serrátil anterior durante todo o padrão.
- Os braços são movidos em um padrão de arco – a escápula não deve se elevar durante o padrão.

SENSAÇÃO DO CLIENTE: o cliente deve sentir a tensão no serrátil anterior e nos estabilizadores torácicos inferiores e não experimentar nenhuma tensão no pescoço e na parte superior das costas.

Chave para o sucesso
Discinesia escapular: Ys, Ts e Ws e rotações externas com abdução de ombros na parede

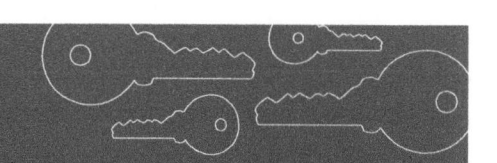

A discinesia escapular é mais precisamente descrita como um problema de controle motor, em que há geralmente ativação excessiva dos rotadores inferiores e dos inclinadores anteriores da escápula. Além disso, melhorar a estabilização e a função excêntrica dos rotadores superiores e dos inclinadores posteriores da escápula são a chave para melhorar o controle motor durante o movimento do complexo do ombro. Ys, Ts, Ws e rotações externas com abdução de ombros na parede não irão melhorar a discinesia escapular, porque o problema é de controle motor, e não uma incapacidade de aduzir ou de retração da escápula.

IMPORTANTE: Trabalhe primeiro na melhora do controle isométrico e, depois, no controle excêntrico antes de prosseguir para exercícios concêntricos, tais como Ys, Ts, Ws e rotações externas com abdução de ombros na parede para clientes e pacientes com discinesia escapular.

EXTENSÃO TORÁCICA EM BASE PRONADA

As extensões torácicas pronadas (ETPs) ajudam a melhorar a maioria das posturas disfuncionais – incluindo cifose torácica aumentada ou diminuída, hipo ou hiperlordose lombar e inclinações pélvicas anteriores e posteriores – porque elas tratam o problema fundamental dessas alterações posturais: estratégias alteradas de estabilização da cabeça, do pescoço e do cilindro toracopélvico.

Tratando as três áreas principais de estabilização – os flexores profundos do pescoço, o cilindro toracopélvico (CTP) e os extensores espinais profundos –, a ETP torna-se um dos exercícios corretivos mais efetivos, bem como um pré-requisito necessário para realizar muitas das progressões de pranchas e de empurrar que se seguirão.

DESEMPENHO DO EXERCÍCIO: FASE I

O paciente deita em base pronada com a testa repousando sobre as mãos e os cotovelos repousando sobre a maca (abaixo). O cliente coloca o queixo levemente para baixo e permanece com ele nessa posição durante todo o padrão. Suas pelves devem repousar suavemente sobre a maca e eles devem visualizar a coluna vertebral. As escápulas são gentilmente puxadas para baixo e ao redor do tórax; essencialmente, elas estão se movendo para a parte inferior e em rotação superior. Pode-se sugerir que o cliente, gentilmente, puxe para baixo os cotovelos na maca caso tenha dificuldade em posicionar a escápula. O cliente então é instruído a respirar no abdome e na região lombar. Essa posição é mantida por três ciclos respiratórios, progredindo para manter a posição e o padrão de respiração continuamente por cinco minutos.

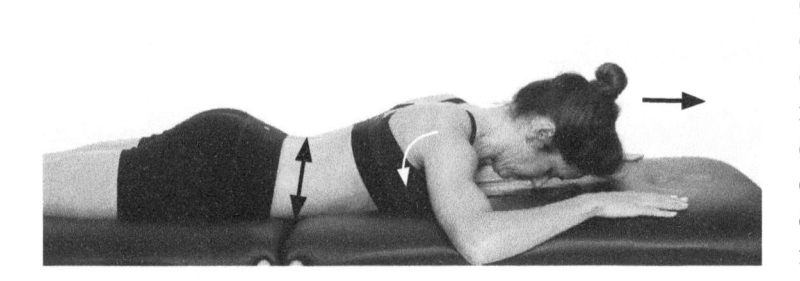

Chave para o desempenho
Rotação externa com abdução de ombros na parede: fase I

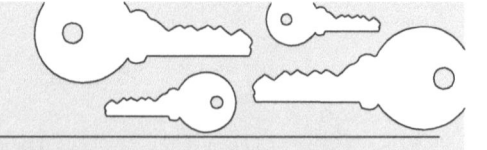

- O cliente mantém uma posição da coluna alongada e ativação do *core* durante todo o padrão.
- Ele estende os braços, mantendo a ativação do serrátil anterior durante todo o padrão.
- Os braços são movidos em um padrão de arco – a escápula não deve se elevar durante o padrão.

SENSAÇÃO DO CLIENTE: o cliente deve sentir a tensão no serrátil anterior e nos estabilizadores torácicos inferiores e não experimentar nenhuma tensão no pescoço e na parte superior das costas.

DESEMPENHO DO EXERCÍCIO: FASE II

A fase II inicia a sequência de coativação da respiração abdominal. O cliente mantém a mesma posição e visualizações da fase I. Ele ativa sua parede abdominal e continua fazendo respiração diafragmática. Começa com um ciclo de respiração de coativação coordenada, progredindo até 10 ciclos de respiração.

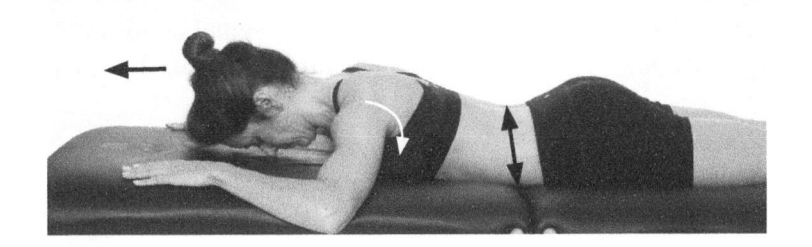

Chave para o desempenho
Extensão torácica pronada: fase II

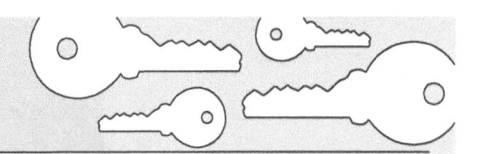

Similar à fase I, com o acréscimo do componente de coativação da parede abdominal. O indivíduo deve ser capaz de manter a ativação durante todo o ciclo de respiração.

SENSAÇÃO DO CLIENTE: como na fase I, o cliente deve sentir como se estivesse mais alongado, e que o grupo muscular dos eretores da coluna permanecer relaxado.

DESEMPENHO DO EXERCÍCIO: FASE III

A fase III acrescenta o componente de extensão torácica para a sequência acima. Mantendo a coativação da parede abdominal com respiração diafragmática da fase II, o cliente inspira e começa lentamente elevar o tórax e a cabeça na direção do teto. Deve ser um levantamento combinado com alongamento da coluna, de modo que haja mínima atividade nos eretores lombares ou torácicos. Esse levantamento é realizado por meio de uma combinação de pressão intra-abdominal e ativação do tipo amplificador hidráulico dos extensores torácicos profundos (multífidos e semiespinal do tórax). O cliente mantém essa posição por uma contagem de dois segundos e depois lentamente retorna à posição inicial na expiração.

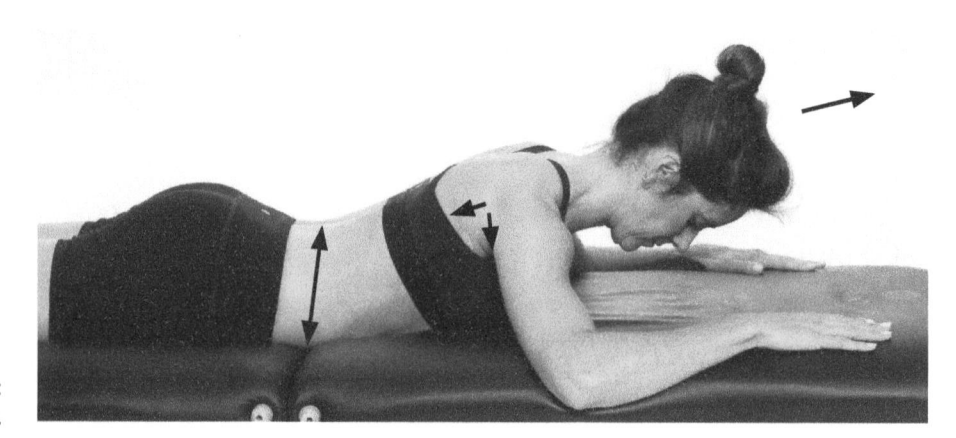

Extensão torácica pronada: fase III – visão lateral.

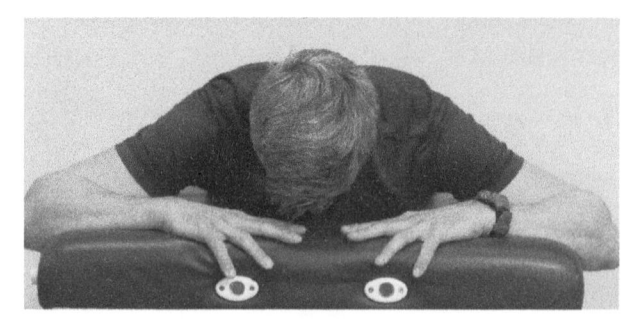

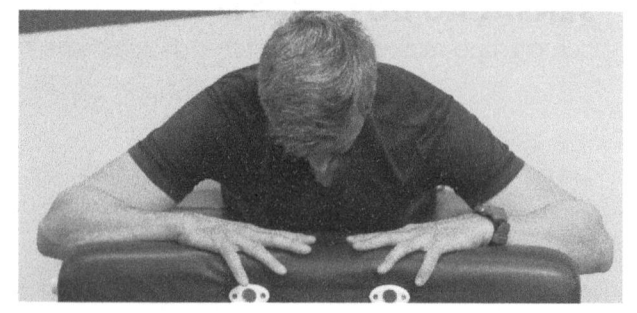

Extensão torácica em prono: fase III – visão axial.

Chave para o desempenho
Extensão torácica em prono: fase III

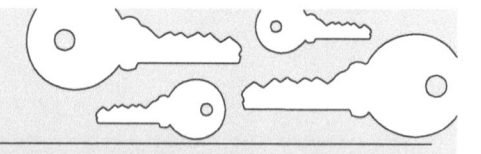

O levantamento torácico não deve ser uma elevação na direção do teto como no tradicional exercício *superman* (super-homem),* mas sim um levantamento de alongamento, quase como se estivesse enchendo um longo balão. Como o objetivo desse exercício é a ativação dos estabilizadores espinais profundos e o alongamento espinal, palpe o eretor da coluna do cliente para assegurar que não há atividade excessiva nesse local. Se houver atividade eretora excessiva, faça com que o cliente relaxe, restaure a posição e repita com uma menor ênfase no levantamento e um foco aumentado no alongamento da coluna.

---

*N. de R.T. Exercício na posição em decúbito ventral, realizando a extensão torácica e lombar com os braços no prolongamento do corpo e com quadris e joelhos estendidos.

Muitos clientes com síndrome de rotação inferior da escápula e ativação excessiva do levantador da escápula terão dificuldade para atingir uma ativação apropriada do serrátil anterior e do trapézio parte ascendente. Se o cliente tiver esse problema, tente a seguinte dica cinestésica: empurre gentilmente a escápula do cliente em elevação e rotação inferior e peça para ele resistir a esse movimento articular (ver a posição da mão abaixo). Ele então irá engajar a ação cinestésica e reflexa do serrátil anterior e ativação do trapézio parte ascendente para resistir à sua tensão. Realize isso por várias repetições de cinco segundos de sustentação, aumentando para 10 segundos até o cliente ser capaz de atingir essa posição sozinho.

SENSAÇÃO DO CLIENTE: a ETP deve ser relativamente sem esforço e ser uma posição de alívio para clientes com tensão no pescoço e na parte superior das costas.

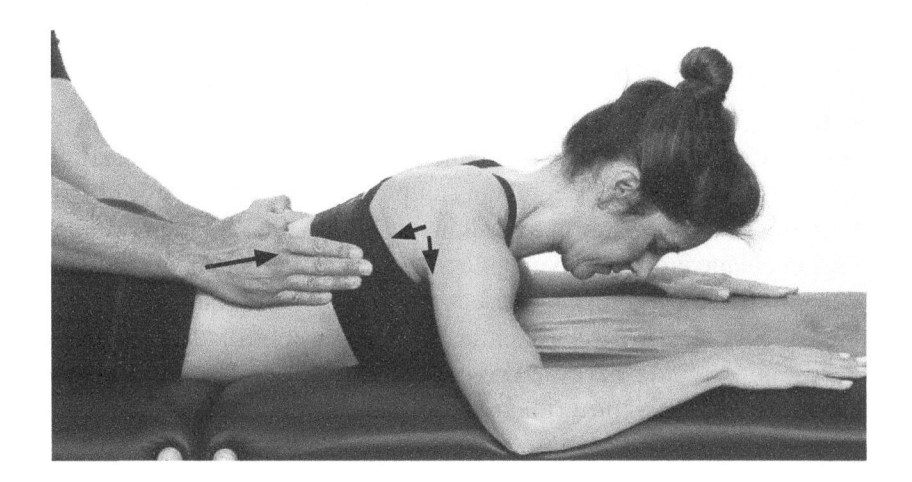

Extensão torácica pronada: fase III – dica cinestésica. Peça para o cliente abaixar e rodar superiormente a escápula, empurrando simultaneamente sua escápula para cima na direção da cabeça e para dentro na direção da coluna (seta mais longa) à medida que o cliente resiste, empurrando inferior e anteriormente (duas setas menores).

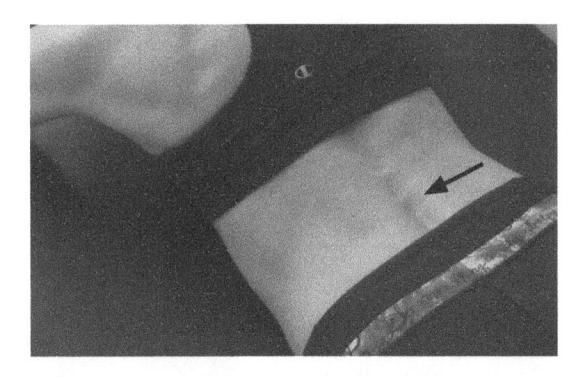

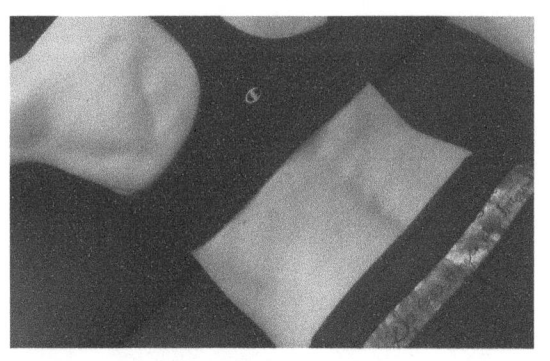

Extensão torácica pronada: fase III – dica verbal. Observe a hipertonicidade e depressão profunda (seta) que é criada quando o cliente usa excessivamente seu eretor da coluna lombar para realizar o levantamento torácico (esquerda). Depois, observe a tonicidade diminuída e o contorno mais suave que é criado uma vez que é sugerido para o cliente "ativar o *core* e manter uma coluna longa" (direita).

DESLIZAMENTO DO BRAÇO

O desafio em restaurar a estabilidade escapulotorácica e o movimento ideal da glenoumeral está no posicionamento apropriado do cliente, bem como na seleção de exercícios. A seguinte progressão de exercício é extremamente efetiva para ativar os estabilizadores escapulares, principalmente o serrátil anterior e o trapézio parte ascendente, na sua posição mais funcional – abdução, rotação superior e inclinação posterior. Além disso, esses padrões ajudam a "encaixar" o plano apropriado de movimento escapulotorácico e glenoumeral, além de melhorar a dissociação escapuloumeral. Lembre-se que, na discinesia ET, a falta de dissociação escapuloumeral ideal pode conduzir à disfunção ET. O deslizamento do braço pode ajudar a restaurar a dissociação e melhorar a coordenação entre as articulações ET e GU, atingindo melhor ativação do serrátil anterior e do trapézio parte ascendente. O encurtamento do latíssimo do dorso muitas vezes limita a amplitude de movimentos acima da cabeça e essa progressão é uma maneira eficaz de alongar ativamente esse músculo. Deve-se prestar atenção às nuances desse exercício, visto que é um exercício enganosamente desafiador.

DESEMPENHO DO EXERCÍCIO: FASE IA, IB E IC

O cliente começa de frente para a parede, aproximadamente a um passo de distância dela. Os braços devem ser colocados com a parte superior aproximadamente paralelo ao solo, a superfície medial das mãos em contato com a parede e os braços levemente mais amplos do que a largura dos ombros. A parede ajuda a sustentar um pouco do peso do membro, à medida que o indivíduo está desenvolvendo controle motor e coordenação GU. O cliente empurra levemente a superfície medial da sua mão na parede, ativando o serrátil anterior, e dá um passo em direção à parede, deslizando simultaneamente os braços para cima na parede em um leve ângulo em "Y". As escápulas devem ser controladas, durante o levantamento e abaixamento dos braços, por meio de ativação do serrátil anterior e trapézio parte ascendente. Uma vez que o cliente desenvolve proficiência, progrida para um padrão mais estreito, e depois realize o padrão unilateral com rotação torácica concomitante.

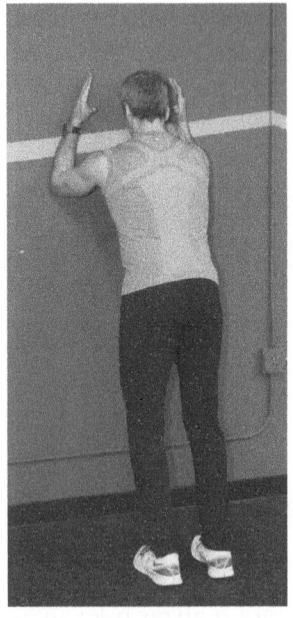

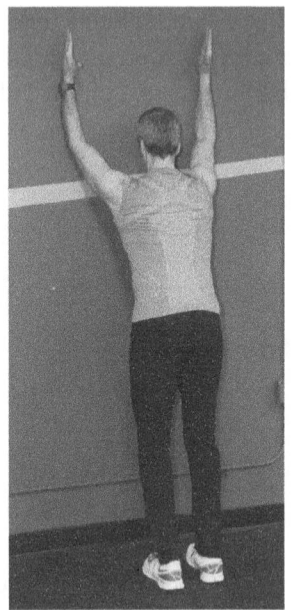

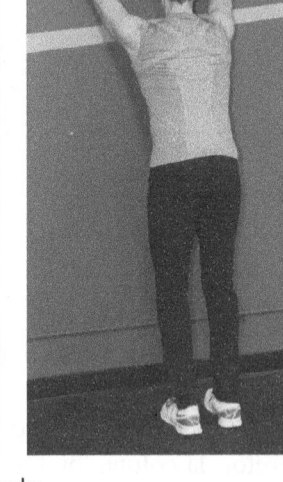

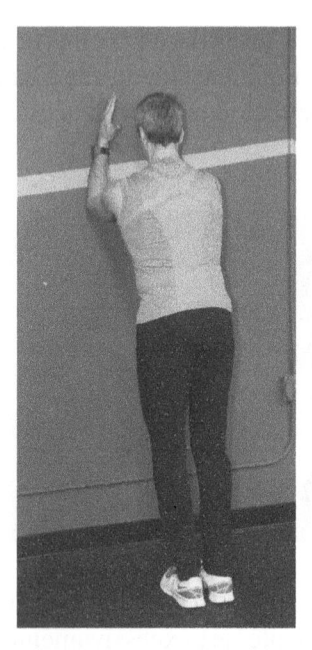

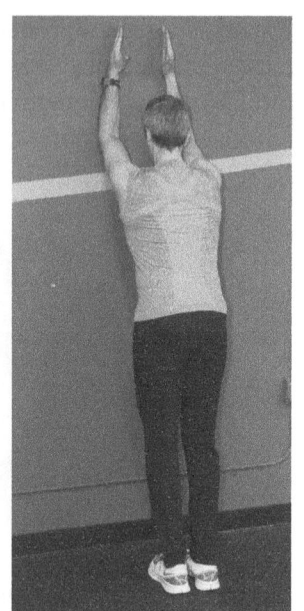

Deslizamento do braço na parede: fase Ia – padrão Y.

Deslizamento do braço na parede: fase Ib – com posição estreita dos braços.

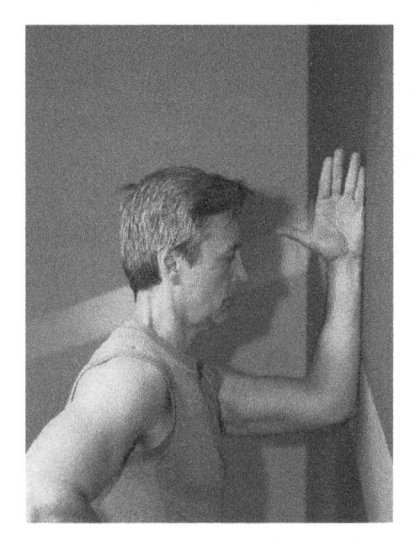

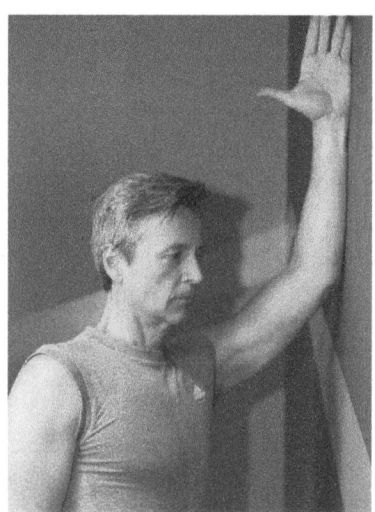

Deslizamento do braço na parede:
fase Ic – com rotação torácica.

DESEMPENHO DO EXERCÍCIO: FASE II

A fase II começa com o cliente deitado em base supinada, com sua mão colocada perto da cabeça. O cotovelo deve permanecer próximo da cabeça e apontado para o teto. Ele ativa o *core* para estabilizar o gradil costal em uma posição inferior. O cliente mantém essa posição durante todo o padrão. Ele desliza seu braço ao longo da maca ou do solo o máximo que puder enquanto mantém as posições do gradil costal e do braço. Ele então puxa o braço de volta à posição inicial. Comece com 10 repetições, progredindo para 20 repetições à medida que o cliente adquire controle.

Chave para o desempenho
Deslizamento do braço: fase II

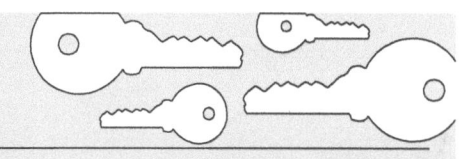

O cliente mantém atividade no serrátil anterior à medida que ele desliza seu braço acima da cabeça. Ele deve avançar o máximo que puder, mantendo o cotovelo próximo da cabeça. Deve-se tomar cuidado para não deixar o braço desviar da linha média, porque isso anula os benefícios do exercício.

SENSAÇÃO DO CLIENTE: o cliente deve sentir como se estivesse levantando seu braço acima da cabeça com o serrátil anterior. Ele pode palpar ao longo das inserções das costelas para sentir a atividade de seu serrátil anterior.

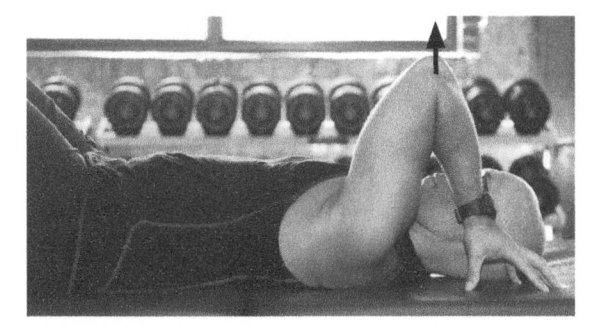

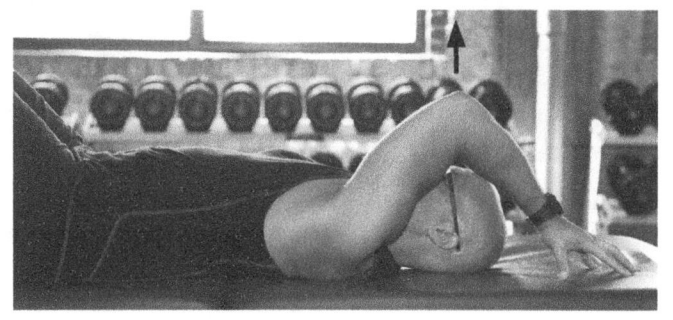

Deslizamento do braço: fase II – supinado.

DESEMPENHO DO EXERCÍCIO: FASE III

A fase III começa com o cliente em pé com suas costas contra a parede. A coluna deve permanecer em uma posição neutra com o gradil costal em uma posição inferior contra a parede. A colocação do braço é a mesma que na versão deitada. O cliente ativa seu *core* para estabilizar o gradil costal em uma posição inferior. Ele mantém essa posição durante todo o padrão. O cliente desliza seu braço ao longo da parede o máximo que puder enquanto mantém as posições do gradil costal e do braço. Ele então puxa o braço de volta à posição inicial. Comece com 10 repetições, progredindo para 20 repetições à medida que o cliente adquire controle.

Chave para o desempenho
Deslizamento do braço: fase III

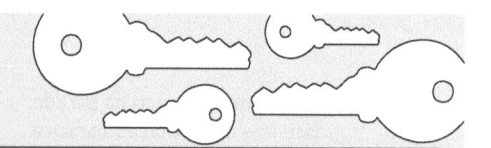

O cliente mantém a atividade no serrátil anterior à medida que ele desliza o braço acima da cabeça. Ele deve avançar o máximo que puder, mantendo o cotovelo próximo da cabeça. Ele deve se concentrar em trazer a escápula para baixo ao redor da caixa torácica (seta pequena) à medida eleva o braço acima da cabeça. Deve-se tomar cuidado para não deixar o braço desviar da linha média, porque isso anula os benefícios do exercício.

SENSAÇÃO DO CLIENTE: similar à fase II, o cliente deve sentir como se estivesse levantando seu braço acima da cabeça com o serrátil anterior. Você pode palpar ao longo das inserções das costelas para sentir a atividade do serrátil anterior.

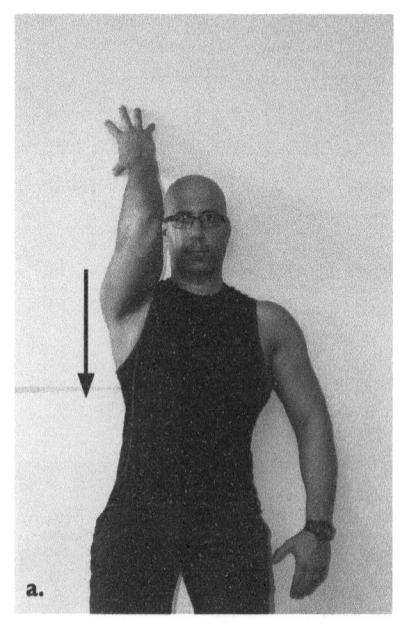

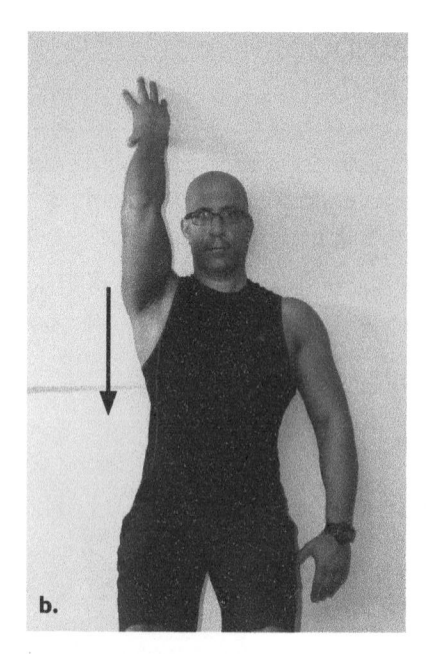

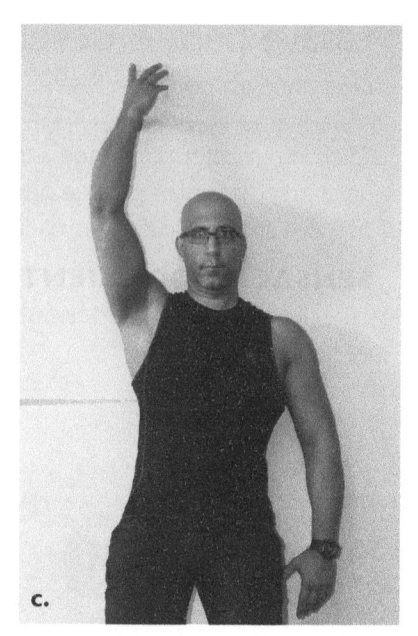

Deslizamento do braço: fase III – parede (a-b). Observe a dissociação ruim na articulação GU e perda de movimento no plano sagital quando o cliente tenta exceder sua amplitude de movimento disponível (c).

PRANCHA NA PAREDE: FASE I

Muitas vezes categorizado como um exercício do *core*, as séries de pranchas são para a parte superior do corpo o que a progressão do agachamento é para a parte inferior do corpo. Ele é um dos exercícios mais efetivos da parte superior do corpo, pois treina toda a cadeia flexora anterior além dos estabilizadores escapulares. Infelizmente, esses exercícios também tendem a estar entre os exercícios mais mal-realizados pela maioria dos clientes. A precisão na execução é a chave, e várias progressões para utilizar os padrões de prancha são descritas adiante.

Devido ao nível baixo de carga, a prancha na parede é uma das maneiras mais eficazes de treinar, instruir e restaurar a estabilização articular. Os benefícios adicionais incluem:

1. Ela mostra a postura neutra da coluna desde a cabeça até os pés.
2. É uma maneira fácil de começar a ensinar a ativação do *core* e a respiração diafragmática na posição vertical.
3. Devido à posição flexionada do braço, ela é uma maneira excelente para restaurar a rotação superior e a inclinação posterior das escápulas.

DESEMPENHO DO EXERCÍCIO

O objetivo desse exercício é a estabilização escapular, portanto, o foco é manter uma posição estável do braço estacionário. O cliente começa com os braços em um nível confortável de flexão – geralmente com a parte superior dos braços em paralelo com o solo – com o objetivo de obter uma rotação superior e estabilização da escápula. Ele se afasta aproximadamente 15 a 30 cm da parede, colocando os antebraços e as palmas das mãos contra ela. O cliente mantém a coluna alongada, ativação do *core* e respiração diafragmática. Usando o serrátil anterior, ele empurra seu tronco para longe da parede. Mantendo a ativação do serrátil anterior, o cliente alcança um braço para cima na parede e retorna-o à posição inicial. O braço estacionário é aquele que está trabalhando, não o que está se movendo. Não deve haver deslocamento do pescoço ou do tórax durante todo o padrão.

A fase II da prancha na parede acrescenta um componente rotacional para o ombro, tornando-o um efetivo exercício de cadeia fechada do manguito rotador.

Chave para o desempenho
Prancha na parede

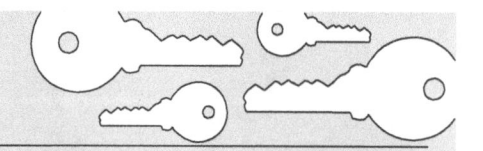

O cliente ativa seus flexores profundos do pescoço, do serrátil anterior e da parede abdominal profunda. Ele mantém essa ativação e prossegue com a respiração diafragmática à medida que se ergue ou gira.

SENSAÇÃO DO CLIENTE: o cliente deve sentir-se como se estivesse mantendo a coluna alongada e ativação do serrátil anterior, pressionando e se afastando da parede com o braço estacionário durante todos os padrões.

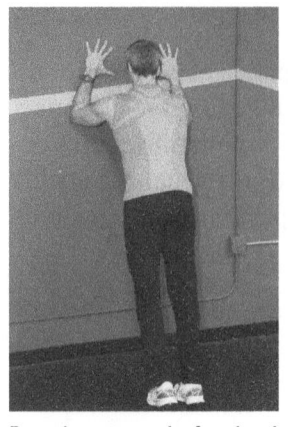

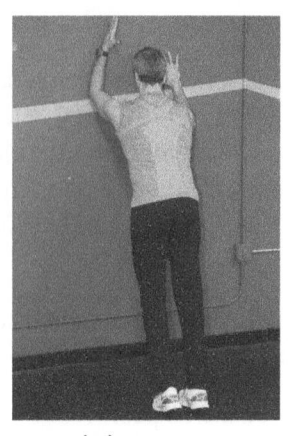

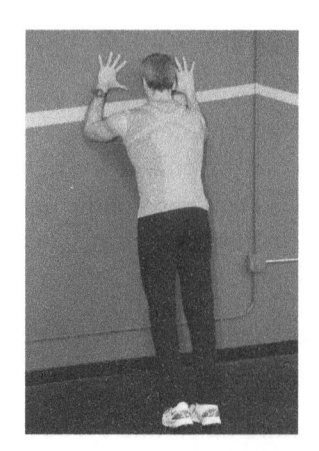

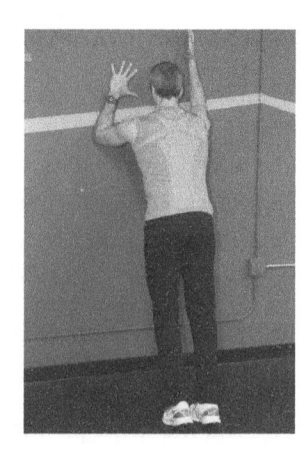

Prancha na parede: fase I – deslizamento do braço.

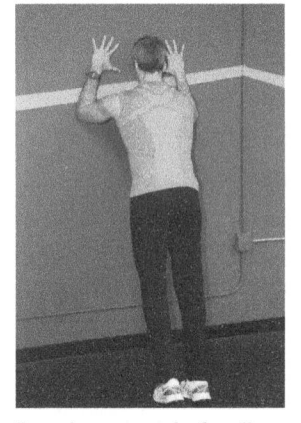

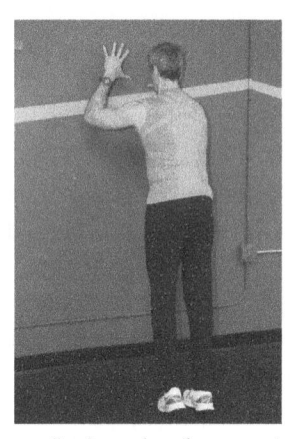

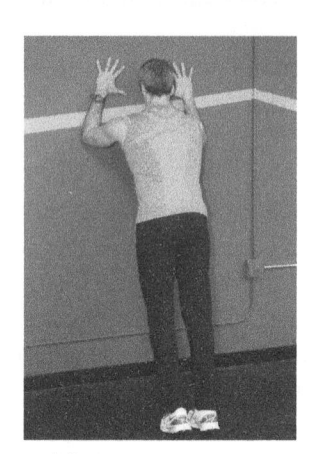

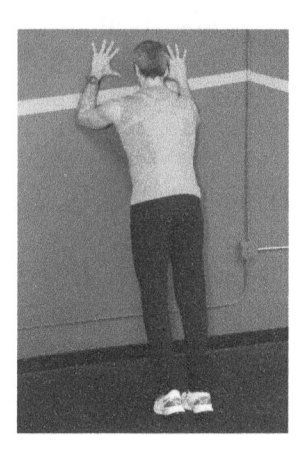

Prancha na parede: fase II – com rotação do ombro (suporte de cotovelo).

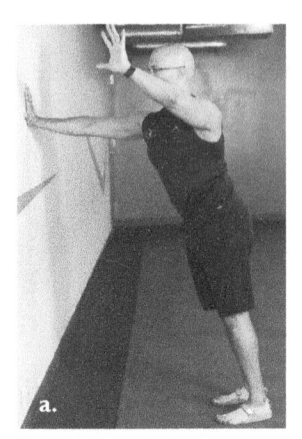

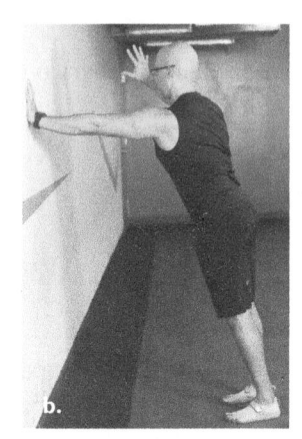

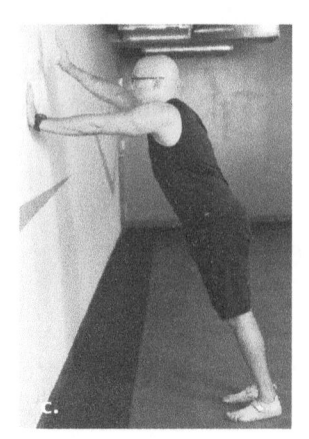

Prancha na parede: fase II – com rotação do ombro (suporte de mão) (a-c).

É importante observar se o cliente apresenta sinais de instabilidade escapular durante a série de pranchas. Observe como o cliente perdeu controle escapular e como a borda medial, superior da escápula direita elevou-se em vez de abduzir ao redor do tórax (c). Essa postura só irá piorar, uma vez que há carga no braço. Portanto, é importante estabelecer estabilidade escapular antes de adicionar resistência ou progredir para uma posição de prancha mais baixa*.

---

*N. de R.T. Por exemplo, como nas posições de prancha no solo.

COMPLEXO DO QUADRIL

DISFUNÇÕES NOS PADRÕES DE EXTREMIDADE INFERIOR

Conforme discutido previamente, identificar padrões de movimento disfuncionais é o primeiro passo na estratégia corretiva, porque se a disfunção não for identificada, o cliente irá perpetuar seus padrões habituais. Portanto, o profissional de educação física e o terapeuta devem ser aptos em reconhecer os sinais de padrões disfuncionais que podem ser identificados visualmente e por meio de palpação. O profissional de educação física ou terapeuta irá observar a capacidade do cliente em estabilizar proximalmente enquanto realiza respiração diafragmática, ao mesmo tempo que é capaz de dissociar as extremidades à medida que ele realiza seus padrões. Consulte também as seções anteriores sobre avaliação e função do quadril, para sinais adicionais de disfunção de movimento.

REPOSICIONANDO A CABEÇA FEMORAL

A técnica a seguir é extremamente efetiva para melhorar a mobilidade do quadril, que resulta de uma restrição da cápsula posterior do quadril tensa ou de uma musculatura posterior hiperativa, incluindo os rotadores externos profundos (gêmeos e obturadores) ou as fibras superficiais do glúteo máximo. Se usado com técnicas de relaxamento, esse procedimento também é efetivo para relaxar o reto femoral e o tensor da fáscia lata hiperativos. Além disso, ele melhora o centramento do quadril (centra a cabeça femoral na concavidade).

Chave para o desempenho
Reposicionando a cabeça do fêmur

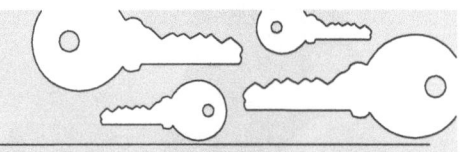

Comece com o cliente em uma posição supinada, e o terapeuta em pé sobre o lado afetado. O terapeuta coloca uma mão ao redor da superfície lateral da crista ilíaca do cliente, com seus dedos monitorando a superfície posterior do quadril enquanto a outra mão do terapeuta é colocada, em forma de concha, ao redor do joelho do cliente (1).

Começando com uma compressão suave com a mão que está colocada ao redor do joelho, o terapeuta move o quadril do cliente em flexão, adução e rotação interna até ser sentida uma certa tensão (incapacidade de mover facilmente a articulação) (2).

O terapeuta mantém a resistência naquele ponto e o cliente empurra (com aproximadamente 25% de sua força) contra a resistência do terapeuta por aproximadamente 5 segundos (3).

Enquanto o cliente relaxa, é dada uma dica verbal para "relaxar o quadril" ou para "deixar o quadril entrar novamente de forma suave na concavidade", à medida que o terapeuta move o quadril até a próxima barreira ou até o ponto em que a articulação não pode ser movida facilmente (4).

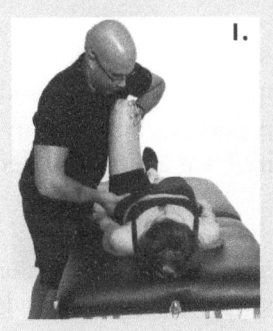

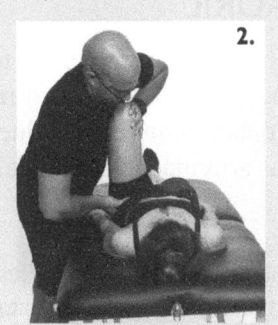

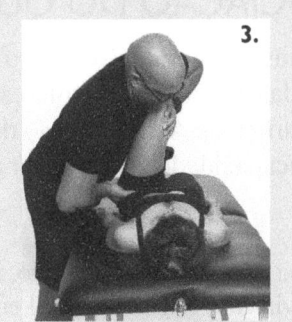

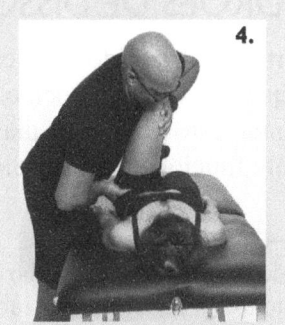

Este ciclo é repetido de 3 a 5 vezes ou até que não seja mais possível nenhum movimento na articulação do quadril. Além disso, com a mão que está colocada na região da crista ilíaca, o examinador pode palpar uma área tensa, na região posterior do quadril ou sobre a superfície anterior do quadril, e instrui o cliente a relaxar sob os dedos do examinador, usando a dica verbal "deixe os músculos se soltarem ou relaxe sob meus dedos".

Essa liberação é acompanhada por deslocamentos de peso na posição de quadrúpede, rotações de quadril ou algum outro padrão integrativo para permitir que o cliente utilize sua amplitude de movimento recentemente adquirida.

Observe também: se o cliente sentir impacto do quadril durante essa técnica, o treinador pode trazer o quadril em uma maior abdução e rotação externa durante essa correção. Se isso não mudar o padrão, técnicas de liberação específicas para a cápsula posterior do quadril ou distração do quadril podem precisar ser realizadas antes de reposicionar a cabeça do fêmur.

SENSAÇÃO DO CLIENTE: o cliente deve sentir como se seu quadril estivesse mais relaxado e houvesse menos restrição para o movimento.

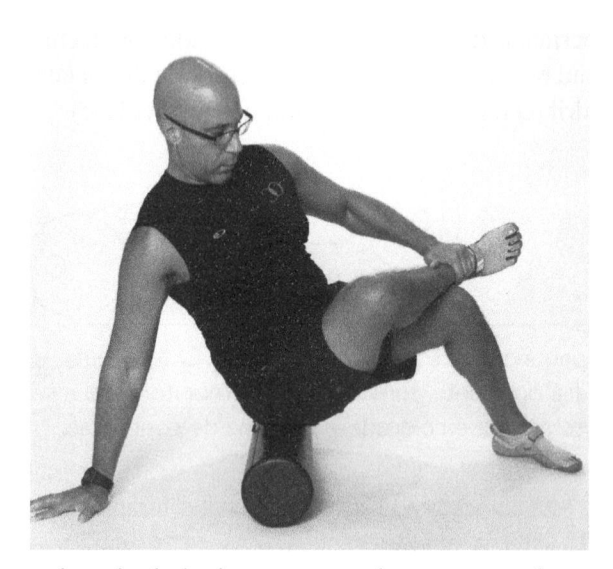

Os clientes que são incapazes de receber um trabalho direto de tecidos moles ou que requerem uma intervenção em andamento podem fazer as técnicas de exercício em casa, tais como usar um rolo de liberação ou uma bola de tênis sobre as estruturas posteriores do quadril. Essa estratégia funciona bem antes de usar uma técnica de relaxamento para aqueles clientes com hiperatividade na musculatura posterior do quadril. Os clientes sem problemas de joelho podem realizar a postura do pombo* após a liberação do tecido mole para ajudar a relaxar a cápsula posterior do quadril, que tornará mais fácil para o cliente afundar nos quadris durante os padrões de quadrúpede, de dobradiça de quadril e de agachamento. O paciente deve ser capaz de inclinar-se através do quadril e manter uma pelve nivelada durante esse alongamento, de outra forma as articulações sacroilíacas e lombossacral podem ser comprometidas, pois elas se tornam as regiões de mobilidade compensatórias. Eles devem seguir essa técnica de liberação com uma estratégia de conexão para ajudar a gravar e padronizar o movimento recentemente adquirido.

PADRÕES DE DISSOCIAÇÃO DO QUADRIL

Conforme discutido, uma causa comum de restrição do quadril é rigidez ou tensão na cápsula posterior do quadril. O alongamento das estruturas articulares posteriores do quadril raramente é efetivo quando há uma restrição na cápsula articular. A dissociação do quadril é uma das soluções para melhorar o movimento funcional, porque a incapacidade de dissociar nas articulações principais irá levar a um movimen-

---

*N. de R.T. Postura do pombo ou alongamento do pombo, tradução do nome em inglês *pigeon stretch*. Uma postura muito usada na ioga. É um movimento com um quadril em flexão, abdução e rotação externa e joelho flexionado; enquanto o outro quadril fica em extensão com o joelho igualmente em extensão.

to disfuncional. Embora a falta de dissociação seja muitas vezes um sinal de problemas mais proximais, a questão de como e onde se mover muitas vezes precisa ser trazida para a atenção consciente do indivíduo. Os padrões de dissociação do quadril, incluindo a rotação do quadril na posição deitada, o deslocamento de peso na posição quadrúpede e a dobradiça do quadril em pé são padrões excelentes para ensinar dissociação do quadril enquanto se mobiliza ativamente a articulação do quadril e ensina o cliente a relaxar os rotadores profundos do quadril. Além disso, a posição quadrúpede ajuda no ensino das posturas neutras das escápulas e da coluna em uma posição com baixa carga nessas estruturas. Ele é um excelente exercício para indivíduos que tenham acabado de liberar os quadris de contrações musculares hiperativas ou restrições capsulares.

DISSOCIAÇÃO DO QUADRIL NA POSIÇÃO SUPINADA

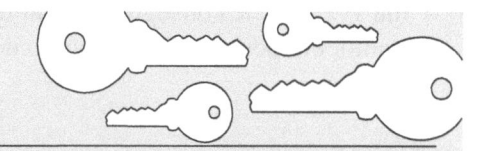

A rotação do quadril na posição supinada é uma posição de baixo nível de exigência para ajudar o cliente a compreender como rodar o quadril independente da pelve, que é requerido para marcha normal, esportes rotacionais e essencialmente todo movimento fundamental na posição ereta.

Chave para o desempenho
Dissociação do quadril na posição supinada

- O cliente deita em decúbito dorsal com os joelhos e os quadris flexionados de modo que os pés ficam planos sobre a maca.
- O *core* é ativado e mantido durante o padrão.
- Ele roda um quadril, deixando a perna cair para longe da linha média.
- Ele então roda a perna de volta para a posição inicial e repete do outro lado.

SENSAÇÃO DO CLIENTE: o cliente deve sentir como se estivesse mantendo a ativação do *core* e uma posição estável da pelve/coluna durante todo o padrão.

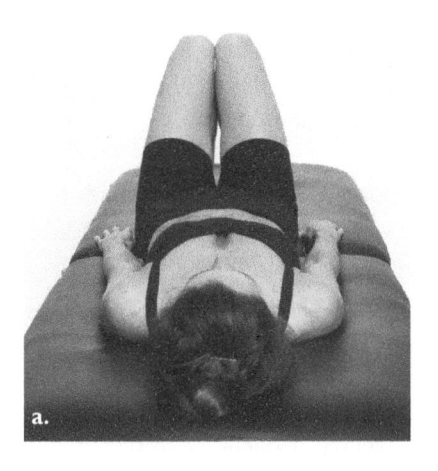

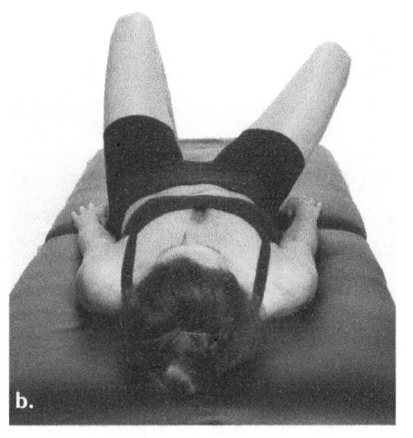

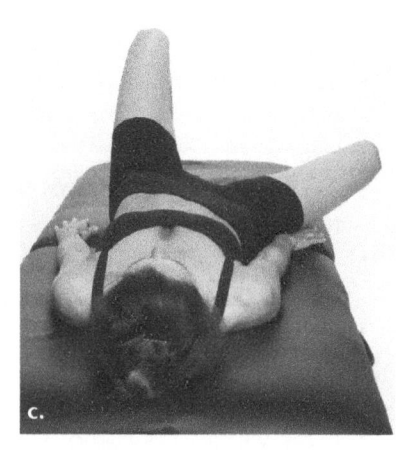

Dissociação do quadril na posição supinada (a-b). Falta de dissociação do quadril: observe como a pelve do cliente roda à medida que ele roda seu quadril direito, porque ele é incapaz de dissociar o quadril de maneira adequada (c). Deve-se sugerir para o cliente manter a pelve e a coluna em posições neutras e repetir o movimento. Se essa estratégia não melhorar o padrão, pode haver restrição miofascial, capsular e/ou articular que precisa ser liberada antes de realizar dissociação do quadril.

DESLOCAMENTO DE PESO NA POSIÇÃO QUADRÚPEDE

Enquanto que esse padrão pode parecer simplista e de nível relativamente baixo, é interessante observar que muitos clientes, incluindo atletas de alto nível, têm problema para simplesmente manter uma postura quadrúpede estável. Os pontos principais a seguir devem ser considerados para assegurar postura ideal e estabilização favorável da escápula, da coluna e do cilindro toracopélvico (CTP).

- As mãos são colocadas no solo afastadas aproximadamente na largura dos ombros e levemente a frente da posição perpendicular ao solo.
- Os joelhos são colocados em uma posição levemente mais ampla que a largura do quadril, com os joelhos sob os quadris.
- Os estabilizadores das escápulas são ativados para envolver a escápula ao redor do tórax.
- A coluna está em uma posição neutra – um bastão colocado sobre a coluna do cliente pode ajudar, dando uma dica cinestésica para que ele mantenha a postura alongada da coluna.
- A dica verbal de imaginar um cordão puxando sua cabeça superiormente e, o osso do cóccix inferiormente, é útil para manter a postura alongada da coluna.
- O cliente realiza respiração diafragmática enquanto está nesta posição, sem mudar a posição da coluna.
- Uma vez que ele consegue realizar o padrão por 30 segundos nessa posição sem nenhum comprometimento, ele pode progredir para o deslocamento de peso na posição de quadrúpede.

Chave para o desempenho
Deslocamento de peso na posição de quadrúpede

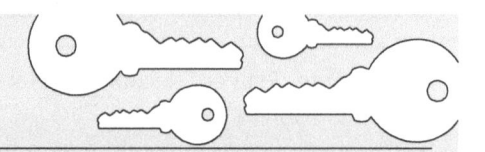

- O cliente começa em uma posição de quadrúpede: os braços e quadris estão em ângulos retos com o corpo, com as mãos levemente mais amplas que os ombros e os joelhos levemente mais amplos do que os quadris.
- Instruir o cliente a relaxar o abdome a fim de relaxar a coluna lombar em uma lordose enquanto empurra a parte superior das costas levemente na direção do teto para restaurar a cifose torácica. As escápulas são envolvidas ao redor do tórax para ativar o serrátil anterior.
- O cliente ativa seu core visualizando um fio de tensão a partir do abdome inferior (seta branca) até a coluna lombar (ou qualquer segmento instável na coluna) – não deve haver alteração na posição da coluna.
- Visualizando um fio preso no topo de sua cabeça e outro preso no osso do cóccix, o cliente imagina o fio no topo da cabeça e o fio no osso do cóccix sendo puxados em direções opostas, alongando levemente a coluna.
- O cliente empurra através dos braços e desliza para trás através dos quadris enquanto o treinador/terapeuta monitora e sugere que ele relaxe a parte posterior dos quadris e mantenha a coluna alongada.
- O cliente continua deslizando para trás o tanto quanto consiga manter a coluna neutra e sem que haja desvios (deslocamentos laterais da pelve sobre a coluna ou flexão da coluna lombar).
- Ele retorna para a posição inicial, e à medida que ele melhora a amplitude de movimento e "solta" os quadris, ele pode deslocar mais posteriormente, aumentando a amplitude de movimento.
- A respiração diafragmática deve ser mantida à medida que ele se move durante o padrão.
- Dicas verbais tais como "solte os ossos de sentar (túber isquiático)", "relaxe a parte posterior dos quadris" e "deixe o quadril afundar na concavidade" são maneiras efetivas de aumentar a mobilização da capsula articular.

SENSAÇÃO DO CLIENTE: o cliente deve sentir como se seus quadris estivessem completamente relaxados, com as escápulas estabilizadas e ele atingisse mais facilmente uma postura alongada da coluna.

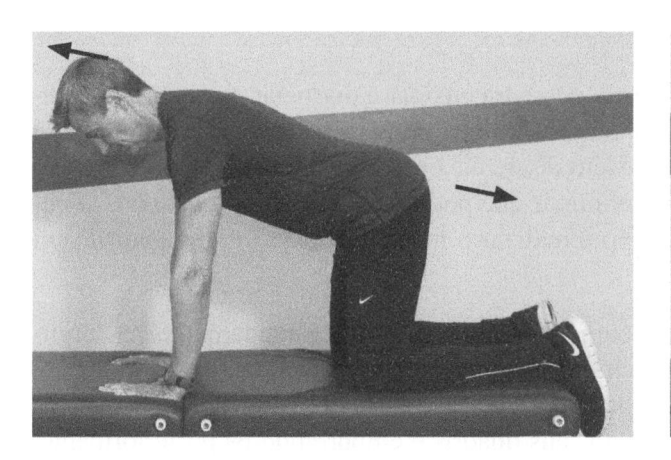

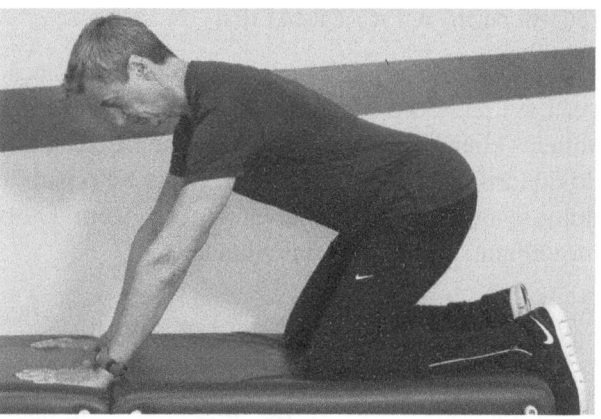

Deslocamento de peso na posição de quadrúpede: monitore o indivíduo e assegure-se de que ele se mova apenas dentro de sua capacidade para estabilizar enquanto faz a dissociação por meio dos ombros e quadris. Certifique-se de avaliar se a coluna e as escápulas estão em posição neutra, bem como a ativação do *core* durante o movimento.

DOBRADIÇA DO QUADRIL

A dobradiça do quadril é um padrão de dissociação projetado para ensinar a dissociar os quadris da pelve. Esse padrão é fundamental para "preservar" a coluna dos efeitos nocivos da flexão da coluna para aqueles clientes com instabilidades de flexão lombar. Além disso, ele ensina o cliente a usar o complexo do quadril posterior em vez das costas e é o padrão preliminar que pode ser usado para "encaixar" o padrão de agachamento ou levantamento terra. O objetivo é realizar o movimento "puro" do quadril sem movimento simultâneo da coluna.

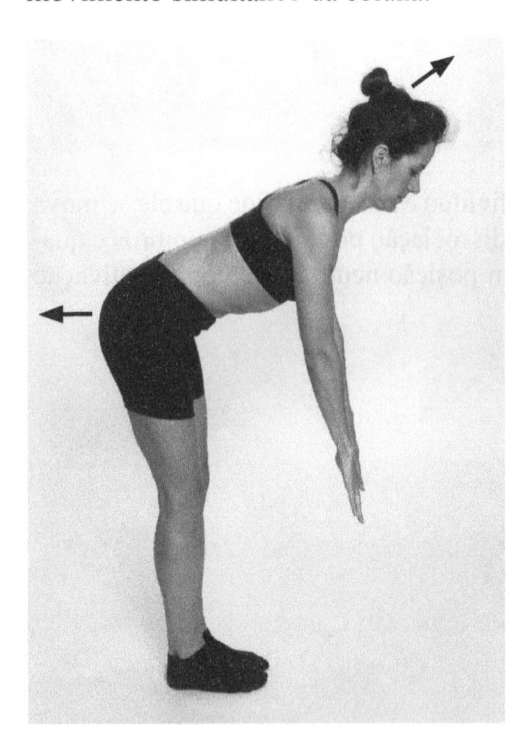

O cliente começa com os pés aproximadamente na largura dos quadris. Ele atinge uma postura de coluna alongada com a ativação do *core*. O movimento começa com o cliente flexionando seus quadris e empurrando-os posteriormente. O cliente pensa em manter uma postura de coluna alongada visualizando um fio puxando seu cóccix para trás (seta horizontal) e puxando seu pescoço alongado (seta oblíqua). Ele alcança à frente o máximo que puder sem perder a coluna neutra e então usa o complexo do quadril posterior para se puxar de volta à posição inicial. Uma vez que ele conseguir realizar quinze repetições sem dor, ele pode receber uma carga, como uma *medicine ball* leve ou halteres. Se ele puder usar mais de 25% do seu peso corporal sem dor ou perda de controle, ele pode progredir para o padrão de levantamento terra modificado com os joelhos estendidos.

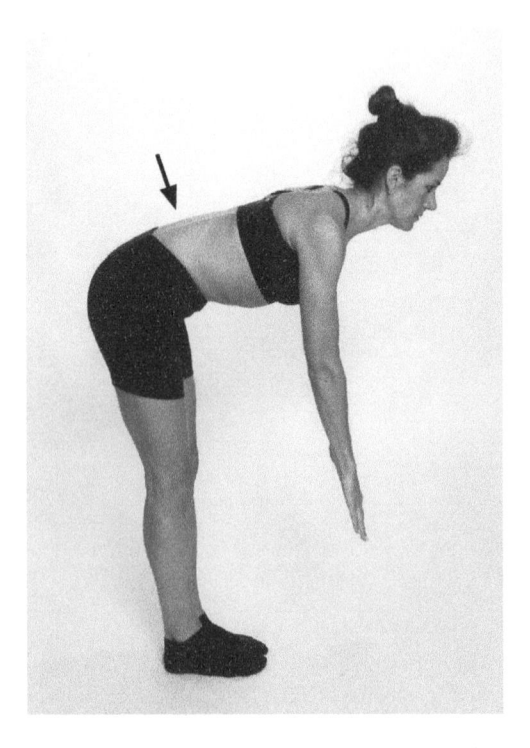

A cliente demonstra um padrão de dobradiça do quadril deficiente e não roda anteriormente a pelve à medida que se inclina à frente. Ela flexiona através da parte inferior da coluna (seta) e estende a parte superior da coluna, sobrecarregando os discos e as estruturas do tecido mole em ambas as regiões.

CONCHA ABERTA*

Nos cenários de reabilitação e treinamento, os exercícios em decúbito lateral permanecem na liderança como um padrão comum para melhora da função do glúteo médio. Esses exercícios são feitos como um aquecimento funcional e como um modo de ativar o glúteo médio na esperança de que melhore a estabilidade pélvica/quadril na posição ereta. Infelizmente, isto pouco ocorre, uma vez que esse padrão pouco faz para melhorar o centramento do quadril ou coordenar os outros músculos do quadril que ajudam a manter a estabilidade na postura unilateral. Isto não significa que não há lugar para o exercício de concha aberta. Esse padrão é efetivo para melhorar a conscientização da dissociação do quadril e a rotação do quadril em clientes que estão nas fases iniciais da reabilitação.

Chave para o desempenho
Concha aberta

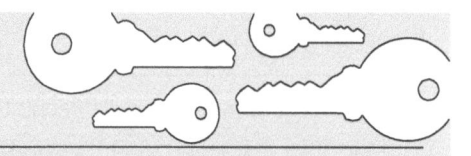

- O cliente deita na posição de decúbito lateral com a coluna neutra, com as pernas uma em cima da outra – os quadris estão flexionados em 45° e os joelhos estão flexionados em 90°.
- O *core* é ativado e mantido durante o padrão.
- Ele ergue o joelho que está em cima, separando-o do de baixo o máximo que puder sem mudar sua posição pélvica.
- Esta posição é mantida por 1 a 3 segundos antes de lentamente retornar à posição inicial.
- Resistência pode ser aplicada pelo treinador ou terapeuta sobre o joelho de cima ou enrolando uma *theraband* sobre o joelho, mas garantindo que não haja ruptura na forma.

SENSAÇÃO DO CLIENTE: o cliente deve sentir como se a superfície posterior do quadril de cima estivesse ativado e que ele esteja mantendo a ativação do *core* e uma posição de pelve/coluna estável durante todo o padrão.

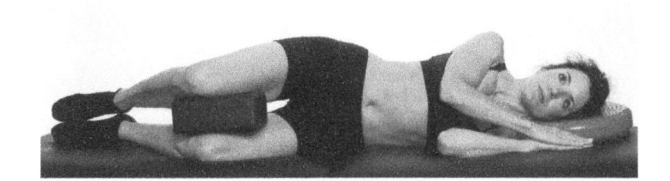

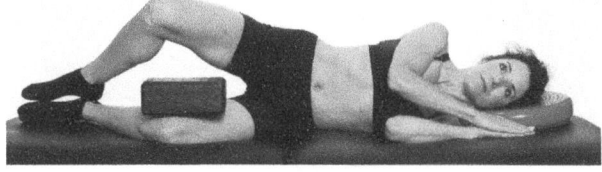

Concha aberta.

---

*N. de R.T. A expressão original é *clam shell* (tradução livre "concha de marisco") referindo-se a posição do corpo em decúbito lateral com quadris e joelhos flexionados a frente do corpo, como na posição de uma concha.

CONCHA INVERTIDA

Qualquer cliente que pratique um esporte rotacional como o tênis, golfe ou que envolva arremessos, requer uma significativa rotação interna do quadril que está à frente durante a porção do exercício que se segue ao arremesso ou ação rotacional. A perda de rotação interna leva à disfunção de movimento compensatório por meio da coluna lombar e/ou joelho. O exercício da concha invertida é um modo direto de restaurar a rotação interna do quadril e, especificamente, a função do tensor da fáscia lata e as fibras anteriores do glúteo médio.

Chave para o desempenho
Concha invertida

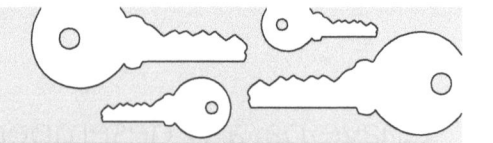

- O cliente fica na posição de decúbito lateral com posição de coluna neutra, com as pernas uma em cima da outra – os quadris são flexionados a 45°, os joelhos estão flexionados em 90° e uma pequena bola ou toalha é colocada entre os joelhos.
- O *core* é ativado e mantido durante o padrão.
- Ele roda seu quadril erguendo o tornozelo/pé na direção do teto o mais alto que puder sem mudar a posição pélvica.
- Esta posição é mantida por 1 a 3 segundos antes de lentamente retornar à posição inicial.
- A resistência pode ser aplicada pelo treinador ou terapeuta sobre o joelho de cima ou enrolando uma *theraband* sobre os joelhos, mas garantindo que não haja ruptura na forma.

SENSAÇÃO DO CLIENTE: o cliente deve sentir como se a superfície anterior do quadril de cima esteja ativando e que ele esteja mantendo a ativação do *core* e uma posição estável da pelve/coluna durante todo o padrão.

Observe também: este padrão deve ser apenas feito com clientes que especificamente requeiram rotação interna e apenas para uma ativação específica pré-evento. Esse padrão pode causar aumento na tensão sobre o tensor da fáscia lata em clientes que exageram o movimento e naqueles com estabilidade global do quadril deficiente. Com frequência, a melhora do centramento do quadril e função do CTP melhorará os *déficits* na rotação interna do quadril.

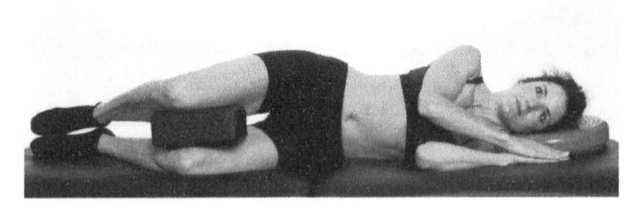

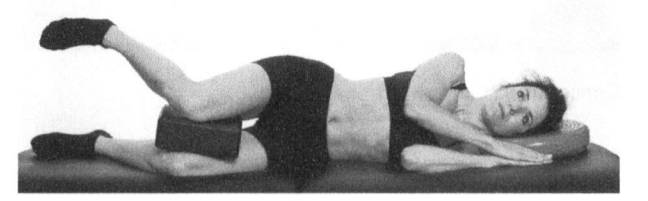

Concha invertida.

CONCHA FECHADA

Como mencionado, o padrão de concha aberta raramente é efetivo além das fases iniciais do tratamento para melhorar a estabilização no suporte de peso unilateral, visto que ele não melhora o centramento do quadril nem a função de cadeia fechada do complexo glúteo. O exercício de concha fechada melhora o centramento do quadril ativando os flexores do quadril (psoas maior), os abdutores do quadril (fibras posteriores dos glúteos médio e mínimo) e os rotadores externos (gêmeos, obturadores, piriforme). Além disso, esse padrão inicia a progressão de ativação do quadril em cadeia fechada, tornando-o um dos exercícios mais efetivos para melhorar o centramento e a estabilidade do quadril.

Chave para o desempenho
Concha fechada

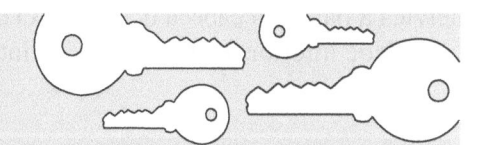

- O cliente inicia em uma posição similar ao exercício de concha tradicional, exceto que ele move a perna de cima para trás da perna de baixo e sustenta-a sobre uma toalha ou almofada.
- O quadril e o joelho de baixo são flexionados a 90° e o *core* é ativado.
- Ele empurra o joelho de baixo contra a maca e gira o pé e a parte inferior da perna para fora da maca – ele deve manter pressão constante de seu joelho na maca.
- Essa posição é mantida por 5 a 10 segundos antes de retornar lentamente à posição inicial.
- Resistência pode ser aplicada pelo treinador ou pelo terapeuta no joelho (em extensão de quadril) e sobre a superfície medial do tornozelo (em rotação interna do quadril) para ajudar a facilitar uma ativação apropriada.

SENSAÇÃO DO CLIENTE: o cliente deve sentir como se a superfície posterior do quadril da base esteja ativando e que ele esteja mantendo a pressão do joelho contra a maca sem mudança na posição da pelve/coluna à medida que a perna é levantada.

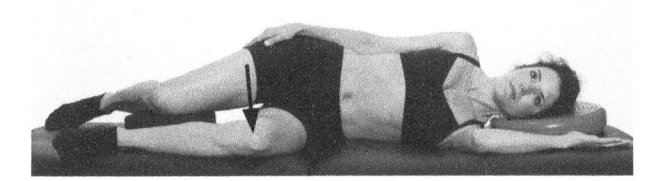

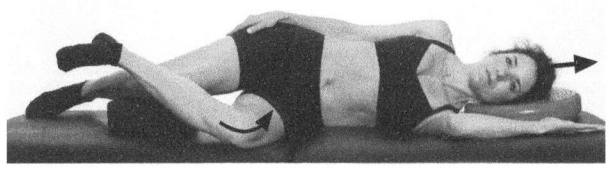

Concha fechada. A cliente ativa seu *core*, empurra seu joelho para baixo na maca e eleva seu pé para fora da maca.

DISSOCIAÇÃO DO QUADRIL EM PÉ

O padrão de dissociação do quadril na posição em pé é similar à versão supinada, exceto que a amplitude de movimento será em menor grau devido à natureza de sustentação de peso do padrão. O paciente fica em pé contra uma parede, mantendo a coluna longa, ativação do *core* e seu tripé do pé durante todo o padrão. Esse padrão deve ser lento e controlado, visto que a rotação interna dos quadris (a) pode estressar as estruturas mediais do joelho se realizado além do nível de controle do cliente. A rotação externa do quadril (b) deve ser iniciada a partir dos rotadores do quadril, e a rotação cessa quando o cliente não consegue mais manter o hálux em contato com o solo.

A dissociação coxofemoral em pé com base alternada é uma excelente maneira de treinar a dissociação pélvica a partir da cabeça do fêmur. O cliente deve ser capaz de manter um CTP neutro e simetria da extremidade inferior durante a rotação interna (c) e externa (d) do quadril.

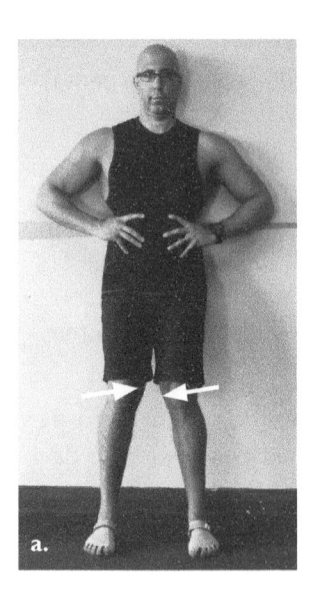

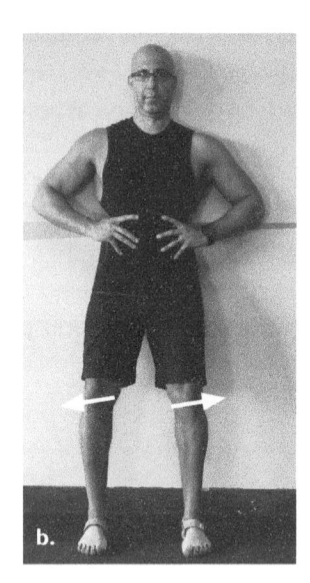

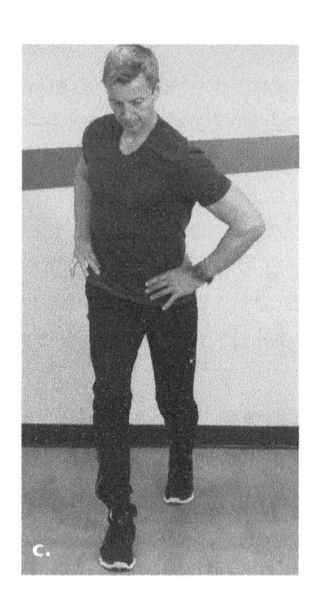

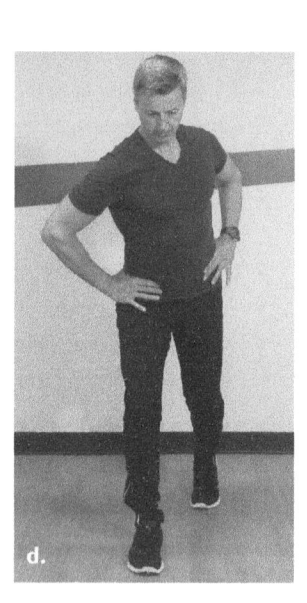

A CAMINHADA DE CARANGUEJO*

A caminhada de caranguejo é um exercício de fortalecimento comum para o glúteo médio. É importante, contudo, assegurar que o cliente mantenha a coluna estável e o controle da extremidade inferior à medida que o passo é realizado (a-e). Esse padrão pode ser realizado dando um passo para a frente, para trás, para o lado ou diagonalmente. O objetivo é não perder o centramento da perna estacionária ou comprometer a estabilidade do CTP contra a tensão da borracha.

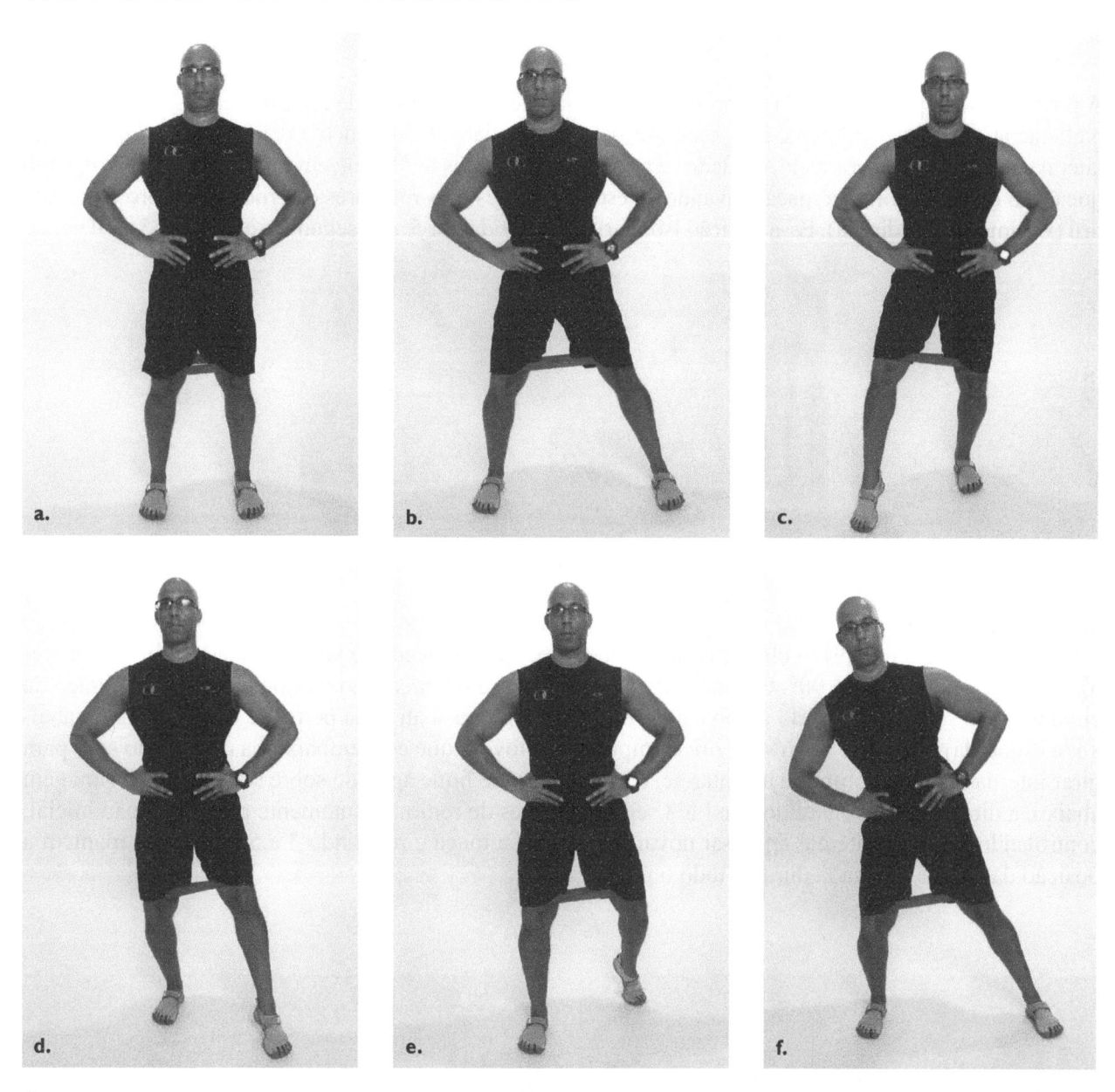

É comum o cliente flexionar lateralmente o tronco ou a pelve sobre a perna que está se movendo na presença de fraqueza dos abdutores do quadril ou da falta de estabilidade do CTP (f). Uma outra compensação comum é abdução ou rotação interna da perna que ele está afastando à medida que a borracha é puxada e esticada.

---

*N. de R.T. A expressão original é *the crab walk* (tradução livre "a caminhada de caranguejo"). Como essa expressão já é conhecida e utilizada na área do treinamento funcional será mantida nesta obra.

PONTE LATERAL MODIFICADA

O padrão de ponte lateral modificada é uma progressão de exercício corretivo excelente que age efetivamente para melhorar a estabilização do quadril, do tronco e do ombro unilateral. Ele é projetado para ensinar suporte unilateral enquanto conecta sinergisticamente os estabilizadores escapulares e do CTP. Alcançar o braço não apoiado (no topo) ajuda a conduzir a mobilidade espinal, enquanto o braço de apoio (na base) ajuda a estabilizar a coluna no padrão de nível III.

NÍVEL I

A posição inicial pode ser usada como uma progressão de um exercício de estabilização isolado, fazendo o cliente ativar isometricamente seus estabilizadores escapulares e do tronco. O cliente deita em decúbito lateral com o ombro, o cotovelo, o quadril e o joelho flexionados a 90°. Ele empurra o cotovelo e o joelho que estão embaixo contra a maca, ativando os estabilizadores e os rotadores externos do ombro e do quadril (ver imagem da direita). Essa posição isométrica é mantida por 5 a 10 segundos e repetida 5 a 10 vezes.

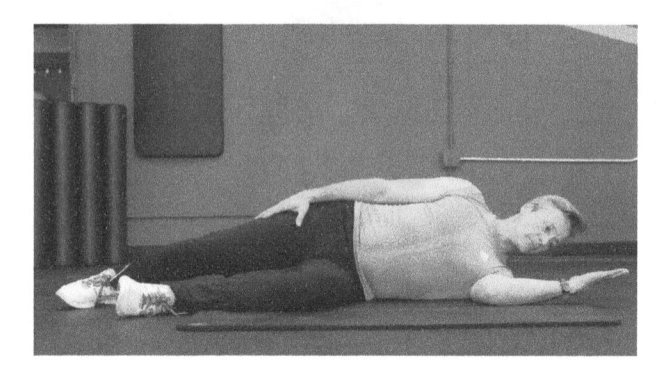

NÍVEL II

Progredindo para o nível II, o cliente começa em um padrão de decúbito lateral apoiado sobre o cotovelo, que está flexionado em 90°. O quadril e o joelho da parte de baixo são flexionados a 45°. O braço de cima repousa sobre a lateral do corpo e a perna de cima repousa atrás da perna de baixo (imagem abaixo, à esquerda). O cliente ativa seu *core* e empurra o cotovelo que está embaixo na direção do solo para girar internamente seu ombro e levantar-se, de modo que ele fique apoiado sobre seu antebraço (imagem abaixo, à direita). Isso é mantido por 1 a 3 segundos antes de retornar lentamente para a posição inicial, controlando a descida até ele repousar novamente sobre a maca e repetindo 3 a 5 vezes. Ele mantém a posição da coluna alongada durante todo o padrão.

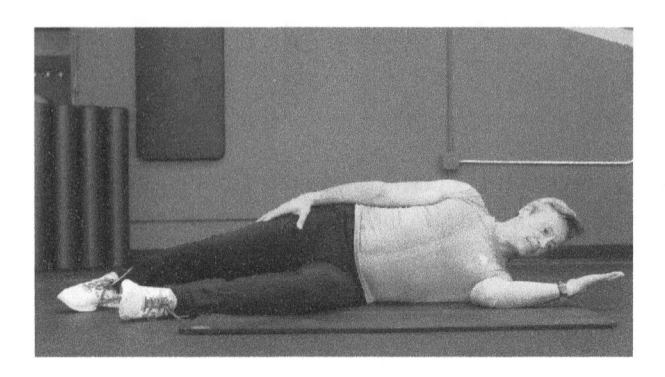

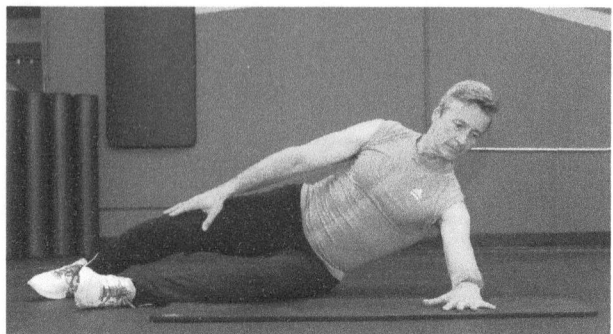

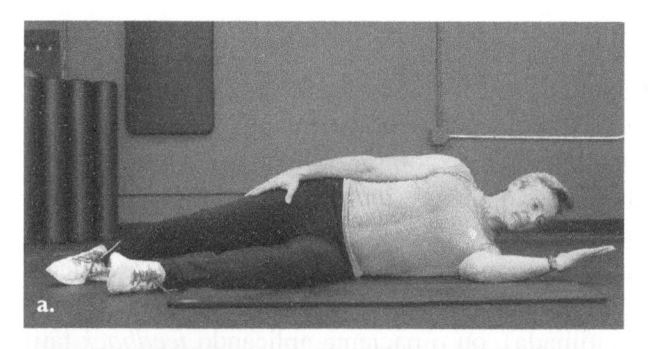

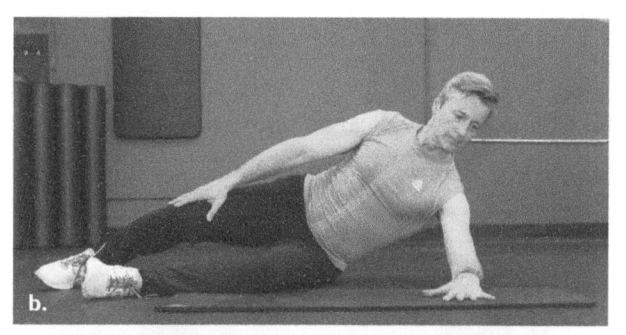

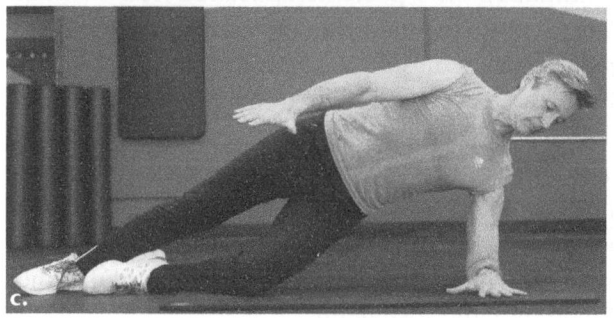

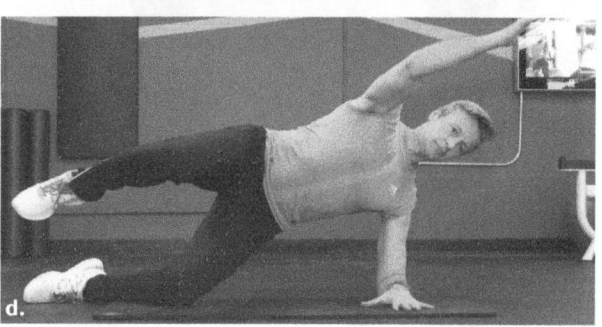

A progressão final incorpora os níveis I – II à medida que o cliente se sustenta em um apoio ipsilateral e alcançando com o lado contralateral (a-d). Ele sustenta essa posição apoiada por 3 segundos e desacelera lentamente de volta à posição inicial. É importante que o cliente seja capaz de manter a estabilização ET e do CTP durante todo o padrão.

TÉCNICA DE ESTABILIZAÇÃO DA EXTREMIDADE INFERIOR

Uma vez que o cliente estabeleça uma posição centrada do quadril e compreende e consegue incorporar uma estratégia ideal de dobradiça do quadril, pode ser direcionada uma atenção maior para a integração funcional do complexo lombo-pélvico-quadril e da extremidade inferior no padrão funcional. O foco pode ser colocado sobre a ativação da cadeia de estabilização medial, visualizando um fio que conecta o meio do pé e do joelho até o meio do quadril (linha pontilhada), ou o paciente aplicando *feedback* tátil sobre o vasto medial ipsilateral e assegurando que o quadril não se desloque lateralmente durante o padrão (a). Essa conexão é extremamente efetiva para clientes que demonstram uma síndrome de pronação (adução e rotação interna do quadril e do joelho, além de colapso do arco longitudinal medial do pé), para a qual uma conexão pode ser visualizada a partir da superfície medial do arco até o glúteo médio ou máximo ipsilateral.

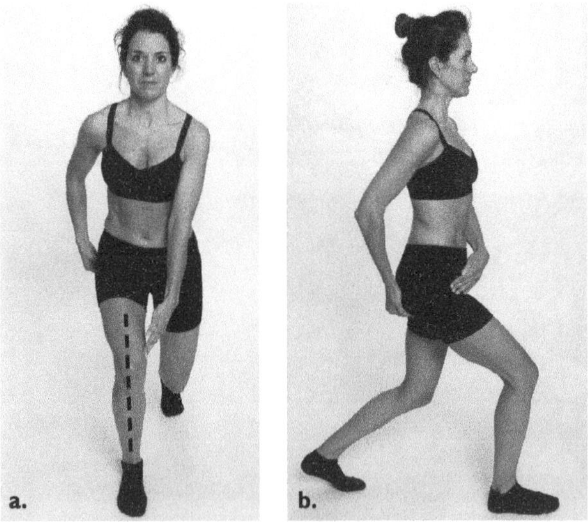

Os clientes que usam de maneira crônica a estratégia de contrair os glúteos, podem ser aconselhados a melhorar o centramento do quadril durante padrões funcionais (b). Eles são instruídos a relaxar a "contração" de quadril posterior, colocando uma mão sobre o quadril anterior e a outra mão sobre a superfície posterior do quadril, pensando em relaxar na parte da frente do quadril e sentar por meio da parte posterior do quadril.

Chave para o desempenho
Técnica de estabilização da extremidade inferior

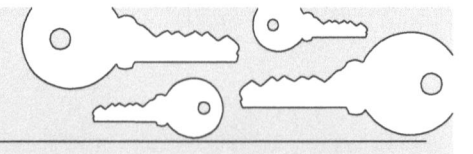

- O cliente fica em uma posição de base alternada, com postura neutra da coluna, a pelve nivelada e o tripé do pé.
- Ele visualiza uma conexão a partir do arco do pé, até o interior da parte inferior da perna, e na parte do glúteo máximo inferior e medial ou lateralmente no glúteo médio.
- O cliente mantém essa conexão à medida que ele se abaixa em uma posição de agachamento. Novamente mantendo essa conexão, ele levanta a partir do glúteo máximo para retornar à posição inicial. Não deve haver contração excessiva ou translação pélvica lateral à medida que o cliente retorna para a posição inicial.

(Modificado e adaptado de dicas específicas conforme ensinadas e demonstradas por Linda-Joy Lee em *The Pelvic Girdle, Third Edition* por Diane Lee, 2004 e Lee (2008).

SENSAÇÃO DO CLIENTE: o cliente deve sentir como se seu pé e sua extremidade inferior estivessem mais estáveis. Ele deve sentir ativação por meio do vasto medial, adutores e parte medial e inferior do glúteo máximo.

MANTENDO A ESTABILIDADE DA EXTREMIDADE INFERIOR

Manter a estabilidade da extremidade inferior é a chave para realizar padrões de movimento funcionais na vida diária bem como em ocupações e atividades recreacionais. Uma vez que o cliente compreende como atingir o centramento da extremidade inferior, uma *theraband* pode ser usada para desafiar a estabilidade. O cliente mantém o centramento de sua extremidade inferior contra uma força medial (a), lateral (b) ou diagonalmente orientada.

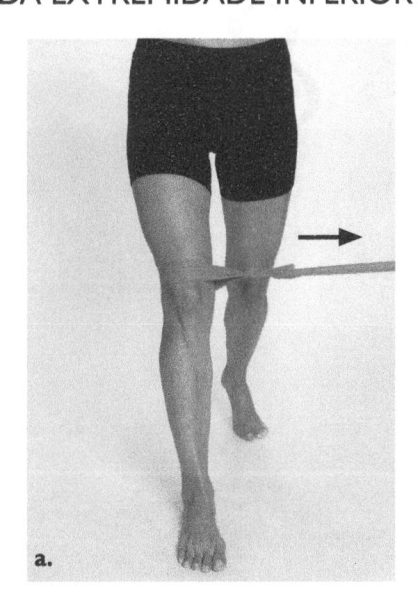

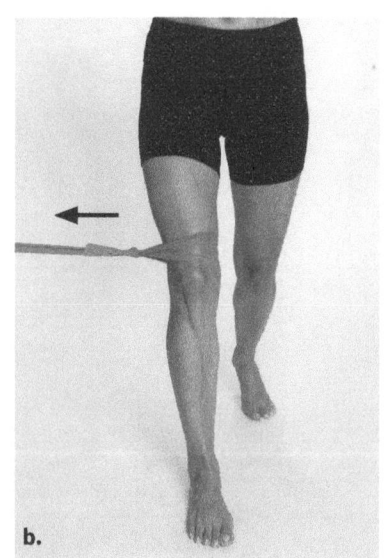

Capítulo 8

Padrões-chave e progressões de movimento para o complexo do ombro e extremidade superior

OBJETIVOS DO CAPÍTULO

Identificar os padrões-chave do complexo do ombro e extremidade superior

Desenvolver as estratégias específicas para progressão dos padrões de movimento fundamentais do complexo do ombro e extremidade superior

MECÂNICA ESCAPULAR DURANTE O EXERCÍCIO FUNCIONAL

Existem muitas opiniões e recomendações dos especialistas em força, condicionamento e reabilitação sobre a mecânica escapular ideal durante os movimentos funcionais. Muitos desses conceitos são baseados nos movimentos de depressão e retração escapular para melhorar a estabilização. Infelizmente, estas dicas instrucionais frequentemente se somam à disfunção do ombro em vez de ajudar, à medida que elas não melhoram as causas mais comuns de discinesia escapular – principalmente a estabilização e a rotação superior.

É descrita abaixo a mecânica escapular ideal durante o exercício funcional em relação aos padrões de movimentos funcionais verticais e horizontais comuns. Independentemente do padrão realizado, a escápula deve permanecer em contato (nivelada) com o tórax durante todo o exercício.

PADRÕES DE EMPURRAR NA HORIZONTAL

Exemplo: supino com halteres (HL) e com cabos.

- Fase concêntrica: a escápula deve abduzir (envolver) ao redor do tórax e terminar na axila média em uma posição neutra ou levemente em rotação superior.
- Fase excêntrica: a escápula deve aduzir sob controle ao redor do tórax e terminar na posição inicial neutra.

PADRÕES DE EMPURRAR NA VERTICAL

Exemplo: desenvolvimento.

- Fase concêntrica: as escápulas abduzem, inclinam posteriormente e rodam superiormente ao redor do tórax e ombro, alcançando a axila média.

- Fase excêntrica: as escápulas devem aduzir, permanecer inclinadas posteriormente e rotar inferiormente para retornar à posição inicial neutra.

PADRÕES DE PUXAR NA HORIZONTAL

Exemplo: remada com HL e com cabo.

- Fase concêntrica: as escápulas devem aduzir ligeiramente em direção, mas não atingir a linha média – elas devem permanecer em alinhamento neutro.
- Fase excêntrica: as escápulas devem abduzir levemente ao redor do tórax e permanecer em contato com ele, mas não deve haver abdução escapular excessiva – elas devem permanecer em alinhamento neutro.

PADRÕES DE PUXAR NA VERTICAL

Exemplo: barra e puxada com cabo.

- Fase concêntrica: as escápulas devem inclinar posteriormente, aduzir levemente e serem puxadas em rotação inferior para retornarem a uma posição neutra – não deve haver adução excessiva ou compressão da cintura escapular, e o cliente não deve ser instruído a "puxar para baixo e para trás".

Chave para o sucesso
Flexões de braço com ativação do serrátil anterior
e outros padrões de exercícios corretivos similares para o serrátil anterior

Estudos eletromiográficos (EMG) sobre a flexão de braços com ativação do serrátil anterior* demonstraram que ela ativa o serrátil anterior mais do que outros exercícios que trabalham esse músculo. Infelizmente, estudos EMG apenas mostram atividade muscular e não demonstram se o músculo se contrai ou não de forma ideal para fornecer o controle funcional desejado. Clinicamente, a maioria dos clientes que demonstra discinesia escapular durante seus padrões gerais demonstrarão disfunção continuada durante o exercício de flexão de braços com ativação do serrátil anterior. Geralmente, este padrão estimula ainda mais a rotação inferior e a inclinação anterior da escápula, apesar do aumento da ativação do serrátil anterior. De maneira similar, Lunden et al (2010) demonstraram que a flexão de braços com ativação do serrátil anterior, quando realizada contra a parede por indivíduos saudáveis, colocou a escápula na posição exata que contribui para o impacto glenoumeral.

IMPORTANTE: Lembre-se que a maioria dos casos de disfunção escapular são causados por problemas com controle funcional e não com a força. Assim, enquanto a flexão de braços com ativação do serrátil anterior pode fortalecer esse músculo, ela o faz, com frequência, às custas da estabilidade escapulotorácica. Garanta o posicionamento e controle escapulotorácico ideais antes de realizar a flexão de braços com ativação do serrátil anterior, a flexão de braços tradicional ou um tipo de padrão similar.

---

*N. de R.T. Flexão de braços com ativação do serrátil anterior foi o termo escolhido para o termo em inglês *push-up plus*. É um exercício usado para ativação desse músculo onde o indivíduo se posiciona da mesma maneira que uma flexão de braços (apoio) tradicional, mas realiza apenas uma abdução e adução escapular, sem movimento dos cotovelos e dos ombros.

- Fase excêntrica: as escápulas devem permanecer em inclinação posterior, levemente abduzidas e rotadas para cima – elas devem permanecer planas e envolvidas ao redor do tórax durante toda esta fase.

PADRÕES DE EMPURRAR NA HORIZONTAL

Descrição: qualquer padrão em que uma resistência que está orientada perpendicularmente em relação à posição do corpo e é afastada do corpo ou em que um corpo orientado horizontalmente está sendo afastado das mãos fixas.

Exemplo: em pé – supino com cabo ou banda elástica; supinado – supino usando halteres, barras, *medicine balls* e *kettlebells*; pronado – flexões de braço.

FLEXÃO DE BRAÇO

A flexão de braço (FB) é uma progressão da prancha e um dos grandes exercícios funcionais que fornecem um estímulo de treinamento a todo o complexo do ombro, tórax e complexo lombo-pélvico-quadril. Ela pode ser usada como uma ferramenta com propósitos de avaliação e treinamento. Todos os clientes podem realizar a FB ao manipular o ângulo do corpo. Para clientes que demonstram falta de estabilidade escapular, estão se reabilitando de uma lesão ou possuem níveis baixos de força, a flexão de braço inclinada é um ótimo modo de iniciar. Esse padrão é preferível à versão modificada com os joelhos no chão da FB porque ele incorpora toda a cadeia cinética. Em todas as progressões de FB, siga as seguintes diretrizes:

- O cliente começa com uma pegada, na barra ou em alguma superfície, levemente mais aberta do que a largura dos ombros.
- A cabeça, o tórax e a coluna lombar e pelve devem ser mantidas em uma posição neutra e permanecer nesta posição durante todo o padrão.
- O cliente ativa seu serrátil anterior e *core* e mantém esta ativação.
- Ele abaixa lentamente seu tronco em direção à barra enquanto mantém sua postura e os padrões de ativação – o corpo deve permanecer alinhado.
- Ele se afasta da barra, do chão ou algum aparato para retornar à posição inicial.

Como mencionado, as escápulas devem permanecer estáveis durante todo o movimento, com apenas uma ligeira abdução (escápula se afastando da coluna) durante a fase concêntrica (flexão) e uma leve adução (escápula indo na direção da coluna) durante a fase excêntrica (abaixamento). O uso de dicas visuais e verbais de "empurre a barra, ou o chão, para longe de você" durante as fases de abaixamento (excêntrica) e elevação (concêntrica) do exercício parecem resultar em uma melhora da ativação do serrátil anterior.

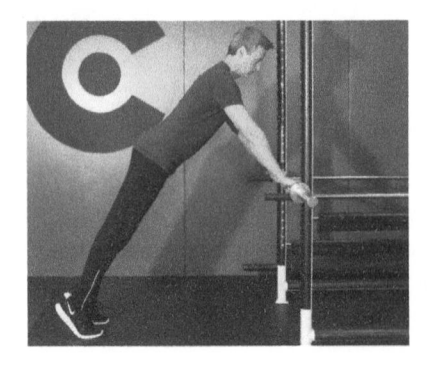

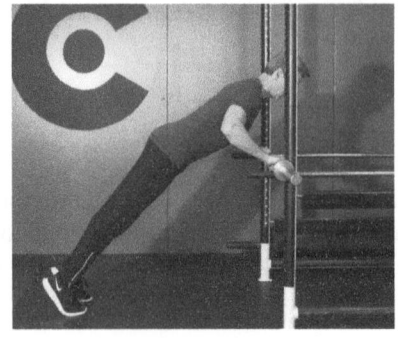

Flexão de braços inclinada.

À medida que o cliente progride, simplesmente diminua a altura da barra para aumentar o desafio. Um aparelho Smith ou uma estação com suporte para barra são ideais para progressão dos clientes.

Progrida para FB no solo os clientes que demonstrarem domínio da versão inclinada. Garanta uma postura de coluna neutra bem como a ativação do serrátil anterior e *core* durante todo o movimento.

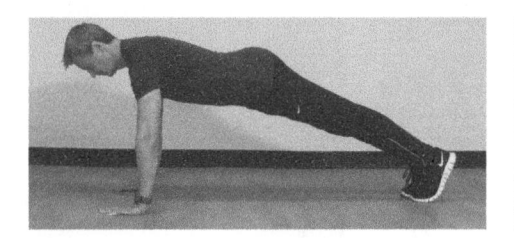

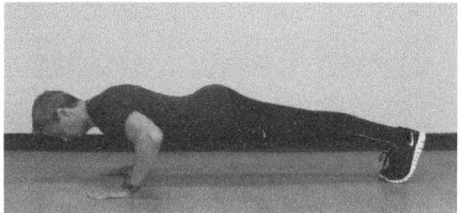

Flexão de braços no chão.

Realizar uma FB com a parte superior do corpo sobre uma bola suíça acresce um desafio proprioceptivo ao exercício. O uso de bolas de tamanhos e densidades variadas acresce diferentes desafios aos sistemas de estabilização e movimento. Assegure-se que o seu cliente consiga realizar a FB básica antes de progredir para as versões seguintes. À medida que a força e a estabilidade melhoram, aumente o desafio realizando a FB sobre um par de *medicine balls* ou uma bola suíça.

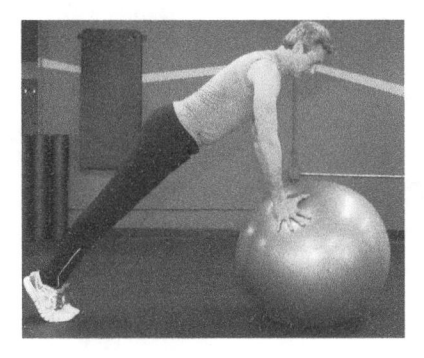

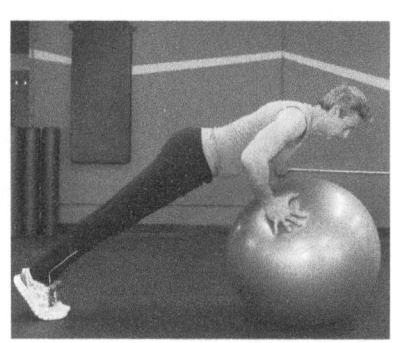

Flexão de braços com uma bola suíça.

Padrões de alternância de membros, a elevação do corpo ou elevação das pernas acresce desafios proprioceptivos e de estabilização aumentados àqueles indivíduos que demonstram uma excepcional estabilidade do *core* e força na parte superior do corpo.

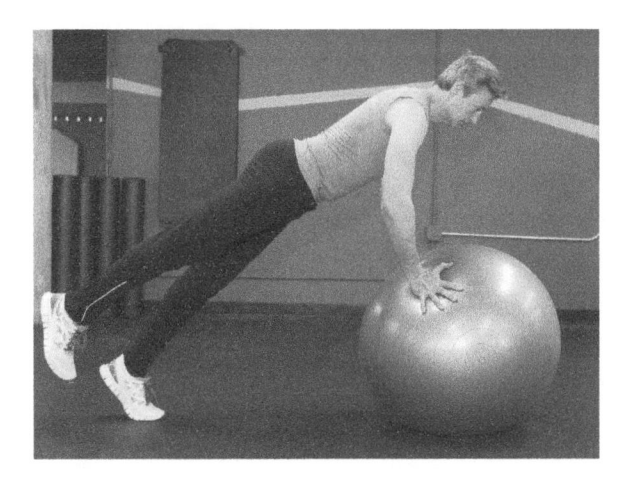

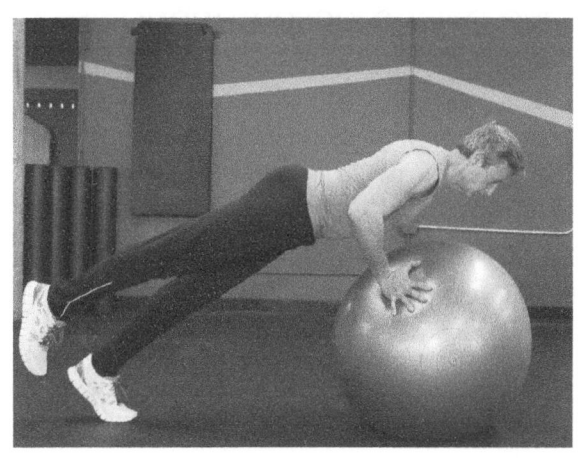

Progressões de flexões sobre a bola suíça (continua).

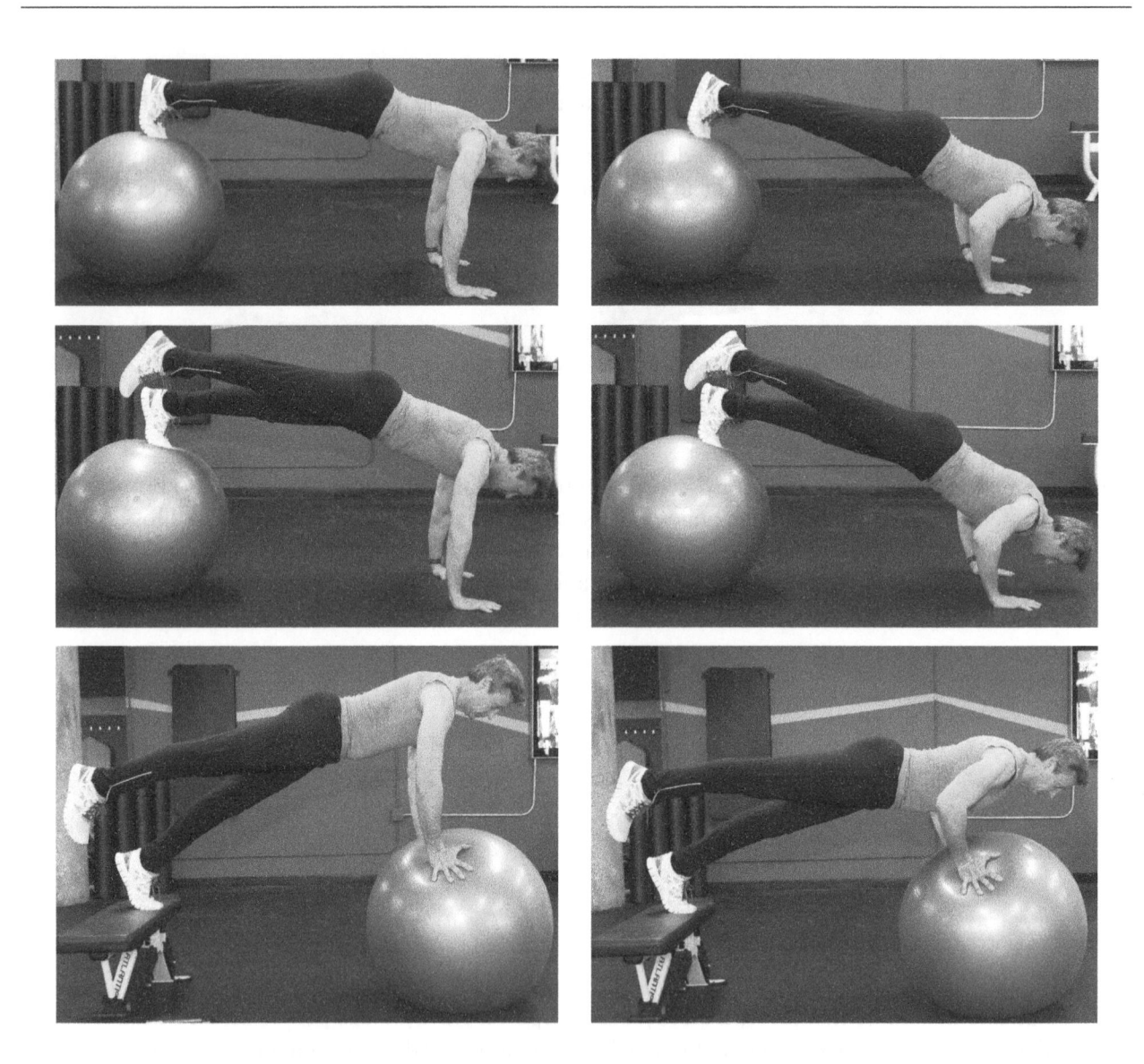

Chave para o desempenho
Progressões de flexões de braço

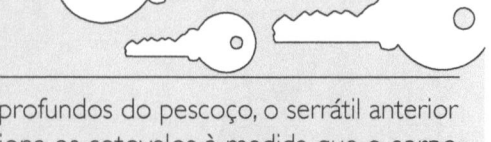

Durante cada uma das progressões, o cliente ativa seus flexores profundos do pescoço, o serrátil anterior e a parede abdominal profunda. Ele mantém esta ativação e flexiona os cotovelos à medida que o corpo é abaixado na direção das mãos e os braços são estendidos para retornarem à posição inicial. O corpo do cliente deve permanecer em uma linha reta durante todo o padrão.

SENSAÇÃO DO CLIENTE: o seu cliente deve sentir que mantém a ativação e uma coluna alongada durante todo o padrão. Ele deve sentir uma tensão significativa na cadeia flexora anterior, incluindo o peitoral maior, o serrátil anterior, a parede abdominal e os braços.

PROGRESSÕES DE FLEXÕES DE BRAÇO NO TRX

O TRX pode ser usado para realizar muitos padrões de flexões de braço. O indivíduo progride de acordo com sua capacidade de estabilizar e completar o padrão sem compensações.

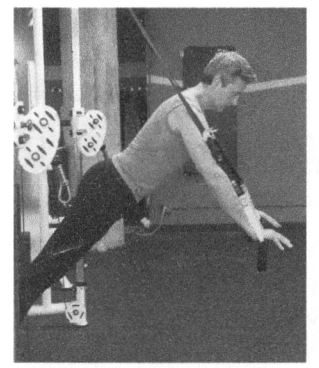

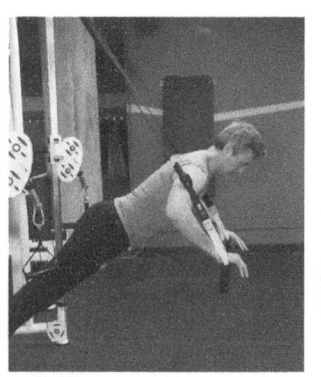

Flexão de braços no TRX.

Prancha no TRX nível I.

Prancha no TRX nível II.

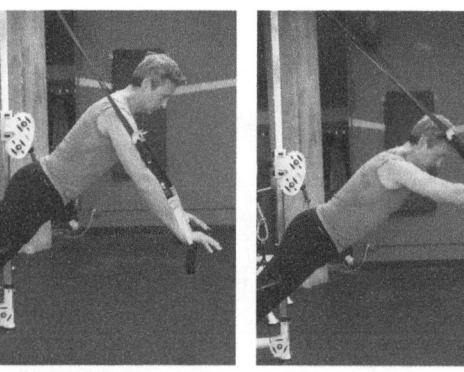

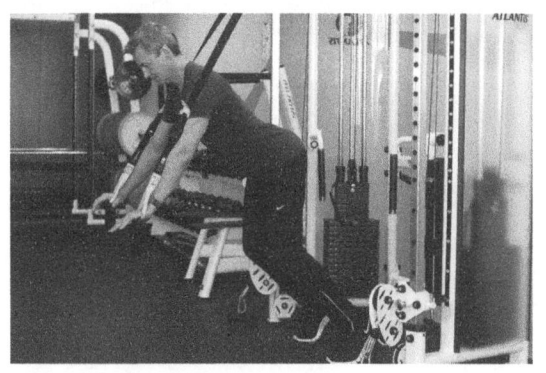

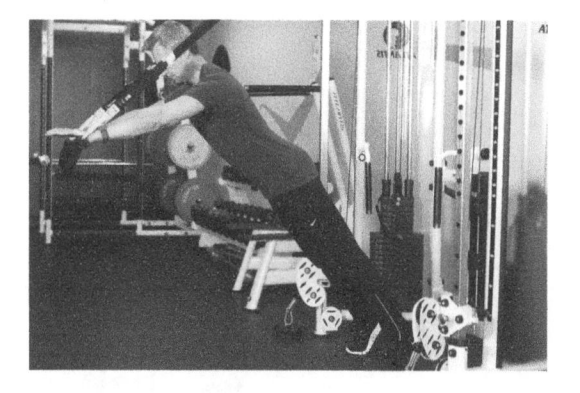

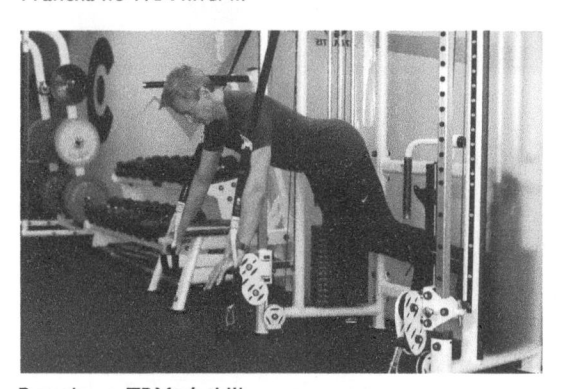

Prancha no TRX nível III.

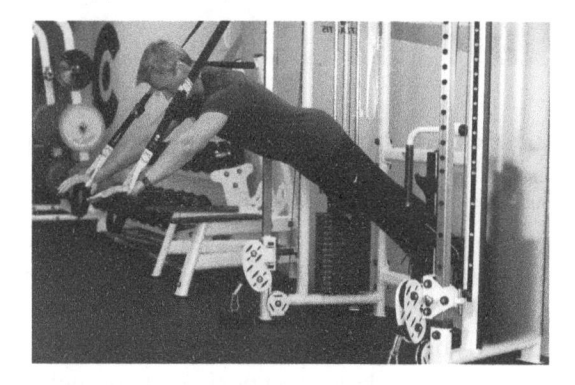

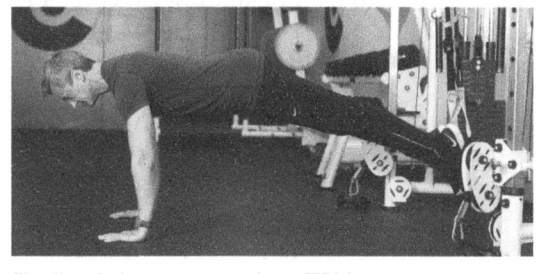

Flexões de braços avançada no TRX.

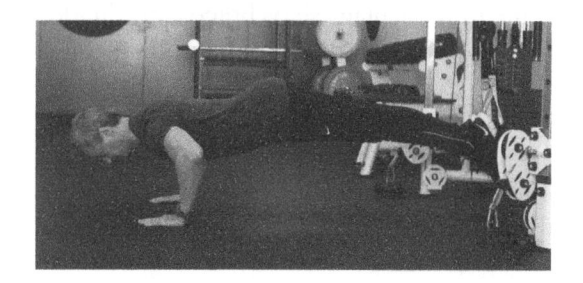

FLEXÕES DE BRAÇO DO TIPO *PIQUE*

A flexão do tipo *pique**, também conhecida como V para cima, sobre uma bola suíça ou um TRX é uma ótima maneira de treinar o movimento da escápula ao redor de uma cabeça do úmero estável. O indivíduo deve ser capaz de manter o controle escapulotorácico e toracopélvico durante todo o padrão.

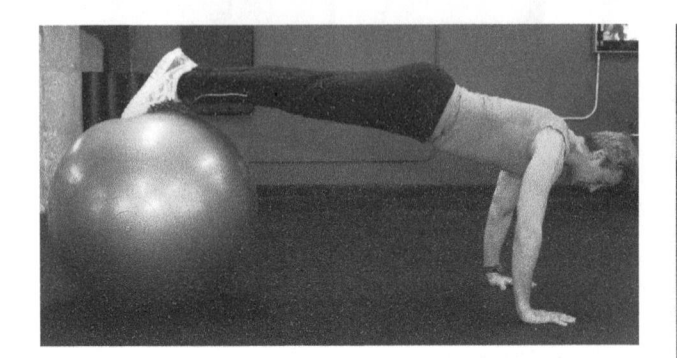

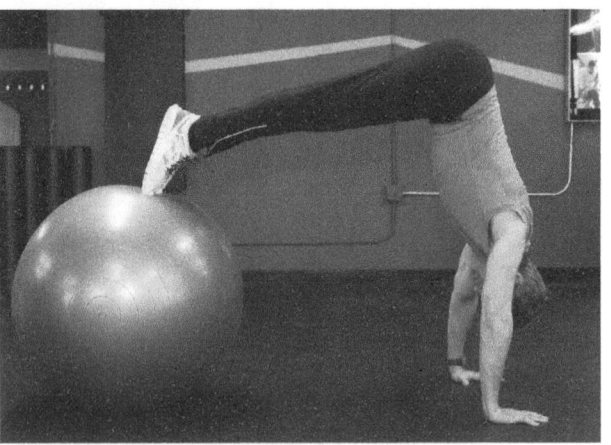

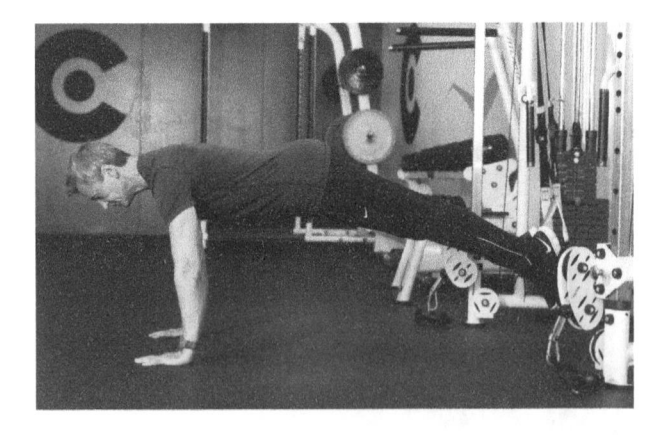

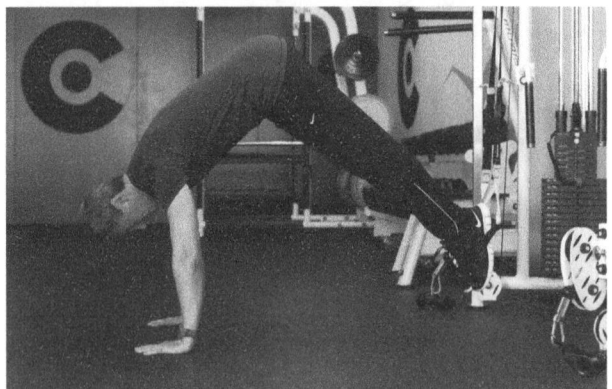

FLEXÕES DE BRAÇOS COM ESTABILIZAÇÃO EM T

A flexão com estabilização em T (FB-T) é um excelente movimento para o indivíduo mais avançado que requer força e estabilidade através do complexo do ombro. Esse é um padrão especialmente efetivo para os homens de linha defensiva do futebol americano, lutadores e qualquer um que precise de força dinâmica e estabilidade do complexo do ombro. É especialmente importante que o cliente possa realizar a flexão de braços básica e o deslocamento de braços na posição de prancha de modo perfeito antes da FB-T. (O deslocamento de braços na posição de prancha é um exercício onde se inicia na posição de prancha e lentamente movimentam-se os braços, afastando-se da posição inicial e colocando-os de volta à posição inicial sem perder controle escapular ou da coluna.)

---

*N. de R.T. O termo em inglês é *pike* com uma tradução livre em português de "pique". Referindo-se, provavelmente, a um tipo de lança medieval de madeira com ponta de ferro chamada de pique em português, isso devido ao ponto alto do exercício lembrar um pique.

DESEMPENHO DO EXERCÍCIO

O cliente começa na posição de flexão de braços. Ele abaixa seu corpo em direção ao chão e então eleva seu corpo, girando seu tronco em um braço. No ponto alto do movimento, o braço deve estar reto, a escápula deve estar repousando plana contra o gradil costal e a coluna e a pelve devem estar em posição neutra. O cliente não deve ter oscilação excessiva durante o suporte em um braço só, pois isto indica instabilidade no ombro e/ou *core*. Ele sustenta esta posição por um momento, retornando à posição inicial, e repete a sequência no outro braço. A progressão começa com uma posição de pernas de base alternada simples, progride para a posição de pernas uma apoiada na outra e, por fim, a posição de perna abduzida.

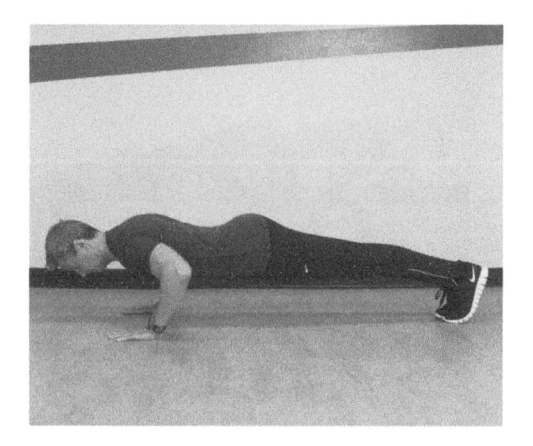

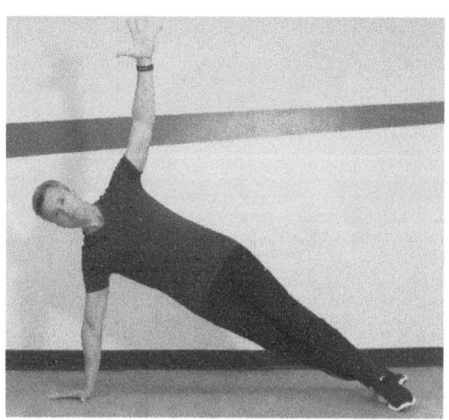

FB-T: posição de pernas em base alternada.

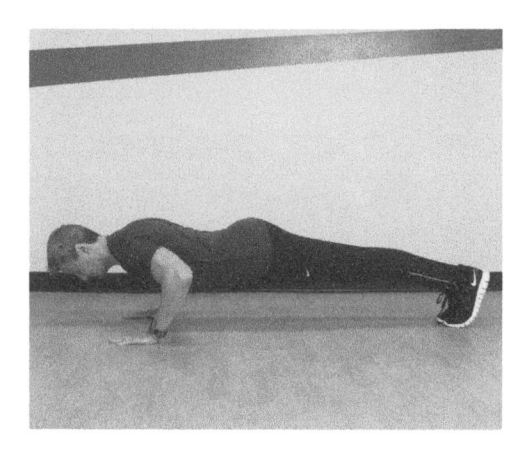

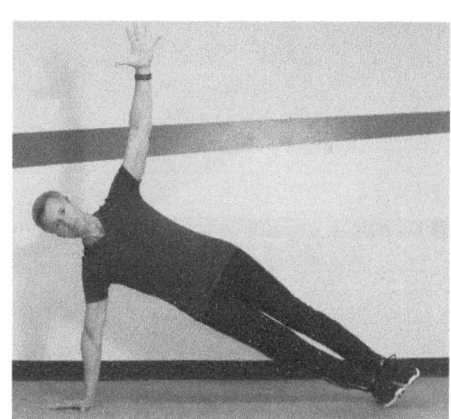

FB-T: posição de pernas uma em cima da outra.

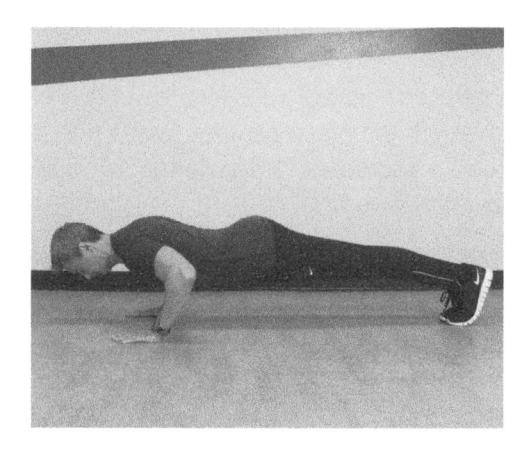

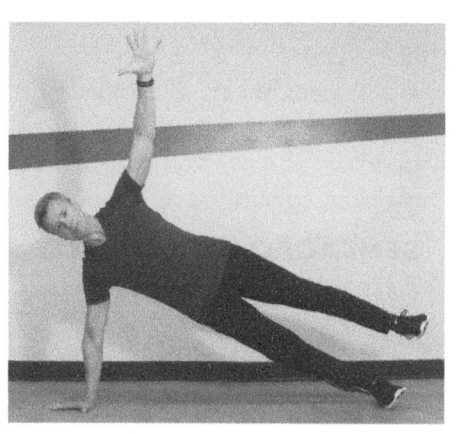

FB-T: posição de pernas abduzidas.

As FB-T podem receber uma sobrecarga com halteres de peso leve (geralmente de 2 a 10 kg) para aumentar as demandas de estabilização no *core* e o complexo do ombro (a-c). Assegure uma posição de coluna neutra e monitore os seguintes sinais de instabilidade ou fraqueza do sistema de estabilização: oscilação (movimento excessivo) ou a coluna ceder (a coluna entra em flexão lateral na posição de suporte unilateral do braço e não pode mais ser mantida em linha reta), bem como adução, rotação inferior e/ou alargamento da escápula.

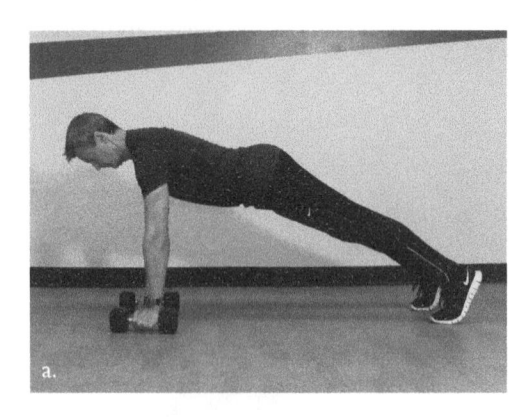

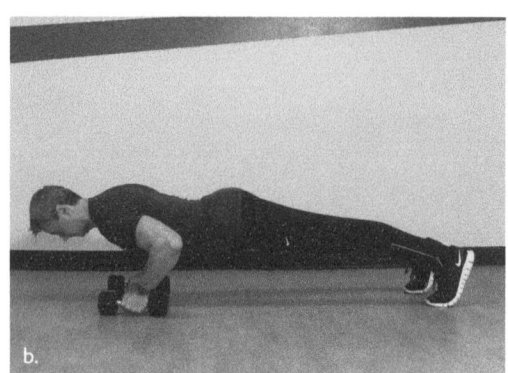

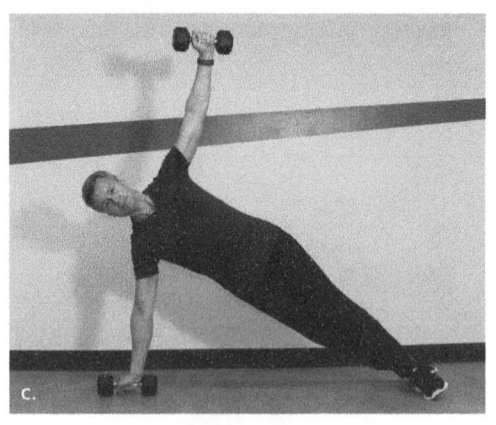

FB-T: com halteres.

Chave para o desempenho
Progressões de flexões de braço

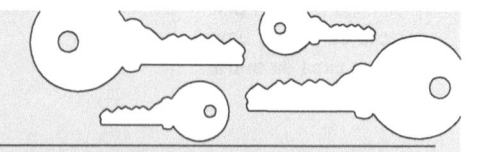

Durante cada uma das progressões, o cliente ativa seus flexores profundos do pescoço, o serrátil anterior e a parede abdominal profunda. Ele mantém esta ativação, flexiona os cotovelos à medida que abaixa seu corpo na direção das mãos e se estende em um braço para retornar à posição inicial. O corpo deve permanecer em uma linha reta durante todo o padrão e o braço de suporte deve ser mantido reto, sem oscilação significativa ou colapso escapular expressivo.

SENSAÇÃO DO CLIENTE: o cliente deve sentir que mantém a ativação e uma coluna alongada durante o padrão.

SUPINO COM CABO

Padrões de empurrar são um daqueles padrões de movimento fundamentais que igualmente visam todos os estabilizadores da extremidade superior e *core*. Cabos e bandas elásticas oferecem um componente de treinamento dinâmico adicional, permitindo o condicionamento da cadeia flexora anterior e permitindo que o complexo lombo-pélvico trabalhe em união com a extremidade superior em uma postura ereta *versus* uma supinada. Realizar um padrão unilateral introduz um componente rotatório que deve ser controlado pela cadeia oblíqua anterior. Enquanto existem várias progressões que podem ser feitas, o padrão unilateral com uma posição em paralelo ou com os pés em base alternada é a versão básica. Existem várias convergências partilhadas por cada versão do padrão de movimento. Durante todo o padrão:

- a coluna deve permanecer em uma posição neutra e alongada;
- o *core* e os estabilizadores escapulares devem permanecer ativados;
- o braço deve ser desacelerado durante o retorno do cotovelo e não pode ser estendido além do ombro em indivíduos com instabilidades escapulares ou umerais;
- o movimento é iniciado no tronco e finalizado através do membro;
- a escápula deve abduzir ao redor do tórax durante a fase concêntrica e deve haver uma adução controlada de volta à posição inicial.

Uma vez que a versão básica tenha sido dominada, siga as progressões apropriadas variando a postura, a posição do tronco e a amplitude de movimento do tronco do cliente.

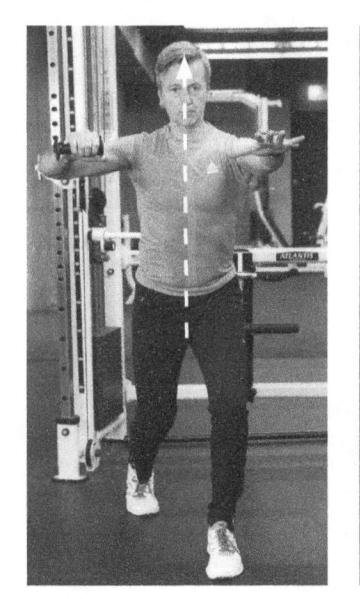

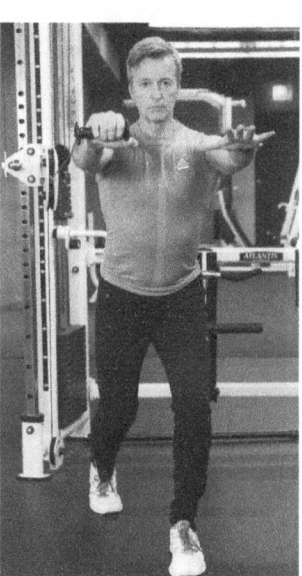

Chave para o desempenho
Progressões de flexões de braço

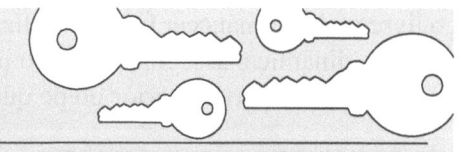

O cliente ativa seus flexores profundos do pescoço, o serrátil anterior e os estabilizadores do tronco. Ele mantém esta ativação durante todo o padrão.

SENSAÇÃO DO CLIENTE: o cliente deve sentir como se estivesse mantendo a ativação e uma coluna alongada durante todo o padrão. Ele deve sentir uma tensão significativa nas cadeias oblíqua e flexora anterior, especialmente no início e final do padrão.

Supino com cabo: postura em base paralela.

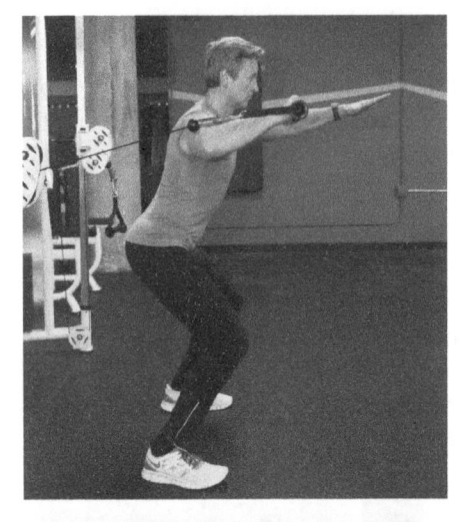

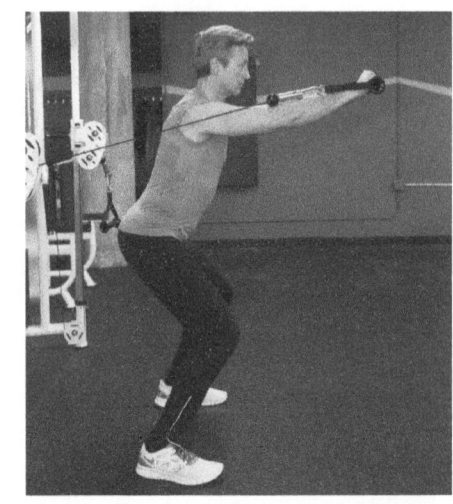

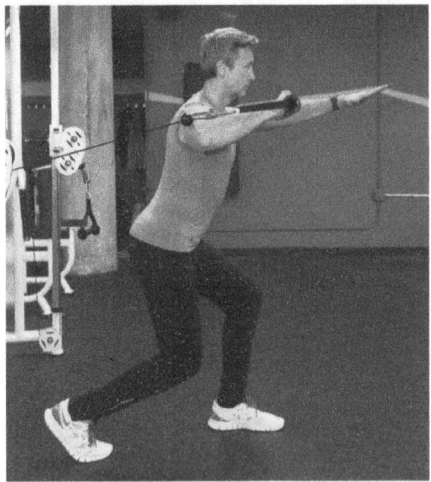

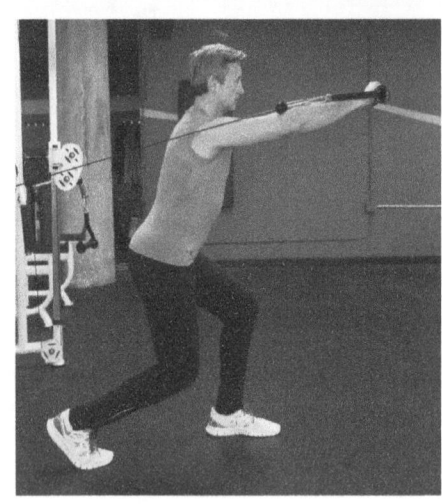

Supino com cabo: postura em base alternada.

Enquanto qualquer padrão no modo unilateral introduz um componente rotacional, acrescer o componente de rotação do tronco ajuda a tornar este movimento um padrão de mobilidade para o tórax. O braço livre pode permanecer fixo ou realizar um movimento de puxar para auxiliar na rotação do tórax. Com a versão dinâmica, assegure-se que o indivíduo rode por meio do quadril à frente e faça um movimento de pivô sobre a parte anterior do pé que está atrás.

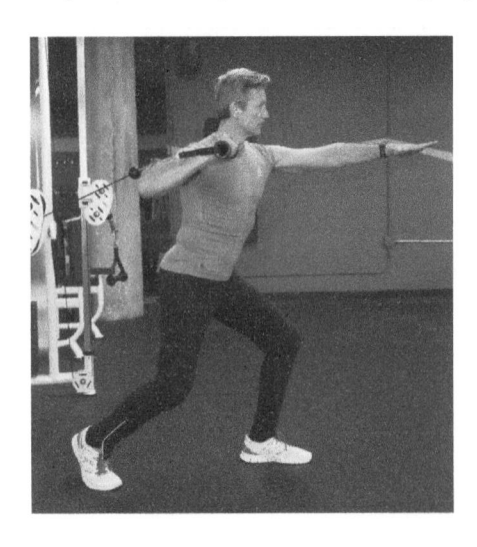

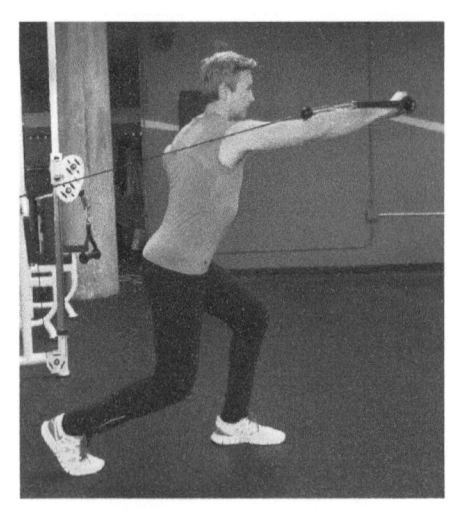

Supino com cabo com rotação.

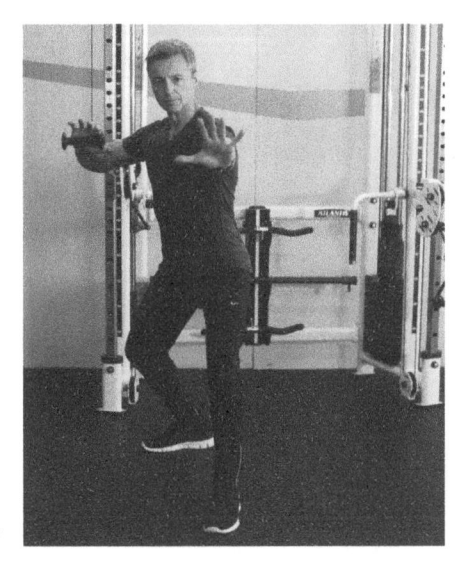

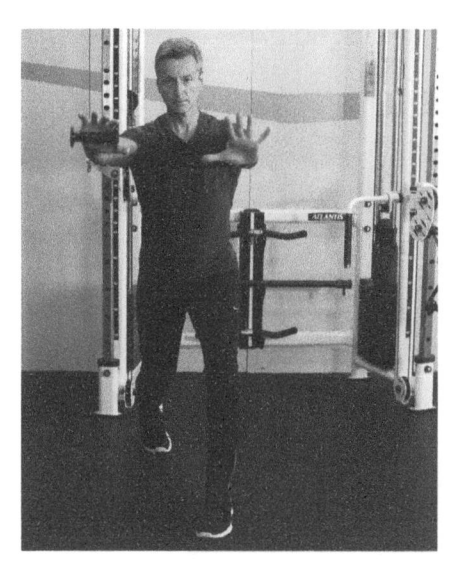

Supino com cabo
com rotação dinâmica.

O supino alternado feito no cabo com rotação é uma das maneiras mais efetivas de treinar a força e a estabilidade rotacionais dinâmicas na cadeia oblíqua anterior. Esse exercício serve também como uma alternativa mais funcional para o *crunch** oblíquo, à medida que ele trabalha toda a parede abdominal na posição ereta mais funcional enquanto integra a coativação do quadril e *core*. A versão estática, sem movimento do quadril, requer um significativo controle do *core*, ao passo que a versão rotacional (com rotação do quadril, e-f) pode ser realizada com mais rapidez para aumentar a transferência funcional da cadeia oblíqua anterior.

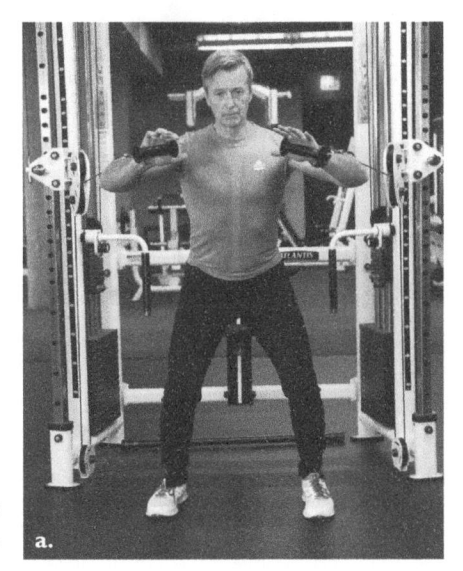

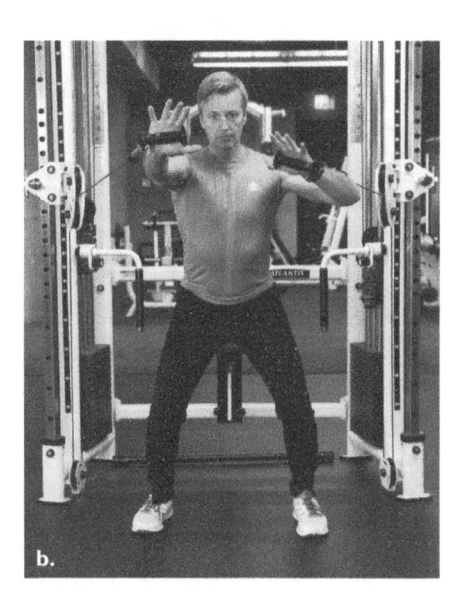

Supino alternado com cabo: postura estática.

---

*N. de R.T. O *crunch* é a terminologia em inglês do exercício abdominal feito em uma amplitude mais reduzida, onde há somente a flexão torácica/lombar, sem a flexão do quadril. A versão tradicionalmente realizada (supostamente) para treinar os oblíquos envolve componentes de flexão, rotação e inclinação lateral da coluna torácica/lombar.

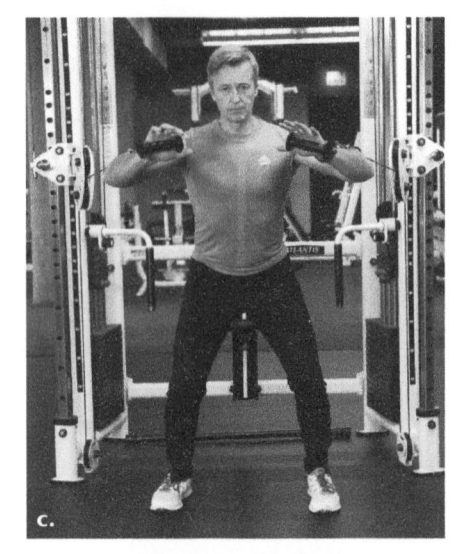

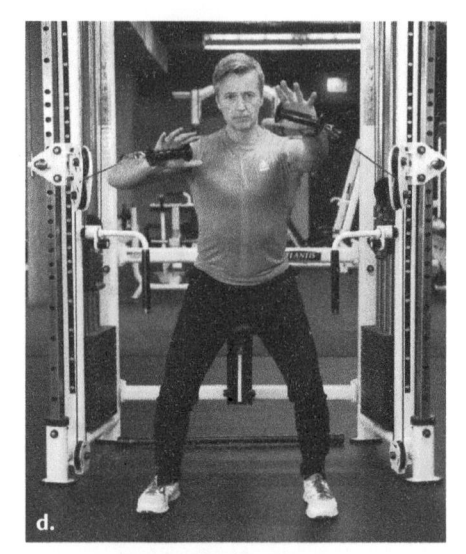

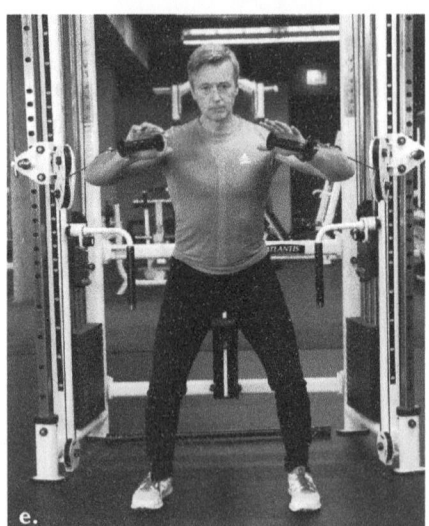

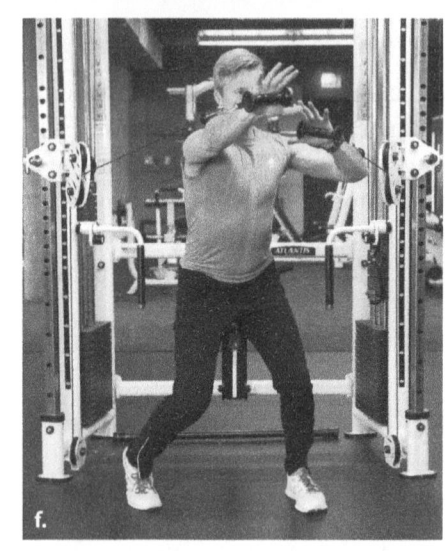

Supino com cabo com rotação de quadril.

Chave para o desempenho
Progressões de flexões de braço

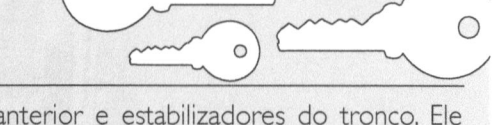

O cliente ativa seus flexores profundos do pescoço, serrátil anterior e estabilizadores do tronco. Ele mantém esta ativação e uma coluna alongada durante todo o padrão. A rotação ocorre ao redor do quadril estacionário com uma leve quantidade de rotação do tronco.

SENSAÇÃO DO CLIENTE: o cliente deve sentir como se fosse manter a ativação e estivesse rodando em um eixo longitudinal por meio da coluna. Ele deve sentir uma tensão significativa nas cadeias oblíqua e flexora anterior, especialmente no início e durante a fase excêntrica do padrão.

SUPINO COM HALTERES

Enquanto as versões de supino com halteres e barra são extremamente populares e efetivas para desenvolver a força na parte superior do corpo, o modo pelo qual muitos clientes as trabalham na realidade contribuem para as disfunções posturais, tal como a posição da cabeça projetada à frente e rotação interna dos ombros, bem como instabilidades ET e TL. Esses padrões são muitas vezes ensinados usando o modelo do *powerlifting*, em que o cliente é instruído a puxar as escápulas para baixo e para trás e arquear as costas o máximo que puder. Enquanto essa postura permite aos *powerlifters* e fisiculturistas levantarem mais peso, infelizmente estas dicas perpetuam a depressão e rotação inferior da escápula e a hiperextensão da articulação toracolombar. Lembre-se, o objetivo para a população geral é a redução da lesão. As sugestões mencionadas aumentam a probabilidade de lesões e, em razão da alta incidência de lesões no ombro em clientes que fazem tais exercícios, é melhor evitá-los nas populações gerais e na pós-reabilitação.

De maneira ideal, a escápula deve permanecer em uma posição neutra e ativada, que é a posição em que esta envolve o tórax. Toda a coluna deve permanecer alongada e em contato com a superfície do banco durante toda a duração do exercício. Se o supino for realizado em uma bola suíça, a cabeça e os ombros devem ser posicionados sobre a bola e a coluna deve permanecer alongada. Use os padrões alternados e unilaterais para reduzir o potencial de rigidez torácica e para promover o movimento recíproco por meio do tronco e membros superiores. Nos padrões unilaterais, mantenha o braço livre estável para estabilizar um lado do tórax enquanto o outro lado conduz o movimento torácico à medida que realiza o exercício.

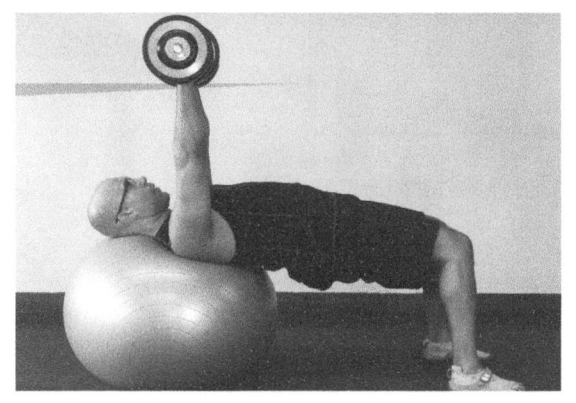

Supino sobre a bola suíça: alternado.

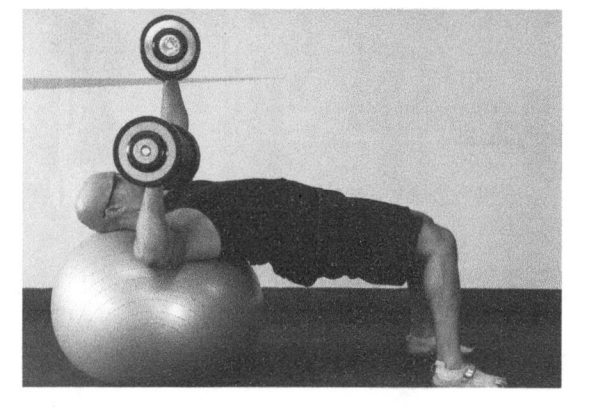

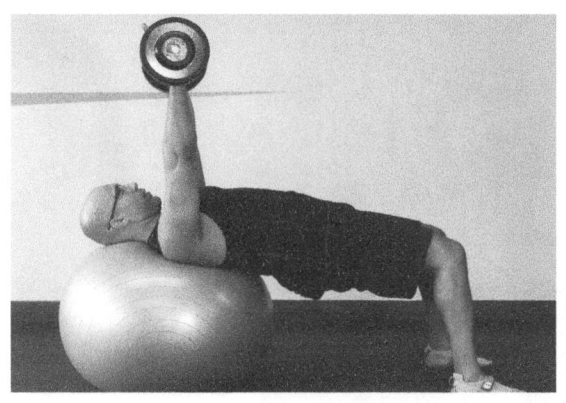

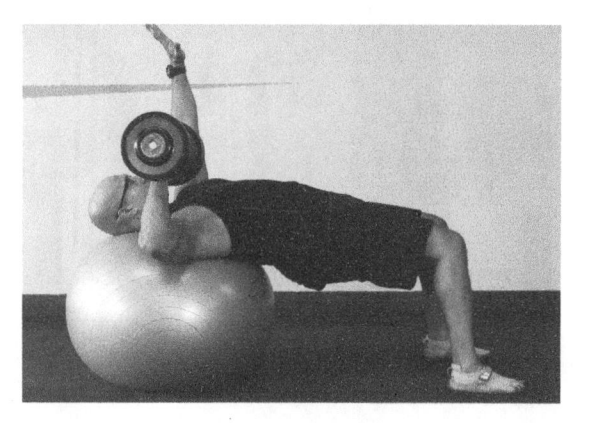

Supino sobre a bola suíça: unilateral.

CRUCIFIXO ALTERNADO COM CABO

Os crucifixos com cabo são um exercício comum, rotineiramente realizados como parte de um circuito de empurrar. A versão básica do crucifixo com cabo, como realizada pela maioria dos indivíduos, é essencialmente um movimento não funcional, uma vez que é feito em uma posição estacionária com pouca atenção ao que está ocorrendo no complexo do ombro. Com simples modificações, como alternar a perna que avança e o braço que estende, o crucifixo com cabo pode ser extremamente efetivo no treinamento de todo o complexo do ombro junto com a cadeia oblíqua anterior.

Existem vários pontos-chave a serem seguidos durante o padrão de crucifixo alternado. O cliente deve:

- manter um alinhamento neutro da coluna e a ativação do *core* durante o padrão;
- manter uma coluna alongada e rodar em um eixo longitudinal por meio da coluna;
- estabilizar a escápula durante todo o padrão;
- não permitir o alongamento excessivo da cápsula articular anterior do ombro, permitindo que a parte superior do braço desacelere apenas no plano escapular (cerca de 30° anterior ao plano frontal).

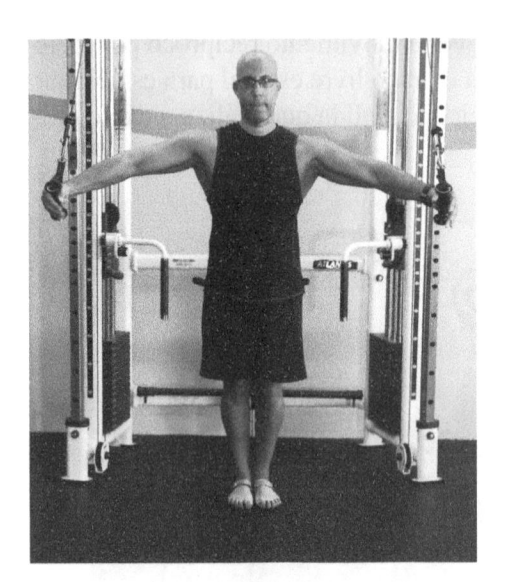

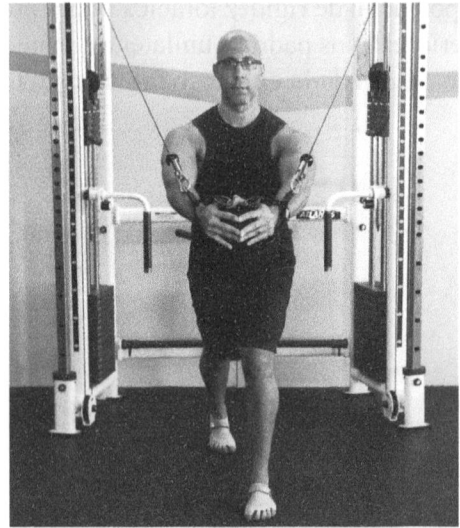

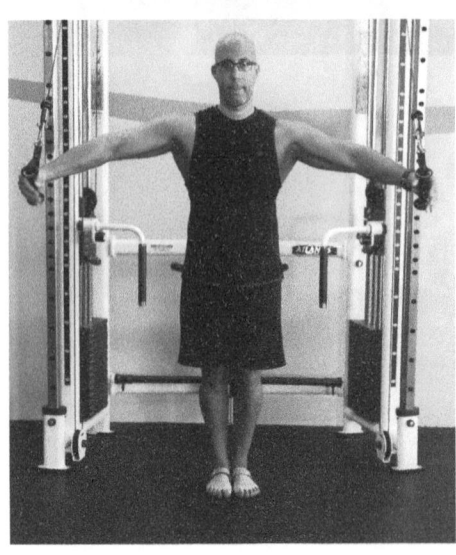

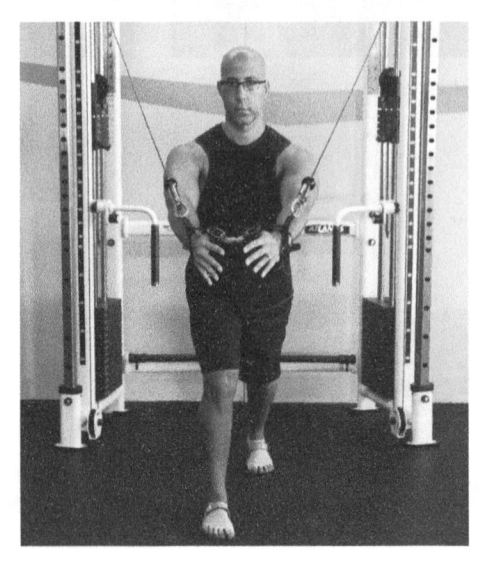

Crucifixo com cabo alternando a passada.

DESEMPENHO DO EXERCÍCIO

Voltado de costas para uma estação de exercício com cabos e polias, o cliente segura os pegadores, com os braços no plano escapular. Após ativar o *core* e os estabilizadores do ombro, o cliente dá um passo em um lado, puxando o cabo no braço oposto em direção à linha média do corpo. Ele retorna à posição inicial sob controle.

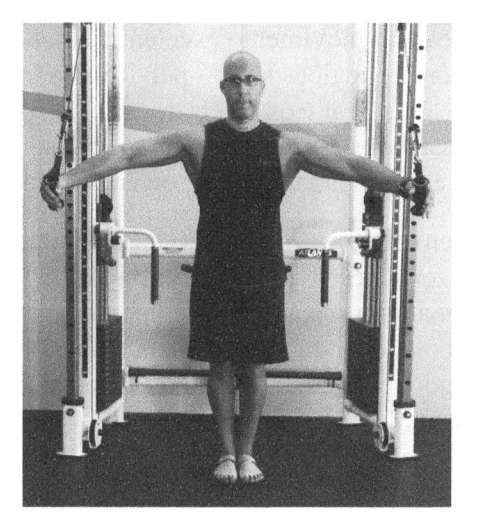

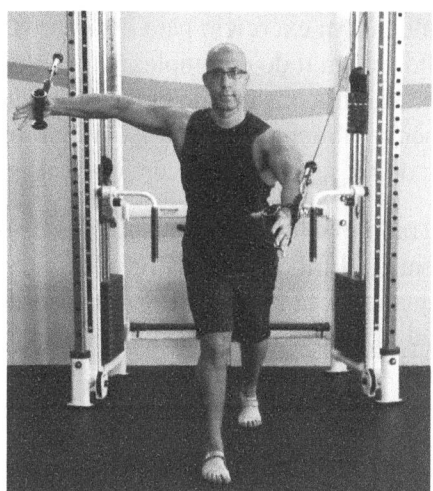

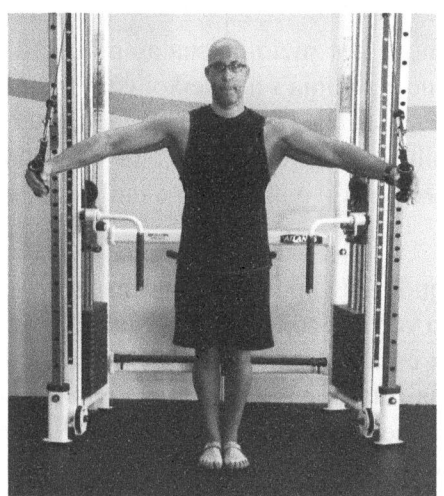

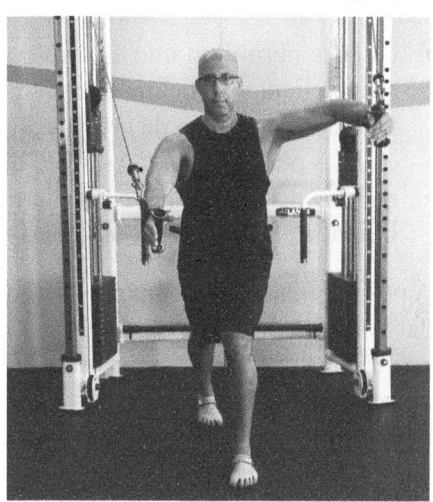

Crucifixo com cabo alternando passo contralateral.

Chave para o desempenho
Progressões de flexões de braço

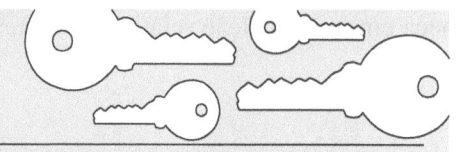

O cliente ativa seus flexores profundos do pescoço, o serrátil anterior e os estabilizadores do tronco. Ele mantém esta ativação e uma coluna alongada durante todo o padrão e dirige-se à frente por meio do braço. O tronco deve estar voltado para frente durante os padrões bilaterais e rodar durante os padrões unilaterais e alternados.

SENSAÇÃO DO CLIENTE: o cliente deve sentir como se estivesse mantendo a ativação e rodando em um eixo longitudinal por meio da coluna. Ele deve sentir uma tensão significativa na cadeia flexora anterior no início do padrão e na cadeia oblíqua anterior, em especial no fim do padrão.

PADRÕES DE EMPURRAR NA VERTICAL

Descrição: qualquer padrão em que a resistência é empurrada acima da cabeça contra a força da gravidade.

Exemplo: desenvolvimento usando halteres, barras, *medicine balls* ou *kettlebells*.

O desenvolvimento com halteres é outro padrão de movimento básico que é muito mais do que meramente um exercício para os ombros. Ele é um movimento excelente para desenvolver a força e a estabilidade em todo o complexo do ombro, tórax e regiões lombo-pélvica-quadris. Independente do objetivo, ao variar a posição do braço, o ângulo de empurrar e os níveis de carga, qualquer um pode trabalhar o desenvolvimento. Contudo, é importante estabelecer a estabilização adequada da coluna cervical, do tórax e do ET antes de colocar sobrecarga na extremidade superior, ou então o cliente irá compensar.

Tradicionalmente, os exercícios de desenvolvimento têm sido feitos sentado ou estabilizado contra um banco. Embora não há problema em fazer o desenvolvimento desse modo, existem benefícios maiores quando está sentado realizando sobre uma bola suíça. Há um aumento na demanda sobre o *core* para estabilizar o tronco enquanto sentado na bola, quando comparado a realizá-lo sentado com as costas estabilizadas ou usando um aparelho. Contudo, para a maioria dos clientes, ficar em pé será o padrão preferido, uma vez que muitos deles ficam sentados na maior parte do dia.

Para a maioria dos clientes, são usados halteres (HLs) em vez de barras, por uma variedade de razões, incluindo:

- os HLs permitem que o cliente se mova por meio de sua amplitude de movimento. A barra requer que o cliente se incline para evitar que ela atinja seu queixo; com frequência, o cliente compensa estendendo por meio da articulação toracolombar, em vez de fazer a extensão por meio de toda coluna.
- os HLs permitem que o cliente trabalhe os ombros por meio de múltiplos planos de movimento.
- os HLs permitem que o cliente realize o padrão alternado e unilateral, o que melhor aborda as instabilidades ou fraquezas unilaterais.

A posição ideal do desenvolvimento é onde a escápula está em rotação superior, com a cavidade glenoidal voltada para cima e o úmero no eixo vertical com o corpo. Uma dica verbal comum para atingir esta posição é "encaixe o ombro puxando a escápula para baixo e para trás". Infelizmente, no cliente com uma articulação de ombro instável, uma rotação superior da escápula deficiente ou uma amplitude de movimento GU limitada, essa dica geralmente resultará no cliente puxando a articulação escapulotorácica (ET) em uma posição de depressão ou rotação inferior. Uma dica melhor é aconselhar que o cliente imagine enrolar a escápula ao redor do tórax e mantenha essa posição à medida que o úmero se move na cavidade glenoidal. Isto garante uma atividade constante do serrátil anterior e que a escápula permaneça em uma posição relativa de rotação superior.

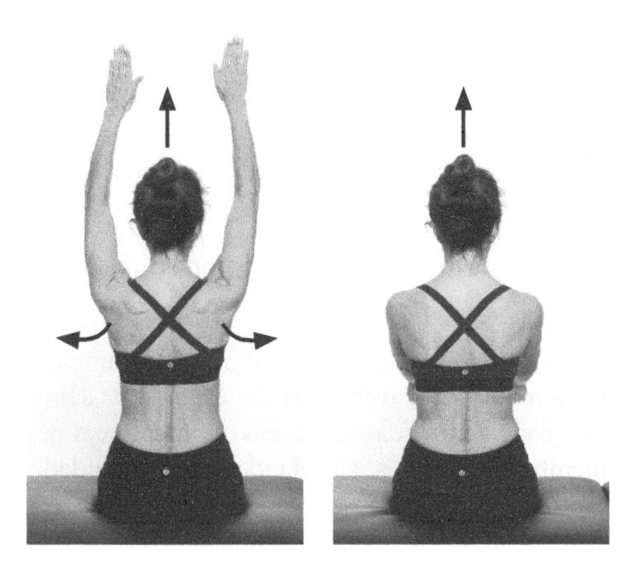

A cliente é instruída a manter uma coluna alongada (seta vertical), enrolar a escápula ao redor do tórax (seta curva) e a manter esta ativação à medida que abaixa seu braço. Isto garante que o serrátil anterior permaneça ativo enquanto o braço é abaixado. Ela deve ser capaz de realizar essa ação sem peso no braço antes de acrescentar uma carga.

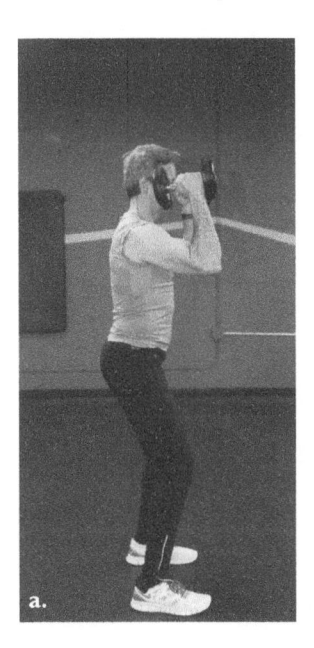

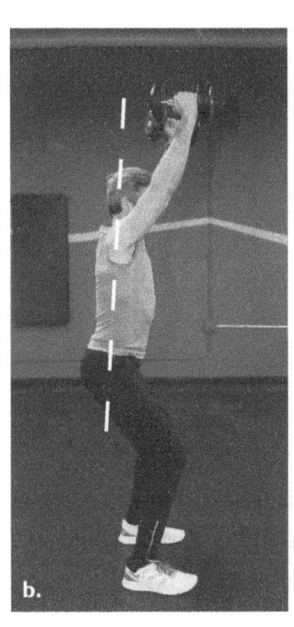

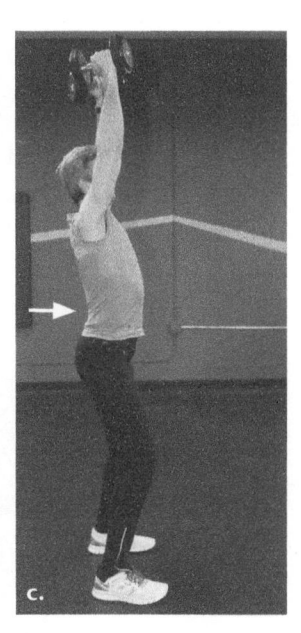

Durante o desenvolvimento, a coluna deve permanecer neutra (linha vertical) à medida que os braços são empurrados acima da cabeça. O serrátil anterior permanece ativo e as escápulas são enroladas ao redor do tórax (seta), conforme os braços são erguidos apenas até o nível no qual a coluna permanece neutra (a, b).

Nota do autor: A questão que sempre surge sobre o motivo pelo qual os braços são mantidos na frente do corpo em vez de diretamente acima da cabeça. Os braços são erguidos apenas até o ponto onde o cliente pode manter seu cilindro toracopélvico (CTP). Para este cliente em particular na imagem à direita, manter os braços completamente acima da cabeça exigirá que ele faça hiperextensão por meio da articulação toracolombar, comprometendo, portanto, sua estabilidade do CTP (c). Ele irá usar um peso mais leve para ajudar a preservar sua coluna dos efeitos nocivos de tentar atingir uma posição de desenvolvimento puramente vertical dos pesos.

DESENVOLVIMENTO COM HALTERES SENTADO OU EM PÉ

O desenvolvimento com HL sentado ou em pé é uma grande alternativa aos tradicionais exercícios com HL na posição sentada apoiada no banco, uma vez que ele tem um requerimento maior de estabilização do que suas versões com apoio e em aparelhos. O cliente deve manter uma coluna alongada e a ativação do CTP durante todo o padrão.

Trabalhar o exercício de desenvolvimento com HL em pé proporciona benefícios ainda maiores do que a versão sentada. Esses benefícios incluem:

- aumentos na demanda sobre o *core* – o desenvolvimento em pé aumenta as demandas sobre os estabilizadores do *core* do tórax à medida que os braços são estendidos acima da cabeça;
- a integração da totalidade da cadeia cinética – o desenvolvimento em pé integra o complexo do ombro, tórax, dos quadris e membros inferiores, simulando muitas atividades da vida diária;
- capacidade de trabalhar padrões de plano transverso – estimula a integração da rotação do quadril e estabilidade da coluna;
- diminuir o estresse sobre a coluna lombar – menos pressão é colocada sobre a coluna quando estiver em pé, se comparado com a posição sentada;
- pode ser feito em padrões bilaterais, alternados e unilaterais, acrescendo, respectivamente, demandas de estabilidade progressivamente aumentadas sobre o *core*.

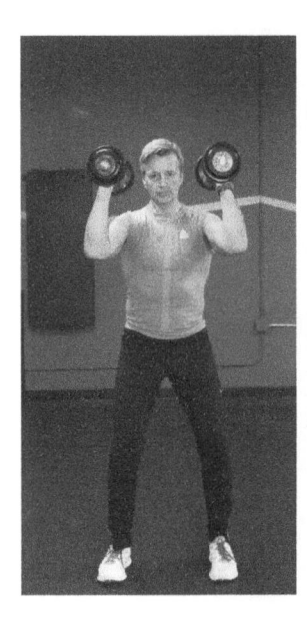

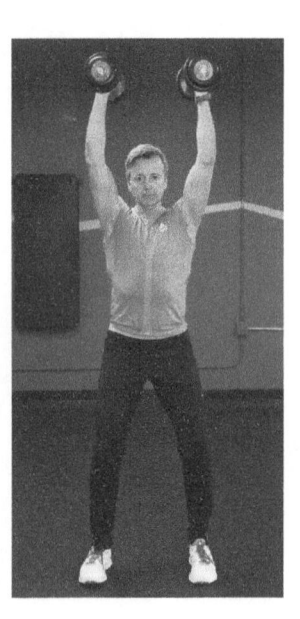

Desenvolvimento com HL: plano sagital – visão frontal.

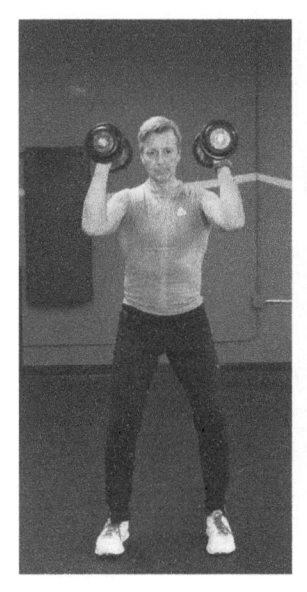

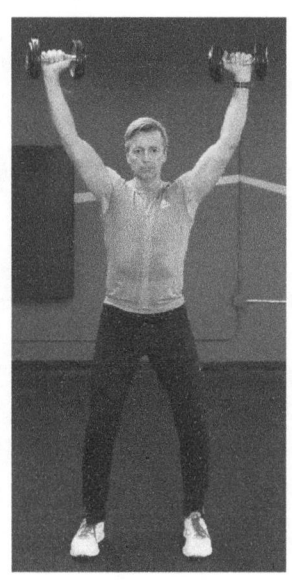

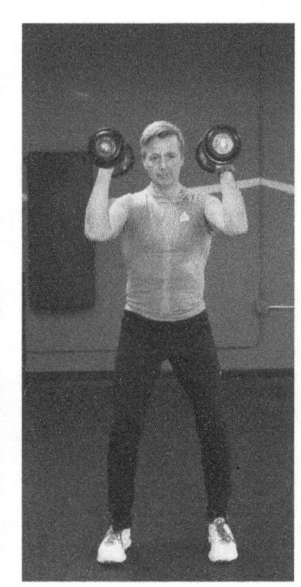

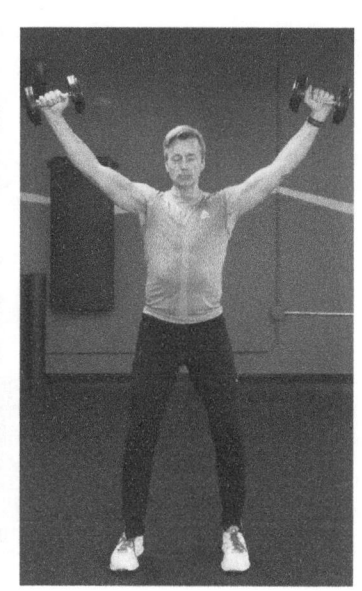

Desenvolvimento com HL: plano frontal – em V (esquerda e bem à esquerda); em Y (direita e bem à direita).

Chave para o desempenho
Progressões de flexões de braço

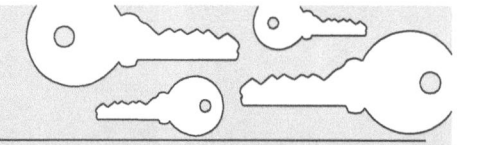

O cliente ativa seus flexores profundos do pescoço, o serrátil anterior ou os estabilizadores do tronco. Ele mantém essa ativação e uma coluna alongada durante todo o padrão.

SENSAÇÃO DO CLIENTE: o cliente deve sentir como se estivesse mantendo a ativação à medida que faz o levantamento. Ele deve sentir uma tensão significativa nos estabilizadores do tronco e ombro durante todo este padrão.

Nota do autor: Para clientes com problemas de estabilidade no ombro, é melhor se ater aos padrões de plano sagital e frontal. Os exercícios em V e em Y somente devem ser feitos por indivíduos com níveis avançados de estabilidade do ombro.

Desenvolvimento com HL alternado: plano sagital.

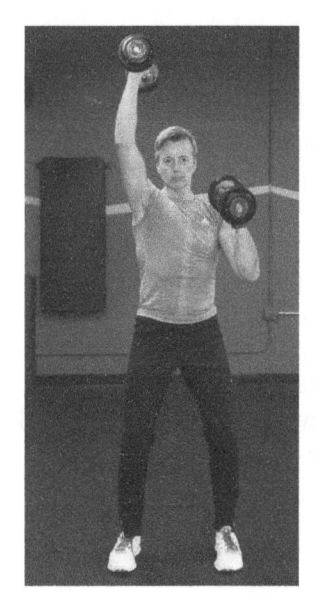

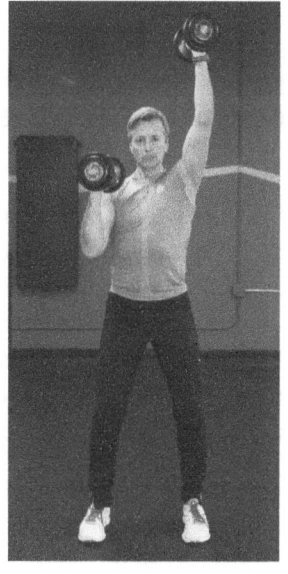

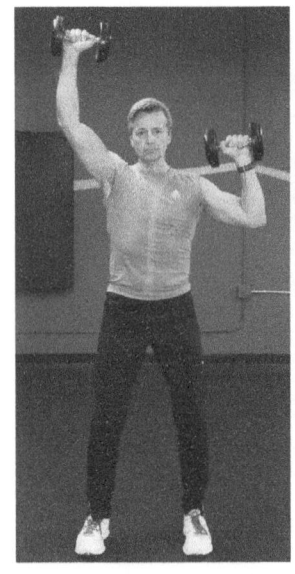

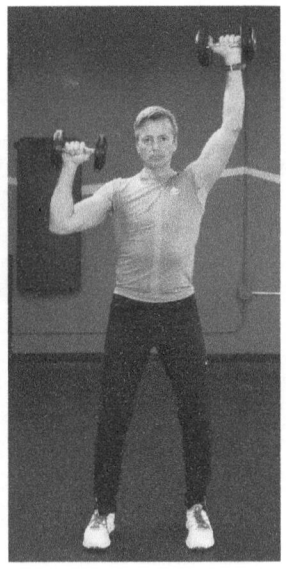

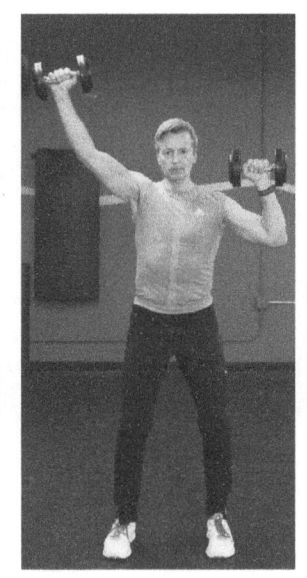

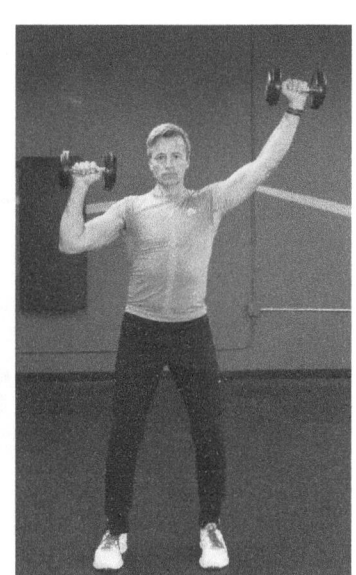

Desenvolvimento alternado com HL:
plano frontal – desenvolvimento em V.

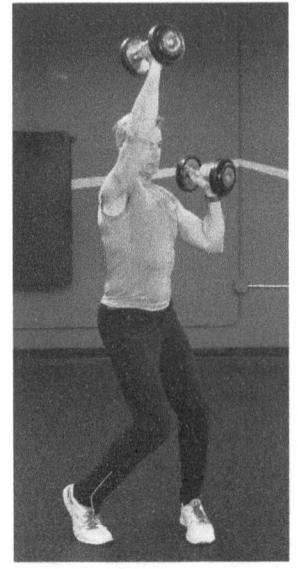

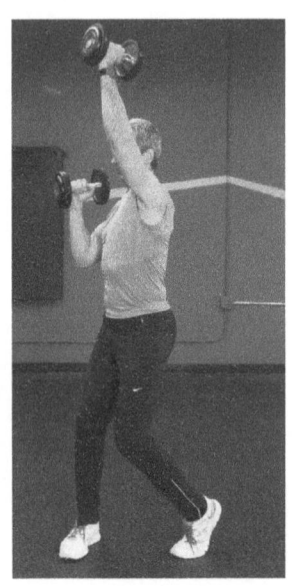

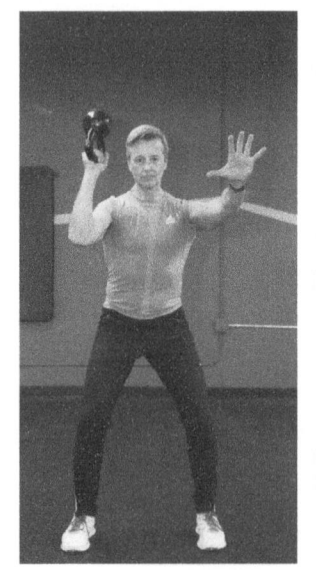

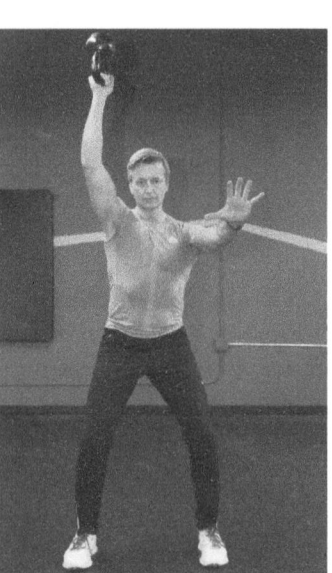

Desenvolvimento alternado com HL:
plano frontal – desenvolvimento em Y.

Desenvolvimento alternado com HL: plano transverso.

Desenvolvimento com *kettlebell* de cabeça para baixo

O desenvolvimento com *kettlebell* de cabeça para baixo requer enorme estabilidade de todo o complexo do ombro, bem como do punho e do cotovelo. Esse é um excelente padrão no qual se usa irradiação a partir da pegada sobre a alça do *kettlebell* para ajudar na estabilidade do ombro. Certifique-se de que o cliente mantém controle escapular e uma posição neutra do punho durante todo o padrão e utiliza o membro contralateral para estabilizar o tórax e o pescoço. Devido à natureza difícil e instável desse padrão, use um *kettlebell* mais leve para começar, até o cliente demonstrar uma capacidade de controlar as fases concêntricas e excêntricas do padrão.

Devido à pegada, *medicine balls* adicionam um desafio singular para o desenvolvimento e tornam este padrão efetivo para replicar muitas atividades de vida diária, tais como levantar crianças.

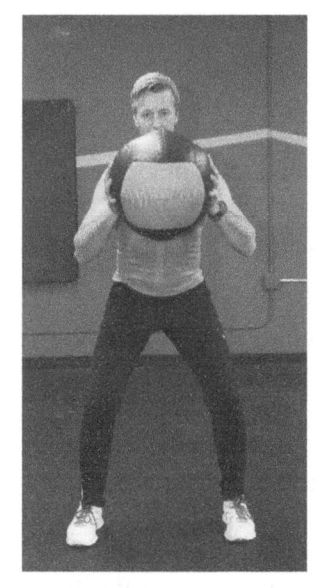

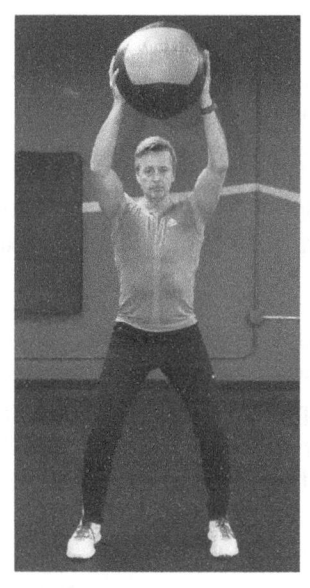

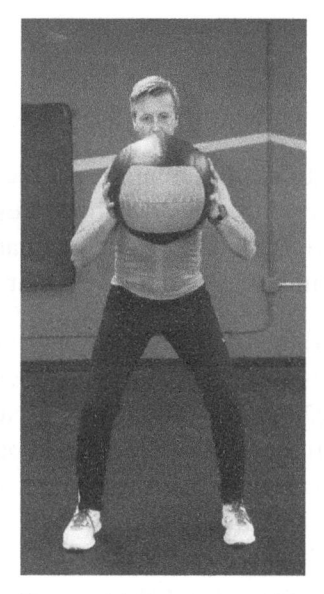

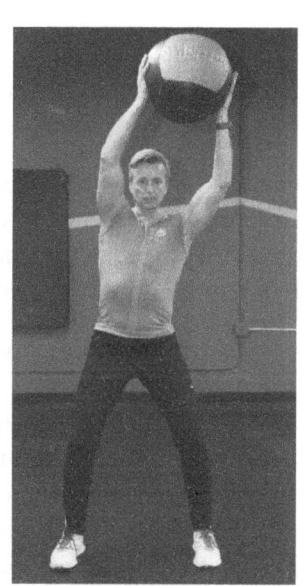

Desenvolvimento com *medicine ball*: plano sagital.

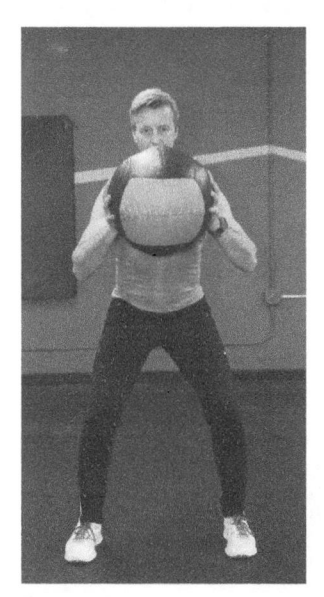

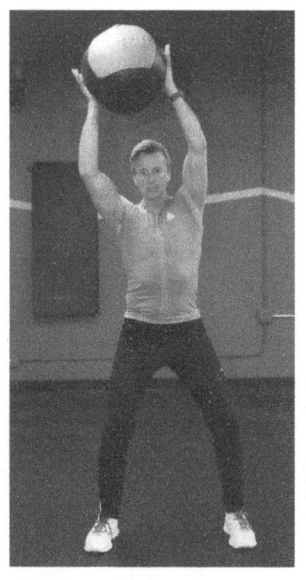

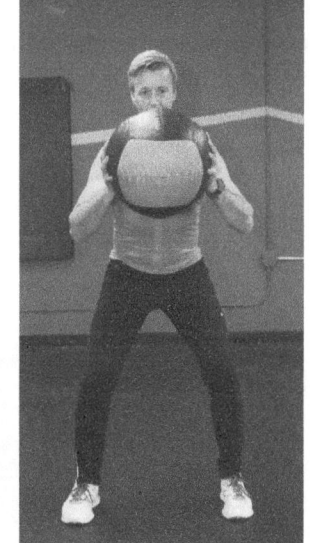

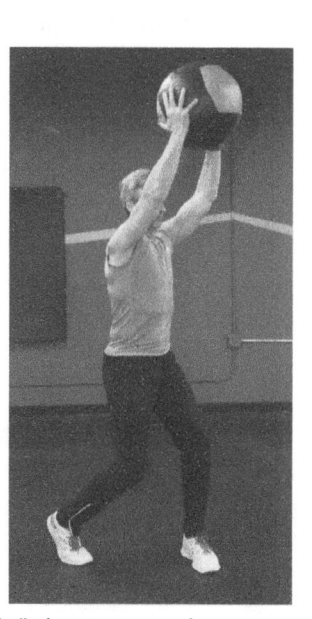

Desenvolvimento com *medicine ball*: plano frontal.

Desenvolvimento com *medicine ball:* plano frontal.

Desenvolvimento com *medicine ball*: plano transversal.

PADRÕES DE PUXAR NA HORIZONTAL

Descrição: qualquer padrão no qual a resistência é puxada na direção do corpo (ao longo de um plano horizontal) ou o corpo é puxado em direção às mãos fixas (quando o corpo está em uma posição inclinada ou horizontal).

Exemplo: remada curvada usando halteres ou barras, remada sentada ou em pé com cabo ou banda elástica, remada inclinada usando um suporte de barras ou o TRX.

Outro padrão de movimento fundamental, os padrões de puxar visam toda a cadeia extensora, os estabilizadores escapulares posteriores e os estabilizadores do CTP. Embora, quanto ao caráter técnico, os padrões de puxar sejam relativamente fáceis de realizar, muitos indivíduos os realizam de forma incorreta. Existem quatro erros comuns com padrões de puxar:

1. **Instabilidade escapular:** os clientes são instruídos a puxar a escápula para baixo e para trás. Lembre-se, o papel dos estabilizadores é apenas este – estabilizar. Eles não são adutores primários. **Resultado:** perpetuação da rotação inferior escapular, adução e depressão.
2. **Instabilidade glenoumeral:** os cotovelos são puxados para muito longe do corpo, rompendo o eixo de rotação glenoumeral ideal e conduzindo a cabeça do úmero para a frente da cavidade glenoidal (a e c). **Resultado:** instabilidade GU.
3. **Instabilidade espinal:** o cliente geralmente é instruído a levantar o peito, que muitas vezes resulta em extensão toracolombar (c). Esse comprometimento no alinhamento é composto por flexão da coluna lombar – nas versões de remada sentada e curvada – devido à deficiência de flexão do quadril de muitos clientes. **Resultado:** extensão torácica, flexão lombar e inclinação posterior da pelve, levando à instabilidade do CTP.
4. **Estabilidade de tronco e escapular insatisfatória:** na remada sentada, ele permite que suas escápulas abduzam em excesso durante a fase excêntrica (b) e depois hiperestende sua coluna e aduz excessivamente suas escápulas durante as fases concêntricas do padrão (c).

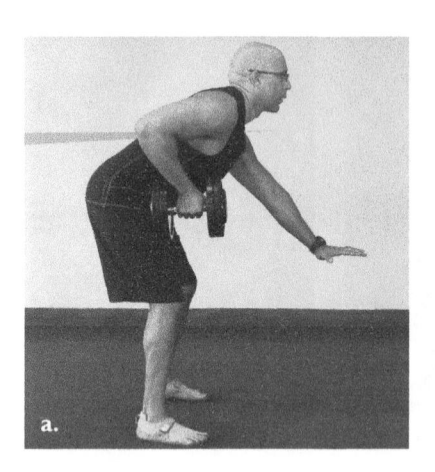

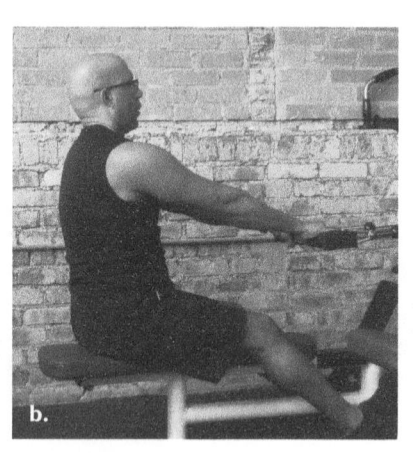

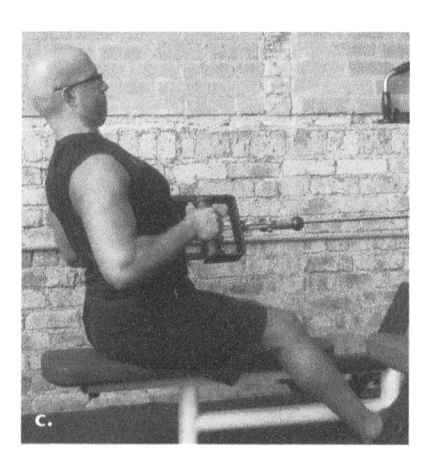

O indivíduo na imagem acima à esquerda é incapaz de manter uma posição estável da articulação escapulotorácica direita ou da articulação cervicotorácica durante a remada unilateral. Além disso, ele puxa seu cotovelo além do corpo, movendo a escápula em uma posição excessivamente aduzida e a cabeça do úmero para a frente em relação à cavidade glenoidal.

Esse padrão irá sobrecarregar a coluna cervical, levando a disfunções no padrão de movimento e degeneração precoce da coluna. Na imagem abaixo à esquerda, ele é instruído a atingir uma postura com a coluna alongada e envolver sua escápula ao redor do tórax, melhorando as posturas do pescoço e da escápula.

O cliente não mantém estabilização da escápula ou da coluna quando realiza a remada no plano frontal, o que resulta em deslizamento anterior do úmero e flexão lateral do pescoço (imagem do meio, abaixo). Ele é instruído a manter a coluna alongada e estabilidade escapular e a "puxar o braço longo", o que resulta na melhora do alinhamento e do padrão de puxar (imagem abaixo, à direita).

Nota do autor: O objetivo dos padrões de puxar é puxar os ombros e a coluna em uma posição neutra ou minimamente estendida, e não puxar até a amplitude final da extensão do ombro ou da coluna.

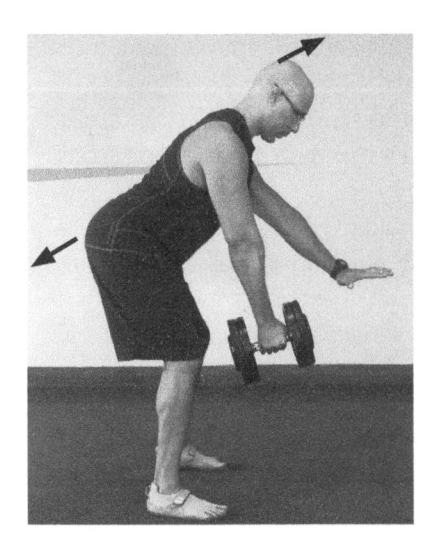

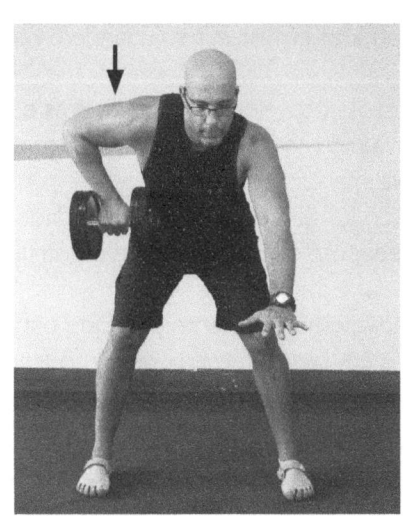

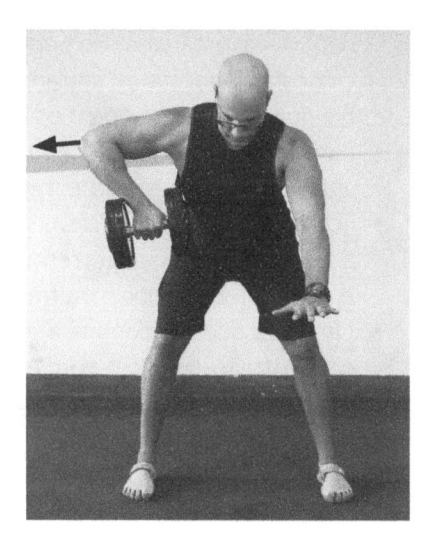

REMADA COM HALTERES

Chave para o desempenho
Remada com halteres

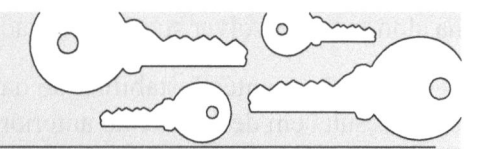

- O cliente ativa os flexores profundos do pescoço, o serrátil anterior e os estabilizadores do tronco e mantém a coluna alongada durante todo o padrão.
- Ele se inclina para a frente realizando uma dobradiça de quadril, flexionando os quadris apenas até o seu limite de amplitude. Uma maneira de determinar esse limite é fazer o cliente se agachar até o ponto mais profundo onde ele ainda consegue manter a coluna neutra e depois inclinar a pelve para a frente.
- Os braços do cliente permanecem esticados nessa posição, e as escápulas devem estar em uma posição neutra – as escápulas não podem abduzir em excesso, ajudando o cliente a manter o controle isométrico dos estabilizadores escapulares.
- Ele puxa seus braços para os lados, os cotovelos ficam perto e as escápulas são puxadas na largura, não para trás – o movimento é similar a um movimento de serrar. Isso ajuda a manter a ativação no serrátil anterior, trapézio médio e trapézio inferior.
- Toda a articulação GU deve girar ao longo de seu eixo na cavidade glenoidal e não ser conduzida para a frente, que é uma ocorrência frequente quando o cliente é instruído a "comprimir as escápulas juntas e puxar os cotovelos para trás".
- Uma vez que ele domina a versão apoiada, o cliente progride para as variações sem apoio, unilateral, com rotação, de apoio com os pés em base alternada, de plano frontal e de apoio em uma perna só.

SENSAÇÃO DO CLIENTE: o cliente deve sentir como se estivesse mantendo ativação e pensando em puxar suas escápulas em uma posição ampla. Ele deve sentir tensão significativa nos estabilizadores escapulares da cadeia extensora mesmo que eles não estejam aduzindo diretamente as escápulas.

Remada com HL e com suporte: os treinadores muitas vezes farão o cliente realizar a remada curvada com um braço e o joelho apoiados em um banco. Isto muitas vezes resulta em uso excessivo do banco para apoio, anulando muitos dos benefícios posturais da versão sem apoio. Se o cliente requer suporte, ele deve assumir a posição curvada previamente descrita, com um braço apoiado sobre um banco ou suporte. Certifique-se de que o cliente mantenha ativação no braço de apoio e no braço que está trabalhando.

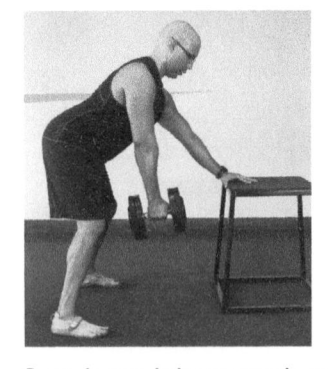

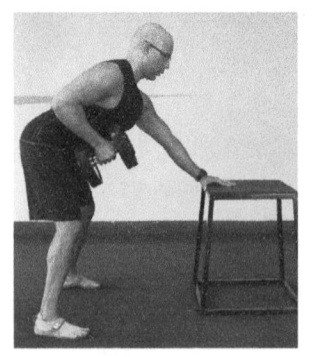

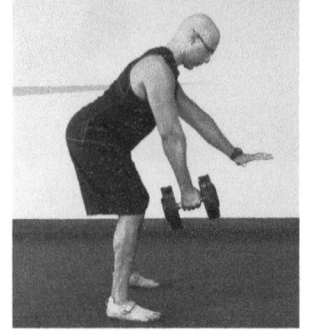

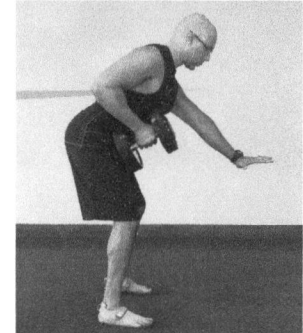

Remada com haltere: remada unilateral; com suporte (duas imagens da esquerda), sem suporte (duas imagens da direita).

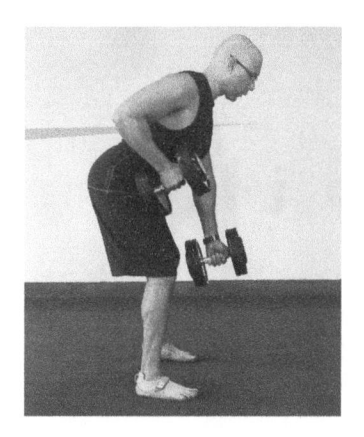

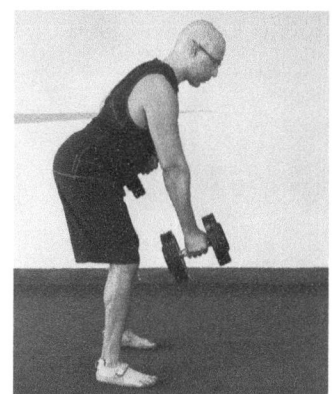

Remada alternada com halteres.

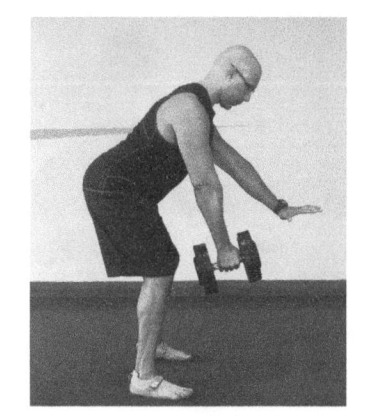

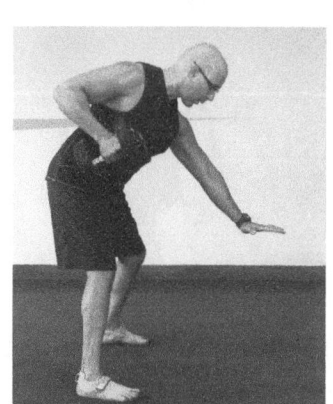

Remada unilateral com halteres com rotação: padrões unilaterais introduzem uma força rotacional que precisa ser controlada. O cliente mantém um alinhamento neutro da coluna, ativação do *core* e roda o tórax ao longo de um eixo longitudinal.

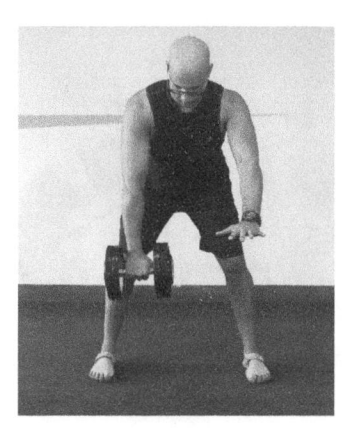

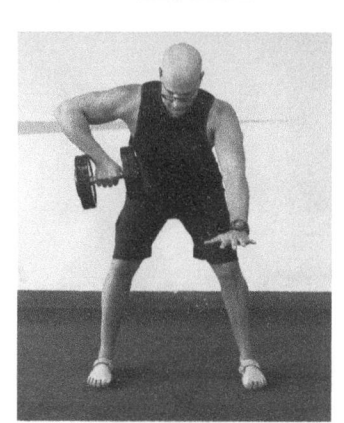

Remada unilateral com halteres: plano frontal.

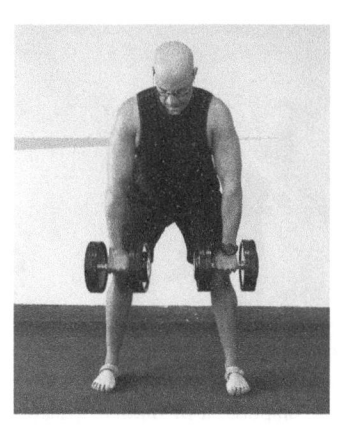

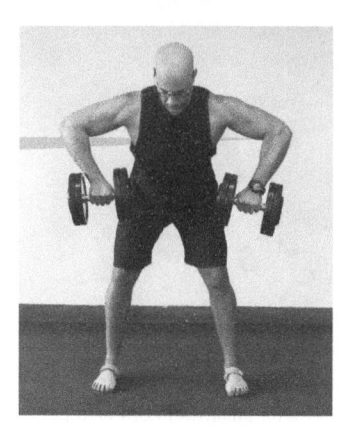

Remada bilateral com halteres: plano frontal.

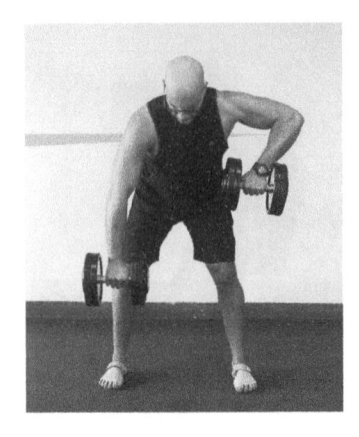

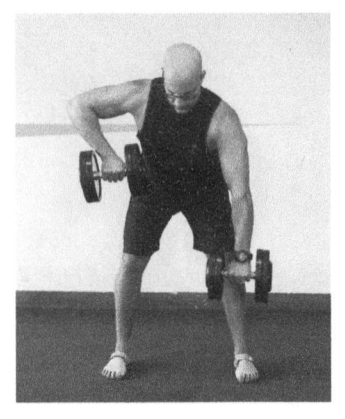

Remada alternada com halteres: plano frontal.

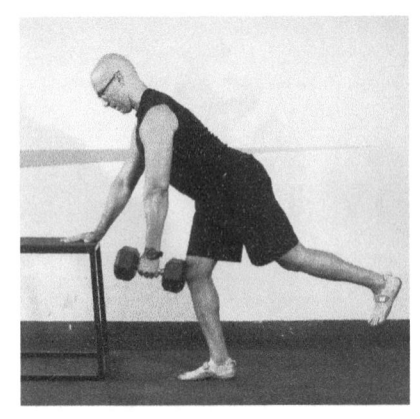

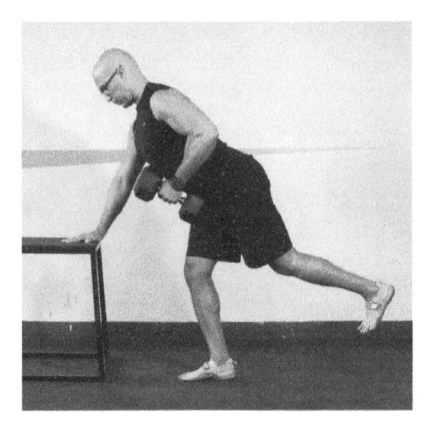

Remada unilateral com halteres com apoio em base unipodal: suporte ipsilateral.

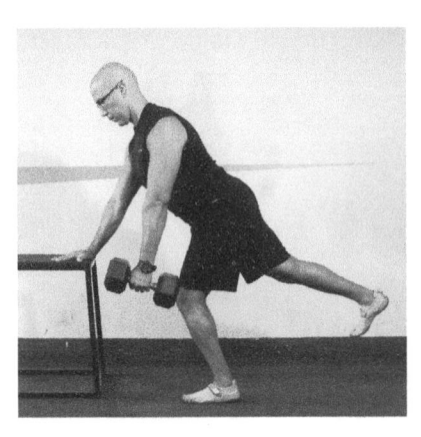

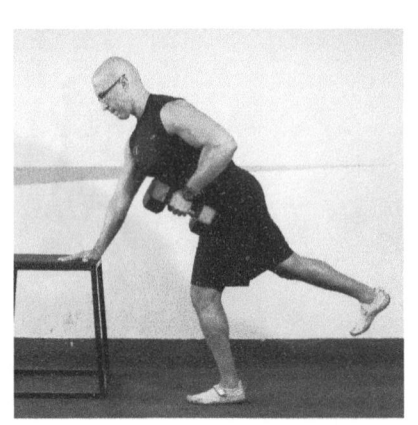

Remada unilateral com halteres com apoio em base unipodal: suporte contralateral.

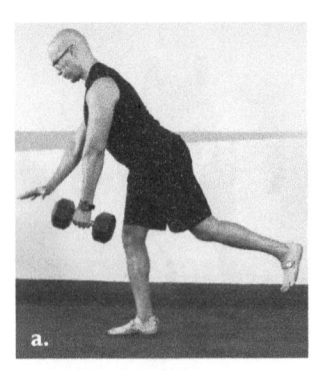

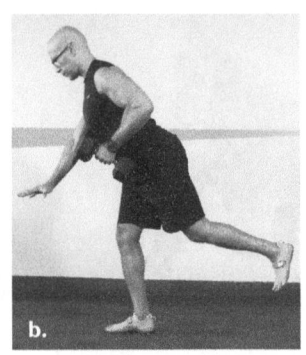

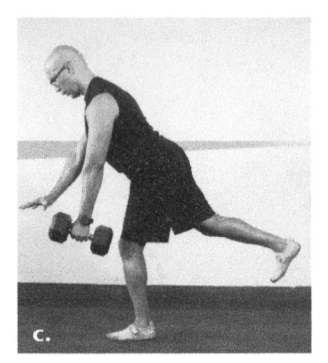

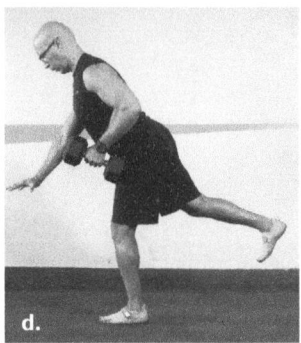

Remada unilateral com halteres em base unipodal: a-b) suporte ipsilateral, c-d) suporte contralateral.

Toda a mecânica descrita na página anterior aplica-se às versões de remada sentada com cabo. Padrão ideal durante a remada sentada alternada com cabo: o cliente mantém a coluna neutra e as posições escapulares e puxa a escápula em um movimento amplo* e o tronco em uma postura da coluna longa.

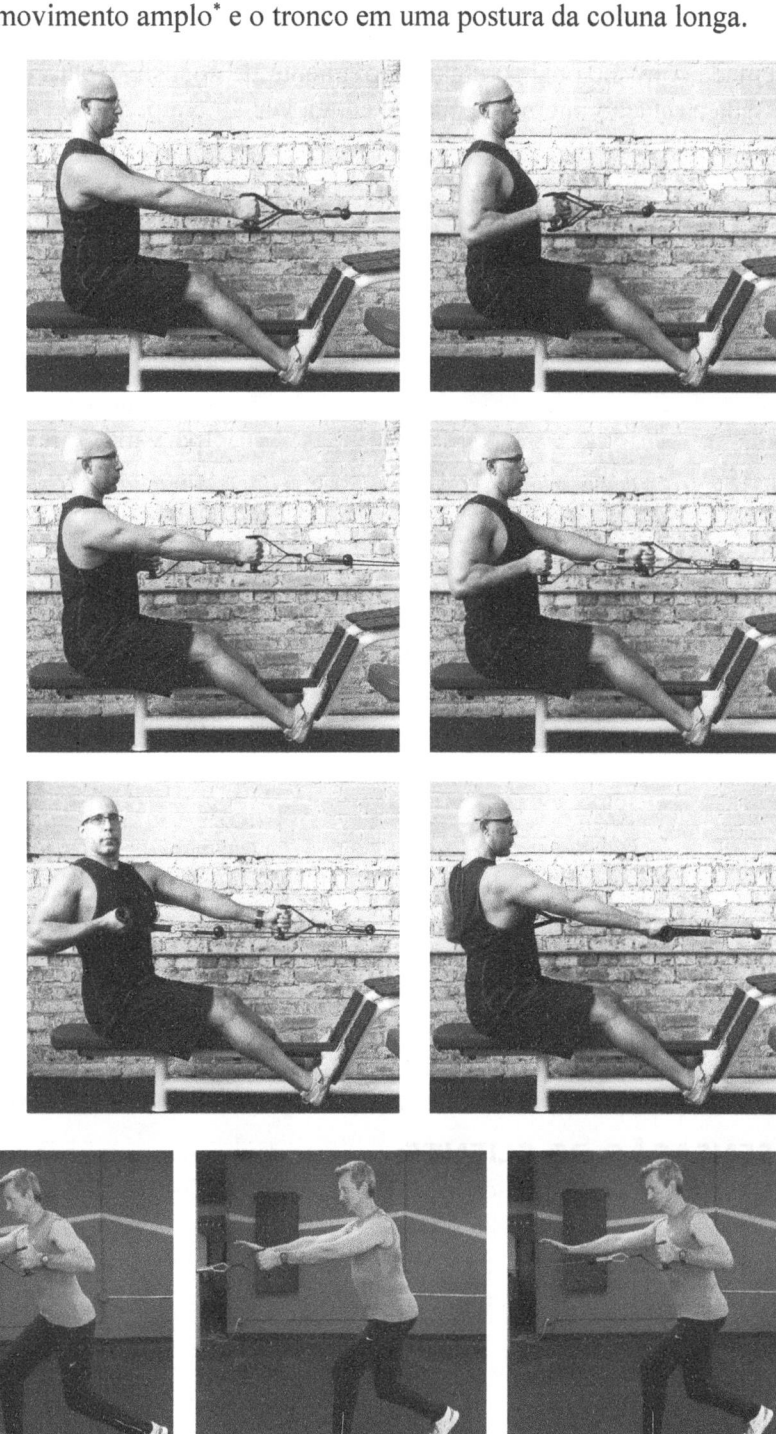

Remada com cabo: bilateral.

Remada com cabo: alternada.

Remada com cabo: rotação.

Remada com cabo: (a-b) suporte ipsilateral, (c-d) suporte contralateral.

---

*N. de R.T. Puxar a escápula em um movimento "amplo", esse "amplo" é a tradução da palavra inglesa *wide*. Toda vez que o autor se refere dessa forma ao movimento das escápulas (e o faz em muitas partes do texto) ele refere-se a não permitir que as escápulas aduzam em demasia, que não fiquem muitas próximas em qualquer movimento que as envolva.

REMADA TIPO ARCO E FLECHA COM CABO OU BANDA ELÁSTICA

Remadas tipo arco e flecha com banda elástica ou cabo são uma maneira incrivelmente eficaz de treinar aceleração e desaceleração da cadeia oblíqua posterior. Elas oferecem benefícios adicionais em relação à remada convencional ao incluir movimento de quadril – rotação externa do quadril com a versão com passada e rotação interna de quadril com a versão em pivô.

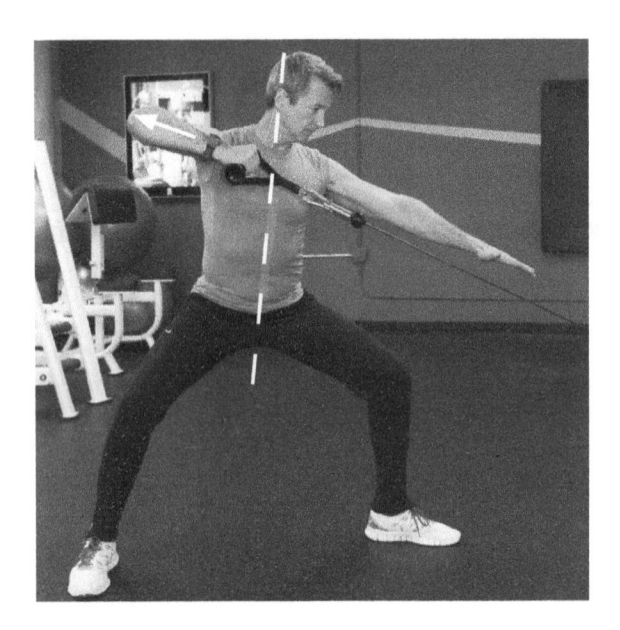

DESEMPENHO DO EXERCÍCIO

O cliente inicia a puxada por meio da pelve, depois o tronco e termina com o braço. Ele puxa o cotovelo "longo" como se puxasse uma corda do arco (seta branca). O nível do cotovelo sempre levanta um pouco mais alto que o punho em padrões baixo-para-alto e levemente mais baixo em padrões alto-para-baixo e torna-se uma extensão do cabo ou da banda elástica. O punho permanece reto e a coluna permanece neutra. A rotação é ao redor do quadril estacionário, e o quadril, o joelho e o tornozelo permanecem alinhados*. No final do movimento de puxar, o centro de massa do cliente deve estar igualmente distribuído entre seus pés (linha pontilhada). Ele retorna para a posição inicial sob controle.

Chave para o desempenho
Puxada com banda elástica ou cabo com rotação

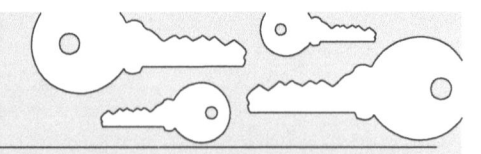

- O cliente ativa o serrátil anterior e os estabilizadores do tronco. Ele mantém essa ativação e a coluna longa durante todo o padrão.
- Ele puxa a banda elástica ou cabo, imaginando puxar o braço longo ao longo do plano do corpo, e o antebraço permanece alinhado com o cabo, tornando-se essencialmente uma extensão do cabo.

SENSAÇÃO DO CLIENTE: o cliente deve sentir como se estivesse mantendo a ativação à medida que ele está puxando o cabo ou a banda elástica. O movimento é iniciado e controlado pelos quadris e pelo tórax em vez de pelos braços.

---

*N. de R.T. O quadril, joelho e tornozelo permanecem alinhados no plano frontal.

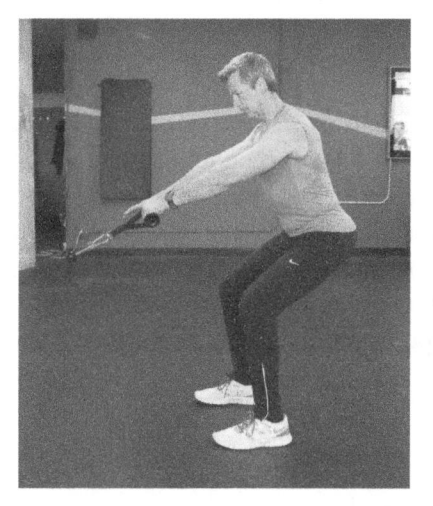

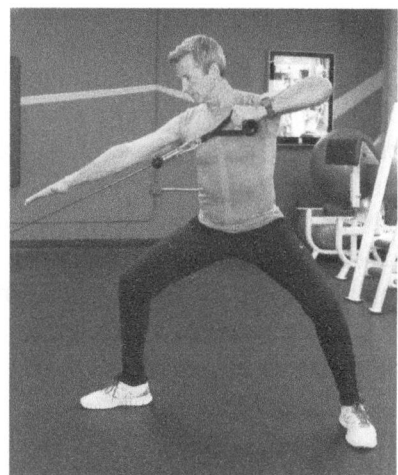

Arco e flecha: baixo para alto.

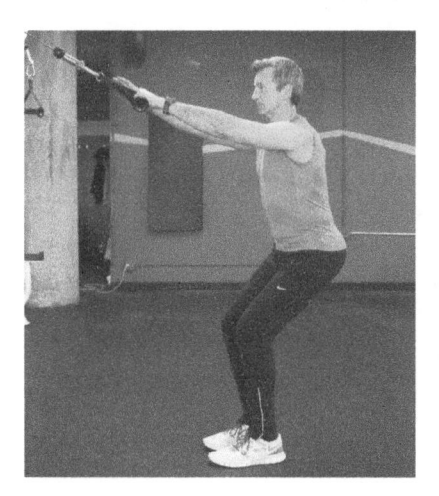

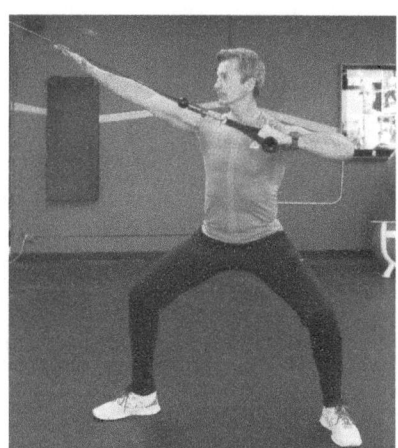

Arco e flecha: alto para baixo.

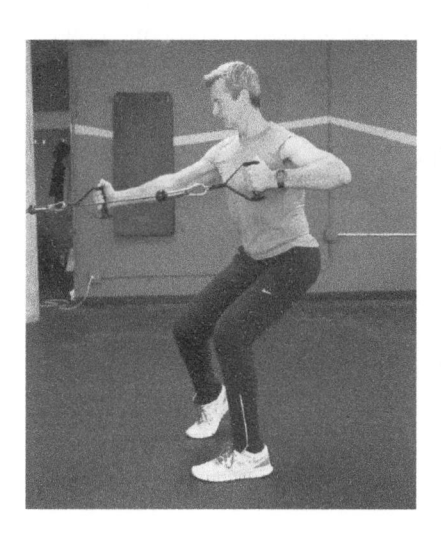

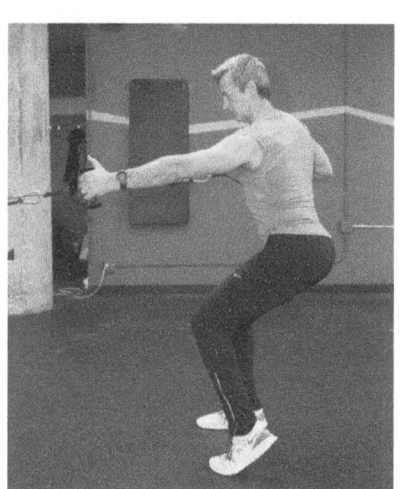

Remada alternada com cabo: com pivô (rotação interna de quadril).

REMADA INCLINADA

A remada inclinada, essencialmente o movimento reverso da flexão de braços, é um movimento híbrido, combinando os benefícios de uma tração na barra fixa com a remada curvada. Ele funciona como uma progressão inicial para ajudar o cliente a compreender as nuances do controle ET requeridas para realizar adequadamente uma barra. Ele é um grande padrão para a cadeia extensora, assim como para os estabilizadores escapulares posteriores, permitindo que qualquer cliente, mesmo os descondicionados e os idosos, recebam os benefícios dos padrões de puxar. Ele pode ser realizado em um suporte para barras*, um aparelho com dois cabos ou em um aparelho de suspensão, como o TRX. Uma vez que o cliente progride para um ponto onde seu corpo está nivelado com o chão, o padrão também é chamado de "remada invertida".

Chave para o desempenho
Remada inclinada

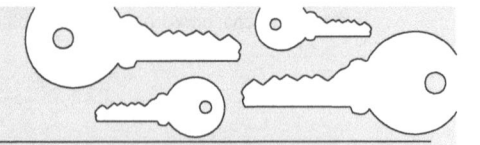

- O cliente ativa o serrátil anterior e os estabilizadores do tronco. Ele mantém essa ativação e a coluna longa durante todo o padrão.
- Ele agarra os cabos e se inclina para trás até estar sustentado.
- Ele se puxa na direção do cabo e volta à posição inicial.
- À medida que o cliente progride, seu corpo é abaixado para uma posição mais horizontal, e depois até um ponto onde suas pernas são elevadas sobre um degrau ou plataforma.
- Ele eleva-se apenas até o ponto onde pode manter a rotação GU ideal ou onde as partes superiores dos braços estão alinhadas com o tronco.

As seguintes diretrizes devem ser adotadas durante todo o padrão:

- A coluna permanece neutra e o *core* permanece ativado.
- Os tornozelos permanecem em dorsiflexão e os punhos permanecem retos.
- As escápulas permanecem ativadas; elas aduzem levemente à medida que o cliente se eleva e abduzem levemente à medida que o cliente se abaixa, sempre permanecendo em uma posição neutra e inclinada posteriormente.

SENSAÇÃO DO CLIENTE: o cliente deve sentir como se ele mantivesse a ativação à medida que ele puxa seu corpo na direção das mãos e visualiza puxar os ombros em uma posição ampla e a coluna alongada.

---

*N. de R.T. Suporte para barras, o que os americanos (e em muitos espaços de treinamento no Brasil) chamam de *rack*.

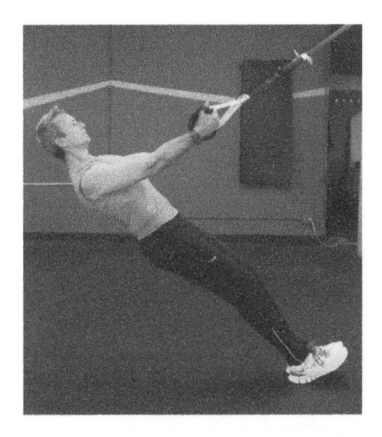

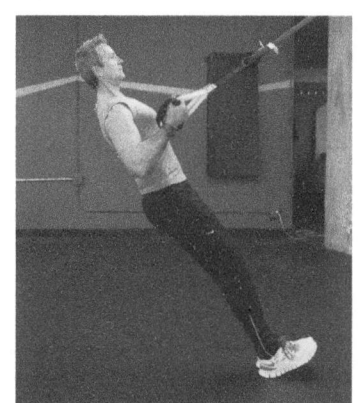

Remada inclinada: TRX.

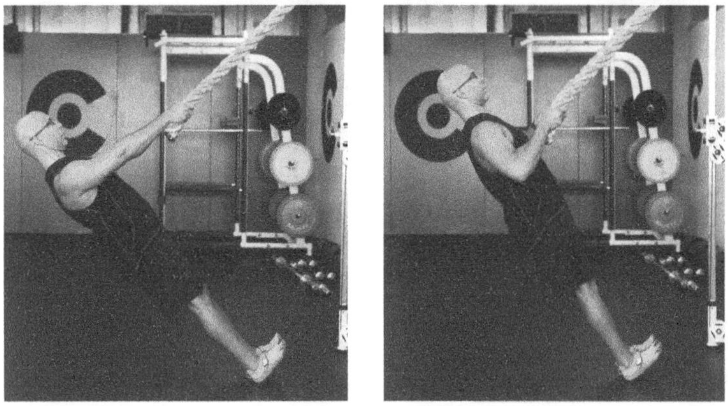

Remada inclinada: corda.

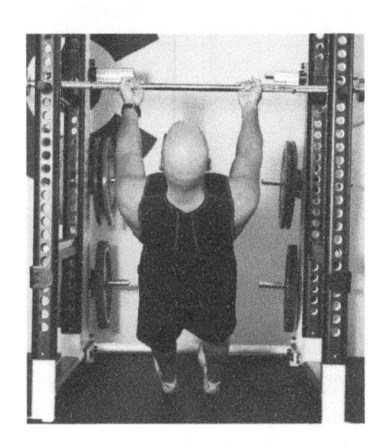

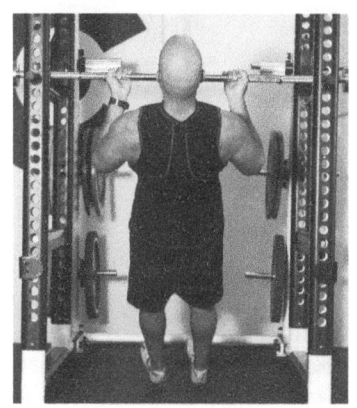

Remada inclinada: barra.

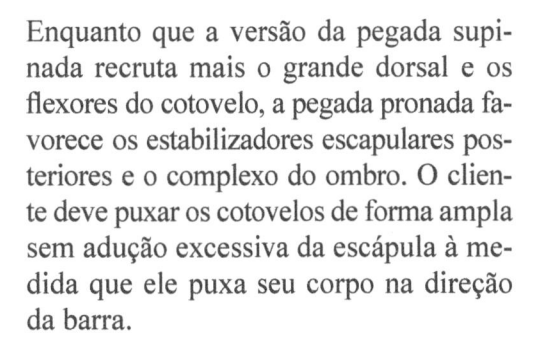

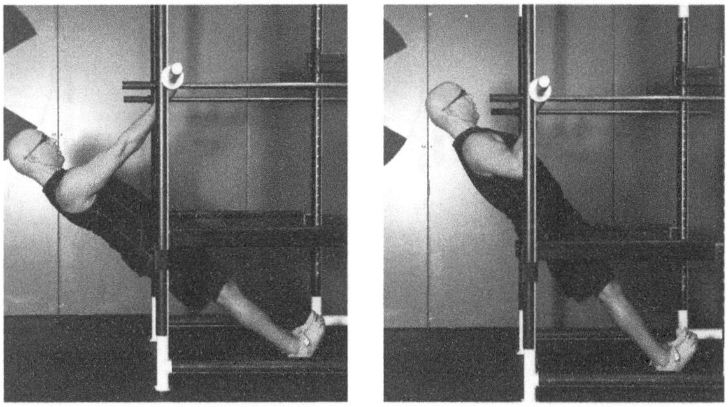

Enquanto que a versão da pegada supinada recruta mais o grande dorsal e os flexores do cotovelo, a pegada pronada favorece os estabilizadores escapulares posteriores e o complexo do ombro. O cliente deve puxar os cotovelos de forma ampla sem adução excessiva da escápula à medida que ele puxa seu corpo na direção da barra.

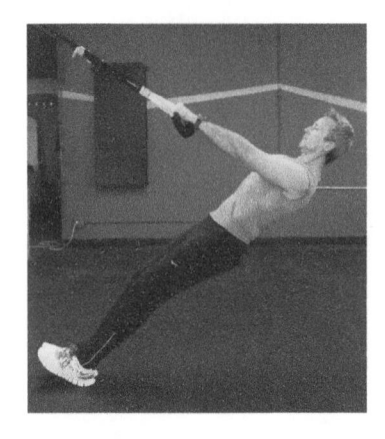

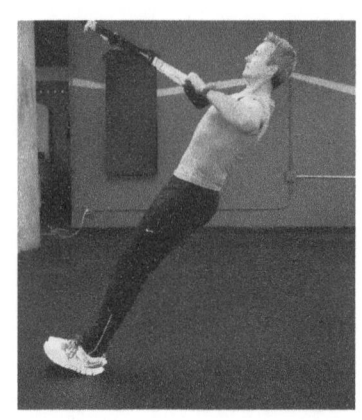

Remada inclinada:
TRX – pegada pronada.

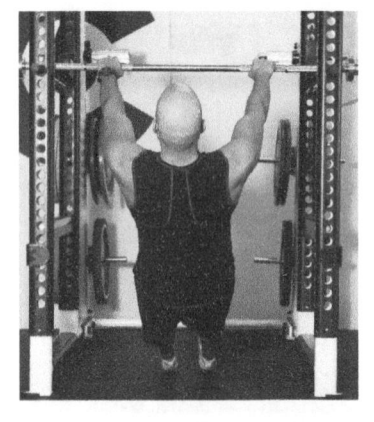

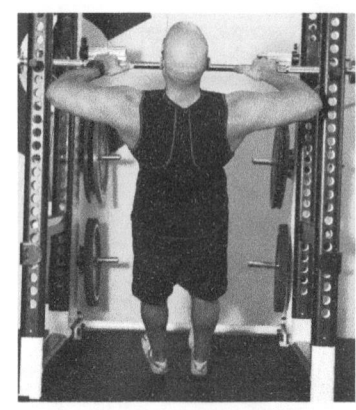

Remada inclinada:
barra – pegada pronada, visão posterior.

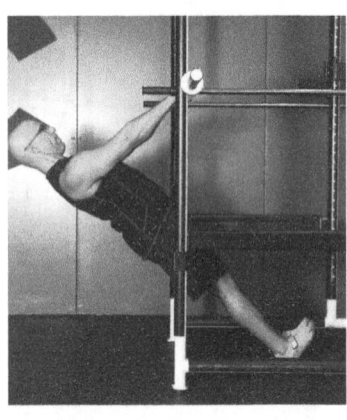

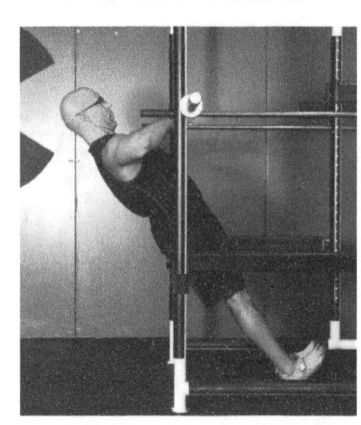

Remada inclinada:
barra – pegada pronada, visão lateral.

PADRÕES DE ROTAÇÃO UNILATERAIS

A rotação unilateral é um outro exercício híbrido que não se encaixa nitidamente em uma categoria específica; contudo, visto que o corpo é puxado para o braço fixo, ele é considerado mais como um padrão de puxar. A rotação unilateral é um padrão de alto nível que atinge todo o complexo do ombro enquanto treina efetivamente o manguito rotador em cadeia fechada. Em outras palavras, o tronco roda ao redor de uma extremidade superior fixa, treinando a rotação interna em cadeia fechada em oposição aos padrões tradicionais do manguito rotador, nos quais o braço roda ao redor de um tronco fixo. Essa conexão pode melhorar a coordenação entre os complexos de punho/mão, manguito rotador e escapulotorácico, tornando esse padrão ideal para retornar para atividades de alto nível. Devido ao apoio de um único braço e do movimento do braço livre, esse padrão também pode ser benéfico após realizar barras, para "liberar" o tórax. Esse padrão pode ser realizado agarrando a barra de um aparelho Smith, um TRX ou de um aparelho com cabos similares.

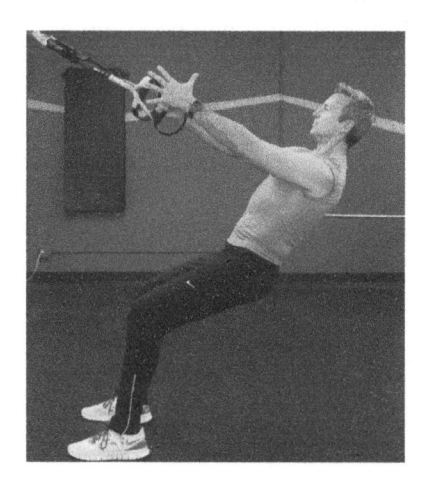

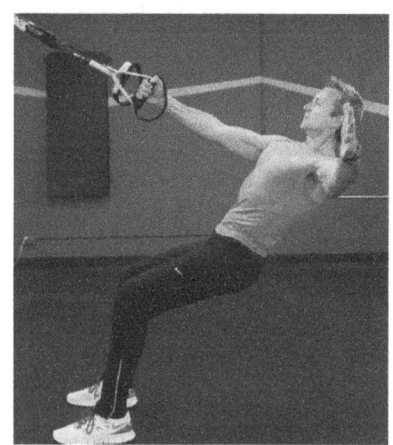

Chave para o desempenho
Padrões de rotação unilateral no TRX

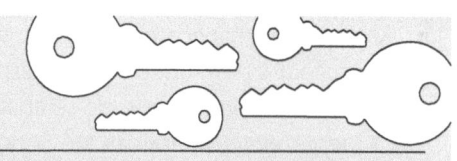

- O cliente segura um pegador do TRX, certificando-se que ele mantenha uma pegada forte, com cotovelo e punho estendidos.
- Ele ativa os flexores profundos do pescoço, o serrátil anterior e a parede abdominal profunda.
- Mantendo a coluna alongada, o cliente gira, alcançando seu braço para trás enquanto abre o tórax.
- Ele se alcança com o braço livre na direção do teto para voltar à posição inicial.
- A coluna deve permanecer alongada e a escápula deve permanecer estabilizada contra o tórax durante todo o padrão.

Observe também: a rotação do tronco é realizada pelos rotadores internos do ombro e pelos estabilizadores escapulotorácicos – principalmente o serrátil anterior, o peitoral maior, o peitoral menor, o subescapular, o latíssimo do dorso, o redondo maior e o coracobraquial.

SENSAÇÃO DO CLIENTE: o cliente deve sentir como se estivesse mantendo a ativação do serrátil anterior e a coluna alongada e que o trabalho está sendo feito pelo braço estacionário.

PADRÕES DE PUXAR NA VERTICAL

Descrição: qualquer padrão em que os braços puxam a resistência ao longo de um plano vertical (tração da gravidade) ou o corpo é puxado em direção às mãos fixas ao longo de um plano vertical (tração da gravidade).

Exemplo: barras e puxadas com cabo ou banda elástica.

BARRAS

As barras são um dos padrões fundamentais e um excelente movimento para treinar o tronco e o complexo do ombro. Além do latíssimo do dorso, as barras recrutam o deltoide posterior e o tríceps, bem como todos os flexores do cotovelo e a força de preensão manual, tornando-o um exercício funcional completo da extremidade superior. O desafio das barras é que muitos clientes não possuem estabilidade na coluna e nas escápulas para realizá-las adequadamente. Para esses indivíduos, a remada inclinada (discutida anteriormente) é uma excelente alternativa, embora não seja tecnicamente um padrão de puxar na vertical.

Chave para o desempenho
Barras

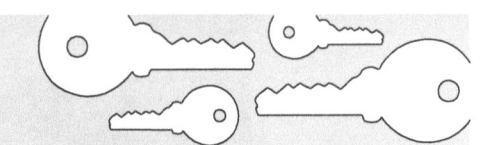

- O cliente segura os pegadores e ajusta suas escápulas – as escápulas estão "ajustadas" quando são puxadas para baixo e ao redor do tórax (ver imagem adiante).
- Ele eleva-se em direção à barra e volta à posição inicial sem perder o controle escapulotorácico ou o eixo de rotação GU.

As seguintes diretrizes devem ser adotadas durante todo o padrão:

- A coluna permanece neutra e o *core* permanece ativado.
- As escápulas permanecem ativadas; elas aduzem levemente à medida que o cliente eleva-se e abduzem levemente à medida que ele se abaixa, sempre permanecendo em uma posição de inclinação posterior.
- O cliente eleva-se apenas até o ponto em que ele mantém a rotação GU ideal ou em que a parte superior dos braços fica alinhada com o tronco.
- Ele mantém a coluna alongada, tendo o cuidado de não hiperestender por meio da articulação toracolombar.

SENSAÇÃO DO CLIENTE: o cliente deve sentir como se estivesse mantendo a ativação e a coluna alongada à medida que ele eleva seu corpo em direção à barra. Ele visualiza puxar as escápulas em uma posição ampla e envolvê-las ao redor do tórax, e não para baixo e para trás.

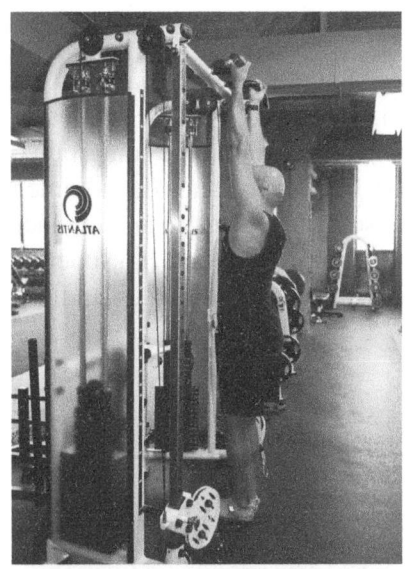

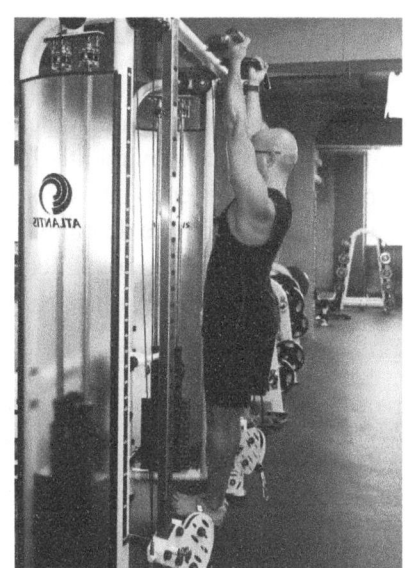

Ajuste escapular inadequado (esquerda); posição escapular adequada (direita).

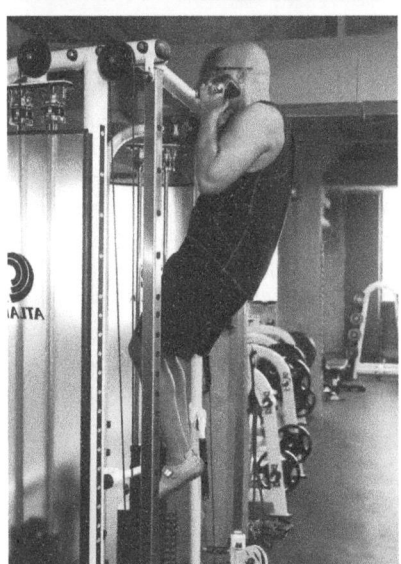

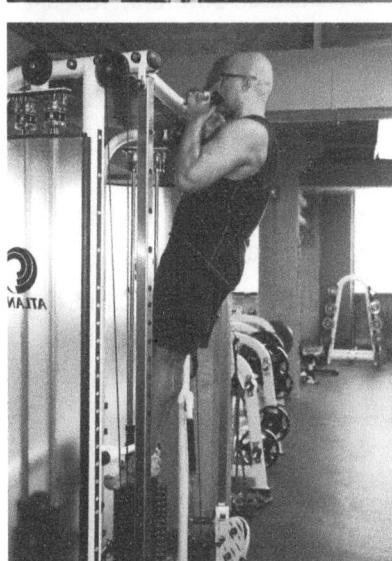

Barra com pegada supinada: posição inadequada de cabeça e tronco (esquerda); posição adequada de cabeça e tronco (direita).

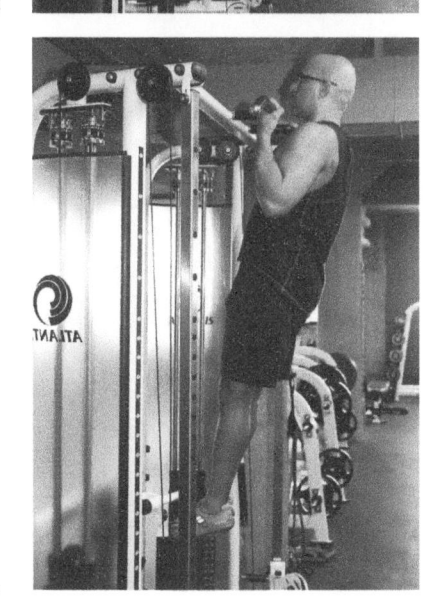

Barra com pegada supinada.

PUXADA COM CABO

Puxadas verticais, mais comumente chamadas de puxadas com cabo, desafiam os estabilizadores escapulares em um movimento acima da cabeça e podem ser uma alternativa efetiva para aqueles clientes com amplitude de movimento diminuída ou estabilidade comprometida do complexo do ombro. O ângulo pode ser modificado para acomodar diferentes planos de movimentos e clientes que possuem váriados graus de movimento e de controle. Esse padrão é relativamente fácil de aprender e desenvolver controle, visto que a posição inicial coloca a escápula em rotação superior. Ele também é um padrão excelente para conectar o latíssimo do dorso e os estabilizadores escapulares ao cilindro toracopélvico (CTP).

Chave para o desempenho
Puxada com cabo

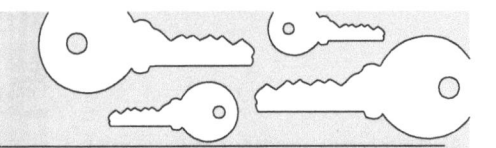

- O cliente ativa o serrátil anterior e os estabilizadores do tronco. Ele mantém essa ativação e a coluna alongada durante todo o padrão.
- Ele puxa o cabo para baixo, trazendo o cotovelo na direção do solo enquanto mantém uma escápula estável – ele visualiza puxar a escápula ampla e ao redor do tórax, em vez de para baixo e para trás.
- O cliente não deve puxar as escápulas para baixo e para trás ou puxar o cotovelo para trás delas, pois esses movimentos encorajam a rotação inferior das escápulas e o deslizamento anterior do úmero.
- Ele deve manter a coluna alongada e cuidar para não hiperestender por meio da articulação toracolombar.
- Esses padrões podem ser realizados nas posições sentada e em pé.

SENSAÇÃO DO CLIENTE: o cliente deve sentir como se estivesse mantendo a ativação e a coluna alongada enquanto ele puxa seu corpo na direção das mãos. Ele visualiza puxar com os ombros em uma posição ampla, e os cotovelos devem estar em frente em relação à articulação do ombro e apontados para o solo no final da fase concêntrica do movimento.

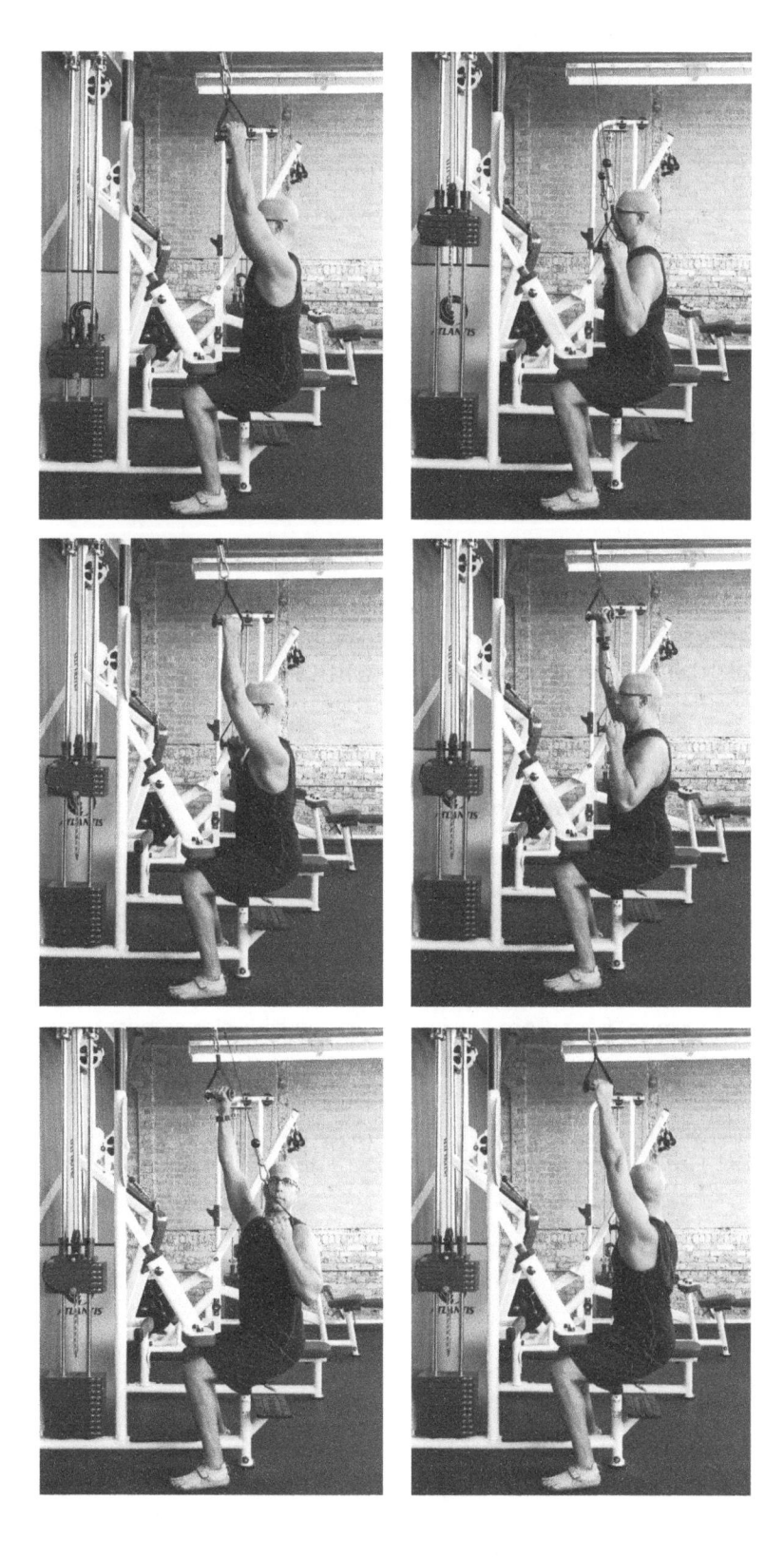

Puxada com cabo: padrão ideal de tronco e escápula durante o padrão de puxada alternada com cabo – postura da coluna neutra (acima) e com rotação de tronco (abaixo). As variações alternadas e aquelas com rotação são preferíveis em relação aos padrões bilaterais, visto que elas encorajam o movimento torácico durante os padrões. O cliente mantém a coluna alongada durante todas as versões.

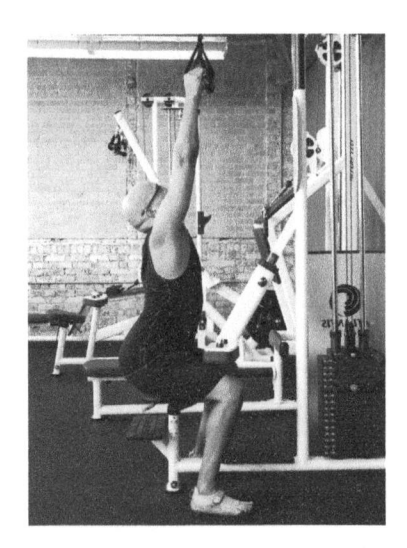

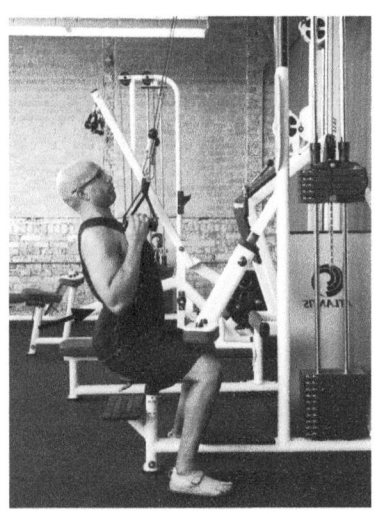

Padrão inadequado da coluna e escápula: o cliente perde o controle escapular e abduz excessivamente as escápulas durante a fase excêntrica da puxada (imagem acima, à esquerda), e hiperestende a articulação toracolombar e aduz excessivamente as escápulas durante a fase concêntrica (imagem acima, à direita).

Chave para o desempenho
Proporção entre exercícios de empurrar e exercícios de puxar

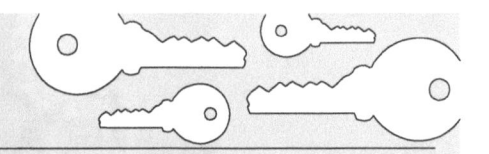

Há muito debate dentro da indústria do condicionamento físico quanto à relação correta entre exercícios de empurrar e exercícios de puxar. O debate não deve ser sobre essa relação – deve ser sobre controle escapular. A maioria da população em geral que apresenta disfunção ET não são necessariamente "fortes" em movimentos de empurrar e "fracos" em movimentos de puxar – eles exibem um controle motor ruim nos movimentos de empurrar e de puxar. Os padrões de empurrar e os padrões de puxar são requeridos para recuperar o controle ET ideal. Confiança excessiva nos padrões de puxar às custas dos padrões de empurrar não assegura controle ET ideal e, em muitos clientes, encoraja a ruptura da mecânica normal. Se a escápula é estável e o cliente se engaja em um programa de condicionamento bem equilibrado, não há debate.

IMPORTANTE: concentre-se em melhorar o controle escapular em vez de se preocupar com a proporção entre o número de séries de empurrar e o número de séries de puxar. Se ainda houver dúvida, faça mais exercícios de estabilização escapular (na seção de exercícios corretivos encontrada no Capítulo 7), visto que eles irão melhorar a mecânica escapular e a função muito mais do que qualquer padrão fundamental de nível mais alto.

Capítulo 9

Padrões-chave e progressões de movimento para o complexo do quadril e membros inferiores

OBJETIVOS DO CAPÍTULO

Identificar os padrões-chave do complexo do quadril e membros inferiores

Desenvolver as estratégias específicas para progredir nos padrões de movimento básicos do complexo do quadril e membros inferiores

A progressão nos padrões dos membros inferiores é necessária para indivíduos que visam retornar ao trabalho ou ao esporte. Este capítulo irá analisar os padrões de movimento básicos do quadril e membros inferiores, incluindo agachamento, avanço, passo, levantamento terra, ponte e alcançar.

PADRÕES DOMINANTES DE QUADRIL *VERSUS* DOMINANTES DE JOELHO

Os padrões de membros inferiores são geralmente categorizados como dominantes de quadril ou de joelho, com base no local onde a maior parte do movimento ocorre e qual sistema muscular é predominantemente usado. Os padrões de dominância do quadril são, em geral, aqueles em que a pelve está rodando ao redor das cabeças femorais, e os joelhos, em geral, não estão diretamente envolvidos no padrão. O complexo do glúteo máximo e isquiotibiais – ou os músculos da cadeia posterior – puxam excentricamente a pelve à medida que esta roda anteriormente[*] e puxam concentricamente a pelve para fazer a rotação posterior[**]; assim, estes padrões são às vezes referidos como padrões de puxar. Os padrões de dominância do joelho são, em geral, aqueles em que os joelhos estão diretamente envolvidos no movimento da carga e há muito mais atividade do quadríceps. Esses padrões são muitas vezes referidos como padrões de empurrar e incluem agachamentos, avanços e subida/descida de degraus.

Dominante de quadril	Dominante de joelho
Pontes	Agachamentos
Alcançar	Avanços
Levantamentos terra	Subida/descida de degraus

---

[*]N. de R.T. Anteversão pélvica.
[**]N. de R.T. Retroversão pélvica.

Um programa de treinamento bem projetado deve estressar uma quantidade igual de padrões de dominância de quadril e joelho. Enquanto que se faz uma distinção entre esses dois padrões, todo o padrão de membros inferiores deve salientar o envolvimento do quadril. A falta de uma dissociação ideal de quadril e tornozelo é uma causa comum de dor no joelho em indivíduos durante o agachamento ou durante a descida de escadas. Para esses clientes, a melhora da dissociação do quadril e ombro deve ser uma prioridade, sendo acompanhada de imediato por uma estratégia de estabilização. Os padrões de dominância do quadril são geralmente os melhores para iniciar os indivíduos com problemas no joelho ou quando há dor ao se colocar sobrecarga no joelho, uma vez que esses padrões não envolvem a carga direta sobre o joelho. Após aprender o controle da pelve e coluna neutras, indivíduos com dor nas costas geralmente aprendem primeiro os padrões de dominância do joelho, uma vez que o controle da postura de coluna neutra durante o agachamento e avanço é a melhor estratégia para preservar a coluna durante o exercício. Essa última estratégia pode então ser adaptada às atividades da vida diária do cliente com dor lombar.

PADRÕES DOMINANTES DE QUADRIL

PONTES

Pontes são um exercício popular com o objetivo de tonificar os glúteos e são rotineiramente feitos em cenários de reabilitação para aqueles com dor lombar e no quadril. As pontes são geralmente feitas para melhorar a extensão do quadril, especificamente a função do glúteo máximo. Em geral, clientes e pacientes, sob a orientação de um fisioterapeuta ou *personal trainer*, fazem as pontes com as instruções de "comprima os glúteos" ou "empurre por meio dos quadris". Realizá-las deste modo aumenta a atividade glútea, mas também aumenta preferencialmente a ativação das fibras superficiais dos glúteos, enquanto pouco faz para melhorar o controle funcional da articulação coxofemoral. Esta seção se focará no padrão da ponte, fará a distinção entre os dois diferentes tipos e fornecerá uma estratégia para melhorar a função do quadril usando o padrão.

NÍVEL I: PONTE E PONTE COM ROTAÇÃO

O padrão de ponte de nível I é usado para melhorar a função da musculatura do *core*, principalmente os abdominais e isquiotibiais, enquanto subsequentemente diminui o tônus e aumenta o comprimento do eretor da coluna. Este é um excelente exercício para aqueles que precisam de descompressão/relaxamento da coluna (devido ao aumento da tonicidade por meio dos eretores) e para indivíduos com dor no quadril (devido à compressão excessiva do glúteo máximo superficial e rotadores profundos do quadril), bem como um movimento de coordenação para o *core*.

Chave para o desempenho
Ponte

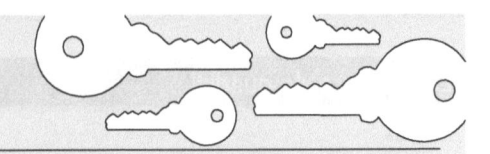

- O cliente deita na posição supinada com os joelhos flexionados e os pés no chão.
- As pernas estão na linha dos quadris, e os quadris, joelhos, tornozelos e pés estão em uma linha reta.
- O cliente recebe a dica verbal para começar ativando seu *core* e relaxar por meio dos quadris, pensando em "expandir por meio dos ossos de sentar" (tuberosidades isquiáticas) — os quadris e glúteos devem permanecer relativamente soltos e relaxados durante todo o movimento.

- Depois, ele realiza pequenas inclinações anteriores/posteriores pélvicas, enquanto garante o relaxamento dos rotadores do quadril, dos glúteos e do eretor da coluna.
- À medida que o desempenho melhora, o indivíduo começa a rolar a coluna do chão, um segmento por vez (flexão da coluna), similar a tirar um pedaço de fita do chão.
- Ele abaixa a coluna de volta ao chão; invertendo o padrão, abaixando um segmento de vez até que a coluna e a pelve estejam em uma posição neutra de repouso – os professores de pilates e ioga comumente se referem a isto como "imprimir" a coluna no chão.
- O cliente expira à medida que a coluna é tirada do solo e inspira à medida que a coluna é colocada de volta ao solo.
- O indivíduo se ergue do chão apenas até um ponto onde possa manter, de modo segmentar, flexão ou "rolamento" da coluna enquanto mantém a ativação do *core* e sem ativação excessiva dos glúteos e rotadores do quadril.
- Os quadris, joelhos, tornozelos e pés devem permanecer em linha reta durante todo o padrão.

SENSAÇÃO DO CLIENTE: ele deve sentir como se estivesse relaxando por meio dos quadris e coluna à medida que se move por meio do padrão e deve sentir que é mais fácil mover-se de modo segmentar por meio dos quadris e coluna.

NÍVEL I: PONTE COM ROTAÇÃO

A ponte com rotação é uma excelente maneira de melhorar a flexibilidade rotacional nos quadris pela dissociação da pelve e do fêmur. Enquanto o padrão de rotação da coluna em pé cria uma rotação de cima para baixo, a versão em base supinada gira o complexo lombo-pélvico de baixo para cima. Ambas as versões são excelentes movimentos para uma pessoa que demonstra restrição da rotação de quadril e coluna, mas especialmente para atletas como golfistas e arremessadores que precisam de uma significativa dissociação entre a pelve e a cabeça femoral.

Chave para o desempenho
Ponte com rotação

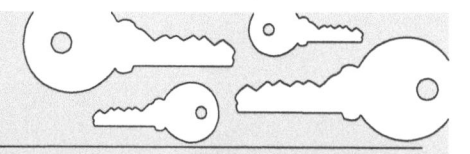

- O cliente inspira e, à medida que expira, roda a pelve em direção a um dos quadris – ele inspira à medida que roda a pelve de volta à posição neutra.
- Isto é repetido na direção oposta.
- Os pés do cliente devem permanecer planos no chão e seus joelhos e coxas devem estar em paralelo e estacionários durante o movimento – garanta que a rotação é realizada por meio dos quadris e não pelo movimento dos membros inferiores.

SENSAÇÃO DO CLIENTE: o cliente deve sentir como se estivesse relaxando por meio de seus quadris e rodando ao redor dos membros inferiores.

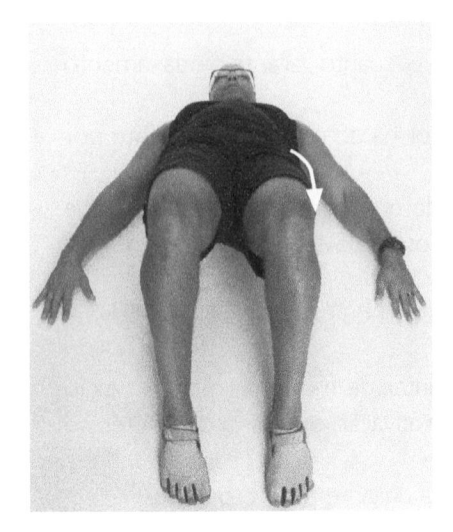

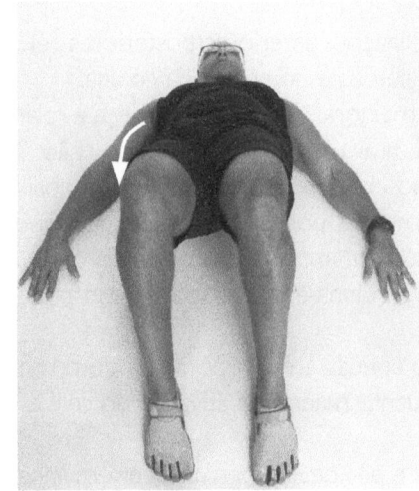

Ponte com rotação, início (imagem à esquerda e imagem à direita).

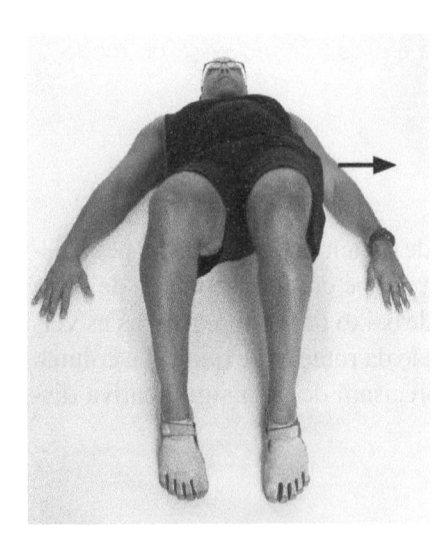

Os clientes que exibem uma dissociação coxofemoral ruim e/ou estabilidade deficiente do CTP, muitas vezes substituirão isto pela oscilação lateral da pelve, em vez de realizar a dissociação pura do quadril.

NÍVEL II: PONTE COM EXTENSÃO DO QUADRIL

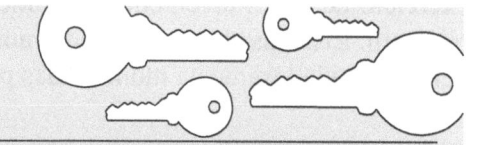

A versão do nível I da ponte salientou a mobilidade do quadril e da coluna usando o padrão para ajudar o cliente a diminuir as estratégias de estabilização do tipo "excesso de contração". A versão do nível II é projetada para melhorar a extensão do quadril, especificamente a função do complexo posterior do quadril. Na verdade, o padrão de ponte de nível II é uma das maneiras mais apropriadas de melhorar a extensão do quadril e a função da estabilização glútea (máximo e médio)*.

Chave para o desempenho
Ponte com extensão do quadril

- O cliente deita no chão com suas pernas na linha do quadril e seus braços ao lado no chão.
- Ele mantém uma coluna neutra, ativa seu *core* e se ergue ativando os quadris, sem comprimi-los, para elevar e abaixar a pelve.
- O cliente faz uma pausa no topo e senta de volta nos quadris, à medida que estes retornam ao chão.
- Os quadris, joelhos e pés devem permanecer neutros durante todo o padrão – não deve haver rotação externa ou adução dos quadris.
- O movimento ocorre ao redor do quadril – a coluna deve permanecer neutra durante todo o padrão (linha pontilhada).

SENSAÇÃO DO CLIENTE: o cliente deve sentir como se estivesse relaxando por meio dos quadris durante a fase excêntrica e se erguendo, também por meio dos quadris, à medida que eleva a pelve.

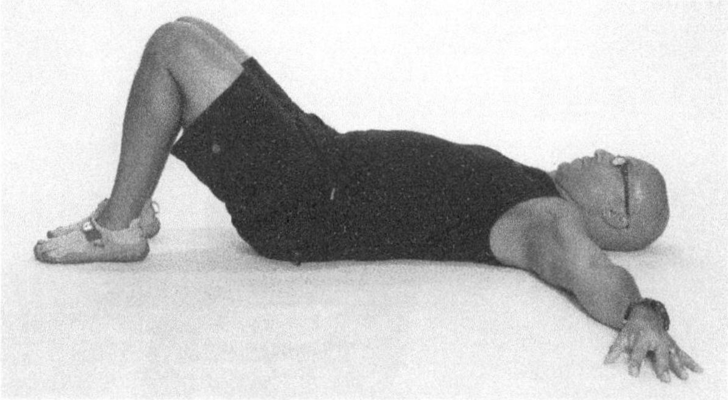

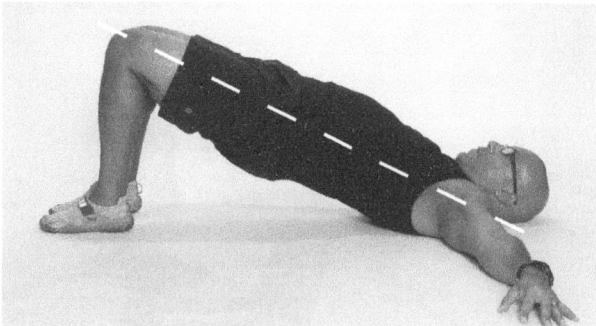

Observe a hiperextensão toracolombar neste cliente, que é aconselhado a "contrair os glúteos com força" (imagem à esquerda). Isto desestabiliza o CTP e o quadril, desconectando a parede abdominal e conduzindo a cabeça femoral à frente no acetábulo.

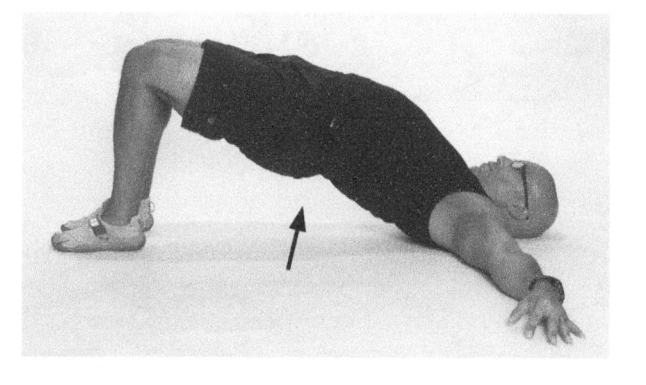

---

*N. de R.T. A progressão de ponte nível II (com extensão do quadril) é a variação geralmente utilizada como sendo nível I pela maioria dos profissionais.

NÍVEL III: PONTE COM MARCHA

Junto com o auxílio na extensão do quadril, o glúteo máximo mostra atividade significativa durante a fase de contato do calcanhar na marcha, sugerindo que o glúteo máximo funcione para auxiliar o controle unilateral do ílio. As pontes com marcha são um excelente modo de treinar esta função do glúteo máximo e combinam os benefícios da extensão do quadril, estabilização do *core* e carga unilateral em uma posição de relativamente baixo nível de exigência. Contudo, é importante observar que este não é um exercício de baixo nível, embora praticamente todo treinador e terapeuta faça com que seus clientes o realizem. Listadas abaixo, se encontram várias dicas que aumentam a efetividade deste padrão e que devem ser cuidadosamente monitoradas para garantir os benefícios máximos obtidos.

Chave para o desempenho
Ponte com marcha

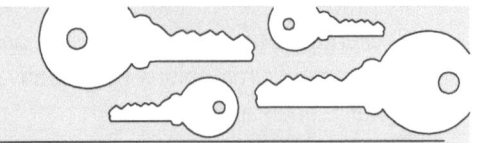

- O cliente realiza uma ponte de nível II tradicional como descrita acima.
- Ele ergue uma perna, assegurando-se de manter uma pelve nivelada, coluna neutra e alinhamento do membro inferior.
- Ele coloca a perna de volta no chão e ergue o lado oposto, assegurando-se de manter o controle da posição pélvica especialmente durante a transição de uma perna para outra.
- O cliente pode monitorar-se colocando as mãos sobre as espinhas ilíacas anterossuperiores, assegurando-se que a pelve permaneça estacionária durante todo o padrão.

SENSAÇÃO DO CLIENTE: o cliente deve sentir como se sua pelve permanecesse neutra sem rotação por meio dos quadris, da pelve ou da região lombar.

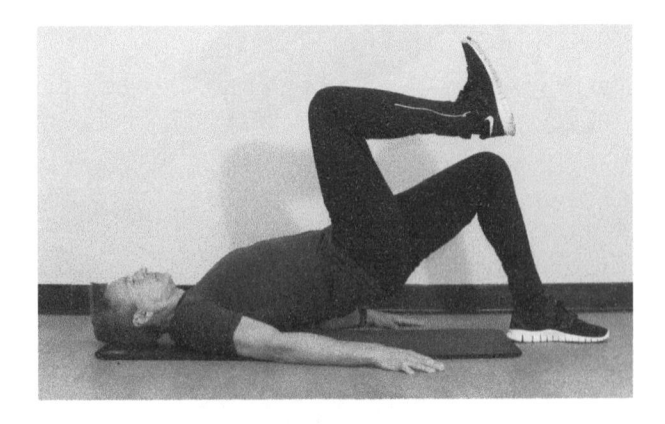

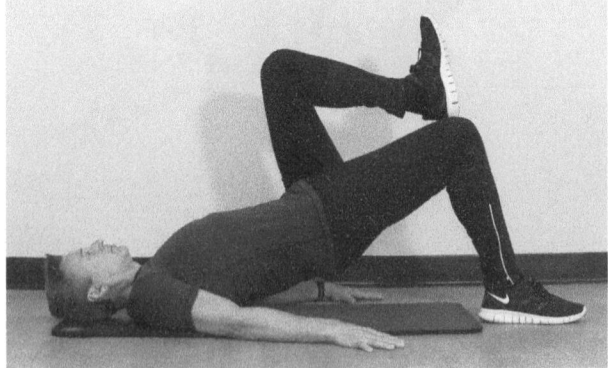

NÍVEL IV: PONTE UNILATERAL

As pontes unilaterais são um dos exercícios mais desafiadores para o glúteo máximo e um excelente padrão para ensinar a estabilidade pélvica durante a mecânica unilateral da perna antes de progredir para a postura ereta. Para garantir que os benefícios máximos sejam atingidos a partir do padrão, o cliente deve aderir às seguintes orientações. Durante todo o padrão, ele deve ser capaz de:

- manter o quadril, joelho, tornozelo e o pé em linha reta;
- manter a pelve nivelada e posição neutra da coluna;
- realizar um movimento de pivô ao redor da articulação do quadril e contrair a parte posterior do quadril, sem conduzir a cabeça femoral anteriormente no acetábulo.

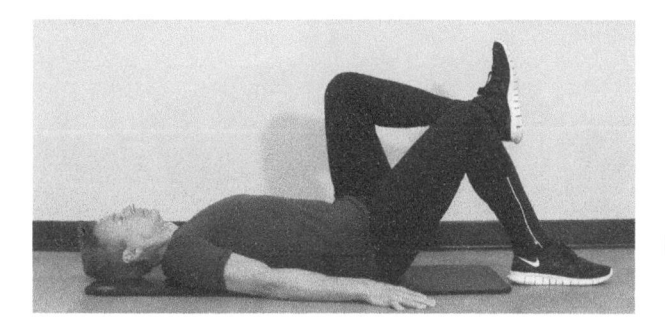

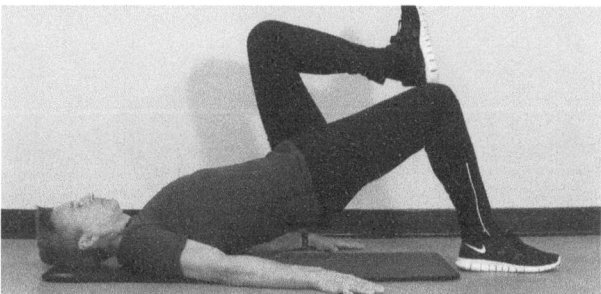

PONTE COM BOLA

A ponte com bola é um exercício básico para desenvolver a extensão tripla; isto é, a extensão do tornozelo, joelho e quadril. Os benefícios adicionais desse padrão incluem o treinamento da função de extensão dos isquiotibiais, estabilização da cadeia extensora e ativação geral do *core*. As demandas desse padrão o tornam extremamente importante para manter a coluna neutra e o bom posicionamento pélvico de modo a otimizar a produção de força e a minimizar os estresses rotacionais à coluna, aos quadris e às articulações sacroilíacas.

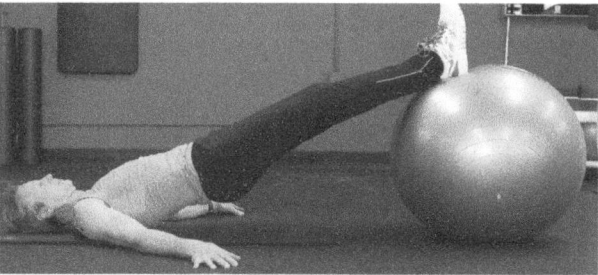

NÍVEL I-II

O padrão começa com os calcanhares sobre a bola (nível I, as duas imagens superiores, abaixo) e progride para os dedos sobre a bola (nível II, as duas imagens inferiores, abaixo). O cliente deve ser capaz de fazer a extensão por meio dos quadris sem hiperestender a coluna lombar e sem oscilação excessiva da bola.

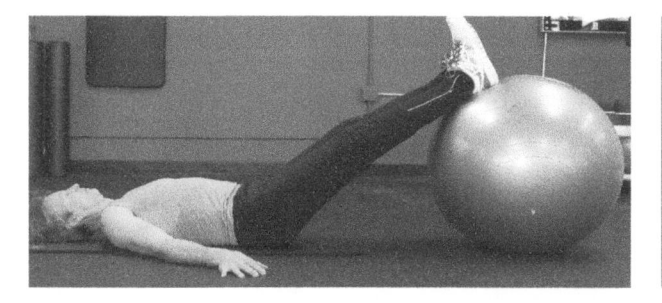

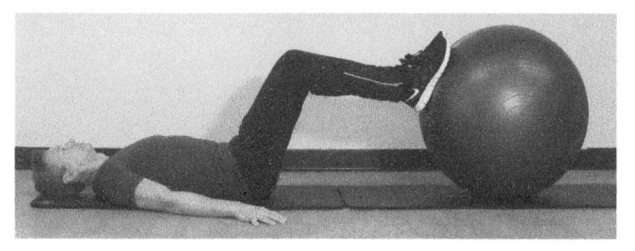

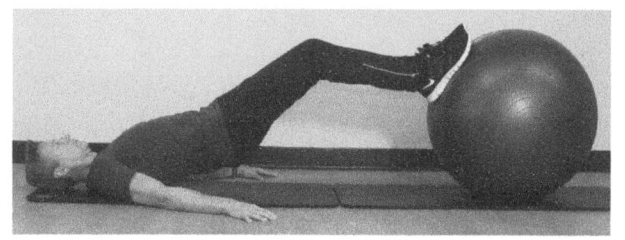

NÍVEL III

A ponte com elevação combina os benefícios de uma tripla extensão unilateral e estabilização do complexo lombo-pélvico-quadril. Assim como na ponte unilateral, o cliente deve ser capaz de manter a estabilização da pelve e da coluna enquanto uma perna é erguida. Não deve haver mudanças na posição da coluna ou da pelve durante o padrão. Comece com os pés sobre uma superfície estável, como um degrau, antes de passar para uma superfície móvel, como uma bola suíça.

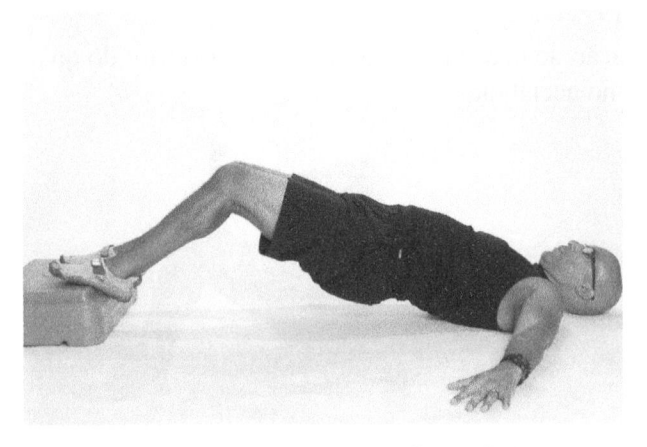

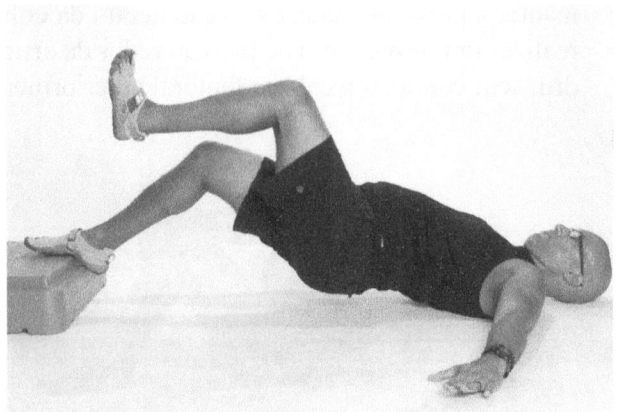

Ponte com elevação de uma perna: superfície estável.

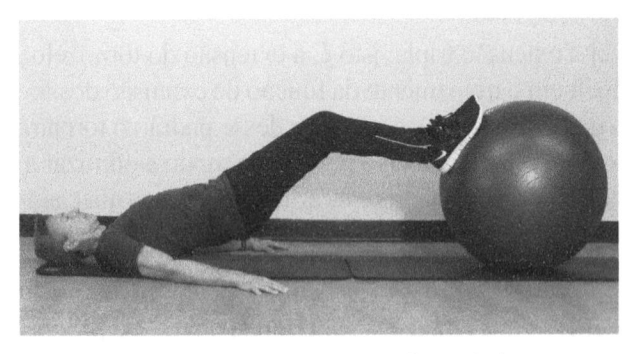

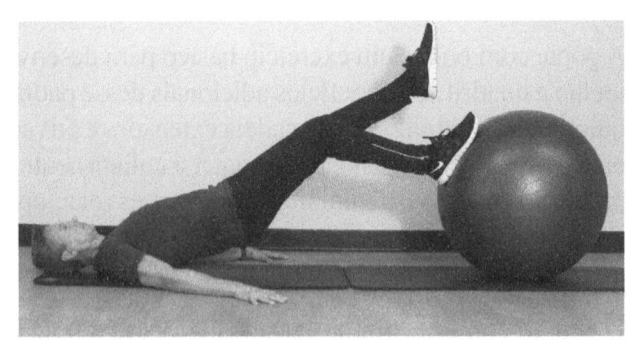

Ponte com elevação de uma perna: superfície móvel.

FLEXÃO DE JOELHOS NA BOLA SUÍÇA

Desde a invenção dos aparelhos de exercício, o treinamento dos isquiotibiais tem consistido, em grande parte, em variações não funcionais de exercícios de flexão de joelhos sentado ou deitado. Enquanto a flexão de joelho deva ser treinada isolada, apenas em casos de real fraqueza dos isquiotibiais, como após uma lesão ou cirurgia do joelho, a flexão de joelhos com a bola suíça pode acrescer um necessário componente de flexão do joelho ao tradicional padrão de ponte. Além dos benefícios mencionados do padrão de ponte, o componente de flexão do joelho ajuda a melhorar o controle excêntrico dos isquiotibiais e é um valioso padrão para melhorar a reabilitação do LCA e LCP. Este padrão pode ser progredido usando um S*lide* ou *TRX*.

É importante observar que enquanto a flexão na bola é um padrão comum, raramente ele é realizado de modo adequado. A falha de movimento mais comum no padrão de flexão de joelhos é quando os treinadores aconselham a manter seus quadris erguidos e o cliente substitui a extensão do quadril pela extensão da coluna lombar. Estes clientes também irão exibir uma postura alargada do gradil costal anterior, demonstrando que perderam o controle do CTP e estão substituindo a extensão do quadril pela extensão lombar. Nas imagens abaixo, pode parecer que o cliente não está em extensão total do quadril, contudo, ele está mantendo a posição que lhe permita manter uma coluna neutra, uma posição caudal do gradil costal anterior e uma estabilização do CTP durante todo o padrão.

NÍVEL I

O cliente realiza um padrão de ponte e rola a bola em direção aos quadris; não deve haver mudança na postura pélvica ou da coluna. Ele essencialmente alonga suas pernas sem perder a posição pélvica ou da coluna.

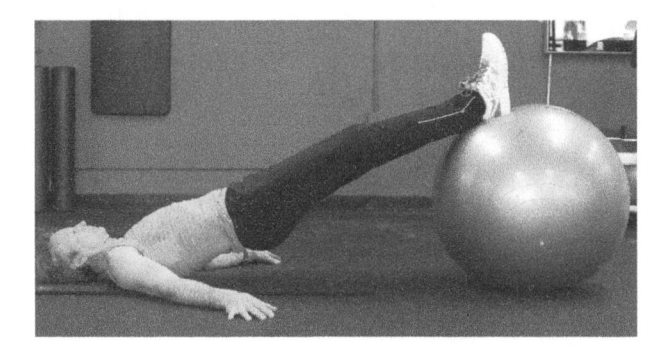

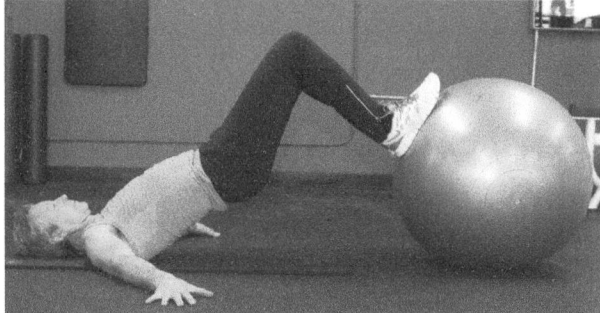

NÍVEL II

O padrão de flexão unilateral é a progressão de mais alto nível da extensão de quadril. Esse padrão requer uma excepcional estabilidade do *core* e controle do quadril e deve somente ser realizado por clientes que progrediram do nível I da flexão de joelhos na bola suíça e dos níveis I-II dos padrões de extensão de quadril na ponte. Garanta que o cliente mantenha uma pelve nivelada, coluna neutra e ativação do *core* durante todo o movimento.

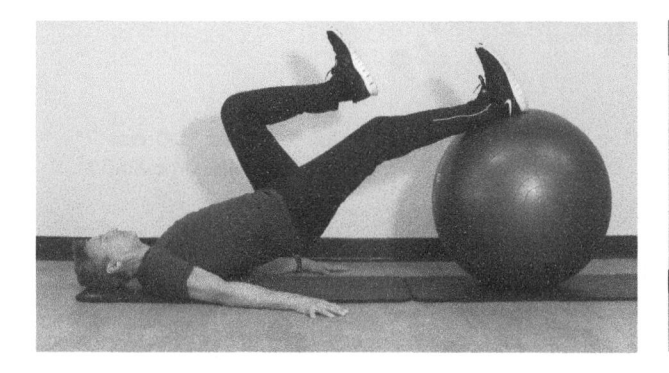

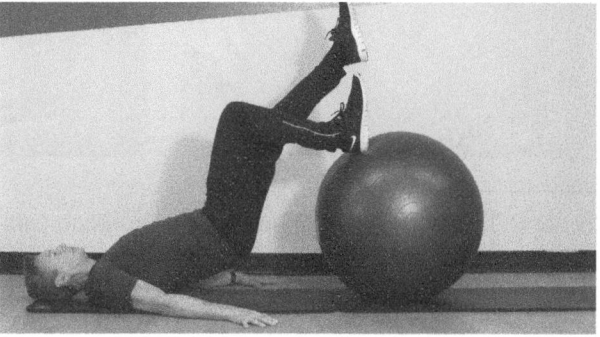

ALCANÇAR

Como mencionado, a restrição do quadril é um dos grandes fatores que contribuem para lesões no joelho e na coluna lombar, limitando muitos clientes e atletas de conseguir desenvolver a mecânica apropriada requerida para realizar de modo seguro muitos padrões de movimento, incluindo agachamentos, avanços e levantamentos terra. O "alcançar anterior"* é um modo do cliente progredir da dobradiça do quadril para o levantamento terra enquanto continua a aprender a mecânica ideal do quadril. Esse padrão é especialmente efetivo para ensinar o deslizamento posterior da cabeça femoral dentro do acetábulo e a liberação da cápsula posterior do quadril. Usando as progressões apropriadas, os "alcances" podem ser feitos por praticamente qualquer pessoa, incluindo clientes que requerem melhora do equilíbrio ou que se recuperam de lesões dos membros inferiores ou atletas que precisam de um maior desafio funcional.

Chave para o desempenho
Alcances

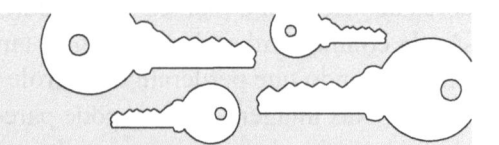

- O cliente começa o padrão com os pés aproximadamente na linha do quadril, a coluna neutra e o *core* ativado. Deve haver uma leve flexão dos joelhos, que é mantida durante todo o padrão de movimento.
- O cliente começa flexionando os quadris enquanto estende os braços à frente na altura dos ombros. À medida que os braços estão estendidos à frente, os quadris são direcionados para trás. Quanto mais os braços se estendem anteriormente, mais os quadris devem se mover posteriormente.
- Assegure-se de que o cliente mantenha a dobradiça de quadril, ativação do *core* e uma coluna neutra durante todo o movimento. Aconselhe-o a manter seus quadris relaxados e a espalharem-se por meio das tuberosidades isquiáticas.
- Uma vez que ele consegue realizar 15 repetições, progrida para a versão com cabo (abaixo), base alternada, base unilateral, bola suíça e a variação com o braço acima da cabeça.

SENSAÇÃO DO CLIENTE: o cliente deve sentir como se fosse capaz de manter o alinhamento durante todo o padrão, e deve sentir como se a parte posterior do quadril estivesse fazendo a maior parte do trabalho.

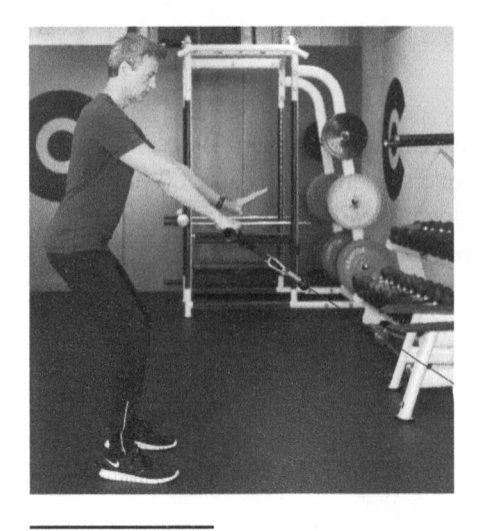

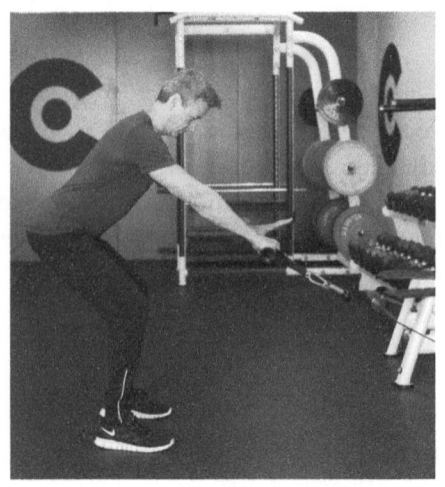

Nível I: "alcance" bilateral com resistência do cabo.

---

*N. de R.T. O nome original que o autor designou para este padrão é *reaches*, alcançar em inglês. Também pode ser denominado em português como: dobradiça do quadril ou padrão de flexão do quadril. No texto, os termos escolhidos na tradução em português: "alcançar" ou "alcances" estão entre aspas, quando aparece no meio do texto, para não confundir o leitor.

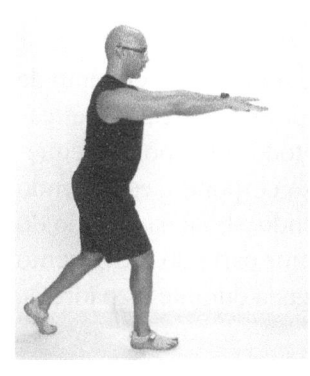

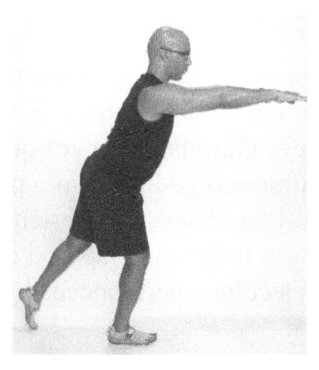

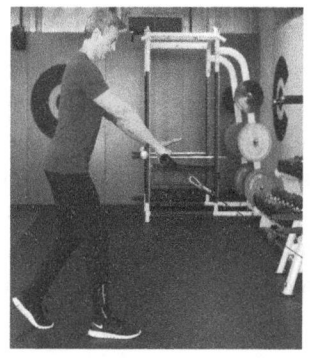

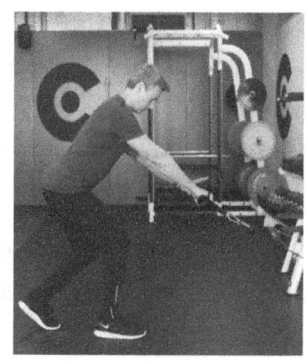

Nível II: "alcance" em base alternada – sem carga.

Nível II: "alcance" em base alternada – com resistência do cabo.

NÍVEL III: ALCANCE UNILATERAL

O cliente inicialmente alcança na altura do ombro ou da cintura, e à medida que adquire confiança no padrão, ele alcança na direção do chão (a-d).

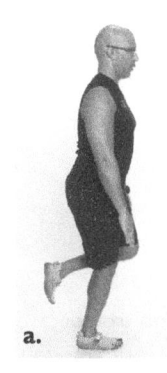

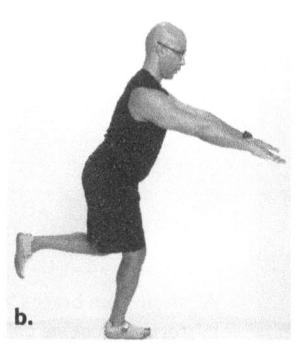

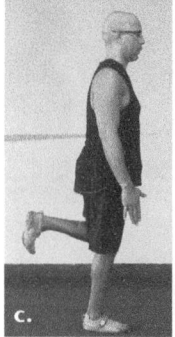

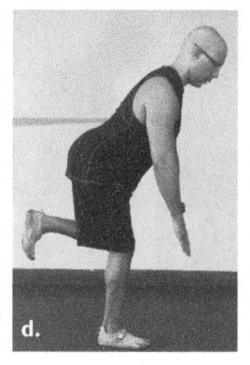

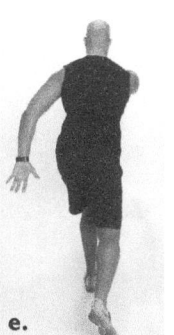

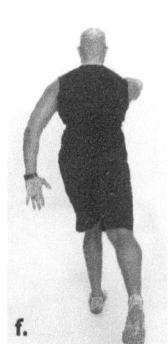

O nivelamento pélvico durante o "alcance": o cliente é incapaz de manter uma posição fechada do quadril* durante a postura unilateral e roda externamente o quadril na perna de apoio (e); o cliente ativa a parte inferior, profunda do glúteo máximo e os rotadores profundos do quadril para estabilizar e "nivelar" a pelve (f). Se o cliente for incapaz de atingir o nivelamento pélvico por meio de dicas verbais ou cinestésicas, ele deve regredir às progressões anteriores.

Uma vez que o cliente for capaz de manter a estabilidade durante o "alcance" unilateral, a resistência pode ser acrescida na forma de *medicine balls* ou halteres. O uso de um cabo aumentará o desafio à cadeia posterior.

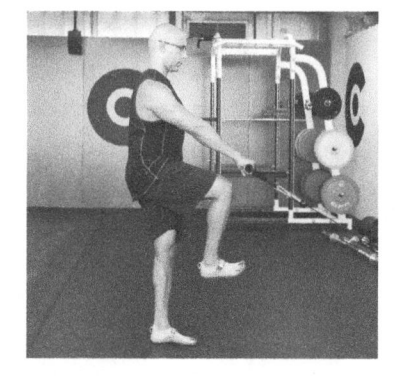

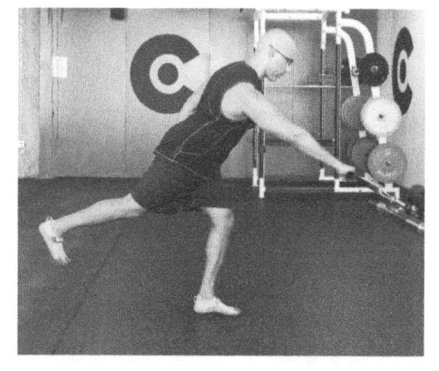

---

*N. de R.T. Posição "fechada" do quadril refere-se a manter o nivelamento horizontal da pelve (como mostra a figura "f") sem deixar que a pelve "abra", ou seja, que ocorra uma rotação externa da pelve sobre a perna de apoio (como mostra a figura "e").

NÍVEL IV: ALCANÇAR COM BRAÇO ACIMA DA CABEÇA

"Alcançar" com braço acima da cabeça combina aspectos do "alcance" anterior e do desenvolvimento de ombros. É um dos exercícios mais funcionais, incorporando todo o *core*, assim como as cadeias cinéticas superior e inferior. Este é o padrão que todo o atleta deve dominar, uma vez que todos os esportes requerem alguns, se não todos, aspectos deste exercício. Comece o padrão com o peso corporal e estendendo os braços acima da cabeça. Adicione uma carga bilateral (*medicine ball*), estendendo a bola na direção do teto (seta). A progressão final é uma carga unilateral. Em todas as versões, a maior parte do movimento deve ser nos complexos do quadril e ombro, enquanto a coluna permanece alongada durante os padrões.

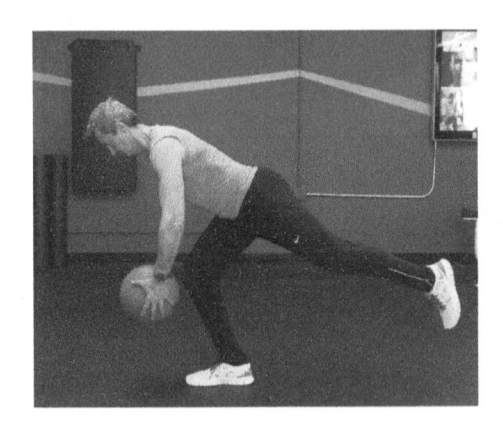

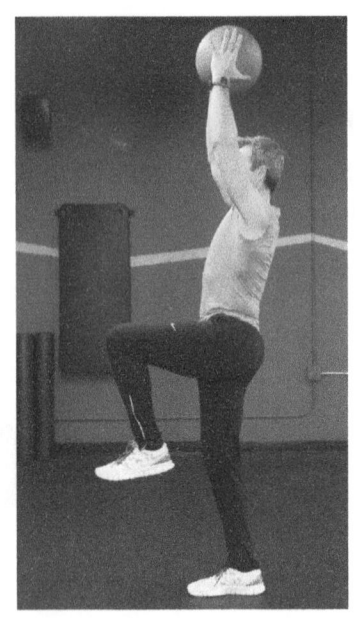

Alcançar com braços acima da cabeça: bilateral – *medicine ball*.

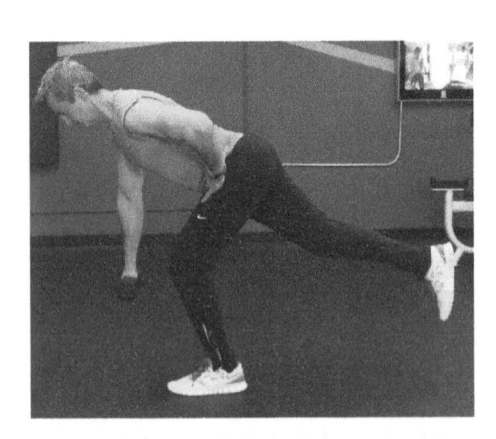

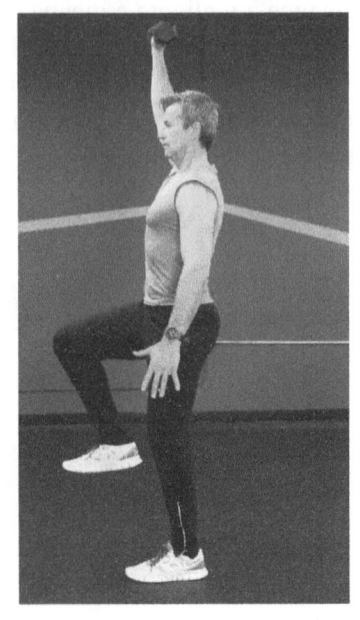

Alcançar com braços acima da cabeça: unilateral – HL.

MOINHO

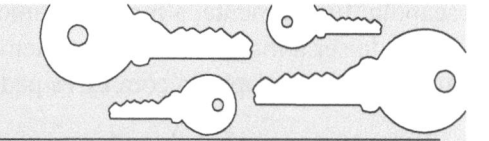

Os padrões de moinho são essencialmente versões híbridas dos "alcances" e ajudam a melhorar a dissociação do quadril no apoio unipodal. É importante que o cliente mantenha a estabilidade do CTP e coxofemoral (quadril) durante todo o padrão.

Chave para o desempenho
Moinho

- O cliente fica em pé em uma postura paralela com as pernas na linha dos ombros, mantendo uma coluna alongada, ativação do *core* e os braços no lado do corpo.
- Ele roda para um lado através do eixo vertical por meio da coluna.
- O cliente retorna à posição inicial e repete no outro lado.

SENSAÇÃO DO CLIENTE: o cliente deve sentir como se estivesse rodando por meio dos quadris e da coluna e deve ser capaz de manter sua postura durante todo o padrão.

Enquanto qualquer padrão unipodal requeira estabilidade rotacional, o padrão de moinho unipodal introduz a rotação no plano transverso para o cliente e atleta mais avançado. Assim como com todos os padrões rotacionais unipodais, é crucial que o movimento ocorra ao redor de um eixo vertical e que a pelve permaneça "nivelada" durante todo o padrão. A rotação interna melhora a mecânica desse movimento, requerida para o esporte. A rotação externa ajuda a treinar as cadeias posterior e de rotação externa, necessárias para a manutenção da estabilidade dos membros inferiores enquanto o cliente se mantém na postura unipodal.

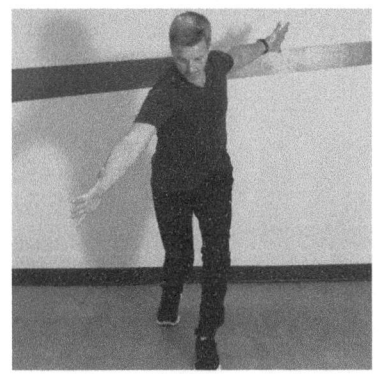

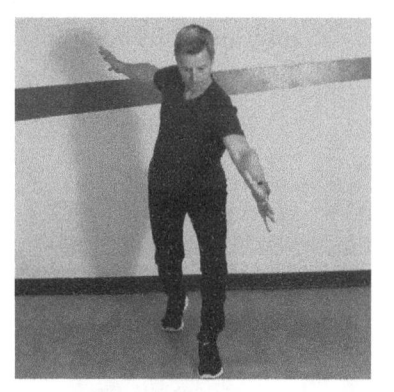

Moinho – postura com base alternada: rotação interna (esquerda); rotação externa (direita).

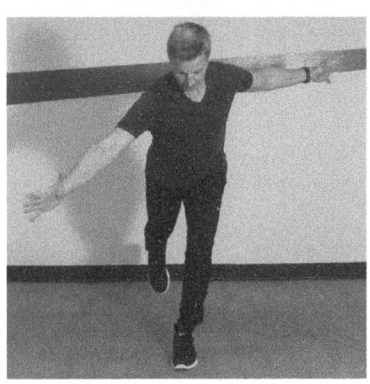

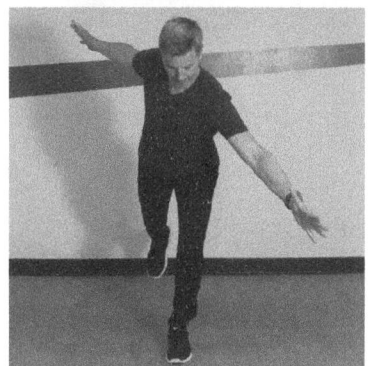

Moinho – postura unilateral: rotação interna (esquerda); rotação externa (direita).

MECÂNICA DURANTE LEVANTAMENTOS TERRA E AGACHAMENTOS

Levantamentos terra e agachamentos são dois padrões de movimento básicos. Enquanto o levantamento terra é um padrão de dominância do quadril, focando no desenvolvimento da cadeia posterior, o agachamento é um padrão de dominância do joelho, que igualmente estressa os complexos do quadril e joelho. Ambos são grandes padrões para melhorar a extensão do quadril, assim como a estabilidade da coluna e escápula. Infelizmente, a maneira como são ensinados por muitos profissionais de condicionamento físico pode ser a maior causa de problemas no pescoço, ombro e lombar de seus clientes. Existem várias causas para preocupação com esses padrões, que serão abordadas abaixo.

- **Extensão excessiva da coluna e contração excessiva dos glúteos:** com frequência, os clientes são instruídos a erguer o peito e puxar as escápulas para baixo e para trás durante esses padrões. Isto ocasiona a hiperextensão da coluna e funcionalmente "trava" a coluna torácica. Embora isto possa parecer uma grande estratégia para levantar cargas pesadas, leva muitos clientes a "desconectarem" ou perderem controle abdominal anterior, limitando a estabilidade funcional do cilindro toracopélvico. Com o passar do tempo, isto leva a uma pobre estabilização da coluna, hipercompressão da coluna e hipermobilização compensatória da região lombo-pélvica. Além disso, os clientes são muitas vezes solicitados a "contrair os glúteos" na parte final dos levantamentos, o que conduz a cabeça femoral anteriormente no acetábulo, levando diretamente a síndromes de compressão do quadril, estratégias de estabilização glúteas deficientes e rotação pélvica posterior.
- **Rotação pélvica posterior e flexão lombar:** a rotação pélvica posterior e a flexão lombar são compensações comuns quando o cliente "fica sem disponibilidade de flexão do quadril". Em outras palavras, quando o cliente agacha ou desce durante o padrão do levantamento terra, além da amplitude de flexão de quadril disponível, ele obrigatoriamente fará uma rotação posterior da pelve e flexão lombar (imagem abaixo). Esse problema, exacerbado pela hiperextensão torácica, como descrito acima, é a principal causa de lesões discais lombares, alongamento excessivo das articulações facetárias e problemas na articulação sacroilíaca.
- **Extensão excessiva do pescoço e estabilização escapular deficiente:** os clientes são instruídos a "manter os olhos no nível do horizonte" ou mesmo "manter a cabeça erguida" durante o agachamento e levantamento terra. Isto cria uma hiperextensão da articulação cervicotorácica, que é agravada pelo uso de uma barra pesada sustentada pelos ombros ou por sustentar uma carga excessiva com os braços durante o levantamento terra. E, durante o levantamento terra, os clientes com frequência erguem pesos que excedem a estabilidade escapular disponível, estressando ainda mais a articulação cervicotorácica.

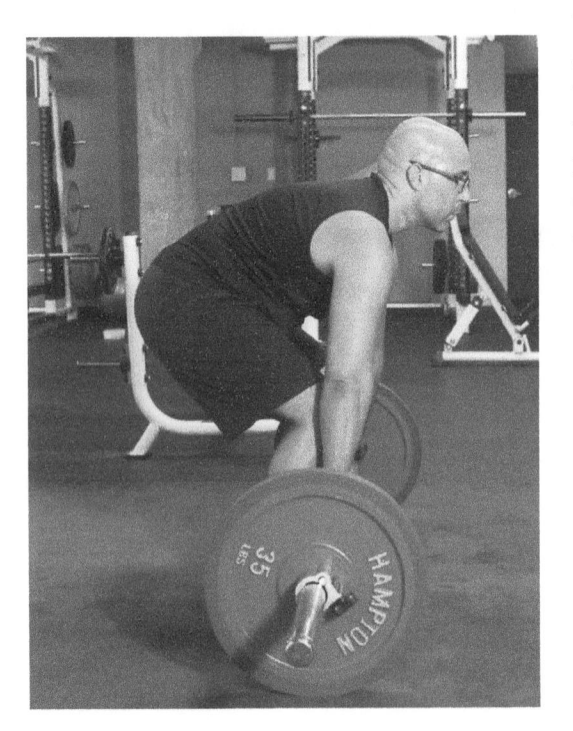

- **Alinhamento cervicotorácico durante o padrão de levantamento terra:** o cliente faz hiperextensão do pescoço e abduz excessivamente sua escápula durante um padrão de levantamento terra unilateral (imagem à esquerda). O cliente é instruído a manter uma coluna alongada e ativar seus estabilizadores escapulares, o que melhora seu alinhamento, reduzindo o estresse sobre sua articulação cervicotorácica (imagem à direita).

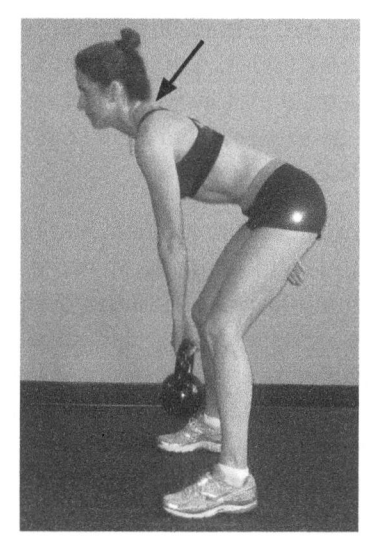

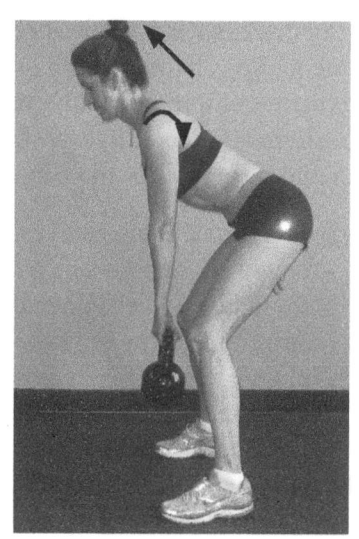

- **Estabilização escapular durante o padrão de levantamento terra:** observe as escápulas do cliente na imagem à esquerda – há perda de estabilização escapular e resultante rotação inferior das escápulas quando o cliente é aconselhado a "trazer a escápula para baixo e para trás". Na imagem à direita, o cliente ativa o serrátil anterior e o trapézio inferior e visualiza os ombros se alargando.

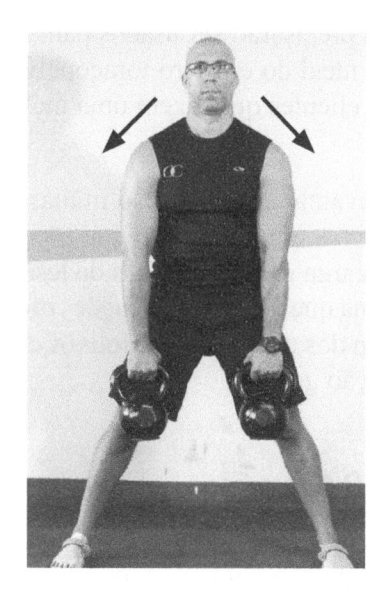

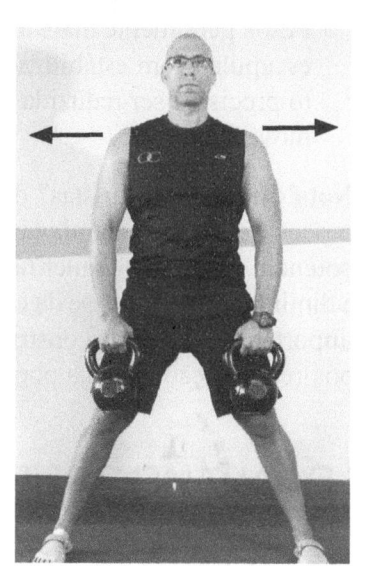

- **Estabilização da coluna durante o padrão de levantamento terra:** observe a perda de estabilização anterior (seta horizontal apontando à esquerda), rotação pélvica posterior e hiperextensão toracolombar (seta horizontal apontando à direita) quando o cliente é instruído a "erguer o peito e contrair os glúteos". O cliente atinge a postura de "coluna alongada" (linha pontilhada vertical) e mantém o cilindro toracopélvico na imagem à direita.

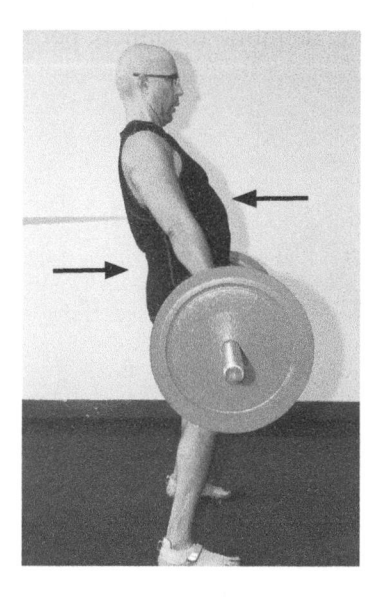

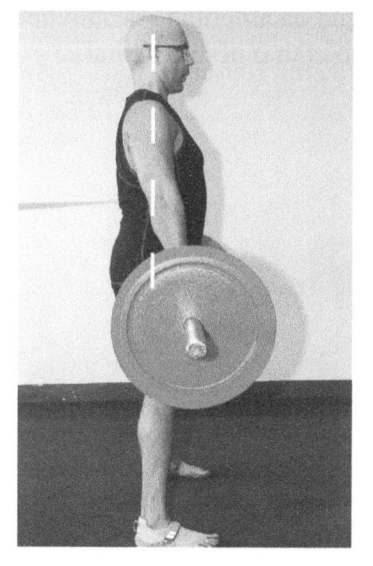

Embora estas sejam dicas comuns que rotineiramente são ensinadas durante estes padrões, permitindo que muitos clientes ergam uma carga mais pesada, elas podem ativar grandes disfunções em clientes que exibem comprometimento do controle motor. Para obter os benefícios de melhora da função da cadeia posterior e do controle postural, as seguintes dicas devem ser seguidas durante os padrões de levantamento terra modificado e agachamento.

a) A coluna e a pelve devem permanecer em alinhamento neutro durante todo o padrão. Não deve haver extensão excessiva na parte alta do movimento ou perda de alinhamento na parte baixa do movimento. O cliente deve entender como fazer a dobradiça do quadril e em qual ponto ele atinge o final da amplitude de movimento disponível. O final da amplitude de movimento disponível é o ponto onde o cliente não consegue mais manter as articulações centradas ou a coluna neutra. À medida que ele ergue a carga, ele puxa o peso até que esteja em pé em uma postura ereta da coluna – ele não deve puxar a carga em uma hiperextensão toracolombar.
b) As escápulas devem permanecer controladas durante todo o padrão. O peso que está sendo levantado não deve ser tão pesado de modo que afete a capacidade de manter uma posição escapular neutra.
c) O *core* deve permanecer ativado. Não deve haver perda de ativação em qualquer fase do exercício. Pesos geralmente mais leves precisarão ser usados para ajudar a manter as posições da coluna e das escápulas com estabilização ideal do cilindro toracopélvico. Além disso, a amplitude de movimento precisará ser reduzida em clientes que fazem uma inclinação posterior da pelve na parte baixa do movimento.

Nota do autor: "Puristas" do levantamento de peso muitas vezes discordarão das posições de cabeça, pescoço e torácica abordadas acima, argumentando que isto irá levar a uma execução ruim e à perda de potência. Enquanto erguer uma carga maior às custas de lesão importa apenas para o atleta egocêntrico, a diminuição no estresse da coluna que estas modificações oferecem devem ser o fator determinante mais importante quando da construção dos exercícios corretivos e programas de treinamento para o cliente na pós-reabilitação e para a população geral.

LEVANTAMENTOS TERRA

O cliente deve ser capaz de executar uma dobradiça do quadril e um agachamento com o peso corporal com perfeição antes de realizar um levantamento terra com peso. Antes de iniciar esse padrão, determine de modo estático a amplitude de movimento disponível do cliente, por meio de uma simples avaliação da amplitude de movimento e, de modo dinâmico, por meio da dobradiça do quadril e agachamento com o peso corporal.

Chave para o desempenho
Levantamento terra

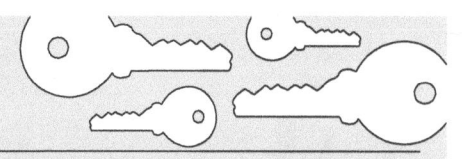

- O cliente assume uma postura levemente mais larga que a linha do quadril, flexiona seus joelhos a aproximadamente 45° e realiza uma dobradiça de quadril para segurar a barra, o haltere ou a alça do *kettlebell*.
- A sua pelve e coluna, incluindo a cabeça e o pescoço, devem permanecer em posição neutra durante todo o padrão – os olhos devem estar voltados para cima de modo a ativar o reflexo extensor.
- Os estabilizadores escapulares devem ser ativados e permanecer ativos durante todo o padrão – o peso não deve ser excessivo ao ponto de puxar a escápula em rotação inferior.
- Uma vez na posição, não deve haver movimento adicional nos joelhos, na coluna ou pelve – o movimento deve ser flexão do quadril pura.
- O profissional deve palpar a coluna lombar, para garantir que ela permaneça neutra, e a parede abdominal lateral, para garantir sua ativação durante todo o padrão. O cliente é instruído a ativá-la, mas se perder o controle e for incapaz de fazê-lo, ele deve interromper o padrão.
- O cliente estende os quadris para erguer a barra, mas não deve haver hiperextensão dos quadris ou na região toracolombar.
- Em geral, ele deve inspirar à medida que desce a barra e expirar quando a levanta do solo – este padrão, contudo, pode ser alterado em cenários de reabilitação e de exercício corretivo.
- Quando executar variações unilaterais, a pelve deve ser "nivelada" e a coluna deve permanecer neutra durante todo o padrão (ver seção anterior para descrição da pelve "nivelada").

SENSAÇÃO DO CLIENTE: o cliente deve sentir como se seu *core* permanecesse ativo durante todo o padrão e que os complexos glúteo e isquiotibial estejam fazendo a maior parte do trabalho.

Ele não deve sentir trabalho lombar excessivo já que estes músculos devem estar se contraindo de modo isométrico para estabilizar a coluna.

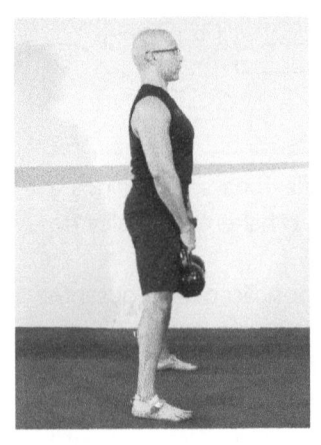

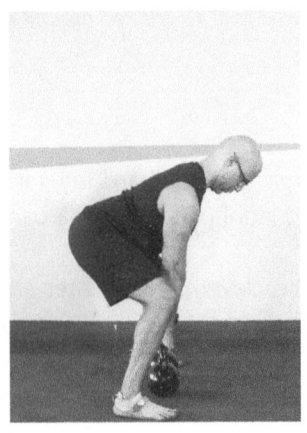

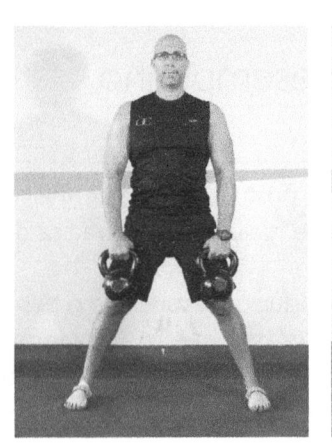

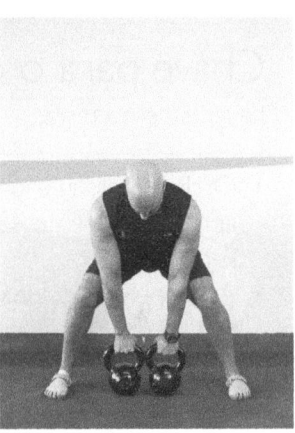

Padrão de levantamento terra: visão lateral (duas imagens à esquerda): visão anterior (duas imagens à direita). Observe a manutenção da coluna alongada durante todo o padrão.

A execução do padrão de levantamento terra unilateral introduz um componente rotatório ao tronco e à coluna. Este padrão pode ser sobrecarregado com um *kettlebell* ou haltere. O cliente deve manter um CTP neutro e fazer a rotação por meio dos quadris durante o padrão.

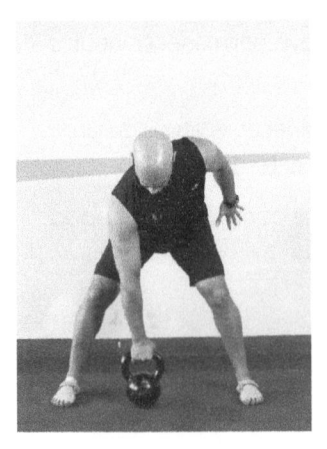

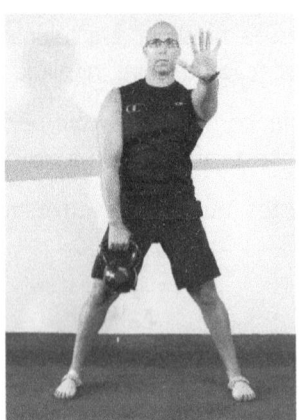

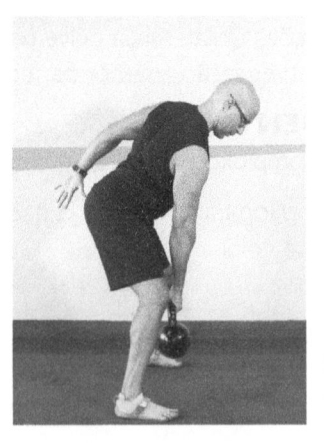

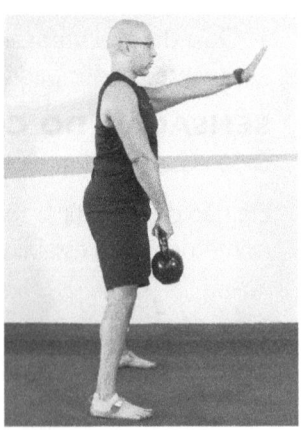

Chave para o sucesso
Estabilização da coluna durante os padrões de levantamento terra e agachamento

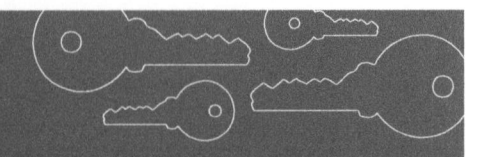

"Manter os olhos no nível do horizonte" é uma dica comum durante os padrões de levantamento terra e agachamento. Enquanto esta dica é fornecida para manter a ativação dos extensores da coluna, ela contribui diretamente para a sobrecarga da articulação cervicotorácica.

IMPORTANTE: o reflexo extensor pode ser conduzido instruindo o cliente a "olhar para cima", enquanto mantém uma posição neutra relativa da cabeça e pescoço e da coluna torácica superior.

PADRÕES DOMINANTES DE JOELHO

AGACHAMENTOS

Enquanto o agachamento é considerado um padrão de dominância do joelho, se realizado de maneira apropriada ele é um dos padrões mais efetivos para sobrecarregar os motores e estabilizadores primários do complexo lombo-pélvico-quadril, além do tronco. O padrão de agachamento é uma obrigação para indivíduos na reabilitação de lesões na região lombo-pélvica-quadril, e mesmo os idosos podem realizar o padrão de agachamento alterando a profundidade e o nível de estabilidade.

Enquanto praticamente cada treinador, técnico e terapeuta realiza alguma variação, alguns conceitos errôneos ainda persistem a respeito da execução apropriada do agachamento. Por exemplo, há ainda a má concepção de que o joelho não deve se mover à frente dos dedos no agachamento, o indivíduo deve olhar para cima enquanto agacha, e os glúteos devem ser contraídos bem firmes enquanto o indivíduo se ergue durante a fase concêntrica do agachamento.

Para garantir sua efetividade, inúmeras variáveis precisam ser levadas em consideração quando da decisão de qual versão do agachamento usar com um cliente em particular. Antes da exposição ao exercício, o nível de flexibilidade, o nível de controle motor, a consciência corporal e o resultado desejado do exercício desempenham um papel no tipo de agachamento e nas dicas específicas que o treinador, técnico ou terapeuta decidirá usar com o cliente.

Esta seção irá avaliar e fazer sugestões sobre a versão mais básica do agachamento, que é a versão mais segura e fácil de ensinar à maioria dos indivíduos. Embora não seja correto afirmar que as outras versões não são seguras ou efetivas, é muitas vezes difícil ensinar até mesmo as versões básicas a alguns indivíduos. Embora alguns possam optar pelo estilo Olímpico, de *powerlifting* ou outra variação, a maioria da mecânica listada abaixo será aplicada também em outras versões.

Chave para o sucesso
Mecânica do agachamento e o grande debate de joelhos à frente dos dedos

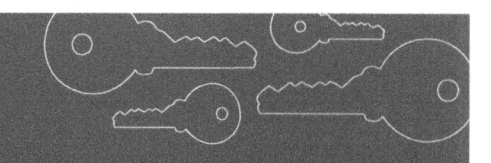

É comum para treinadores e terapeutas ensinar seus clientes a manter os joelhos atrás dos dedos durante os padrões de membros inferiores como agachamentos, avanços e subidas em degraus. A premissa é que manter o joelho atrás dos dedos diminui a pressão sobre o joelho. No entanto, essa é realmente uma verdadeira interpretação e esta dica é realmente aplicável à melhora da mecânica da extremidade inferior? Fry et al (2003) analisaram esta noção e consideraram a posição mais vertical da tíbia (posição menos à frente) efetiva na redução das forças do joelho, quando comparada com participantes cujos joelhos puderam avançar sem restrição. Contudo, aqui não é onde a história termina. O aumento do estresse sobre os quadris e região lombar nos participantes cujos joelhos não podiam avançar também foi observado.

IMPORTANTE: Restringir os joelhos de avançarem pode ser uma estratégia viável para diminuir a pressão no joelho em clientes com dores neste local. Contudo, esta estratégia aumentará a pressão sobre suas costas e quadris, o que com frequência é a causa subjacente da dor no joelho do cliente. Portanto, o treinador ou terapeuta é estimulado a avaliar a mecânica do quadril e joelho e a usar de forma parcimoniosa a dica do "joelho atrás dos dedos" para clientes com dor no joelho.

Chave para o desempenho
Agachamento

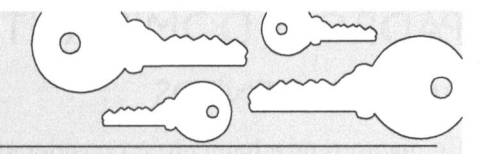

- O cliente se posiciona em uma base paralela com uma postura de coluna neutra, com seus pés na linha dos ombros ou ligeiramente mais abertos. As mãos ficam à frente do corpo.
- Para começar, a cabeça, o tronco e a pelve devem estar em posição neutra e permanecerem relativamente estacionários durante todo o movimento.
- A cabeça e os olhos devem permanecer no nível do horizonte – o cliente não deve olhar para cima, uma vez que isto estimula a extensão cervicotorácica.
- A ativação do *core* deve ser mantida durante todo o movimento.
- O tronco e a pelve do cliente devem ficar equidistantes entre os pés enquanto descem no agachamento.
- A trajetória de movimento dos joelhos deve estar no mesmo plano dos pés (a trajetória do movimento dos joelhos deve ficar aproximadamente entre os dedos 1 a 3 do pé).
- Os joelhos não devem desviar medialmente (adução) ou lateralmente (abdução) em qualquer ponto durante todo o movimento.
- A tíbia (parte inferior da perna) e os pés devem permanecer neutros durante todo o movimento.
- O cliente deve ser capaz de manter o tripé do pé durante todo o padrão.
- Ele agacha até que as coxas estejam em paralelo ou levemente abaixo. A profundidade do agachamento depende da capacidade do cliente em manter o alinhamento neutro – tão logo ele se mostrar incapaz de manter qualquer um dos critérios acima, ele é impedido de descer mais baixo.
- Ele levanta a partir dos quadris, assegurando-se de não hiperativar os glúteos ao final do movimento.

SENSAÇÃO DO CLIENTE: ele deve sentir como se fosse capaz de manter o alinhamento durante todo o movimento.

Observação: durante todos os padrões de membros inferiores que envolvam agachamento, levantamento terra e "alcance", os quadris devem se deslocar posteriormente para iniciar o movimento. Assegure-se de observar seus clientes que iniciam estes tipos de padrões flexionando os joelhos e instrua-os a priorizar o movimento do quadril.

NÍVEL I: AGACHAMENTO COM BOLA

O agachamento com bola é uma grande alternativa para aqueles indivíduos que estão aprendendo a mecânica do agachamento, não podem realizar um agachamento livre em pé devido à instabilidade ou dor ou ainda não progrediram o suficiente para realizar o padrão de agachamento sem algum tipo de suporte.

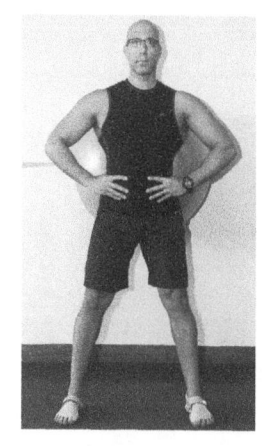

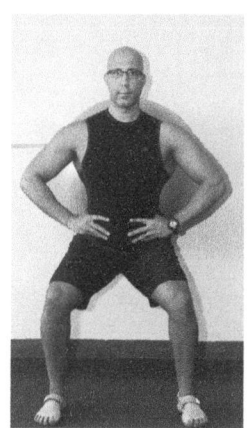

Chave para o desempenho
Agachamento com bola

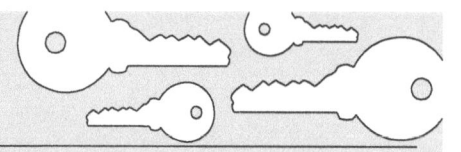

- O cliente se posiciona em base paralela, coluna neutra com seus pés aproximadamente na linha dos ombros ou um pouco mais afastados. A bola é colocada acima do sacro e suas mãos são mantidas na frente do corpo ou ao lado.
- Para começar, a cabeça, o tronco e a pelve devem estar em posição neutra e devem permanecer relativamente estacionários durante todo o movimento.
- A cabeça e os olhos devem estar no nível do horizonte – o cliente não deve olhar para cima, uma vez que isto estimula a extensão cervicotorácica.
- A ativação do *core* deve ser mantida durante todo o movimento.
- O tronco e a pelve do cliente devem estar equidistantes entre os pés, à medida que ele desce no agachamento.
- A trajetória de movimento dos joelhos devem estar no mesmo plano dos pés (a trajetória do movimento dos joelhos deve ficar aproximadamente entre os dedos 1 a 3 do pé).
- Os joelhos não devem desviar medialmente (adução) ou lateralmente (abdução) em qualquer ponto durante todo o movimento.
- A tíbia (parte inferior da perna) e os pés devem permanecer neutros durante todo o movimento.
- O cliente deve ser capaz de manter o tripé do pé durante todo o movimento.
- Ele se agacha até que suas coxas estejam aproximadamente paralelas ou ligeiramente abaixo. A profundidade do agachamento depende da capacidade do cliente de manter o alinhamento neutro – tão logo ele se mostrar incapaz de manter qualquer um dos critérios acima mencionados, ele é interrompido de descer ainda mais.
- Ele se ergue a partir dos quadris, evitando a hiperatividade dos glúteos no topo do movimento.

SENSAÇÃO DO CLIENTE: o cliente deve sentir como se fosse capaz de manter o alinhamento durante todo o padrão.

Chave para o sucesso
Determinação da profundidade do agachamento

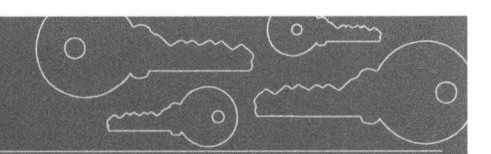

Recentemente, ficou bastante em voga na indústria do treinamento fazer os clientes realizarem agachamentos profundos – isto é, fazer os glúteos do cliente se aproximarem de seus tornozelos na fase descendente do padrão. Parece haver dois fatores condutores para este recente fenômeno.

1. Gray Cook usa o agachamento profundo como parte de sua avaliação funcional de movimento, assim os treinadores utilizaram essa ideia e aplicaram em seus clientes. Contudo, Gray Cook nunca afirmou que isto deve ser um padrão para treinar os clientes, mas sim que isto não deve ser usado a menos que os clientes tenham a estabilidade e mobilidade apropriadas.
2. Os treinadores muitas vezes apontam para o estudo que demonstra que uma profundidade aumentada do agachamento mostra melhor atividade EMG, quando comparada com o agachamento em profundidade menor (Caterisano et al, 2002).

Contudo, o que tais estudos muitas vezes não consideram é se o cliente pode ou não, ou, mais precisamente, deve realizar o agachamento profundo. Em outras palavras, é verdade que quanto maior a amplitude de movimento de um exercício em particular (neste caso, o agachamento), maior a ativação dos motores primários (o glúteo máximo para o agachamento). No entanto, a questão que precisa ser respondida é se o cliente possui ou não a amplitude de movimento no quadril para agachar de modo apropriado sem criar rotação posterior da pelve, ou se possui dorsiflexão do tornozelo adequada para prevenir um valgo compensatório e/ou rotação interna do joelho durante o padrão de agachamento. Assim, enquanto o agachamento profundo é muito bom para a ativação do glúteo máximo no cliente com amplitude de movimento e padrões de estabilização ideais, ele pode ser nocivo às articulações da região lombar, pelve e/ou joelhos no cliente que não possui as mesmas capacidades.

IMPORTANTE: O cliente deve ser instruído a agachar até a profundidade onde ele possa manter o alinhamento ideal e centramento de todas as articulações da coluna, pelve e cadeia cinética inferior.

PADRÕES ALTERNATIVOS DE AGACHAMENTO

Sustentando os braços em uma superfície estável ou no TRX pode ajudar um cliente a desenvolver competência e confiança na realização do padrão de agachamento. Isto também permite uma manutenção mais fácil do CTP durante o movimento. O cliente agacha o máximo que puder enquanto mantém o centramento dos membros inferiores e a estabilidade do CTP. Durante ambos os padrões, o cliente pode manter-se isometricamente no máximo da amplitude de movimento alcançada e respira profundamente de 3 a 5 vezes. Isto ajuda a coordenar a carga no quadril e a respiração diafragmática, que possui uma transferência funcional para as atividades da vida diária.

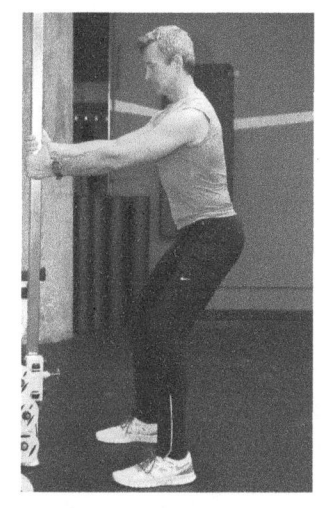

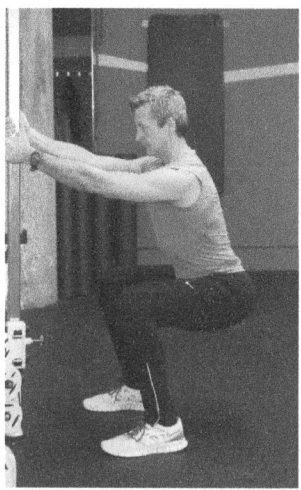

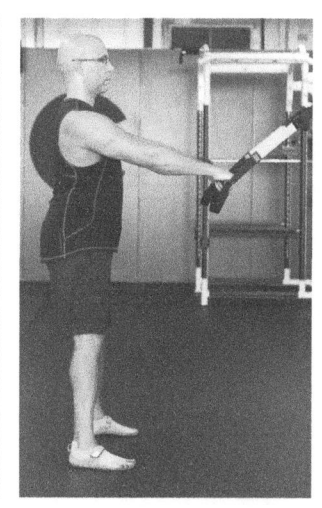

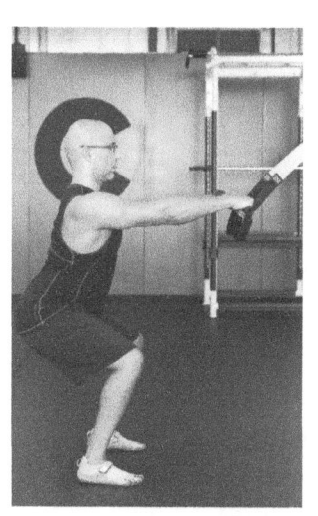

Agachamento com suporte.   Agachamento com suporte no TRX.

Uma vez que o cliente entenda como manter sua forma nos agachamentos com suporte, ele progride para as versões sem suporte. O cliente pode colocar uma mão sobre seu tórax e uma sobre seu abdome para ajudar a indicar a manutenção apropriada do CTP durante o padrão de agachamento.

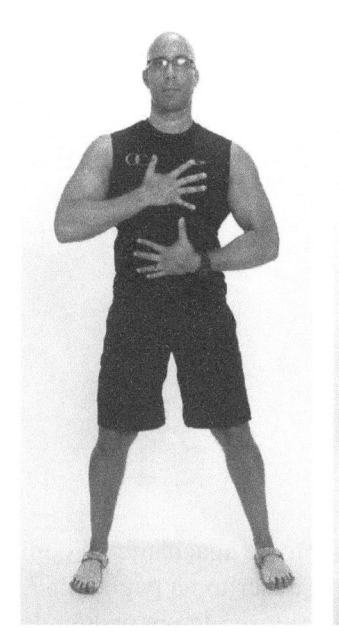

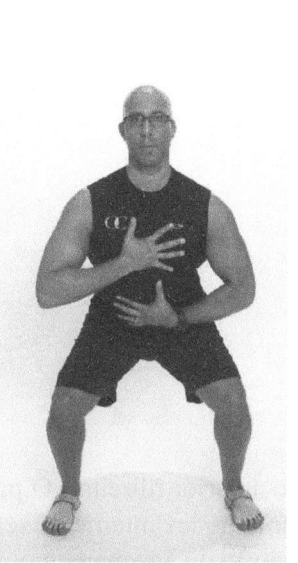

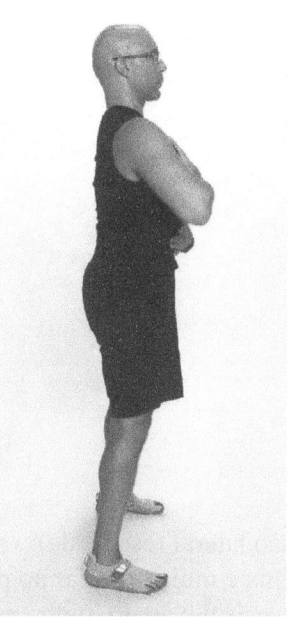

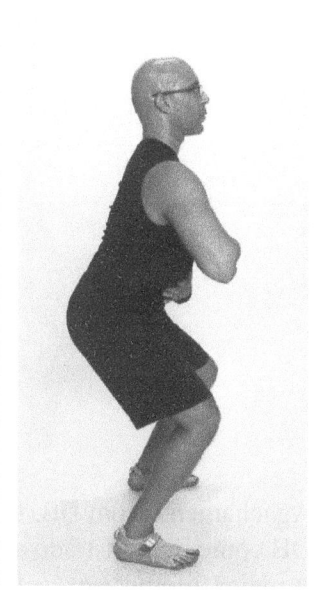

Controle do CTP durante o agachamento (anterior-esquerda); (de lado-direita).

NÍVEL II: PADRÃO DE AGACHAMENTO COM SOBRECARGA

Uma vez que o cliente possa atingir um perfeito padrão de agachamento, este pode ser sobrecarregado com halteres, aparelhos com cabo ou *medicine balls*. A colocação de uma barra na coluna torácica superior tende a fixá-la, assim agachamentos com barra não são feitos por aqueles indivíduos com falta de estabilidade do CTP. Além disso, manter as mãos na frente ou ao lado do corpo ajuda a aliviar a sobrecarga na coluna dos efeitos nocivos dos agachamentos pesados com barra, quando do treinamento da população geral.

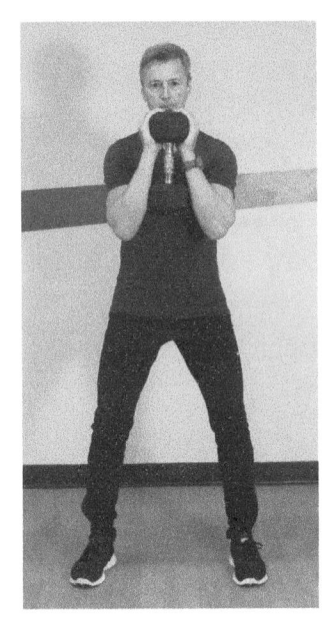

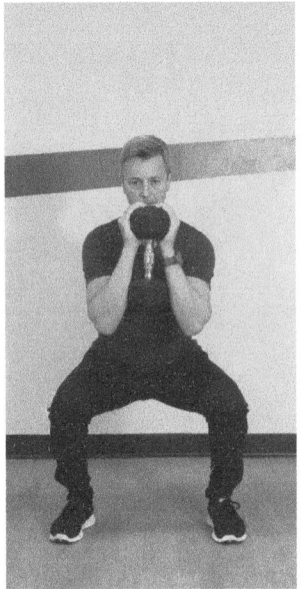

Agachamentos em taça e agachamentos com halteres são padrões de agachamentos mais seguros do que as versões com barra por trás do pescoço e permitem que o indivíduo mantenha seu CTP (agachamento em taça, à direita).

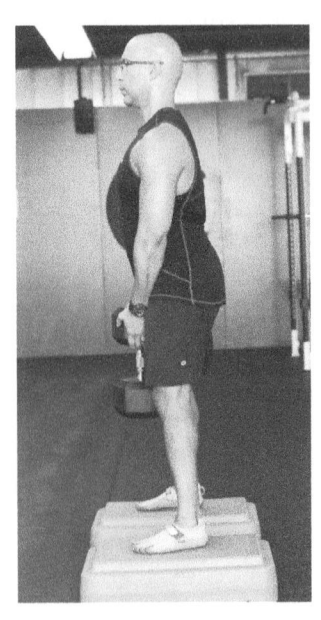

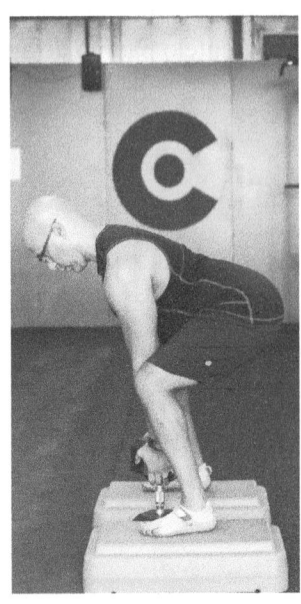

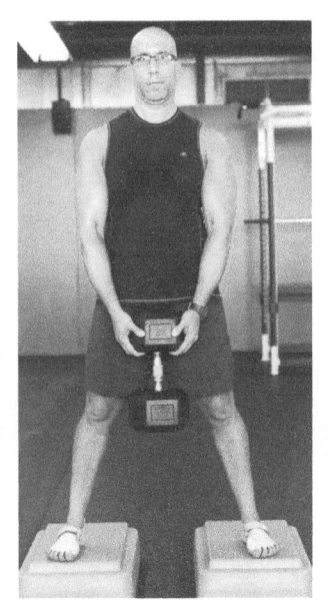

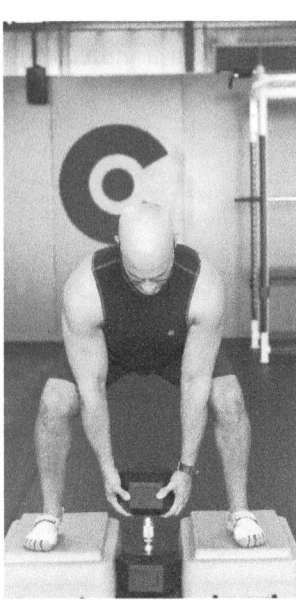

Agachamento com DB, visão lateral (esquerda); visão anterior (direita). O padrão de agachamento com DB como demonstrado acima é muito similar ao padrão de levantamento terra descrito na página 257. A maior diferença é que há mais flexão do joelho na versão do agachamento. Para torná-lo um padrão de agachamento mais tradicional, o cliente deve posicionar seu tronco em uma postura mais ereta.

NÍVEL III: AGACHAMENTO COM BRAÇOS ACIMA DA CABEÇA

Em virtude das demandas sobre a musculatura do *core* e estabilizadores escapulares, o padrão de agachamento com os braços acima da cabeça deve ser apenas feito com clientes que demonstram uma perfeita mecânica de agachamento. Além disso, esta versão requer uma flexibilidade significativa dos complexos do ombro e quadril para permitir que a coluna e a pelve permaneçam em posição neutra, assim essas posições devem ser monitoradas de perto durante o padrão.

O agachamento com os braços acima da cabeça contra a resistência requer uma estabilidade de ombro e *core* ainda maior, bem como dos membros superiores. Isto requer que o cliente seja capaz de fazer uma rotação superior e inclinar posteriormente a escápula, enquanto mantém os braços travados acima da cabeça. É importante que o cliente agache somente até um ponto onde ele possa manter um alinhamento neutro da coluna, pelve e dos membros inferiores e superiores durante qualquer um dos padrões de agachamento com os braços acima da cabeça.

Assegure-se que o cliente possa manter uma posição de coluna e escápula neutras durante todo o padrão.

Como o agachamento com o braço acima da cabeça assimétrico é um dos padrões integrativos mais exigentes, ele deve ser feito somente por aqueles indivíduos que demonstram uma completa estabilidade do *core*, da escápula e da extremidade inferior.

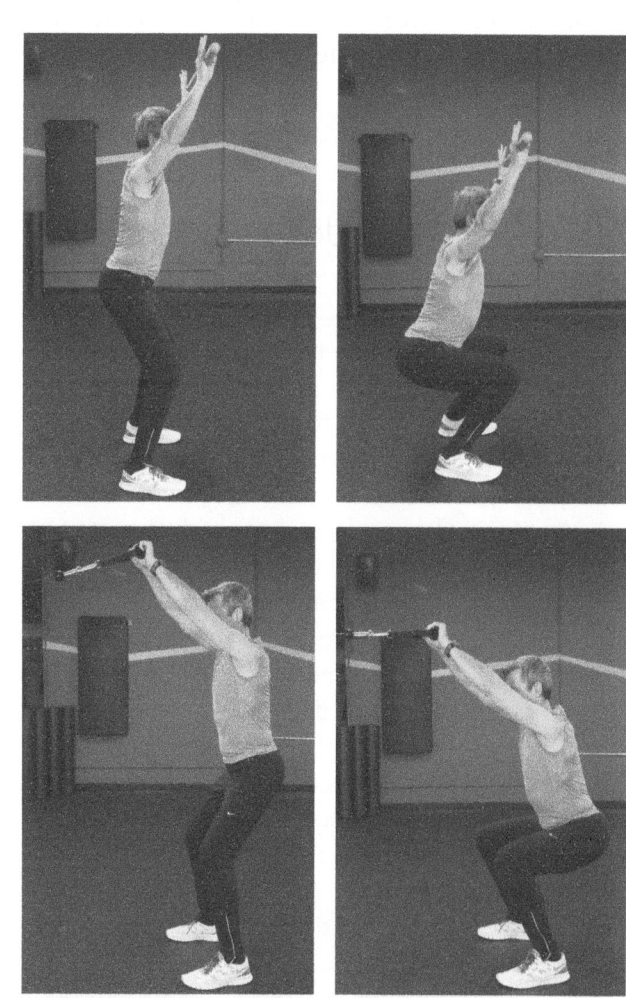

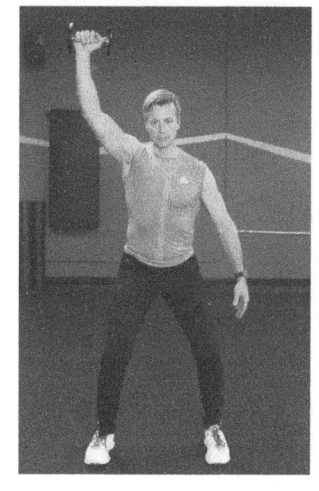

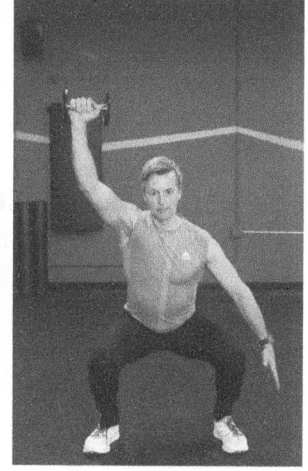

NÍVEL IV: AGACHAMENTO UNILATERAL

Para clientes que progrediram para um nível mais avançado, não há exercício com melhor transferência funcional para a vida real e o esporte do que o agachamento unilateral (AU). O AU pode melhorar diretamente todo aspecto da extremidade inferior, dos pés até a pelve. Além disso, o AU aumenta a sobrecarga sobre a extremidade inferior sem as sobrecargas adicionais sobre a coluna que acompanham os agachamentos mais tradicionais com barra. E o AU pode ser o teste decisivo para clientes ou atletas retornarem ao esporte – se eles não puderem realizar um agachamento AU perfeito, eles não estão prontos a retornarem ao esporte. Existem vários métodos para realizar um agachamento unilateral, que serão discutidos a seguir.

Chave para o desempenho
Agachamento unilateral

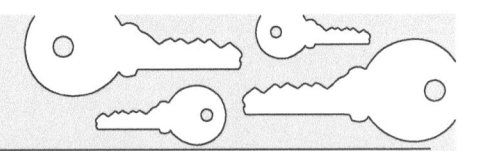

- O cliente fica em pé, em uma perna só, com o pé, joelho e quadril alinhados.
- A cabeça, o tronco e a pelve devem estar em uma posição neutra e permanecerem relativamente estacionários durante todo o movimento.
- A cabeça e os olhos devem estar no nível do horizonte – o cliente não deve olhar para cima, uma vez que isto estimula a extensão cervicotorácica.
- A ativação do *core* deve ser mantida durante todo o movimento.
- A trajetória de movimento dos joelhos devem estar no mesmo plano dos pés (a trajetória do movimento dos joelhos deve ficar aproximadamente entre os dedos 1 a 3 do pé).
- Os joelhos não devem desviar medialmente (adução) ou lateralmente (abdução) em qualquer ponto durante todo o movimento.
- A tíbia (parte inferior da perna) e os pés devem permanecer neutros durante todo o movimento.
- O cliente deve ser capaz de manter o tripé do pé durante todo o padrão.
- Ele se agacha até suas coxas ficarem em paralelo com o solo ou ligeiramente abaixo. A profundidade do agachamento é dependente da capacidade do cliente de manter o alinhamento neutro – tão logo ele se mostrar incapaz de manter qualquer um dos critérios acima mencionados, ele é impedido de descer mais.
- Ele se ergue a partir dos quadris, assegurando-se para não haver hiperativação dos glúteos na parte final do movimento.
- O padrão pode ser progredido com a introdução de movimento de braço ou perna, simulando uma marcha de corrida. Comece na postura de base alternada, avançando para manter a AU durante todo o exercício.
- Se o cliente for incapaz de manter o alinhamento da coluna ou extremidade inferior, ou demonstrar excessiva instabilidade por meio do membro inferior, da pelve ou do tronco, ele deve regredir para o agachamento de base alternada ou a versão com suporte.

SENSAÇÃO DO CLIENTE: o cliente deve se sentir como se fosse capaz de manter o alinhamento durante todo o padrão. Ele deve sentir como se a parte posterior do quadril estivesse fazendo a maior parte do trabalho.

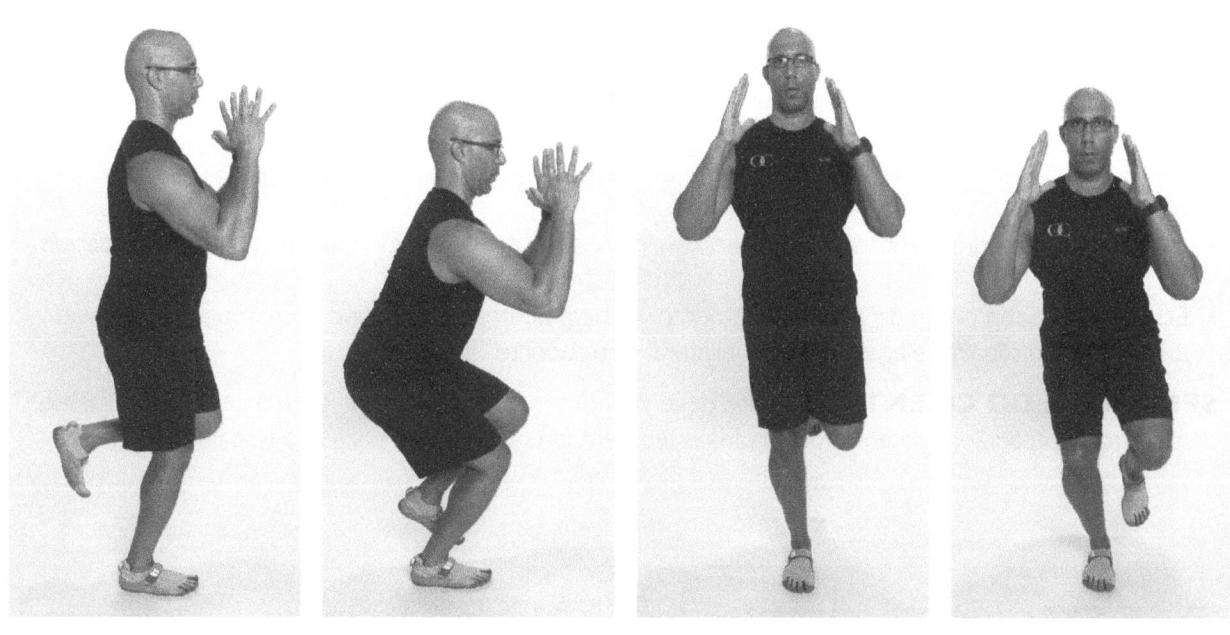

Agachamento unilateral (visão lateral).   Agachamento unilateral (visão anterior).

AGACHAMENTO EM BASE ALTERNADA

Os padrões de agachamento em base alternada são uma progressão do padrão de agachamento básico e são outro modo efetivo de treinar o complexo lombo-pélvico-quadril, já que raramente na vida os movimentos são realizados com as pernas em paralelo. O agachamento em base alternada com bola é um ótimo modo de realizar o padrão com clientes que estão recém aprendendo o movimento, reabilitando-se de uma lesão ou têm problemas de estabilidade.

Chave para o desempenho
Agachamento em base alternada

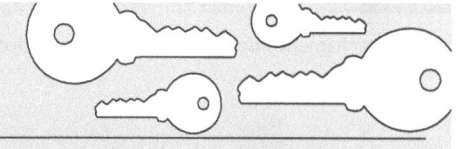

- O cliente se posiciona com os pés afastados, com sua coluna lombar contra uma bola suíça.
- Os pés estão aproximadamente na linha dos quadris, e as mãos são mantidas na frente do corpo.
- A cabeça, o tronco e a pelve devem estar em posição neutra para o começo do exercício, e devem permanecer relativamente estacionários durante todo o movimento. A ativação do *core* deve ser mantida durante todo o padrão.
- A cabeça e os olhos devem estar no nível do horizonte – o cliente não deve olhar para cima, uma vez que isto estimula a extensão cervicotorácica.
- O cliente deve começar o movimento com o quadril da frente fazendo um movimento de sentar e então começar a abaixar o corpo.
- A trajetória de movimento dos joelhos devem estar no mesmo plano dos pés (a trajetória do movimento dos joelhos deve ficar aproximadamente entre os dedos 1 a 3 do pé).
- Os joelhos não devem desviar medialmente (adução) ou lateralmente (abdução) em qualquer ponto durante todo o movimento.
- Os pés do cliente devem permanecer neutros durante todo o movimento e ele deve ser capaz de manter o tripé do pé durante todo o movimento.

- Ele se agacha até as coxas estarem aproximadamente em paralelo com o chão. A profundidade do agachamento depende da capacidade do cliente de manter o alinhamento neutro – tão logo ele não seja mais capaz de manter qualquer um dos critérios acima mencionados, ele é impedido de descer mais.
- Ele se ergue a partir dos quadris, assegurando-se que não haja hiperatividade dos glúteos na parte final do movimento.
- Uma vez que o padrão tenha sido dominado, ele pode ser sobrecarregado com *medicine balls*, *kettlebells* ou halteres.
- Este padrão pode progredir para agachamento de base alternada sem suporte da bola, agachamento unilateral com suporte e agachamento unilateral sem suporte.

SENSAÇÃO DO CLIENTE: o cliente deve sentir como se fosse capaz de manter o alinhamento durante todo o padrão, e como se os quadris estivessem fazendo a maior parte do trabalho.

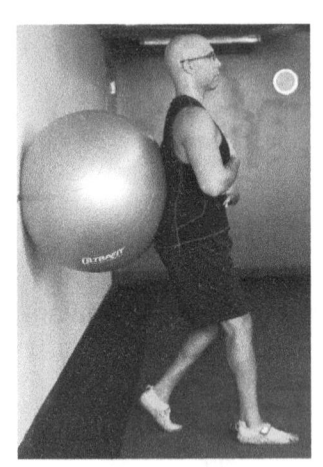

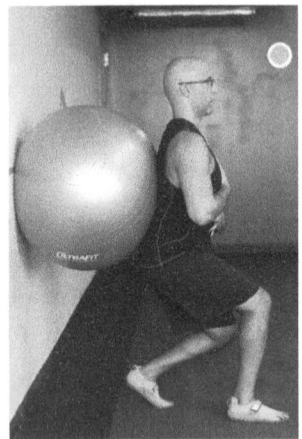

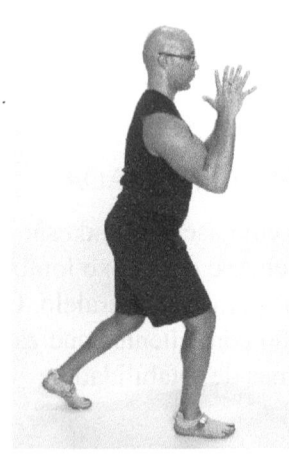

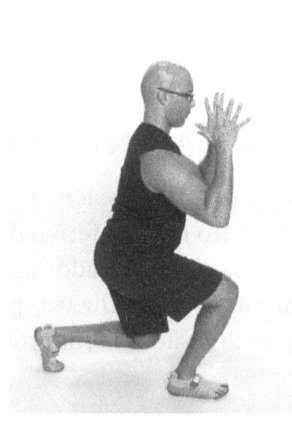

Nível I: agachamento de base alternada com suporte da bola suíça.

Nível II: agachamento de base alternada com suporte da bola suíça.

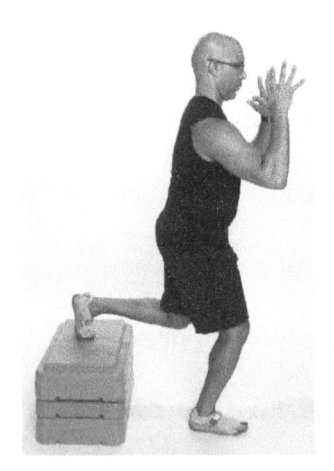

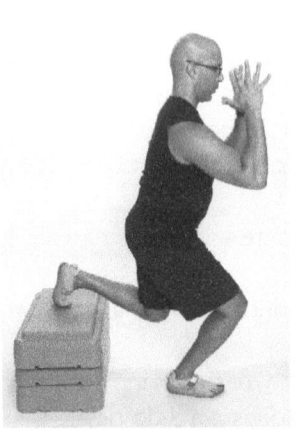

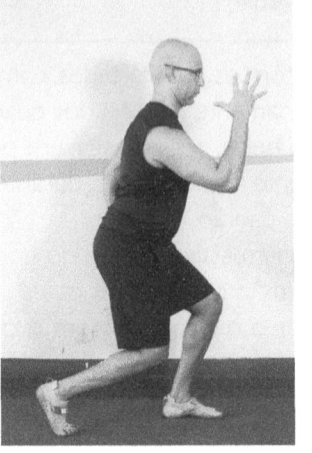

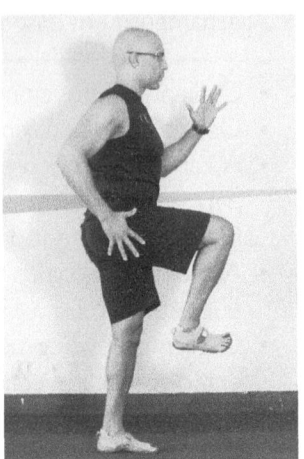

Nível III: agachamento unilateral com suporte.

Nível IV: agachamento de base alternada para postura unipodal.

AVANÇOS

Os avanços* estão entre os exercícios mais funcionais que podem ser feitos para o *core* e a cadeia cinética inferior. Mecânicas apropriadas do avanço são necessárias seja para pegar uma criança ou uma sacola de compras, ou ainda, realizar uma manobra lateral durante uma atividade esportiva. O que torna os avanços extremamente efetivos é que eles enfatizam a carga sobre quadris, joelhos e tornozelos e podem ser realizados em vários planos de movimento. Padrões frontais e transversos melhoram os movimentos atléticos em atividades como em um deslocamento lateral de um tenista para alcançar a bola, uma mudança súbita de direção no basquete ou o movimento de pivô e arranque que um defensor realiza no futebol americano.

As progressões apropriadas começam mantendo uma posição de coluna neutra durante as fases de carga (excêntrica) e descarga (concêntrica) do movimento. O foco sobre o padrão é o movimento por meio dos quadris enquanto a posição de coluna é neutra, estável, o que ajuda a limitar a carga da coluna e a instabilidade na extremidade inferior.

Chave para o desempenho
Avanço frontal – alcançando

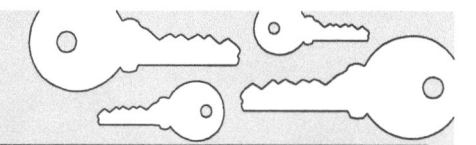

- O cliente inicia com uma postura ereta e neutra da coluna, com o *core* ativado.
- Ele dá um passo à frente, estendendo os braços na direção do chão.
- Ele faz um movimento de pivô ao redor do quadril à frente, mantendo uma postura de coluna neutra.
- Usando o quadril à frente, o cliente se impulsiona de volta à posição inicial.
- Não deve haver movimento excessivo na coluna à medida que o cliente se impulsiona de volta ao início.
- A cabeça, o tronco e a pelve devem estar em posição neutra e devem permanecer relativamente estacionários durante todo o movimento.
- Progrida o cliente para os padrões frontal e transverso.

SENSAÇÃO DO CLIENTE: o cliente deve sentir como se fosse capaz de manter o alinhamento durante todo o padrão, e como se seu quadril e sua perna à frente estivessem fazendo a maior parte do trabalho.

---

*N. de R.T. O avanço é um daqueles padrões em que não há uma nomenclatura uniforme em português, também é conhecido como "afundo" ou por seu nome em inglês *lunge*.

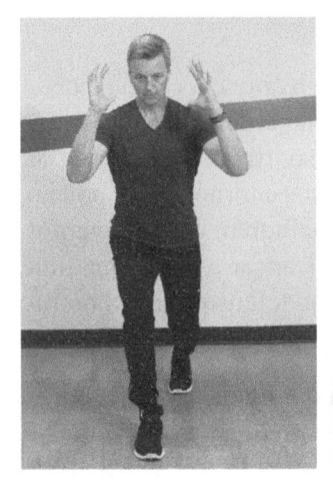

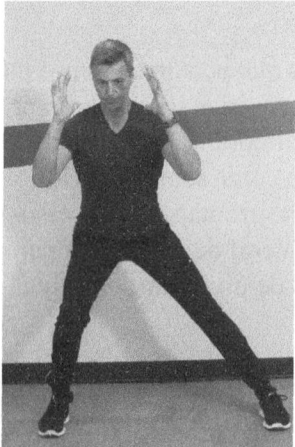

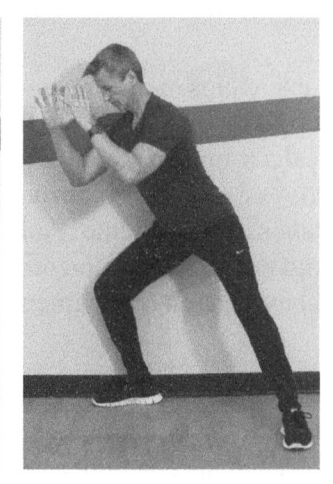

Avanço:
plano sagital,
plano frontal, plano
transverso (visão anterior).

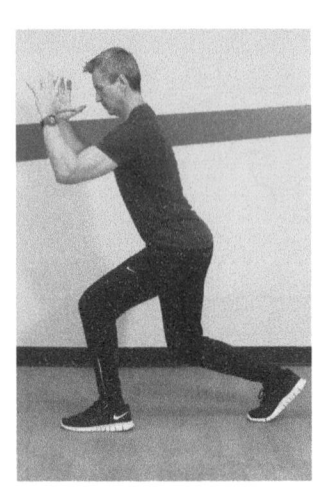

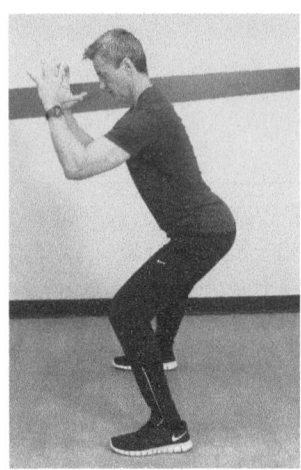

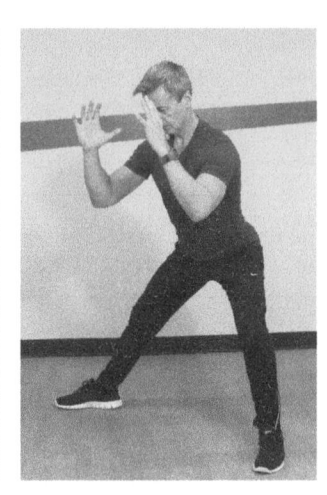

Avanço:
plano sagital, plano
frontal, plano transverso
(visão lateral).

Chave para o sucesso
Padrões de avanço

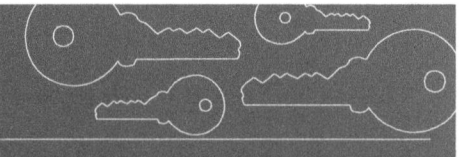

Os padrões de avanço são um ótimo modo de treinar toda a cadeia extensora enquanto melhora o equilíbrio e a flexibilidade gerais dos membros inferiores. Modificando o comprimento e a profundidade, quase qualquer pessoa pode se beneficiar dos avanços. A diminuição do comprimento, da profundidade e da velocidade será apropriada para clientes mais velhos ou para aqueles com instabilidade lombar ou do quadril, ao passo que o aumento do comprimento, da profundidade, da velocidade e das cargas externas irá beneficiar os indivíduos mais atléticos.

CAPÍTULO 9 • PADRÕES-CHAVE E PROGRESSÕES DE MOVIMENTO PARA O COMPLEXO DO QUADRIL E MEMBROS INFERIORES | 271

Após dominar o movimento com o peso do corpo, os avanços podem ser sobrecarregados com halteres, coletes com peso, *medicine balls* ou bandas elásticas para aumentar a demanda sobre toda a cadeia extensora. Assegure-se de que o cliente mantenha a coluna neutra e bom posicionamento escapular durante todos os padrões. Igualmente, não deve haver mudanças no posicionamento dos membros inferiores entre as versões com o peso corporal e as versões com carga externa.

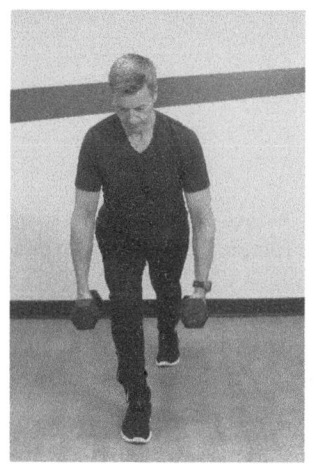

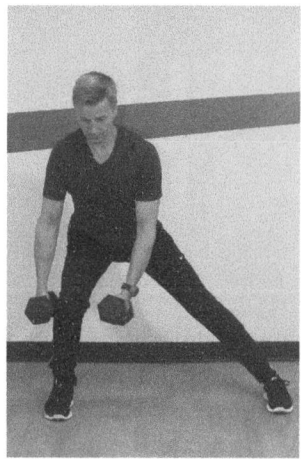

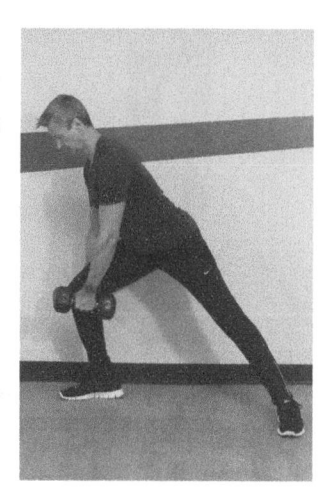

Avanço:
plano sagital (esquerda),
plano frontal (meio),
plano transverso (direita).

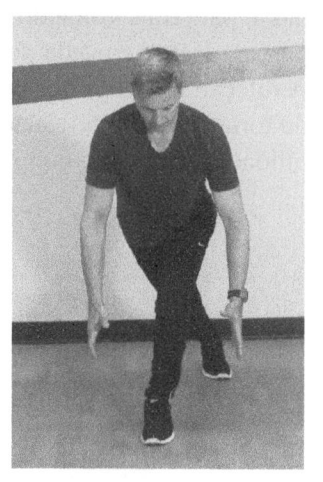

O avanço cruzado com "alcançar" acresce desafios adicionais ao complexo do quadril, o tornando ideal para o retorno ao esporte ou uma progressão de nível mais alto de exigência. A chave é garantir que a rotação venha do quadril e não do joelho – o quadril, joelho e tornozelo devem permanecer em linha reta durante todo o padrão.

AVANÇO ROTACIONAL

O avanço rotacional* é usado para melhorar a rotação interna do quadril e a mecânica de desaceleração do quadril à frente. O cliente começa com a coluna neutra e ativação do *core* e então prossegue dando um passo à frente enquanto gira a pelve na direção da perna à frente. Ele estabiliza e então se impulsiona com o quadril e a coxa para retornar à posição inicial. A rotação vem do quadril com rotação mínima da coluna. Embora ambas sejam partes necessárias da biomecânica normal, deve haver rotação mínima do joelho e pronação do tornozelo durante o movimento. O cliente coloca seus braços sobre a pelve de modo que possa monitorar seu movimento ao redor do membro inferior estacionário. Sua cabeça se posiciona diretamente à frente, assim a rotação ocorre por meio da coluna, tornando este um grande modo de treinar a dissociação da cabeça em relação ao tronco.

---

*N. de R.T. O avanço com rotação, ou avanço rotacional é um padrão que pode ser realizado de diferentes formas, mantendo o mesmo nome (que é o que ocorre no livro). O autor mantém o mesmo nome para padrões executados de maneiras diferentes, como mostram as figuras. O avanço no plano transverso, demonstrado com um par de halteres na figura acima, também pode ser incluído na categoria de avanço com rotação ou avanço rotacional.

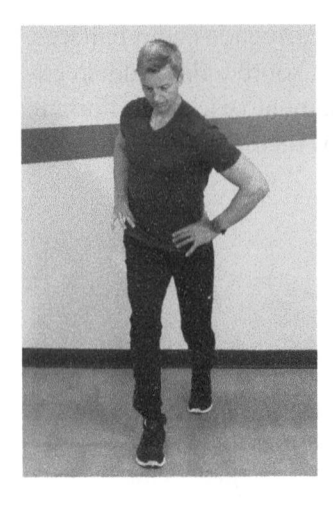

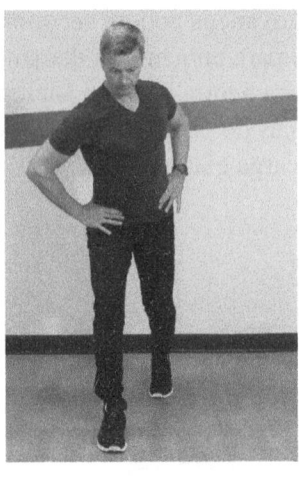

Avanço rotacional: rotação interna (figura à esquerda); rotação externa (figura à direita).

Além disso, o avanço rotacional é uma ótima maneira de treinar a mecânica de estabilização na extremidade inferior enquanto simultaneamente treina a rotação do tronco. O cliente começa mantendo os braços na frente do corpo, em paralelo com o chão. Ele dá um passo para a posição de avanço, girando simultaneamente em direção à perna da frente, induzindo a rotação interna do quadril. Ele então dá um passo para trás, voltando à posição inicial, e repete. A execução do mesmo padrão girando para longe da perna à frente é usada para treinar a desaceleração de uma força de rotação externa da perna à frente. A rotação deve ocorrer por meio do quadril à frente e da coluna, e o cliente deve manter o alinhamento do tornozelo, joelho, quadril e da pelve. Se o cliente tiver dificuldades em manter o equilíbrio ou a estabilidade, diminua o comprimento da base e/ou a quantidade de rotação do tronco.

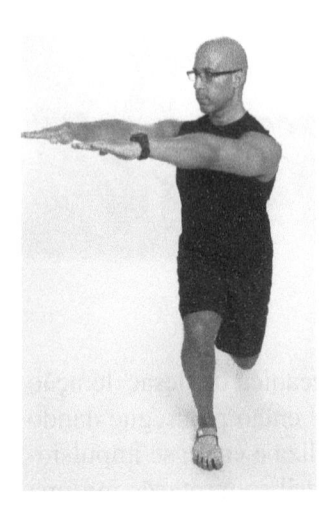

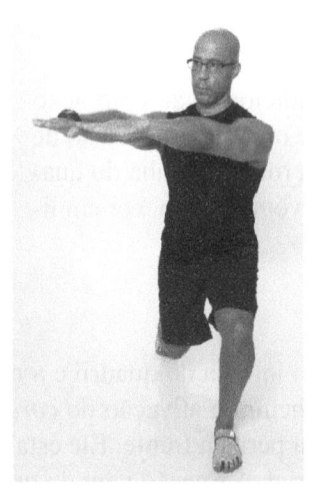

Avanço rotacional: tendência de rotação interna (esquerda); tendência de rotação externa (direita).

PADRÕES DE AVANÇO COM *SLIDE* E BOLA SUÍÇA

O avanço no plano frontal e sagital básico pode ser feito em um *slide* ou bola suíça, adicionando um desafio ao padrão. O cliente começa flexionando o quadril à frente, enquanto o pé oposto desliza ao longo do *slide*. A amplitude de movimento durante qualquer dos avanços no *slide* ou na bola é determinada pela capacidade do cliente de manter a coluna e a pelve neutras; a amplitude de flexão de quadril disponível da perna da frente; do comprimento disponível do reto femoral e flexores do quadril na perna de trás (versão do plano sagital); e o comprimento disponível dos adutores do quadril na perna que está deslizando (versão do plano frontal).

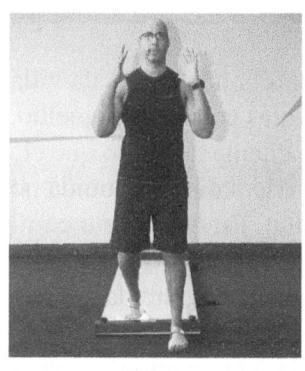

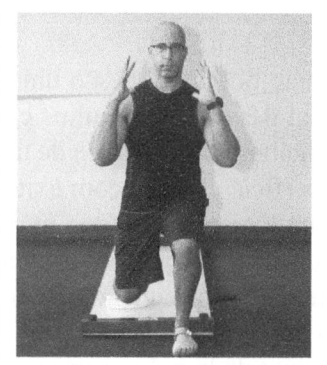

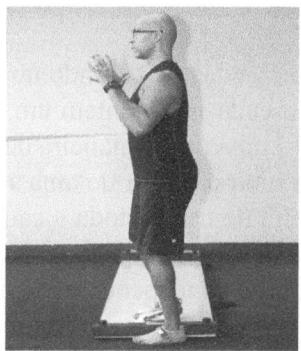

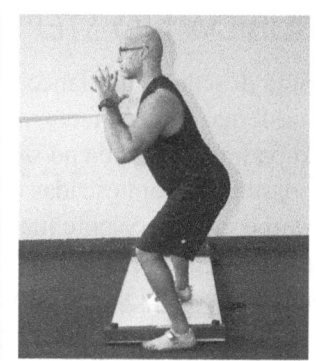

CAPÍTULO 9 • PADRÕES-CHAVE E PROGRESSÕES DE MOVIMENTO PARA O COMPLEXO DO QUADRIL E MEMBROS INFERIORES | 273

Avanço no *slide* planos sagital e frontal, anterior (esquerda); lateral (direita).

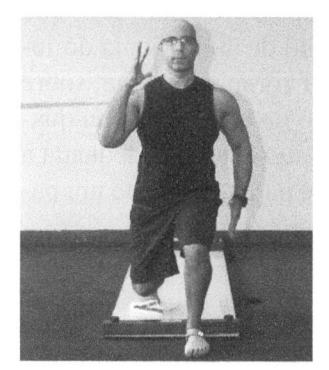

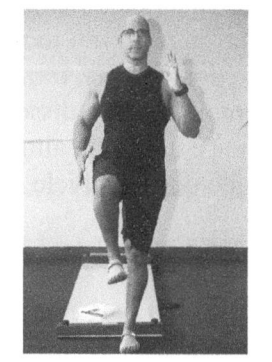

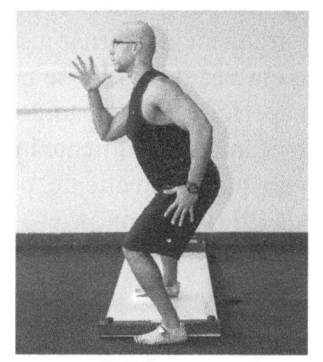

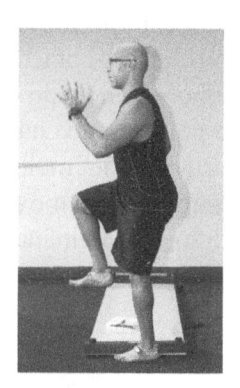

Avanço no *slide* planos sagital e frontal para postura unipodal, anterior (esquerda); lateral (direita).

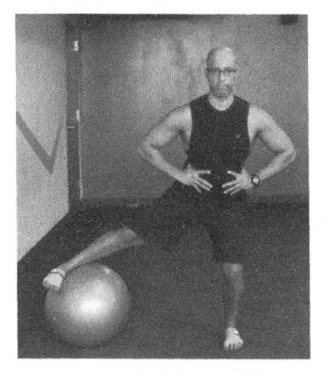

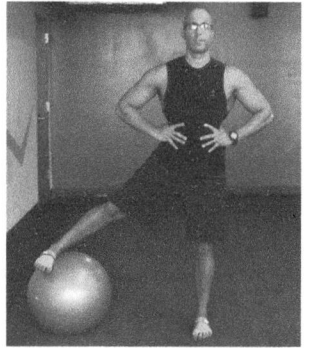

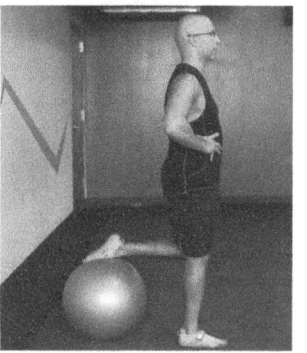

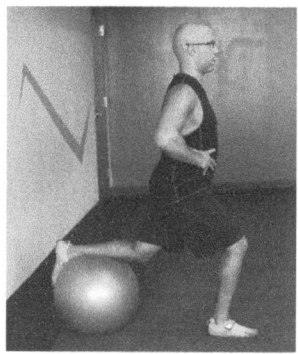

Avanço com a bola nos planos frontal e sagital, anterior (esquerda); lateral (direita).

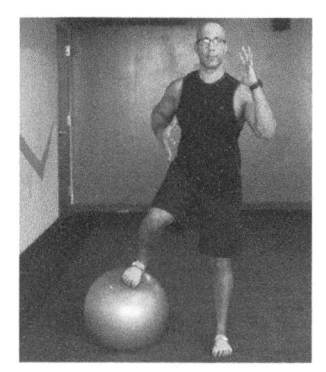

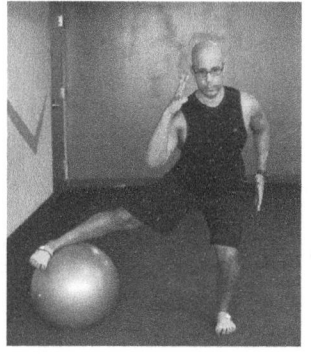

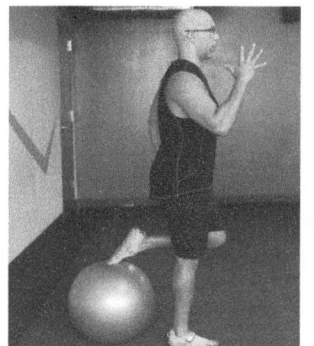

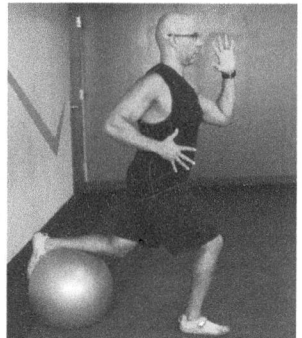

Avanço com a bola nos planos frontal e sagital com direcionamento dos braços, anterior (esquerda); lateral (direita).

SUBIDA NO *STEP*

Seja descendo um lance de escadas ou subindo no meio fio, degraus são uma tarefa necessária da vida moderna. Infelizmente, as escadas apresentam um real desafio para muitos clientes com dor no joelho. O padrão de subida no *step* é uma ótima maneira de melhorar a mecânica de um cliente de modo que ele possa lidar com escadas ou subir e descer de uma superfície elevada com êxito. Além disso, a subida no *step* é uma excelente maneira de treinar toda a cadeia extensora (glúteo máximo, isquiotibiais e complexo do gastrocnêmio/sóleo), enquanto garante a mecânica adequada dos complexos do tornozelo, joelho e quadril. Quase todo cliente, independentemente de sua capacidade, pode realizar a subida no *step* se progredir de modo adequado. O desafio na subida no *step* está nos clientes com diminuição da mobilidade do tornozelo ou quadril e com uma instrução ruim dada pelo profissional no momento da execução. Os clientes que não têm amplitude de movimento do quadril ou tornozelo, em geral o realizam com aumento no movimento do joelho, muitas vezes com cisalhamento dessa articulação. O outro erro que os clientes cometem com frequência é tornar a subida no *step* em um movimento de dominância do joelho, estendendo o joelho em vez de erguer-se por meio dos quadris, trazendo o corpo para cima, sobre o pé. O ponto chave para aperfeiçoar este padrão está em melhorar a dissociação no tornozelo e/ou quadril e, então, melhorar a mecânica. Igualmente importante é usar uma altura do *step* que seja adequada à amplitude de movimento do quadril do cliente, permitindo que ele nivele a pelve para tornar este um padrão de dominância do quadril (ver abaixo).

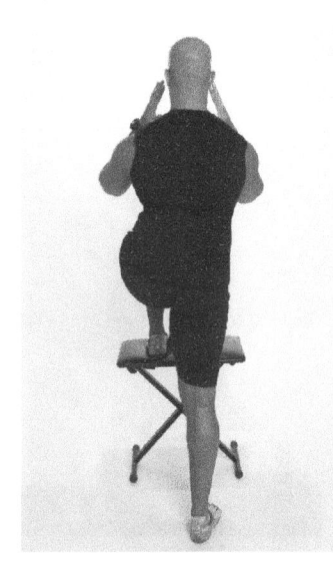

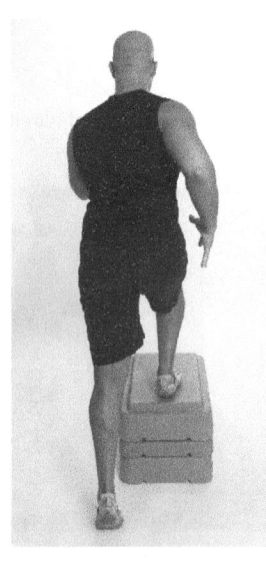

Nivelando a pelve durante o padrão de subida no *step*: o cliente não consegue manter uma pelve nivelada porque o degrau é muito alto para a amplitude disponível de flexão do quadril (esquerda); isto cria um desnivelamento da pelve. Se ele for incapaz de iniciar em uma posição de pelve neutra, ele compensará na coluna ou nos membros inferiores à medida que sobe. Observe que ele é capaz de nivelar sua pelve uma vez que os degraus estão mais baixos, adequados para a amplitude de movimento disponível (direita).

Chave para o desempenho
Subida no *step*

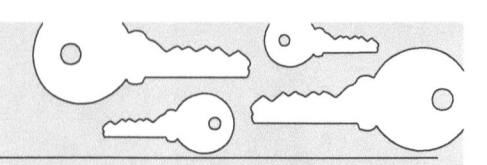

- O cliente começa com uma perna sobre o *step* – sua pelve está nivelada, a coluna está alinhada e ele mantém este alinhamento no pé, joelho e quadril.
- A maior parte de seu peso deve estar sobre a perna à frente (cerca de 75%), e a menor parte, sobre a de trás (25%).

- O cliente sobe no *step*, erguendo-se por meio da cadeia de estabilização medial, e então desce controlando excentricamente a descida por meio da cadeia de estabilização medial. O peso é mantido sobre a perna à frente, inclusive na descida – ele desce e coloca os dedos de volta no chão, mantendo a maior parte do peso na perna da frente.
- Uma pelve nivelada e coluna neutra devem ser mantidas durante todo o padrão.
- Progrida para o padrão unilateral uma vez que o cliente consiga realizar vinte repetições da versão básica.

SENSAÇÃO DO CLIENTE: o cliente deve sentir como se estivesse se erguendo por meio do quadril à frente, mantendo a maior parte do peso sobre a perna à frente em ambas as fases de subida no *step* (concêntrica) e descida (excêntrica).

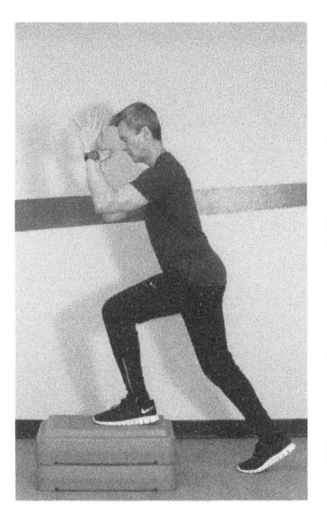

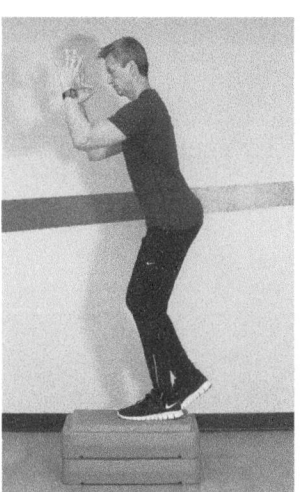

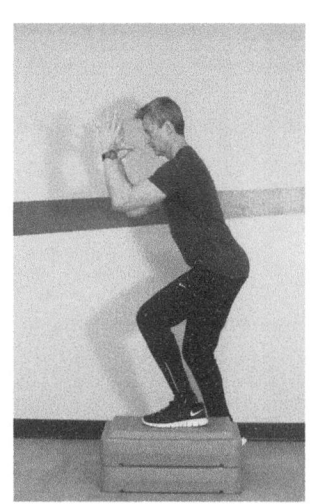

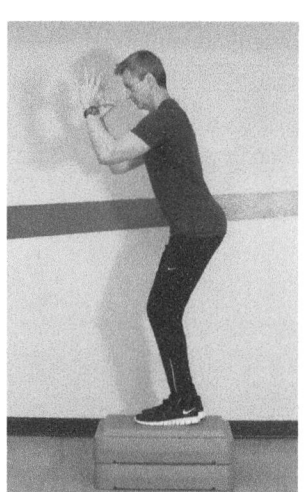

Subida no *step*: sagital (esquerda), frontal (direita).

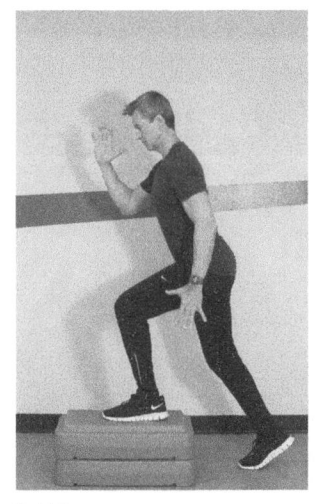

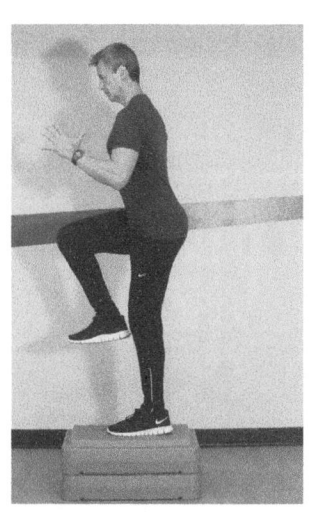

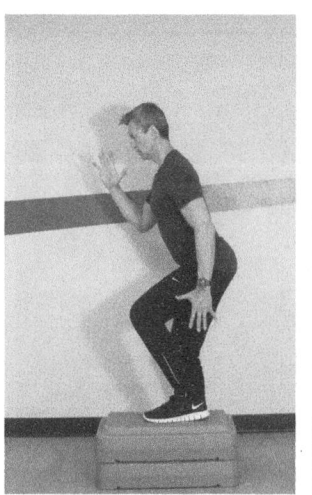

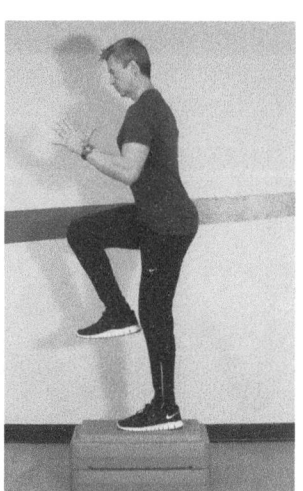

Subida no *step* para uma postura unipodal: sagital (esquerda), frontal (direita).

FAZENDEIRO, EMPURRAR TRENÓ E ARRASTAR TRENÓ

O fazendeiro* e empurrar e puxar trenós são alguns dos padrões funcionais mais efetivos para a melhora da estabilidade de quadril e tronco e para desenvolver a força funcional global, enquanto limitam as cargas, potencialmente altas, na coluna que resultam quando da execução dos levantamentos terra e agachamentos tradicionais com barra. Embora esses sejam padrões funcionais de nível relativamente alto, os clientes que desenvolveram estabilidade e força ideais podem progredir com segurança para tais padrões. O fazendeiro unilateral é um grande padrão para desenvolver a estabilidade rotacional do cilindro toracopélvico (CTP). Como em todos os padrões, o cliente deve ser capaz de manter uma coluna estendida, alinhamento escapular ideal e estabilização do CTP.

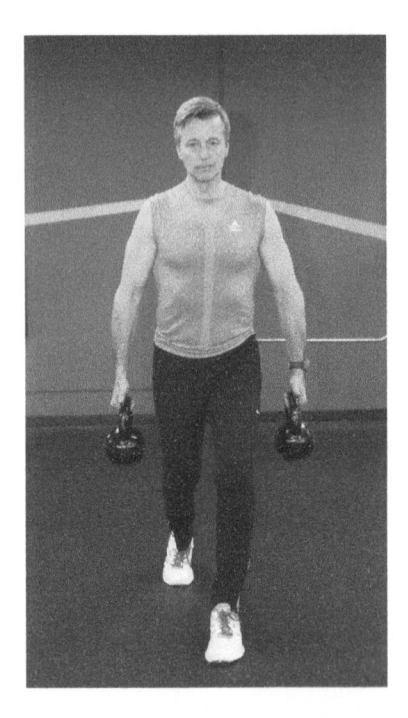

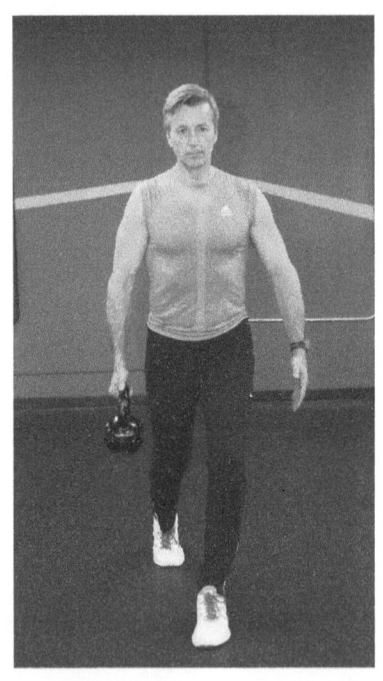

Fazendeiro: padrão bilateral (esquerda), padrão unilateral (direita).

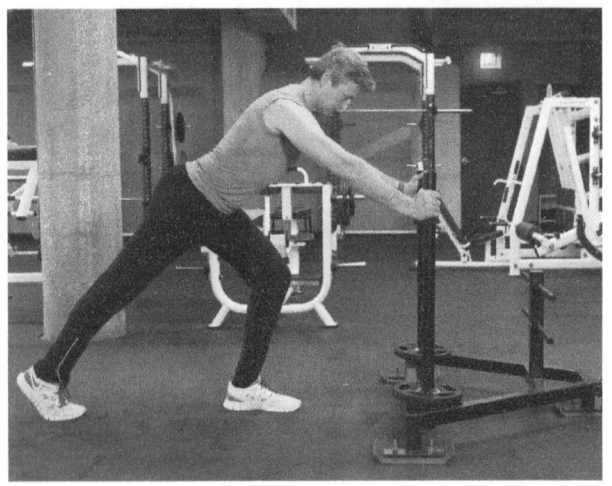

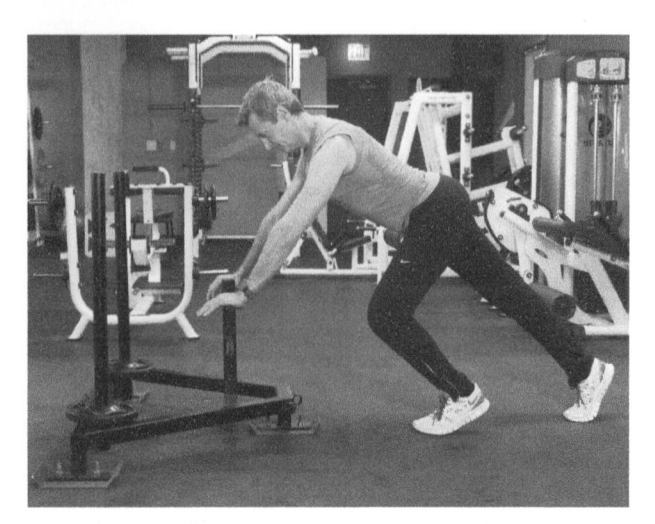

Empurrar trenó: pegada alta; pegada baixa.

---

*N. de R.T. Este padrão também é conhecido como: Caminhada do fazendeiro e pelo termo original em inglês *farmer's walk*.

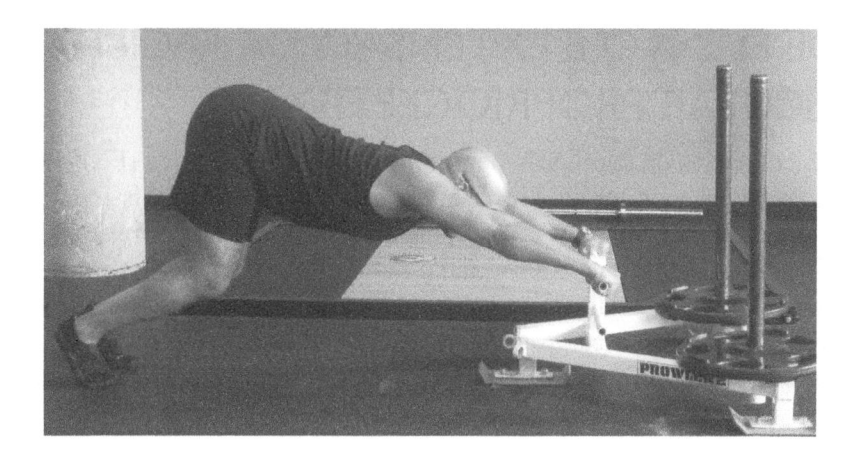

O cliente na imagem acima flexiona a coluna lombar e hiperestende a coluna torácica. Esta é uma posição comum em clientes com rigidez no tórax e quadris e hipermobilidade da coluna lombar. Além disso, ele eleva em excesso a escápula e realiza hiperextensão da articulação cervicotorácica, o que sobrecarrega os ombros e a região do pescoço.

Puxar trenó. O padrão de puxar trenó é bem efetivo na melhora da estabilidade do joelho naqueles clientes que desenvolveram um controle relativamente bom dos membros inferiores. O cliente mantém uma coluna neutra e controle escapulotorácico durante todo o padrão. Ele dá um passo para trás, realizando isto por meio do tornozelo e pé, e então estende o joelho. Ele mantém o alinhamento do quadril, joelho e tornozelo/pé durante todo o movimento.

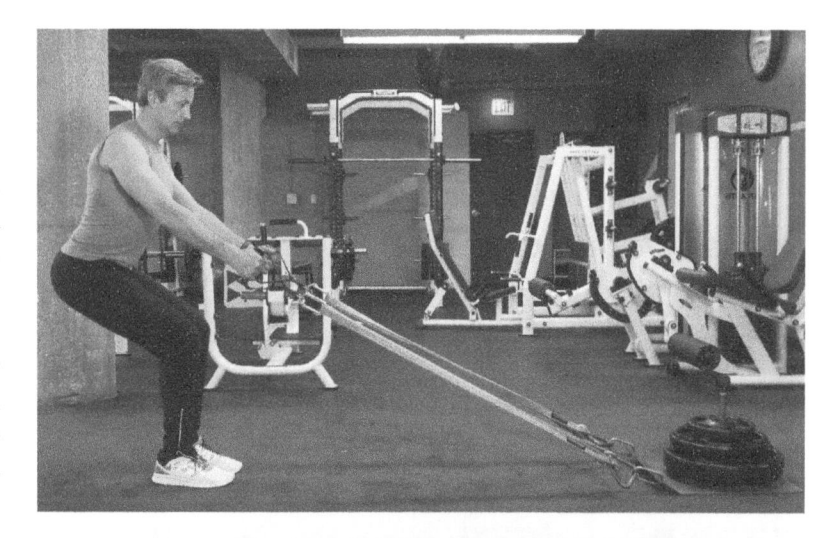

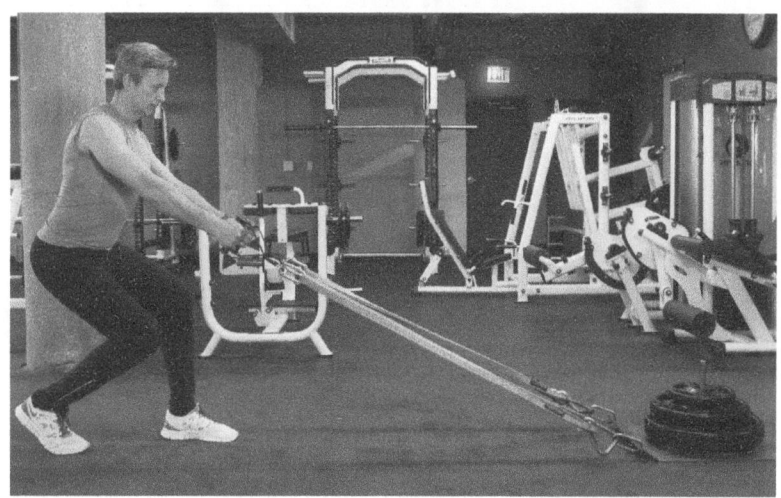

PADRÕES DE FLEXÃO E EXTENSÃO DA FACILITAÇÃO NEUROMUSCULAR PROPRIOCEPTIVA

Os padrões de flexão e extensão da facilitação neuromuscular proprioceptiva (FNP) são progressões funcionais dos padrões de puxar e empurrar. Eles estão entre os exercícios mais funcionais para o *core*, à medida que coordenam movimentos entre todas as cadeias cinéticas superiores e inferiores. Os padrões de extensão condicionam toda a cadeia extensora e o manguito rotador posterior, enquanto o padrão de flexão faz o mesmo para toda a cadeia flexora e manguito rotador anterior. Ambos os padrões podem ficar mais desafiadores aumentando a carga ou a velocidade de execução. Assegure-se que o indivíduo possa realizar e controlar os complexos de ombro e quadril individualmente antes de incorporá-los aos padrões seguintes.

PADRÕES DE FLEXÃO DA FNP

Chave para o desempenho
Padrões de flexão da FNP

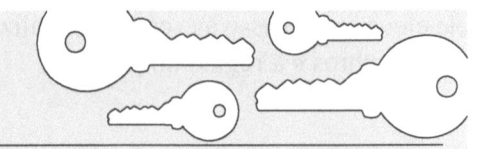

- O cliente começa em uma posição neutra da coluna e pelve com leve flexão do quadril e ativação do *core*.
- O cabo ou elástico são dispostos em uma posição elevada.
- O cliente inicia o padrão girando por meio do tronco e da perna à frente, enquanto simultaneamente flexiona e aduz seu ombro.
- Ele lentamente retorna à posição inicial e repete no lado contrário.

SENSAÇÃO DO CLIENTE: o cliente deve sentir como se fosse capaz de manter o alinhamento durante todo o padrão, e que o tronco e a pelve estão conduzindo o movimento.

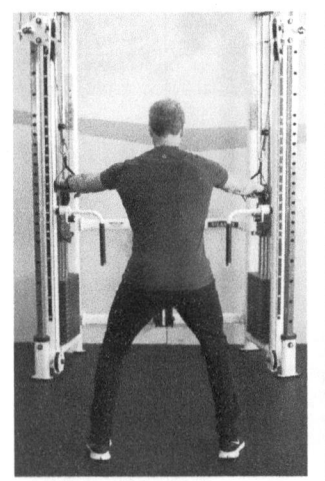

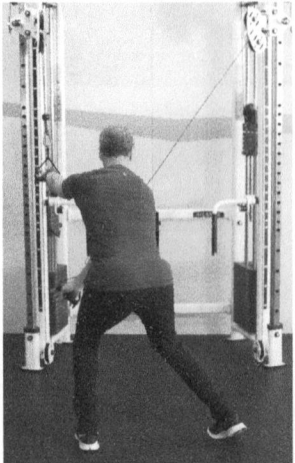

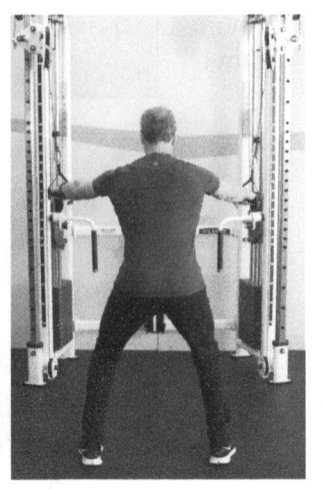

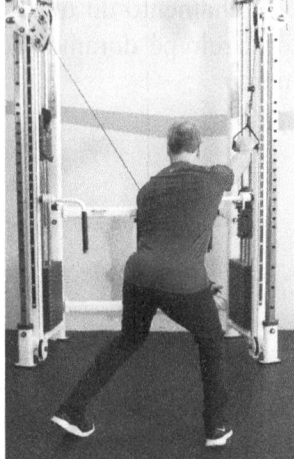

Padrões de flexão FNP: treinando a cadeia anterior oblíqua.

PADRÕES DE EXTENSÃO DA FNP

Chave para o desempenho
Padrões de extensão da FNP

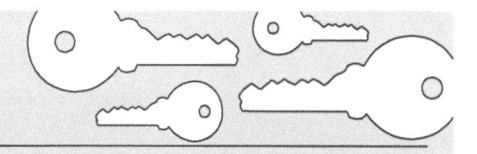

- O cliente começa em uma posição neutra da coluna e pelve com leve flexão do quadril e ativação do *core*.
- O cabo ou elástico são dispostos em uma posição abaixada.
- O cliente inicia o padrão girando por meio do tronco e perna à frente, enquanto simultaneamente se estende por meio do ombro.
- Ele lentamente retorna à posição inicial e repete no lado contrário.

SENSAÇÃO DO CLIENTE: o cliente deve sentir como se fosse capaz de manter o alinhamento durante todo o padrão, e que o tronco e a pelve estão conduzindo o movimento.

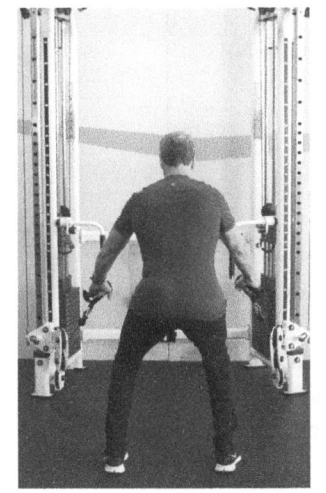

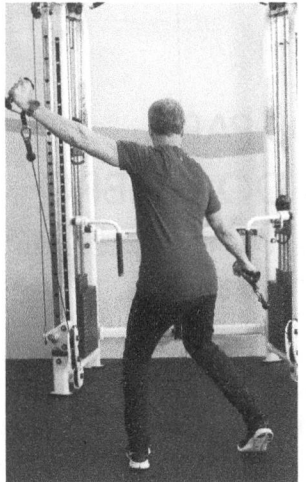

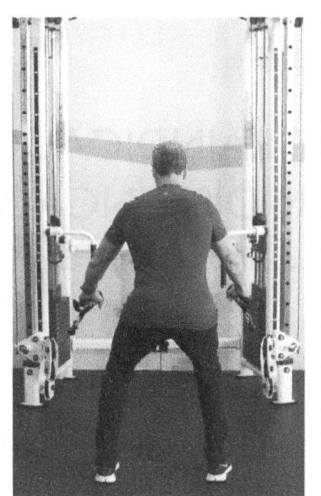

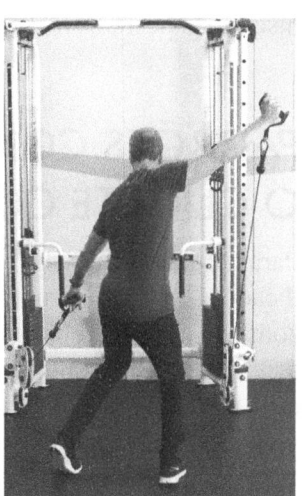

Padrões de extensão da FNP: treinando a cadeia posterior oblíqua.

Capítulo 10

Exercícios contraindicados

OBJETIVOS DO CAPÍTULO

Identificar padrões contraindicados para clientes com disfunção de ombro ou de quadril

Embora seja impreciso categorizar um exercício como "bom" ou "ruim" (eles seriam mais bem classificados como "apropriado" ou "não apropriado"), existem vários exercícios que são contraindicados para pacientes e clientes que experimentam algumas das disfunções de movimento mais comuns que foram discutidas neste livro.

PADRÕES CONTRAINDICADOS PARA O CLIENTE COM DISFUNÇÃO DO OMBRO

Para o cliente com uma articulação de ombro dolorosa e/ou instável, existem vários exercícios contraindicados, incluindo remadas verticais, mergulhos, elevações anteriores e laterais com haltere e o supino com barra. Um problema com esses exercícios é que os clientes com uma articulação escapulotorácica instável tendem a sobrecarregar a coluna cervical e torácica superior, bem como a articulação glenoumeral à medida que eles realizam esses padrões. Tais clientes ficarão mais satisfeitos em trabalhar por meio de padrões de exercícios corretivos discutidos anteriormente, e depois realizar menos padrões desafiadores, alcançando esses padrões se eles quiserem ou precisarem realizá-los para esporte ou por questões estéticas. Causas adicionais de preocupação com esses exercícios são listadas abaixo.

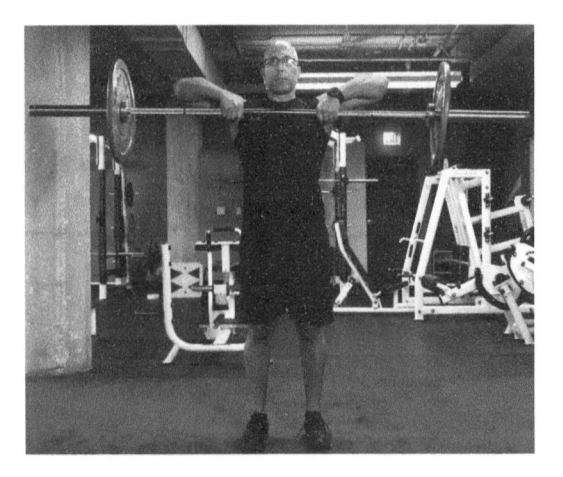

ENCOLHIMENTO DOS OMBROS E REMADA EM PÉ

A remada em pé (imagem à esquerda) é um padrão de exercício insatisfatório para o ombro doloroso e instável, porque ela coloca a articulação glenoumeral (GU) em abdução e rotação interna, a posição exata que cria impacto do manguito rotador e da bolsa subacromial. Muitas vezes, os clientes substituem por estabilização ET ineficiente ou rotação GU interna ao elevar as escápulas e ao protrair a cabeça à medida que elevam a barra. O problema adicional com esse padrão é que o tronco é fixo e os braços são mobilizados, o que perpetua a rigidez do tórax e a hipermobilidade da articulação ET.

Embora popularizados por fisiculturistas na busca de "armadilhas" superdesenvolvidas, os exercícios de encolhimento dos ombros com carga (imagem à direita) são contraindicados para qualquer pessoa, exceto para aquelas que participam de esportes de contato, tais como futebol americano, *rugby*, luta e artes marciais mistas. Sem dúvida, não há benefício para esse padrão, e ele na verdade irá sobrecarregar a coluna cervical, conduzir a cabeça para frente e conduzir instabilidade escapulotorácica. A distorção da cabeça para frente é uma falha comum do movimento quando o padrão de encolher os ombros é realizado.

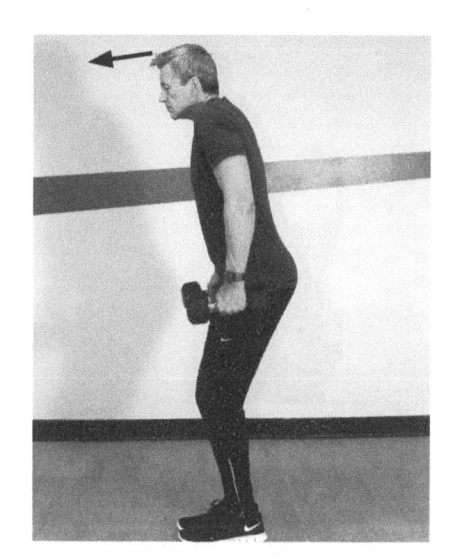

MERGULHOS

Mergulhos, tanto o mergulho com barra tradicional (à direita) quanto as versões no banco (à direita) são particularmente pesados para o ombro, porque a maioria do movimento é derivada do movimento da cabeça do úmero para frente na cavidade glenoidal. Muitos clientes com um ombro doloroso ou instável são incapazes de sustentar muita resistência adicional, muito menos todo seu peso corporal sobre uma articulação GU ou ET instável. Esse exercício pode levar diretamente a/ou perpetuar a síndrome do deslizamento umeral anterior, elevação escapular e uma postura com a cabeça para frente. Observe a posição do ombro e da cabeça para frente nos mergulhos com barra e no banco.

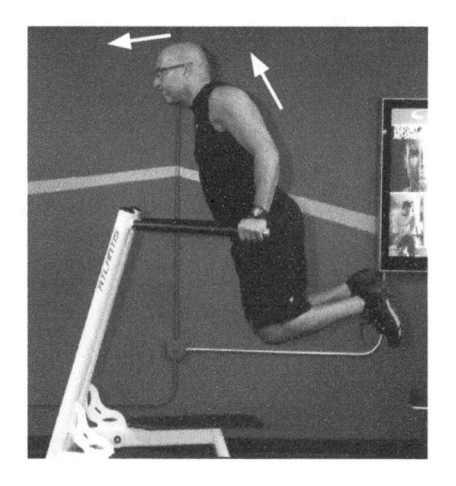

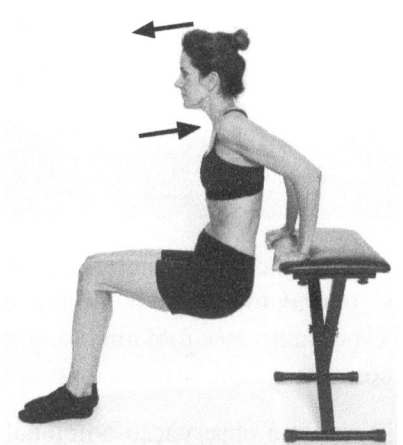

ELEVAÇÃO ANTERIOR E LATERAL COM HALTERES

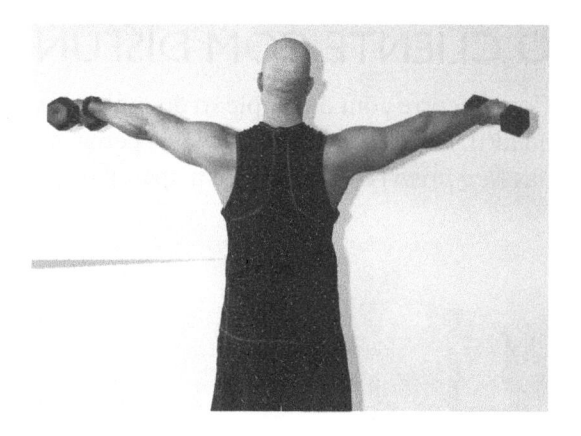

Embora seja um exercício comum, as elevações anterior e lateral com halteres são dois dos exercícios mais perigosos para o cliente com ombro e pescoço instáveis. Esse exercício não só aumenta as cargas compressivas sobre a coluna cervical, mas também contribui para a instabilidade escapular. Durante a elevação anterior e lateral com halteres, o pescoço torna-se a âncora para os braços em movimento, e o braço de alavanca longo apenas aumenta o estresse sobre o pescoço. A carga excêntrica é extremamente desafiadora para controle até mesmo para aqueles clientes sem problemas no pescoço e nas escápulas. Durante a elevação anterior (imagem à esquerda), os clientes irão compensar o peso e o braço de alavanca longo hiperestendendo por meio das regiões cervicotorácica e toracolombar, acrescentando desestabilização da caixa toracopélvica.

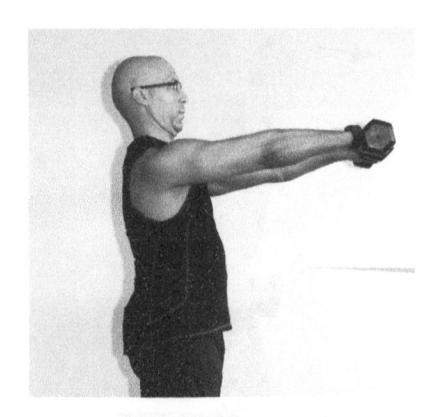

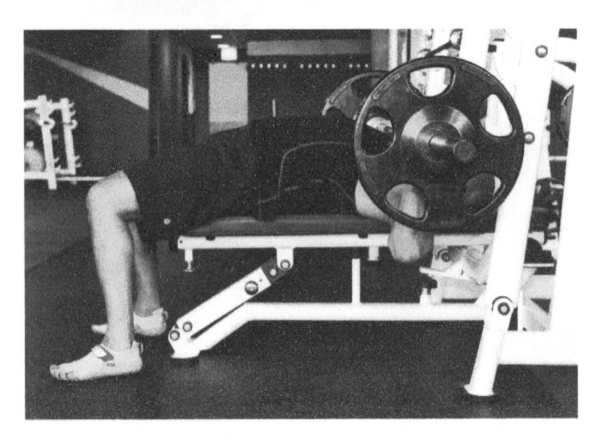

SUPINO COM BARRA

O supino com barra também apresenta um desafio para um ombro instável, porque, além do tórax, a articulação ET é fixa, enquanto a articulação GU é mobilizada sob cargas geralmente grandes. Isso sobrecarrega os músculos do manguito rotador e a cápsula articular devido às cargas grandes que são utilizadas. Além disso, muitos clientes realizam o supino com arqueamento excessivo das costas, desconectando essencialmente seus estabilizadores toracopélvicos e aumentando a atividade no peitoral maior e menor, perpetuando a inclinação escapular anterior e as posições umerais anteriores. Como observado acima com a remada em pé, o tórax torna-se o ponto fixo e as articulações escapulotorácica e glenoumeral tornam-se pontos móveis durante esse movimento, que é um problema para o cliente com o ombro instável ou o tórax hipermóvel,

Como uma observação adicional, qualquer exercício realizado atrás do pescoço – tal como a puxada atrás do pescoço, elevações e desenvolvimentos – precisa ser eliminado do programa do cliente. Há um risco enorme de lesões para o pescoço e os ombros e absolutamente nenhum benefício em realizar exercícios dessa maneira. Pratique versões mais seguras desses exercícios.

PADRÕES CONTRAINDICADOS PARA O CLIENTE COM DISFUNÇÃO DE QUADRIL

Como ocorre com o complexo do ombro, existem vários exercícios contraindicados para o complexo do quadril. Estes incluem elevação da perna, agachamento profundo, *step* cruzado no banco, pressão de pernas (*leg press*) e exercícios em aparelhos para as pernas.

LEVANTAMENTO DA PERNA

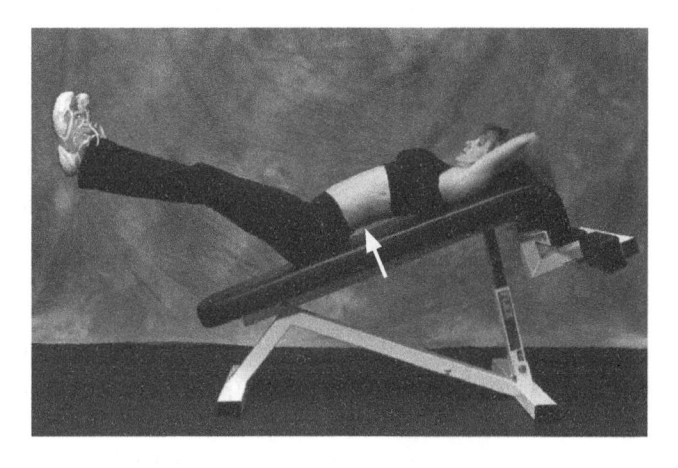

Embora não seja considerado um exercício de quadril puro, o levantamento da perna – junto com suas versões relacionadas, levantamento da perna inclinada e o arremesso da perna (em que o treinador ou terapeuta arremessa as pernas para baixo depois que o cliente as eleva) – é uma escolha de exercício inadequado para clientes que não possuem estabilidade toracopélvica ideal e mobilidade de quadril. Esses padrões são de nível extremamente alto e colocam algumas das forças de compressão mais altas sobre a coluna em relação a outros exercícios abdominais. Os clientes com dissociação de quadril insatisfatória preferencialmente movem-se mais a partir da coluna lombar para começar, e esse padrão apenas perpetua a disfunção (seta). Esse padrão também leva à perda do controle da caixa toracopélvica (CTP) em clientes com estratégias de estabilidade insatisfatórias, levando à hiperatividade dos flexores superficiais do quadril.

AGACHAMENTO PROFUNDO

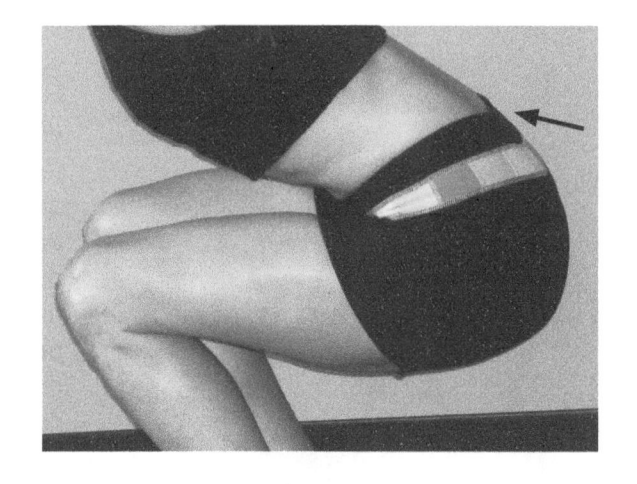

Embora o agachamento profundo possa ser uma boa ferramenta de avaliação para avaliar a amplitude de movimento do quadril e do tornozelo, bem como a capacidade do cliente em estabilizar sua CTP, ele não é um padrão que promove biomecânica melhorada para a maioria dos indivíduos com disfunção de quadril e da CTP. Realizar agachamentos profundos em clientes sem flexibilidade de quadril adequada irá levar diretamente a instabilidades da coluna lombar e/ou articulações sacroilíacas, visto que eles tentam compensar a perda de amplitude de movimento nessas áreas. Poucos clientes possuem a amplitude de movimento de flexão do quadril necessária para tornar isso uma parte aceitável de seu programa de exercício corretivo ou de condicionamento. À medida que o cliente desce mais durante o agachamento, ele irá compensar movendo-se em inclinação pélvica posterior e flexão da coluna lombar. O cliente deve ser capaz de manter a pelve e a coluna neutras durante todo o padrão e deve cessar a descida do agachamento quando não for mais capaz de manter o controle de sua CTP. Observe a inclinação posterior da pelve e a flexão da coluna lombar nessa cliente (imagem acima) à medida que ela se agacha para ficar em "paralelo" ao chão.

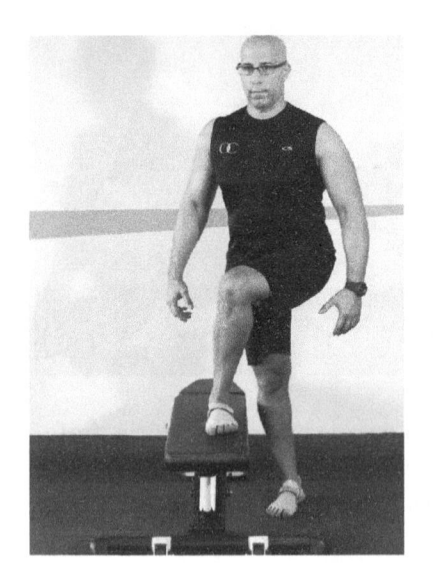

O STEP CRUZADO NO BANCO

Como este não é um exercício ruim propriamente dito, a maneira como muitos indivíduos realizam esse padrão certamente não agrada fisioterapeutas e quiropratas. Ele pretende trabalhar os glúteos, mas muitos clientes realizam o padrão de *step* cruzado em um banco que é muito alto para sua amplitude de movimento e estabilidade de quadril disponíveis. Portanto, eles descentralizam toda sua extremidade inferior e a CTP para realizar esse padrão. (Observe a descentralização e o alongamento excessivo do joelho neste indivíduo da imagem à esquerda à medida que ele está prestes a colocar carga nele pisando sobre o banco). Quais os tipos de movimentos causam o maior número de lesões de meniscos e de ligamento cruzado anterior no joelho? Movimentos nos quais os meniscos e os ligamentos cruzados são sobrecarregados e depois comprimidos e superalongados repetitivamente. A maneira como muitos clientes realizam o *step* cruzado no banco quase inevitavelmente garante que eles terão que consultar um cirurgião ortopédico em poucos dias.

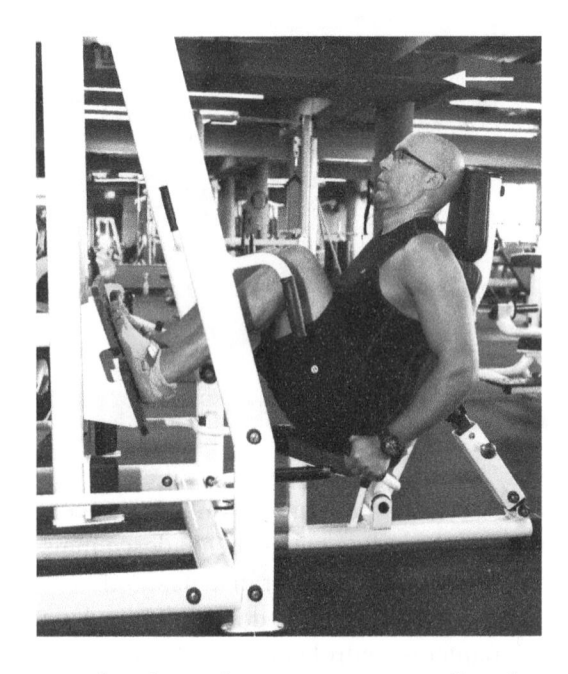

PRESSÃO DE PERNAS (*LEG PRESS*)

O pressão de pernas é uma escolha de exercício insatisfatório para indivíduos com flexibilidade de quadril limitada e instabilidade lombar, ou para aqueles que têm dor crônica no joelho. Muitos clientes não possuem a amplitude de flexão de quadril disponível e são, portanto, incapazes de manter a coluna neutra e a posição pélvica à medida que o peso é diminuído e seus joelhos são trazidos em direção ao peito. Eles compensam girando posteriormente por meio da pelve e flexionando a coluna lombar. Isto coloca uma enorme carga sobre a coluna lombar e perpetua o padrão disfuncional. Esse também é um problema com as versões mais verticais do *leg press*; contudo, o maior desafio com essas versões é o aumento nas forças de cisalhamento por meio do joelho em clientes com doenças degenerativas do joelho. Lembre-se que muitos clientes com problemas de joelho requerem função de quadril melhorada, que não é tratada adequadamente com pressões de perna. Um outro problema com muitas versões do *leg press* é que muitos indivíduos irão travar sua articulação escapulotorácica segurando os cabos e subsequentemente realizam extensão cervicotorácica aumentada (seta na imagem acima).

EXERCÍCIOS EM APARELHOS DE PERNAS

Um capítulo inteiro poderia ser dedicado aos prós e contras dos aparelhos de pernas, que incluem a extensão de perna na posição sentada (imagem à esquerda), a flexão da perna na posição sentada (imagem à direita) e aparelhos abdutores/adutores. Embora eles sejam extremamente eficazes em isolar os músculos das pernas e possam ter um papel importante nas fases iniciais de reabilitação ou como parte de uma estratégia de exercício corretivo, sua eficácia global para melhorar a função em longo prazo é questionável. Em primeiro lugar, raramente há um momento em que mais resistência é colocada sobre a perna abaixo do joelho do que acima dele (a menos que uma criança ou oponente esteja se pendurando sobre a parte inferior da perna do cliente). Em outras palavras, durante atividades diárias e no esporte a carga geralmente é acima do quadril. Em segundo lugar, como o cliente está sentado, esses aparelhos não coordenam a atividade entre as regiões da cadeia cinética e podem romper a sequência cinemática normal da cadeia cinética inferior. Terceiro, como o pé está fora do solo, a alça de *feedback* do pé até o sistema nervoso é negada, mesmo que a extremidade inferior ainda esteja sendo sobrecarregada. Embora alguns estudos tenham demonstrado melhoras a curto prazo na força e no desempenho com o uso de aparelhos, nenhum estudo está disponível para confirmar o uso desses aparelhos a longo prazo sobre outros exercícios da parte inferior do corpo. Embora não haja dúvida de que os aparelhos melhoram a força e a massa muscular, que pode ter um benefício funcional no mundo real, sua aplicação prática permanece um pouco limitada no exercício corretivo e na melhora de movimentos fundamentais.

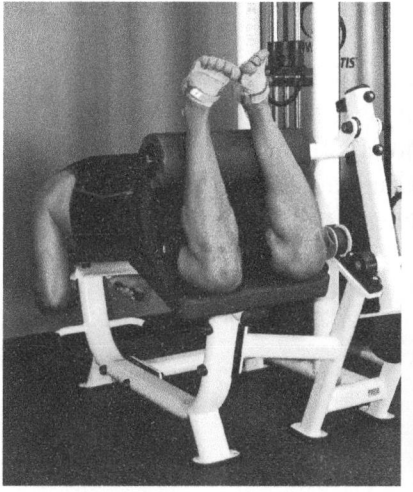

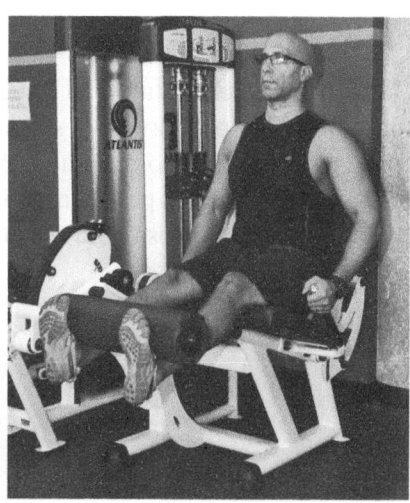

RESUMO

O objetivo deste capítulo não é sugerir que os exercícios salientados não são bons ou que nunca podem ser realizados por indivíduos saudáveis. Em vez disso, o objetivo é apontar vários problemas com exercícios comuns que são realizados nos ambientes de reabilitação e ginástica. Significa que médicos, professores e treinadores precisam prestar mais atenção nas recomendações de exercícios e determinar o risco *versus* a recompensa para seus clientes em um cenário individual.

Chave para o sucesso
Risco *versus* recompensa

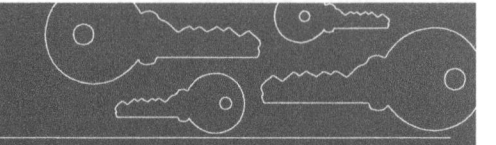

Todos os exercícios devem ser avaliados sobre uma base de risco ***versus*** recompensa. Antes de fazer o cliente realizar um determinado exercício, faça a pergunta – o benefício do exercício vale o risco de uma lesão na articulação ou no tecido mole? Se a resposta for não, então o exercício não deve ser realizado.

IMPORTANTE: Além de ter um conhecimento completo do cliente, a chave para determinar o risco *versus* recompensa é ter um conhecimento fundamental da anatomia funcional e da cinesiologia, bem como uma compreensão da resposta pretendida e do mundo real de um determinado exercício.

Capítulo 11

Conclusão

OBJETIVOS DO CAPÍTULO

Resumir os princípios-chave de melhora da função e de desenvolvimento de padrões de movimento ideais apresentados neste livro

"Se pudéssemos dar a cada indivíduo a quantidade certa de nutrição e exercício físico, não tão pouca e não muita, teríamos encontrado o caminho mais seguro para a saúde." (Hipócrates)

PRINCÍPIOS DO MOVIMENTO FUNCIONAL

A filosofia fundamental deste livro é baseada nos três princípios básicos de movimento que são frequentemente negligenciados nas atividades de reabilitação, exercício corretivo e condicionamento físico. À primeira vista, esses princípios podem parecer muito simplistas para requerer consideração quando se busca uma solução para os múltiplos níveis de disfunção que são vistos na maioria dos clientes. Contudo, uma vez que o impacto que essas pequenas correções podem ter sobre os sistemas nervoso e neuromusculofascial é reconhecido e compreendido, começa-se a perceber que um programa de exercício que negligencia esses princípios simples poderia ser considerado negligente, até mesmo prejudicial. É possível ainda considerar a probabilidade de que muitas das prescrições de exercícios mais comuns e dicas corretivas podem, na verdade, exacerbar em vez de corrigir os padrões de movimento disfuncionais.

A chave para este livro está nos princípios do movimento humano e no reconhecimento de que eles são leis universais que se aplicam a todos os indivíduos, independentemente de seus objetivos funcionais. Eles não são apenas técnicas, estratégias ou métodos que servem para alcançar um objetivo temporário, tal como acelerar a perda de peso ou melhorar o desempenho atlético. Contudo, esses princípios irão ajudar o cliente a atingir seu objetivo funcional individual, quer ele esteja perdendo peso, melhorando sua tacada de golfe, ou simplesmente realizando suas atividades de vida diária com maior facilidade e menos desconforto, criando uma estrutura de trabalho na qual basear todos os outros aspectos do programa de condicionamento. Os três princípios são: 1) os padrões respiratórios devem ser normalizados; 2) deve haver centramento das articulações; e 3) o paciente deve ser capaz de integrar a respiração e manter o centramento durante os padrões de movimentos fundamentais de avanço, agachamento, empurrar, puxar, rotação e marcha.

I. RESPIRAÇÃO

A importância da respiração funcional não pode ser exagerada. Quando se trabalha para criar estabilização do *core*, se a integração da respiração for negligenciada, o corpo irá escolher a respiração sobre a estabilização e a estabilidade do tronco e da coluna irão sofrer com cada respiração que o cliente fizer.

O diafragma se insere na parte interna do gradil costal desde o processo xifoide ao redor da caixa torácica até se inserir na articulação toracolombar. Quando está completamente relaxado, o tendão central do diafragma situa-se no alto da cavidade torácica. À medida que ele se contrai, o diafragma desce até o nível das costelas inferiores. Para o diafragma aplainar-se, os músculos abdominais devem alongar excentricamente para permitir que o conteúdo abdominal seja movido para baixo e para fora (conforme abordado com a técnica de respiração diafragmática). O aspecto negligenciado com mais frequência é que as costelas inferiores devem se mover anterior e posteriormente e também lateralmente para acomodar e ajudar a aumentar a circunferência do diafragma. E, por fim, na expiração, as costelas anteriores devem voltar para a posição inicial, de modo que o diafragma fique idealmente alinhado para o próximo ciclo respiratório.

Esse método de respiração fornece adicionalmente todos os benefícios da respiração diafragmática: oxigenação aumentada das células, ativação do sistema nervoso parassimpático e função linfática melhorada devido ao efeito de "ordenha" sobre todo o sistema linfático. Contudo, a respiração funcional tem o benefício adicional de melhorar a mobilidade torácica enquanto aumenta a estabilidade da coluna e do tronco.

Muitos clientes possuem rigidez torácica devido a vários fatores, incluindo correção excessiva de defeitos posturais, exercícios que fixam as costelas e a coluna torácica, padrões de respiração insatisfatórios, cirurgias e traumas repetitivos ou cumulativos como um resultado de atividades cotidianas. A falta de mobilidade torácica leva a uma ruptura nas regiões mais móveis, incluindo o complexo lombo-pélvico, devido às alterações na transferência de forças por meio da cadeia cinética. Isso também causa movimentos compensatórios por meio de áreas que são mais bem projetadas para fornecer estabilidade, incluindo a região lombo-pélvica, os joelhos e as escápulas.

Talvez mais importante, quando esse tipo de respiração é integrado com ativação dos músculos do sistema local (principalmente o transverso do abdome, multífidos, psoas maior e o assoalho da pelve), uma poderosa estratégia de estabilização conhecida como o "mecanismo de pressão intra-abdominal" é ativado. A cocontração dos músculos do sistema local cria uma tensão na fáscia toracolombar, que une essas estruturas. À medida que o diafragma se contrai durante a respiração funcional, ele é alinhado em paralelo ao assoalho da pelve, produzindo um suporte de "cilindro" estável do tronco, da coluna e da pelve. A partir dessa posição, ele aumenta consideravelmente a pressão dentro do cilindro criado pelo diafragma, assoalho da pelve, transverso do abdome e multífidos, que funciona para alongar e descomprimir a coluna enquanto permite movimento rotacional puro. Os músculos empurram para fora dentro do sistema fascial do CTP, que cria uma base sólida a partir da qual os membros trabalham sem ter que serem usados de maneira excessiva para auxiliar a estabilização do CTP. A amplificação hidráulica ocorre quando os multífidos e os eretores da coluna lombar se contraem na fáscia toracolombar junto com a contração do transverso do abdome, o que faz com que a fáscia toracolombar seja puxada e fique esticada e, dessa forma, produz um efeito de enrijecimento sobre o cilindro toracopélvico. Isso fornece ao tronco, à coluna e à pelve a capacidade de estabilizar e descomprimir simultaneamente a coluna, que é essencial para fornecer saúde a longo prazo a todo sistema muscular-esquelético-fascial.

2. CENTRAMENTO

O objetivo para o movimento ideal no corpo humano é centrar favoravelmente ou alinhar as superfícies articulares e ser capaz de alongar por meio das articulações, o que fornece a base para rotação axial pura. Um conceito importante, negligenciado em muitas estratégias de estabilização do *core*, é o centramento articular e o sistema local de estabilização de articulações individuais. Os músculos do sistema local se inserem próximo ao eixo de rotação e não são específicos da direção, ou seja, a posição das articulações não tem influência sobre a eficácia de suas contrações. Isso permite que esses músculos funcionem de maneira eficiente na estabilização do movimento articular. O centramento articular é comprometido quando os grandes músculos do sistema muscular global se sobrepõem ao sistema local, rompendo o eixo de rotação ideal. Embora os músculos do sistema global sejam extremamente efetivos em produzir estabilização global, suas inserções, que tendem a ser mais longe do eixo de rotação do que os estabilizadores locais, não podem fornecer estabilização intersegmentar adequada e tendem a comprimir excessivamente as articulações quando essa estratégia de estabilização torna-se crônica, o que é comum em indivíduos que possuem dor crônica.

O segundo componente do centramento articular é que as articulações devem se mover independentemente umas das outras sob controle neuromuscular. Chamado de "dissociação", isso essencialmente significa que a área correta está se movendo no momento correto com a quantidade certa de controle. Por exemplo, um indivíduo deve ser capaz de iniciar a flexão de quadril sem se mover em uma inclinação pélvica posterior e produzir flexão do ombro sem ter que elevar excessivamente as escápulas.

Quando uma articulação é estabilizada e é capaz de dissociar apropriadamente de articulações adjacentes, isso permite a cocontração uniforme da musculatura adjacente e da capacidade de alongar por meio das estruturas articulares, produzindo movimentos fluidos, coordenados e eficientes de cada articulação dentro daquela porção da cadeia cinética.

3. INTEGRAÇÃO

Uma vez que os primeiros dois princípios foram abordados, significando que o cliente consegue respirar e estabilizar apropriadamente, bem como estabilizar e dissociar de forma eficiente nos segmentos corretos da cadeia cinética, esses princípios devem ser integrados nos padrões de movimento funcionais. Esse padrão ideal de coordenação entre respiração, estabilização e dissociação é a chave para produzir movimento suave, eficiente. Esses padrões de movimento ideais foram perdidos em muitos de nossos clientes ao longo do desenvolvimento (lembre-se que Vojta mencionou que um terço das crianças não desenvolvem padrões neuromotores ideais), bem como por comodidades modernas tais como centros de atividade para bebês (*Johnny Jump Ups** ou aparelhos similares), calçados e órteses, caminhar em superfícies planas, ocupações na posição sentada e computadores, elevadores e carros. Todos esses fatores conduzem à disfunção e a perpetuam, criando muitas das síndromes de desequilíbrio muscular tão prevalentes na sociedade moderna. Para dar a esses clientes a melhor chance de sucesso e adaptação a um ambiente em constante mutação, que conspira para mantê-los sedentários e afastados de atividades de desenvolvimento natural, é trabalho do profissional de condicionamento, do fisioterapeuta e do especialista em movimento ajudar esses indivíduos a integrar esses padrões de movimento perdidos de volta na sua vida diária. Quando esse objetivo é realizado, o cliente tem maior chance de sucesso e a oportunidade de viver uma vida ativa e plena.

---

*N. de R.T. Um brinquedo similar a um balanço, onde a criança fica sentada com o assento preso a uma armação de elásticos. Esse brinquedo proporciona à criança pular e se balançar, mesmo que não tenha desenvolvido a estabilidade necessária para realizar tais movimentos.

PALAVRA FINAL

Embora esses conceitos conduzam as ideias fundamentais de exercícios corretivos e de condicionamento funcional que foram apresentados neste livro, há um último componente que é igualmente importante para determinar a eficácia dessa abordagem. Afinal, apesar de todos os melhores esforços e intenções, provavelmente o mais importante será quem o terapeuta ou treinador é como pessoa e até onde ele está disposto a ser essa pessoa e se doar para servir seu cliente, o que será o maior determinante do sucesso desse cliente. Conforme o renomado poeta Ralph Waldo Emerson resumiu tão eloquentemente:

"O propósito da vida não é ser feliz. É ser útil, honrado, compassivo, fazendo com que nossa vida, bem vivida, faça alguma diferença."

ESTUDOS DE CASO

Três estudos de casos serão apresentados nesta seção. O objetivo não é fornecer uma análise profunda de cada cliente ou do exato programa de exercícios corretivos e de treinamento que foi utilizado com cada indivíduo. Eles são apresentados para demonstrar uma diretriz de como os princípios apresentados neste livro podem ser usados para restabelecer a função do cliente e ajudá-lo a retornar a um alto nível de função.

1. CLIENTE COM RUPTURA DE MANGUITO ROTADOR E DOR TORÁCICA

Uma mulher de meia-idade apresentou dor no ombro esquerdo e um diagnóstico de ruptura no supraespinal na imagem de ressonância magnética. Ela também relatou dor torácica no mesmo lado da ruptura do ombro. Esses sintomas estavam presentes nos três últimos meses e ela não respondeu favoravelmente à fisioterapia conservadora ou à liberação miofascial profunda. Ela trabalhava por várias horas no computador e seu desconforto limitou a quantidade de tempo que ela podia trabalhar. Ela não conseguiu se exercitar devido à intensidade dos sintomas. As cirurgias incluíam cirurgia do pé esquerdo aproximadamente cinco anos antes e aumento bilateral dos seios.

ACHADOS PRIMÁRIOS

A cliente apresentava rigidez no lado esquerdo do tórax e rotação interna e prostração no complexo do ombro esquerdo. Ela tinha padrões respiratórios ruins, demonstrando uso inadequado do lado esquerdo de seu diafragma e utilização excessiva dos músculos acessórios da respiração. Ela tinha dorsiflexão limitada no tornozelo esquerdo e amplitude de movimento do ombro limitada. Durante a fase de apoio na perna esquerda, ela demonstrou um deslocamento lateral do tronco para a esquerda e garra nos dedos.

TRATAMENTO PRIMÁRIO

O tratamento inicial foi concentrado na liberação das restrições dos tecidos moles e na mobilização da parte esquerda do tórax. Respiração diafragmática e ativação do *core* foram instituídas para restaurar o equilíbrio de seu sistema e para melhorar a estabilização toracopélvica no lado esquerdo, e ela foi instruída a praticar isto em casa. Ela também foi instruída a suspender a massagem no tecido profundo em troca de técnicas miofasciais indiretas para ajudar a acalmar o sistema nervoso e fornecer uma forma mais suave de liberação miofascial. Após as semanas iniciais de tratamento, ela progrediu para padrões funcionais de miniagachamentos, rotação do tronco na posição sentada, concentrando-se em manter a rotação axial, e posições isométricas na prancha apoiada na parede para restaurar o controle escapular. Durante algumas semanas seguintes, seus padrões progrediram até o ponto em que ela era capaz de realizar cada um dos padrões de movimento fundamentais com controle neuromotor ideal. Após oito semanas de tratamento, ela foi liberada para trabalhar com um profissional de condicionamento para continuar progredindo seus padrões de movimento.

2. CLIENTE COM DOR NA PARTE MEDIAL DO JOELHO

Um triatleta do sexo masculino, de 30 anos de idade, apresentou-se com dor na parte medial do joelho direito, que estava presente por aproximadamente três semanas dos dois meses finais do treinamento de triatlo. A dor era localizada na região medial do joelho e ele não tinha dor quando andava de bicicleta ou nadava. Ele relatou que teve uma lesão no joelho aproximadamente 10 anos antes, embora ele não lembrasse de nenhum efeito residual significativo da lesão. Ele tentou tratamento conservador, incluindo massagem e fisioterapia, sem alívio significativo.

ACHADOS PRIMÁRIOS

O cliente apresentava uma lordose torácica e rotação interna do quadril direito na avaliação postural. Ele primariamente respirava utilizando um padrão dominante acessório. Ele demonstrava garra nos dedos e rotação interna aumentada do quadril durante a posição unipodal na perna direita. Havia inibição bilateral dos glúteos médios no teste muscular.

TRATAMENTO PRIMÁRIO

Inicialmente, o cliente teve que parar com a corrida, embora tivesse permissão para continuar nadando e pedalando. O tratamento incluiu técnicas de mobilização e de tecidos moles para o tórax. Ele foi instruído sobre a respiração diafragmática apropriada e ativação do *core*. Nas fases iniciais, ele foi instruído em padrões de concha fechada isolada e de agachamento sustentado e progrediu para os padrões de agachamento em base alternada e deslocamentos laterais com resistência elástica. Após duas semanas, ele progrediu do agachamento em base alternada para a postura unipodal, com foco em manter a coluna estendida, a pelve nivelada e o tripé do pé. Ele voltou a trabalhar em uma rotina de correr-caminhar até retornar à corrida. Esse cliente progrediu bem e conseguiu completar sua prova de triatlon.

3. PACIENTE COM FASCIÍTE PLANTAR BILATERAL

Uma mulher de 53 anos de idade apresentou-se com fasciíte plantar bilateral. Ela não respondeu ao tratamento conservador com fisioterapia, que incluía trabalho de tecidos moles, assim como ultrassom e exercícios. Injeções de cortisona e órteses forneceram alívio mínimo. Na anamnese, ela relatou um parto por cesariana e um parto vaginal. Ela também realizou uma histerectomia vários anos antes do início da dor no pé. O desconforto no pé tornou a caminhada insuportável e ela era incapaz de se exercitar devido à dor. Seu trabalho exigia que ela ficasse em pé várias horas por dia.

ACHADOS PRIMÁRIOS

A paciente apresentou-se com uma extensão torácica (lordose), rotação pélvica posterior, hiperextensão toracolombar e tensão nos extensores torácicos e oblíquos externos. Seu tórax estava rígido na oscilação e houve mínima excursão diafragmática lateral e posterior durante a respiração. Havia sensibilidade palpável na inserção da fáscia plantar e hipertonicidade ao longo da parte medial de ambos os pés. Havia inibição bilateral do quadrado lombar e do glúteo médio bem como dos músculos intrínsecos dos seus pés.

TRATAMENTO PRIMÁRIO

Devido à sua história cirúrgica extensa e falta de resposta para o tratamento conservador e também para abordagens cirúrgicas, o tratamento dessa cliente incluiu liberação de tecidos moles específicos de seu abdome, mobilização do tórax e técnicas de visualização, incluindo respiração diafragmática para acalmar a hiperatividade dos músculos globais do tronco. Ela foi instruída a praticar essas visualizações e a respiração diafragmática rotineiramente através do dia. O tronco foi selecionado porque ela recebeu intervenção terapêutica extensa para os pés e os tornozelos nos 18 meses anteriores, com muito pouco benefício. Após duas semanas, ela teve uma diminuição de 50% na sensibilidade do pé e foi capaz de ficar em pé por períodos mais longos durante o dia com menos dor. Técnicas de tecidos moles específicos foram instituídas para ativar os músculos inibidos do pé. Ela foi instruída sobre o tripé do pé e a manter essa posição isométrica enquanto ficava em pé durante três repetições de 10 segundos de sustentação, cinco vezes por dia. A dor continuou diminuindo nas semanas seguintes, e ela conseguiu finalmente retornar a caminhadas de curtas distâncias livre de dor, antes de receber alta do tratamento.

> ### Chave para o sucesso
>
> Quando lidamos com lesões crônicas, especialmente naqueles clientes que passaram por uma terapia extensa prévia, muitas vezes é útil observar aqueles condutores que às vezes parecem não ter relação com a área de queixa. Na dor crônica e disfunção, raramente a área de queixa é o fator condutor – se fosse, em geral, o cliente teria sido reabilitado como resultado de suas intervenções terapêuticas prévias.
>
> **IMPORTANTE:** Realize uma avaliação e anamnese completas do cliente, certificando-se que seja fornecida atenção especial às situações e regiões que podem não estar relacionadas, incluindo cirurgias prévias (abdominal), traumatismos (agudos e ossos quebrados) e exercícios (se ele foi ginasta, bailarino, etc. quando jovem). Com frequência, isto é a chave para descobrir os fatores que provocam seus problemas atuais e são muitas vezes negligenciados.

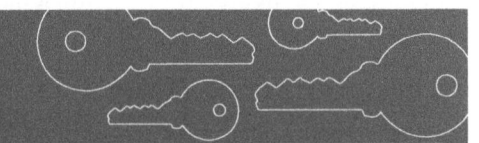

Terminologia principal

ABREVIAÇÕES

AC = articulação acromioclavicular
GU = articulação glenoumeral
CF = articulação coxofemoral
TMF = teste muscular funcional
LPQ = complexo lombo-pélvico-quadril
TMM = teste muscular manual
NME = sistema neuromusculoesquelético
ASI = articulação sacroilíaca
EC = articulação esternoclavicular
ET = articulação escapulotorácica
TL = toracolombar
CTP = cilindro toracopélvico

ATIVAÇÃO

São técnicas para estimular o sistema proprioceptivo a aumentar a força ou a resposta do sistema muscular. As técnicas para ativação incluem visualização, contrações isométricas, palpação (de inserções musculofasciais, ligamentos, pele ou cápsula articular) e respiração.

INIBIÇÃO ARTROGÊNICA

Inibição muscular causada por alongamento excessivo, compressão excessiva, edema e/ou transtorno interno de uma articulação.

INIBIÇÃO AUTOGÊNICA

Um reflexo protetor regulado pelos órgãos tendinosos de Golgi que causam inibição muscular em resposta a aumentos excessivos na tensão muscular.

EIXO DE ROTAÇÃO

O ponto central imaginário, ou linha, através da qual gira uma articulação. Esse eixo é determinado pelo formato das articulações e das estruturas de tecidos moles (cápsula articular e ligamentos) que circundam a articulação. Manter um eixo de rotação ideal depende da sinergia muscular ideal, do controle motor favorável e do subsequente controle do centramento articular.

ESTRATÉGIA DE FIRMAR (BRACING)

Co-contração dos músculos ao redor de uma articulação para melhorar a estabilização. Por exemplo, co-contração dos abdominais e eretor da coluna ao redor do tronco e da coluna para melhorar a estabilização. Essa estratégia pode se tornar prejudicial se mantida por longos períodos de tempo e/ou for a única estratégia de estabilização do indivíduo.

SISTEMA NERVOSO CENTRAL

A parte do sistema nervoso que inclui o cérebro e a medula espinal.

CENTRAMENTO

Manter congruência ideal entre superfícies articulares enquanto assegura um eixo ideal de rotação. Baseia-se na capacidade de evocar o controle neuromotor ideal para estabilizar e dissociar estruturas articulares.

COATIVAÇÃO

Uma contração dos músculos que circundam a articulação para manter um eixo de rotação ideal e centramento articular.

CONTRAÇÃO CONCÊNTRICA

Uma contração muscular na qual as inserções do músculo se aproximam a fim de mover ou acelerar uma resistência.

EXERCÍCIO CORRETIVO

Exercício projetado para tratar especificamente alterações posturais, estabilização defeituosa e/ou padrões de movimento disfuncionais, com o principal objetivo de eficiência aumentada do sistema musculoesquelético e de menos estresses prejudiciais colocados sobre as estruturas articulares e de tecidos moles.

DISSOCIAÇÃO

A capacidade de mover um osso de uma articulação independente de outro sob controle motor ideal.

CONDUTORES

Condutores são situações, condições ou estratégias que criam uma reação específica no corpo. Por exemplo, a cirurgia abdominal é um forte condutor de disfunção lombar porque ela pode levar à inibição do sistema local e regulação ascendente do sistema global do complexo lombo-pélvico-quadril. Outros condutores que contribuem para disfunção de movimento incluem desempenho insatisfatório de padrões de exercícios, comportamentos adquiridos, aconselhamento insatisfatório, fadiga, estresse emocional e má nutrição.

CONTRAÇÃO EXCÊNTRICA

Uma contração muscular na qual as inserções musculares se afastam a fim de desacelerar um movimento.

FACILITAÇÃO

A aceleração ou intensificação de uma reação reflexa. A facilitação de um movimento e/ou atividade pode ser intensificada pelo uso de palpações e alongamento reflexo, bem como dicas táteis, verbais e/ou dicas de visualização.

FEEDBACK

Respostas sensoriais detectadas por vários proprioceptores do sistema proprioceptivo na periferia e retransmitidas para o sistema nervoso central em relação à direção, velocidade, amplitude e força de movimento ou resistência em uma região do corpo em particular.

MECANISMO ANTECIPATÓRIO (*FEED-FORWARD*)

Pré-contração antecipatória de certos músculos (geralmente os músculos uniarticulares) milissegundos antes de ocorrer um movimento primário a fim de estabilizar as estruturas articulares. Por exemplo, a pesquisa tem demonstrado que o transverso do abdome e o assoalho da pelve pré-ativam antes da iniciação do movimento do membro em indivíduos sem dor ou trauma.

INTOLERÂNCIA À FLEXÃO

A incapacidade de tolerar posições de flexão. Um indivíduo afetado tenderá a perder amplitude de movimento e/ou força devido a estresses articulares e/ou de tecidos moles. Esse indivíduo requer estratégias de estabilização melhoradas e educação quanto à ergonomia e ao exercício apropriado.

TRIPÉ DO PÉ

A posição de estabilidade do pé onde as pressões sobre ele são equilibradas e sustentadas sobre as superfícies plantares da primeira e da quinta articulações metatarsofalângicas e do calcâneo.

PAR DE FORÇAS

Dois ou mais músculos que puxam relativamente iguais e em oposição, criando rotação. Por exemplo, a contração do trapézio superior e o trapézio inferior cria rotação superior da escápula.

PADRÕES DE MOVIMENTO FUNDAMENTAIS

Os padrões de movimento que formam a base de todo movimento funcional. Estes incluem agachamento, avanço, puxar, empurrar, rotação, respiração e marcha.

LEI DE HILTON

Um nervo que inerva uma articulação específica também inerva os músculos e a pele associados com aquela articulação. Esse é o benefício de usar *feedback cinestésico* tal como percussão com a ponta dos dedos, arranhar com luvas de sisal e *kinesiotape*.

HIPERMOBILIDADE

Uma articulação que se move muito livremente secundário à perda de restrição passiva da cápsula articular, ligamentos e/ou falta de controle motor.

HIPOMOBILIDADE

Uma articulação que não possui mobilidade adequada devido à contratura capsular ou miofascial bem como tecido cicatricial ou aderências.

INIBIÇÃO

A dessensibilização ou falta de entradas de informação neurológicas ideais nas unidades contráteis (miofasciais) do corpo, que é diferente de fraqueza muscular pura. Em um músculo inibido, há suporte neurofisiológico suficiente das estruturas miofasciais, ao passo que fraqueza muitas vezes ocorre secundária à falta de suporte fisiológico ideal. Os músculos inibidos que estão fracos no teste muitas vezes estarão fortes diretamente após uma estratégia de ativação, tal como palpação de origem-inserção, posição isométrica, centramento articular, ou outro tipo de facilitação cinestésica (tátil).

INTEGRAÇÃO

Coordenação de padrões de movimento fundamentais com centramento favorável e sequenciamento de estabilização, dissociação e respiração.

CONTRAÇÃO ISOMÉTRICA

Uma contração muscular em que não há mudança nítida no comprimento do músculo. Esses tipos de contrações são usadas para estabilizar a posição de uma articulação ou do corpo e para auxiliar na transição entre contrações excêntricas e concêntricas.

CADEIA CINÉTICA

As estruturas ósseas, articulares, miofasciais e neurais unidas que são inter-relacionadas e trabalham juntas para produzir uma ação dentro do corpo. Por exemplo, todas as estruturas do pé, do tornozelo, do joelho, do quadril e da pelve formam a cadeia cinética inferior, enquanto as estruturas do tórax, da escápula, do úmero, do cotovelo, do punho e da mão compreendem a cadeia cinética superior.

LEI DE FACILITAÇÃO

Quando um impulso se move repetidamente por meio de um determinado trajeto neural, ele tende a se mover ao longo desse trajeto com maior facilidade, encontrando menos resistência em cada passagem sucessiva. Posições isométricas, palpação tátil ou cinestésica, ou *kinesiotape* são maneiras efetivas de facilitar a contração muscular.

LEI DE IRRADIAÇÃO

A irradiação é a propagação de estimulação por meio do sistema nervoso. A facilitação de um músculo ao longo de uma cadeia cinética ou centramento de uma articulação pode melhorar a ativação muscular funcional ou centramento ao longo de toda a cadeia cinética. Por exemplo, o centramento da articulação do tornozelo pode ajudar a centrar o joelho, o quadril e a pelve. Da mesma forma, a ativação dos estabilizadores escapulares pode facilitar a ativação ao longo dos estabilizadores de toda a região superior do braço.

LEI DE INDUÇÃO SUCESSIVA

A contração de um agonista seguida pela contração de seu antagonista funcional irá resultar em uma contração mais forte do agonista. Por exemplo, contração do glúteo máximo seguida por uma contração do psoas maior irá resultar em uma contração mais forte do glúteo máximo em tentativas subsequentes.

COLUNA ALONGADA

Alinhamento neutro da coluna sobre a pelve onde há extensão máxima e estabilização em cada região. O indivíduo visualiza um fio puxando cefalicamente (para cima) sobre o aspecto posterior do occipital e um fio puxando caudalmente (para baixo) sobre o cóccix.

SISTEMA NERVOSO PERIFÉRICO

A parte do sistema nervoso que inclui os nervos cranianos e espinais.

PROPRIOCEPÇÃO

A percepção das partes do corpo detectadas por meio dos vários proprioceptores e processadas pelo sistema nervoso central. Melhorar a propriocepção é um conceito importante no controle motor, visto que lesão, atrofia de estabilizadores monoarticulares e derrame articular mostraram diminuir a percepção proprioceptiva da posição articular e da ativação muscular.

INIBIÇÃO RECÍPROCA

Uma inibição muscular do antagonista secundária à contração do agonista. Por exemplo, contração dos flexores do quadril inibe os extensores do quadril.

INIBIÇÃO REFLEXA

Inibição muscular secundária à lesão articular, que muitas vezes resulta na atrofia seletiva dos músculos responsáveis pela estabilização articular.

FUNÇÃO MUSCULAR REVERSA

A inserção distal de um músculo puxando a sua porção proximal em sua direção. Por exemplo, a inserção metatarsal do tibial anterior puxando a tíbia para a frente sobre o pé para ajudar a dorsiflexão do tornozelo durante o ciclo da marcha.

NIVELAMENTO PÉLVICO

A posição em que a pelve está em um alinhamento relativamente neutro e centrada entre as duas articulações do quadril quando em pé sobre duas pernas ou sobre um quadril quando em pé em uma perna só.

ESTABILIZAÇÃO

A capacidade de segurar e manter uma posição articular com a quantidade correta de tensão e controle motor para a tarefa em questão.

SÍNDROME

Uma síndrome é um grupo de sinais e sintomas que juntos são indicativos de patologia característica ou disfunção neuromusculofascial. As síndromes são muitas vezes o resultado combinado de estratégias de estabilização e de movimento incorretas.

DOMINÂNCIA SINERGISTA

Na presença de inibição muscular ou articular, os sinergistas assumem o papel dos estabilizadores ou motores primários. Por exemplo, a inibição do glúteo máximo leva os isquiotibiais a se tornarem os motores primários da extensão do quadril.

Referências

Arnason, A., Sigurdsson, S.B., Gudmundsson, A., Holme, I., Engebretsen, L., Bahr, R.: 2004. Risk factors for injuries in football; *American Journal of Sports Medicine*; 32(1 Suppl): 5S–16S.

Askling, C., Tengvar, M., Sarrtok, T., Thorstensson, A.: 2000. Sports related hamstring strains-two cases with different etiologies and injury sites; *Scandinavian Journal of Medicine & Science in Sports*; 10(5): 304–307.

Baechle, T.R., Earle, R.W.: 2000. *Essentials of Strength Training and Conditioning*. Human Kinetics, Champaign, IL.

Bandy, W.D., Sanders, B.: 2001. *Therapeutic Exercise: Techniques for Intervention*. Lippincott Williams & Wilkins, Baltimore, MD.

Barker, K.L., Shamley, D.R., Jackson, D.: 2000. Changes in the cross-sectional area of multifidus and psoas in patients with unilateral back pain: the relationship to pain and disability: *Clinical Journal of Sport Medicine*; 10(4): 239–244.

Batmanghelidj, F.: 1995. *Your Body's Many Cries for Water: You Are Not Sick, You Are Thirsty! Don't Treat Thirst With Medications*. Global Health Solutions, Falls Church, VA.

Beardall, A.G.: 1982. *Clinical Kinesiology Instruction Manual*. A.G. Beardall, D.C., Lake Oswego, OR.

Beardall, A.G.: Beardall C.A.: 2006. *Clinical Kinesiology Vol I: Low Back and Abdomen*. Woodburn, OR.

Beardall, A.G.: Beardall C.A.: 2006. *Clinical Kinesiology Vol II: Pelvis and Thigh*. Woodburn, OR.

Beardall, A.G.: Beardall C.A.: 2006. *Clinicial Kinesiology Vol III: TMJ, Hyoid, and Other Cervical Muscles and Cranial Manipulation*. Woodburn, OR.

Beardall, A.G.: 1983. *Clinical Kinesiology Vol IV: Muscles of the Upper Extremities, Shoulder, Forearm, and Hand*. Lake Oswego, OR.

Beardall, A.G.: 1985. Clinical Kinesiology Vol V: *Muscles of the Lower Extremities, Calf, and Foot*. Lake Oswego, OR.

Beckman, S.M., Buchanan, T.S.: 1995. Ankle inversion injury and hypermobility: effect on hip and ankle muscle electromyography onset latency; *Archives of Physical Medicine and Rehabilitation*; 76(12): 1138–1143.

Binningsley, D.: 2003. Tear of the acetabular labrum in an elite athlete; *British Journal of Sports Medicine*; 37: 84–88.

Biondino C.R.: 1999. Anterior cruciate ligament injuries in female athletes. *Conn Med*. 63(11):657–660.

Bogduk, N.: 2005. *Clinical Anatomy of the Lumbar Spine and Sacrum. 4th ed*. Elsevier Churchill Livingstone, Philadelphia, PA.

Borich, M.R., Bright, J.M., Lorello, D.J., Cieminski, C.J., Buisman, T., Ludewig, P.M.: 2006. Scapular angular positioning at end range internal rotation in cases of glenohumeral internal rotation deficit; *Journal of Orthopaedic & Sports Physical Therapy*; 36(12): 926–934.

Boyle, M.: 2010. *Advances in Functional Training: Training Techniques for Coaches, Personal Trainers and Athletes*. On Target Publications, Aptos, CA.

Buhler, C.: 2004. *The Evaluation and Treatment of Low Back & Abdomen*. Course handouts, Kaysville, UT.

Burstein, A.H.: 1989. "The spine engine: a unified theory of the spine?" *Journal of Bone & Joint Surgery*; 71: 1580.

Caterisano, A., Moss, R.F., Pellinger, T.K., Woodruff, K., Lewis, V.C., Booth, W., Khadra, T.: 2002. The effect of back squat depth on the EMG activity of 4 superficial hip and thigh muscles; *Journal of Strength & Conditioning Research*; 16(3): 428–32.

Caulfield, B., Garrett, M.: 2004. Changes in ground reaction force during jump landing in subjects with functional instability of the ankle joint; *Clinical Biomechanics (Bristol Avon)*; 19(6): 617–21.

Cech, D., Martin, S.: 1995. *Functional Movement Development Across the Life Span*. W.B. Saunders, Philadelphia, PA.

Chek, P.: 2000. *Movement That Matters: a Practical Approach to Developing Optimal Functional Movement Skills*. C.H.E.K. Institute, Encinitas, CA.

Chek, P.: 2004. *How to Eat, Move and Be Healthy!: Your Personalized 4-step Guide to Looking and Feeling Great From the Inside Out*. C.H.E.K. Institute, San Diego, CA.

Cholewicki, J., Silfies, S.P., Shah, R.A., Greene, H.S., Reeves, N.P., Alvi, K., Goldberg, B.: 2005. Delayed trunk muscle reflex responses increase the risk of low back injuries; *Spine*; 30(23): 2614–2620.

Cohen, R.: 2010. *Introduction to Reflex Locomotion According to Vojta*. Course handouts. Philadelphia, PA.

Cole Lukasiewicz, A., McClure, P., Michener, L. Praff, N., Senneff, MD, B.: 1999. Comparison of 3-dimensional scapular position and orientation between subjects with and without shoulder impingement; *Journal of Orthopaedic & Sports Physical Therapy*; 29(10): 574–586.

Comerford, M.J., Mottram, S.L., Gibbons, S.G.T.: 2008. *Motor Control & Functional Stability Retraining for Sacro-Iliac Joint and Pelvic Stability Dysfunction*. Northeast Seminars, East Hampstead, NH.

Comerford, M.J., Mottram, S.L.: 2005. *Diagnosis & Musculoskeletal Management of Shoulder Impingements and Instabilities*. Northeast Seminars, East Hampstead, NH.

Comerford, M.J.: *Core Stability: Priorities in Rehabilitation of the Athlete*; www.Sportex.Net; 15–22.

Comerford, M.J.: *Screening to Identify Injury and Performance Risk: Movement Control Testing – The Missing Piece of the Puzzle*; Www.Sportex.Net; 21-26.

Cook, G.: 2003. *Athletic Body in Balance*. Human Kinetics, Champaign, IL.

Cowling, E.J., Steele, J.R., McNair, P.J.: 2003. Effect of verbal instructions on muscle activity and risk of injury to the anterior cruciate ligament during landing; *British Journal of Sports Medicine*; 37(2): 126–30.

Cowling, E.J., Steele, J.R.: 2001. Is lower limb muscle synchrony during landing affected by gender? Implications for variations in ACL injury rates; *Journal of Electromyography and Kinesiology*; 11(4): 263–8.

Cowling, E.J., Steele, J.R.: 2001. The effect of upper-limb motion on lower-limb muscle synchrony. Implications for anterior cruciate ligament injury; *Journal of Bone & Joint Surgery*; 83A(1): 35–41.

Coyle, D.: 2009. *The Talent Code*. Bantam Bell, New York, NY.

Croce, R.V., Russell, P.J., Swartz, E.E., Decoster, L.C.: 2004. Knee muscular response strategies differ by developmental level but not gender during jump landing; *Electromyography Clinical Neurophysiology*; 44(6): 339–348.

Cuthbert, S.C., Goodheart, Jr., G.J.: 2007. On the reliability and validity of manual muscle testing: a literature review; *Chiropractic & Osteopathy*; 15(4).

Cuthbert, S.C.: 2009. What are you doing about muscle weakness: Part I? *Dynamic Chiropractic*; 27(10).

Cuthbert, S.C.: 2009. What are you doing about muscle weakness: Part II: cervical spine? *Dynamic Chiropractic*; 27(14).

Cuthbert, S.C.: 2009. What are you doing about muscle weakness: Part III: lumbar spine? *Dynamic Chiropractic*; 27(18).

Dadebo, B., White, J., George, K.P.: 2004. A survey of flexibility training protocols and hamstring strains in professional football clubs in England; *British Journal of Sports Medicine*; 38(4): 388–394.

Dangaria, T.R. & Naesh, O.: 1998. Changes in cross-sectional area of psoas major muscle in unilateral sciatica caused by herniation. *Spine*; 15:928–931.

Dash, M., Telles, S.: 2001. Improvement in hand grip strength in normal volunteers and rheumatoid arthritis patients following yoga training; *Indian Journal of Physiology & Pharmacology*; 45(3): 355–360.

Decker, M.J., Hintermeister, R.A., Faber, MD, K.J. Hawkins, MD, R.J.: 1999. Serratus Anterior Muscle Activity During Selected Rehabilitation Exercises; *The American Journal of Sports Medicine*; 27(6): 784–791.

Decker, M.J., Tokish, MD, J.M., Ellis, H.B., Torry, M.R., Hawkins, MD, R.J.: 2003. Subscapularis muscle activity during selected rehabilitation exercises; *The American Journal of Sports Medicine*; 31: 126–134.

de Marche Baldon, R., Helissa Nakagawa, T., Batista Muniz, T., Ferreira Amorim, C., Dias Maciel, C., Viadanna Serra~o, F.: 2009. Eccentric hip muscle function in females with and without patellofemoral pain syndrome; *Journal of Athletic Training*; 44(5): 490–496.

Eliasz, J., Mikuliszyn, R.S., Deren, M.: 2004. Measurement of force exerted on footplates by centrifuge subjects; *Aviation, Space and Evironmental Medicine*; 75(6): 551–553.

Ellison, J.B., Rose, S.J., Sahrmann, S.A.: 1990. Patterns of hip rotation range of motion: a comparison between healthy subjects and patients with low back pain; *Physical Therapy*; 70(9): 537–541.

Fagenbaum, R., Darling, W.G.: 2003. Jump landing strategies in male and female college athletes and the implications of such strategies for anterior cruciate ligament injury; *American Journal of Sports Medicine*; 31(2): 233–240.

Fagerson, T.L.: 1998. *The Hip Handbook*. Butterworth-Heinemann, Woburn, MA.

Farrokhi, S., Pollard, C.D., Souza, R.B., Chen, Y.J., Reischl, S., Powers, C.M.: 2008.Trunk position influences the kinematics, kinetics, and muscle activity of the lead lower extremity during the forward lunge exercise; *Journal of Orthopaedic & Sports Physical Therapy*; 38(7): 403-409.

Forda, K.R., Manson, N.A., Evansa, B.K., Myera, G.D., Gwinnb, R.C., Heidtb, R.S., Hewetta, T.E.: 2006. Comparison of in-shoe foot loading patterns on natural grass and synthetic turf; *Journal of Science and Medicine in Sport*; 42: 1–8.

Franklin, E.N.: 2004. *Conditioning for Dance: Training for Peak Performance in All Dance Forms*. Human Kinetics, Champaign, IL.

Franklin, E.N.: 1996. *Dynamic Alignment Through Imagery*. Human Kinetics, Champaign, IL.

Frost, R.: 2002. *Applied Kinesiology: a Training Manual and Reference Book of Basic Principles and Practice*. North Atlantic, Berkeley, CA.

Fry, A.C., Smith, J.C., Schilling, B.K.: 2003. Effect of knee position on hip and knee torques during the barbell squat; *Journal of Strength & Conditioning Research;* 17(4): 629–33.

Gabbe, B.J., Finch, C.F., Bennell, K.L., Wajsweiner, H.: 2005. Risk factors for hamstring injuries in community level Australian football; *British Journal of Sports Medicine;* 39(2): 106–110.

Gibbons, S.: 2005. *Assessment & Rehabilitation of the Stability Function of the Psoas Major & the Deep Sacral Gluteus Maximus Muscles*. Kinetic Control, Ludlow, UK.

Gibbons, S.G.T., Comerford, M.J., Emerson, P.L.: 2002. Rehabilitation of the stability function of psoas major; *Orthopaedic Division Review;* January / February: 9–16.

Gibbons, S.G.T., Comerford, M.J.: 2001. Strength versus stability: part 1: concepts and terms; *Orthopaedic Division Review;* March / April: 21–27.

Gibbons, S.G.T., Comerford, M.J.: 2001. Strength versus stability: part 2: limitations and benefits; *Orthopaedic Division Review;* March / April: 28–33.

Gibbons, S.G.T., Mottram, S.L., Comerford, M.J., Phty, B.: 2001. Stability and movement dysfunction related to the elbow & forearm; *Orthopaedic Division Review;* Sept/Oct, 2001.

Gladwell, M.: 2005. *Blink*. Time Warner Book Group. New York, USA.

Gracovetsky, S.: 2008. *The Spinal Engine*. Serge Gracovetsky, PhD, St. Lambert, Q.C., Canada.

Grandjean, A.C., Reimers, K.J., Haven MC, Curtis G.L.: 2003. The effect on hydration of two diets, one with and one without plain water; *Journal of the American College of Nutrition;* 22(2): 165–173.

Grandjean, A.C., Reimers, K.J., Bannick, K.E., Haven, M.C. 2000. The effect of caffeinated, non-caffeinated, caloric and non-caloric beverages on hydration. *Journal of the American College of Nutrition;* 19(5):591–600.

Grimaldi, A, Richardson, C, Stantonb, W, Durbridgec, G, Donnellyd, W, & Hidesab, J.: 2009. The association between degenerative hip joint pathology and size of the gluteus medius, gluteus minimus and piriformis muscles. *Manual Therapy*, 14(6); p.605–610.

Groh, M.M., Herrera, J.: 2009. A comprehensive review of hip labral tears; *Current Reviews in Musculoskeletal Medicine;* 2:105–117.

Guyton, A.C.: 1991. *Textbook of Medical Physiology*. 8th ed. W.B. Saunders, Philadelphia, PA.

Hagins, M., Pietrek, MD, M., Sheikhzadeh, A., Nordin, M., Axen, K.: 2004. The effects of breath control on intra-abdominal pressure during lifting tasks; *Spine;* 29(4): 464–469.

Hannaford, C.: 1995. *Smart Moves: Why Learning Is Not All in Your Head*. Great Ocean, Alexander, NC.

Harris-Hayes, M., Sahrmann, S.A., Van Dillen, L.R.:2009. Relationship between the hip and low back pain in athletes who participate in rotation-related sports; *Journal of Sport Rehabilitation;* 18(1): 60–75.

Health, United States, 2008: *With Special Feature on the Health of Young Adults*. National Center for Health Statistics, Hyattsville, MD, 2009.

Hodges, P.W., Heijnen, I., Gandevia, S.C.: 2001. Postural activity of the diaphragm is reduced in humans when respiratory demand increases; J*ournal of Physiology;* 537(3): 999–1008.

Hoskins, W., Pollard, H.: 2005. The management of hamstring injury – part 1: issues in diagnosis; *Manual Therapy;* 10(2): 96–107.

Hoskins, W., Pollard, H.: 2005. The management of hamstring Injury – part 2: issues in diagnosis; *Manual Therapy;* 10(3):180–190.

Hulme, J.A.: 2008. *Beyond Kegels: Bladder Health and the Pelvic Muscle Force Field.* The Prometheus Group; Chicago, IL.

Hungerford, B.: 2007. *Functional Load Transfer Through the Pelvic Girdle: An Overview of the Research Applicable to the Stork (One Leg Standing) Test.* 6th World Congress of Low Back & Pelvic Pain, Barcelona, Spain.

Kendall, F.P., McCreary, E.K., Provance, P.G., Rodgers, M.M., Romani, W.A.: 2005. *Muscles: Testing and Function With Posture and Pain.* 5th ed. Lippincott Williams & Wilkins, Baltimore, MD.

Khan, K.M., Cook, J.K.: 2004. Overuse tendon injuries: where does the pain come from? *Spine;* 29(22): E515–E519.

Kibler, MD, W.B, Ludewig, P.M., McClure, P., Uhl, T.L., Sciascia, A.: 2009. Scapular Summit 2009; *Journal of Orthopaedic & Sports Physical Therapy;* 39(11): A1–A13.

Kolar, P., Holubcova, Z., Frank, C., Liebenson, C., Kobesova, A.: 2009. *Exercise & the Athlete: Reflexive, Rudimentary & Fundamental Strategies.* International Society of Clinical Rehabilitation Specialists – course handouts, Chicago, IL.

Kolar, P., Kobesova, A., Holubcova, Z.: 2009. *Dynamic Neuromuscular Stabilization: A Developmental Kinesiology Approach.* Rehabilitation Institute of Chicago – course handouts, Chicago, IL.

Kujala, U.M., Orava, S., Jarvinen, M.: 1997. Hamstring injuries. Current trends in treatment and prevention; *Sports Medicine.* 23(6): 397–404.

Langevin, H.: 2002. Relationship of Acupuncture Points and Meridians to Connective Tissue Planes; The *Anatomical Record;* 269: 257–265.

Leaf, D.: 1995. *Applied Kinesiology Flowchart Manual.* David W. Leaf, Plymouth MA.

Lee, D.: 2003. *The Thorax: An Integrated Approach. 2nd ed.* Diane G. Lee Physiotherapist Corp, White Rock, BC.

Lee, D.: 2004. *The Pelvic Girdle: An Approach to the Examination and Treatment of the Lumbopelvic -Hip Region. 3rd ed.* Churchill Livingstone, Edinburgh.

Lee, L.: 2008. *Discover the Sports Pelvis: The Role of the Pelvis in Recurrent Groin, Knee, and Hamstring Pain & Injury.* The Mid-Atlantic Physical Therapy Associates course handouts, LLP.

Lee, L.: 2008. Is it time for a closer look at the thorax? *InTouch;* 1: 13-16.

Leetun, D.T., Ireland, M.L., Willson, J.D., Ballantyne, B.T., Davis, I.M.: 2004. Core stability measures as risk factors for lower extremity injury in athletes; *Medicine & Science in Sports & Exercise;* 36(6): 926–934.

Lephart, S.M., Ferris, C.M., Riemann, B.L., Myers, J.B., Fu, F.H.: 2002. Gender differences in strength and lower extremity kinematics during landing; *Clinical Orthopaedics and Related Research;* (401): 162–169.

Levine, S., Nguyen, T., Kaiser, L.R., Rubinstein, N.A., Maislin, G., Gregory, C., Rome, L.C., Dudley, G.A., Sieck, G.C., Shrager, J.B..: 2003. Human diaphragm remodeling associated with chronic obstructive pulmonary disease: clinical implications; *American Journal of Respiratory Critical Care Medicine;* 168(6):706–713.

Lewis, C.L., Sahrmann, S.A., Moran, D.W.: 2007. Anterior hip joint force increases with hip extension, decreased gluteal force, or decreased iliopsoas force; *J Biomech;* 40(16): 3725–3731.

Lewis, J.S., Wright, C., Green, A.: 2005. Subacromial impingement syndrome: the effect of changing posture on shoulder range of movement; *Journal of Orthopaedic & Sports Physical Therapy;* 35(2): 72–87.

Lewit, K.: 1994. The functional approach; *The Journal of Orthopaedic Medicine;* 16(3): 73–74.

Lewit, K.: 2008. Lessons for the future; *International Musculoskeletal Medicine;* 30(3): 133–140.

Liebenson, C.: 2007. *Rehabilitation of the Spine: a Practitioner's Manual. 2nd ed.* Lippincott Williams & Wilkins, Philadelphia, PA.

Lindsay, M.: 2008. *Fascia – Clinical Applications for Health and Human Performance.* Cengage Learning. Clifton Park, NY.

Lombard, W.P., & Abbott, F.M.: 1907. The mechanical effects produced by the contraction of individual muscles of the thigh of the frog. *American Journal of Physiology,* 20, 1–60.

Lubeck, D.P.: 2003. The costs of musculoskeletal disease: health needs assessment and health economics; *Best Practice & Research Clinical Rheumatology;* 17(3): 529–539.

Lum, L.C.: 1987. Hyperventilation syndromes in medicine and psychiatry: a review; *Journal of the Royal Society of Medicine;* 80: 229–231.

Lunden, J.B., Braman, J.P., Laprade, R.F., Ludewig, P.M.: 2010. Shoulder kinematics during the wall push-up plus exercise; *Journal of Shoulder and Elbow Surgery*; 19(2):216–23.

Magarey, M.E., Jones, M.A.: 1995. Dynamic evaluation and early management of altered motor control around the shoulder complex. *Applied Kinesiology Flowchart Manual – 3rd Edition,* David Leaf, Plymouth, MA – self published.

Malliaropoulos, N., Papalexandris, S., Papalada, A., Papacostas, E.: 2004. The role of stretching in rehabilitation of hamstring injuries: 80 athletes follow-up; *Medicine & Science in Sports & Exercise;* 36(5): 756–759.

Massery, M. The patient with multi-system impairments affecting breathing mechanics and motor control. In: Frownfelter D, Dean E, eds. *Cardiovascular and Pulmonary Physical Therapy Evidence and Practice, ed. 4.* St. Louis, MO.: Mosby & Elsevier Health Sciences; 2006:Chapter 39:695–717.

Massery, M.: 2009. *If You Can't Breathe, You Can't Function – Integrating the Pulmonary, Neuromuscular, and Musculoskeletal Systems in Pediatric Populations.* Pathways Center – course handouts, Glenview IL.

McClure, P.W., Michener, L.A., Karduna, A.R.: 2006. Shoulder function and 3-dimensional scapular kinematics in people with and without shoulder impingement syndrome; *Physical Therapy;* 86(8): 1075-1090.

McGill, S.: 2004. *Ultimate Back Fitness and Performance.* Wabuno, Waterloo, Ont.

McGill, S.: 2007 *Low Back Disorders: Evidence-based Prevention and Rehabilitation. 2nd ed.* Human Kinetics, Champaign, IL.

McGuine, T.A., Greene, J.J., Best, T., Leverson, G.: 2003. Balance as a predictor of ankle injuries in high school basketball players; *Manual Therapy;* 8(4): 195–206.

Meyerowitz, S.: 2001. *Water – The Ultimate Cure.* Sproutman Publications, Great Barrington, MA.

Michaud, T.C.: 1997. *Foot Orthoses and Other Forms of Conservative Foot Care.* T.C. Michaud, Newton, MA.

Mitchell, L.C.J., Ford, K.R., Minning, S., Myer, G.D., Mangine, R.E., Hewett, T.E.: 2008. Medial foot loading on ankle and knee biomechanics; *North American Journal of Sports Physical Therapy;* 3(3): 133–40.

Moeller, J., Lamb, M.M.: 1997. Anterior cruciate ligament injuries in female athletes: why are women more susceptible? *The Physician and Sports Medicine;* 25(4).

Muscolino, J.E.: 2006. *Kinesiology: the Skeletal System and Muscle Function.* Mosby Elsevier, St. Louis, MO.

Myer, G.D., Chu, D.A., Brent, J.L., Hewett, T.E.: 2008. Trunk and hip control neuromuscular training for the prevention of knee joint injury; *Clinics in Sports Medicine;* 27(3): 425–448.

Myer, G.D., Paterno, M.V., Ford, K.R., Hewett, T.E.: 2008. Neuromuscular training techniques to target deficits before return to sport after anterior cruciate ligament reconstruction; *Journal of Strength and Conditioning Research;* 22(3) 1–28.

Myer, G.D., Paterno, M.V., Ford, K.R., Quatman, C.E., Hewett, T.E.: 2006. Rehabilitation after anterior cruciate ligament reconstruction: criteria-based progression through the return-to-sport phase; *Journal of Orthopaedic & Sports Physical Therapy;* 36(6): 385–402.

Myers, J.B., Ju, Y., Hwang, J., McMahon, MD, P.J., Rodosky, MD, M.W., Lephart, S.M.: 2004. Reflexive muscle activation alterations in ahoulders with anterior glenohumeral instability; *The American Journal of Sports Medicine;* 32(4): 1013–1021.

Myers, J.B., Pasquale, M.R., Laudner, K.G., Sell, T.C., Bradley, J.P., Lephart, S.M.: 2005. On-the-field resistance-tubing exercises for throwers: an electromyographic analysis; *Journal of Athletic Training;* 40(1): 15–22.

Myers, T.W.: 2009. *Anatomy Trains: Myofascial Meridians for Manual and Movement Therapists. 2nd ed.* Elsevier, Edinburgh.

Nadler, S.F., Malanga, G.A., Bartoli, L.A., Feinberg, J.H., Prybicien, M., Deprince, M.: 2002. Hip muscle imbalance and low back pain in athletes: influence or core strengthening; *Medicine & Science in Sports & Exercise;* 34(1): 9–16.

Nadler, S.F., Malanga, G.A., Feinberg, J.H., Rubanni, M., Moley, P., Foye, P.: 2002. Functional performance deficits in athletes with previous lower extremity injury: *Clinical Journal of Sports Medicine;* 12(2): 73–78.

Nelson-Wong, E., Flynn, T., Callaghan, J.P.: 2009. Development of active hip abduction as a screening test for identifying occupational low back pain; *Journal of Orthopaedic & Sports Physical Therapy;* 39(9): 649-657.

O'Dell: 2006. *A Comprehensive Approach to Shoulder Training and Injury Resistance.* Explosively fit Strength Training, Nine Mile Falls, WA.

Page, P., Frank, C.C., Lardner, R.: 2010. *Chapter 10 - Restoration of Muscle Balance. Assessment and Treatment of Muscle Imbalance: the Janda Approach.* Human Kinetics, Champaign, IL. pp. 145.

Petersen, J, Holmich, P. Evidence based prevention of hamstring injuries in sports; *British Journal of Sports Medicine;* 39(6): 319–323.

Richardson, C., Hides, J., Hodges, P.W.: 2004. *Therapeutic Exercise for Lumbopelvic Stabilization: a Motor Control Approach for the Treatment and Prevention of Low Back Pain. 2ND ed. u.a.:* Churchill Livingstone, Edinburgh.

Roussel, N., Nijs, J., Truijen, S., Vervecken, L., Mottram, S., Stassijns, G.: 2009. Altered breathing patterns during lumbopelvic motor control tests in chronic low back pain: a case study; *European Spine Journal;* 18(7): 1066_1073.

Sahrmann, S.: 2002. *Diagnosis and Treatment of Movement Impairment Syndromes.* Mosby, St. Louis, MO.

Salci, Y., Kentel, B.B., Heycan, C., Akin, S., Korkusuz, F.: 2004. Comparison of landing maneuvers between male and female college volleyball players; *Clinical Biomechanics (Bristol, Avon);* 19(6): 622_628.

Schleip, R., Klingler, W., and Lehmann-Horn, F.: 2004. *Active Contraction of the Thoracolumbar Fascia - Indications of a New Factor in Low Back Pain Research With Implications for Manual Therapy, 5th Interdisciplinary World Congress on Low Back & Pelvic Pain.* Downloaded June 1, 2010: www.fasciaresearch.de/MelbourneReport.pdf.

Schleip, R., Klingler, W., and Lehmann-Horn, F.: 2004. Active fascial contractility: fascia may be able to contract in a smooth muscle-like manner and thereby influence musculoskeletal dynamics. *Medical Hypotheses;* 65: 273–277.

Schleip, R., Klingler, W., and Lehmann-Horn, F.: 2007. *Fascia Is Able to Contract in a Smooth Muscle-like Manner and Thereby Influence Musculoskeletal Mechanics.* 5th World Congress of Biomechanics; MEDIMOND International Proceedings; Munich, Germany. Downloaded June 1, 2010: www.fasciaresearch.com

Schleip, R., Klingler, W.,: 2005. Active fascial contractility: fascia is able to contract and relax in a smooth muscle-like manner and thereby influence biomechanical behavior. Department of Applied Physiology, Ulm University, Ulm, Germany. Downloaded June 1, 2010: www.fasciaresearch.de/2005PosterFreiburg.pdf.

Schleip, R., Naylor, I., Ursu, D., Melzer, W., Zorn, A., Wilke, H-J., Lehmann-Horn, F., Klingler, W.: 2006. Passive muscle stiffness may be influenced by active contractility of intramuscular connective tissue; *Medical Hypotheses;* 66: 66–71.

Schmidt, R.A., Wrisberg. C.A.: 2008. *Motor Learning and Performance: a Situation-based Learning Approach. 4th ed.* Human Kinetics, Champaign, IL.

Scott, M., Comerford, M.J., Mottram, S.L.: 2006. Transversus training – a waste of time in the gym; *Fitpro Network;* 30-32.

Sharkey, J.: 2008. *The Concise Book of Neuromuscular Therapy: a Trigger Point Manual.* Lotus Pub., Chichester, England.

Sher, J.S., Uribe, J.W., Posada, A., Murphy, B.J., Zlatkin, M.B.: 1995. Abnormal findings on magnetic resonance images of asymptomatic shoulders; *Journal of Bone and Joint Surgery:* 77: 10–15.

Sherry, M.A., Best, T.M.: 2004. A comparison of 2 rehabilitation programs in the treatment of acute hamstring strains; *Journal of Orthopaedic & Sports Physical Therapy;* 34(3): 116–125.

Shier, D., Butler, J., Lewis, R.: 2007. Hole's Human Anatomy & Physiology. 11th ed. McGraw-Hill, Dubuque, IA.

Shultz, S.J., Carcia, C.R., Perrin, D.H.: 2004. Knee joint laxity affects muscle activation patterns in the healthy knee; *Journal of Electromyography and Kinesiology;* 14(4): 475–483.

Smith, M., Coppieters, M., Hodges, P.: 2005. Effect of experimentally induced low back pain on postural sway with breathing; *Experimental Brain Research;* 166(1): 109–117.

Smith, M., Russell, A., Hodges, P.: 2006. Disorders of breathing and incontinence have a stronger association with back pain than obesity and physical activity; *Australian Journal of Physiotherapy;* 52(1): 11–16.

Stedman, TL. 1990. *Stedman's Medical Dictionary – 25th Edition*. Williams and Wilkins, Baltimore MD.

Strachan, D.P.: 1991. Ventilatory function as a predictor of fatal stroke; *BMJ;* 302(6768): 84–87.

Swartz, E.E., Decoster, L.C., Russell, P.J., Croce, R.V.: 2005. Effects of developmental stage and sex on lower extremity kinematics and vertical ground reaction forces during landing; *Journal of Athletic Training;* 40(1): 9–14.

Taleb, N. 2007. *The Black Swan: The Impact of the Highly Improbable*. Random House, New York, NY.

Taunton, J.E., Ryan, M.B., Clement, D.B., McKenzie, D.C., Lloyd-Smith, D.R., Zumbo, B.D.: 2002. A retrospective case-control analysis of 2002 running injuries; *British Journal of Sports Medicine;* 36: 95–101.

Thie, J.F., Thie., M.: 2005. *Touch for Health: the Complete Edition : a Practical Guide to Natural Health With Acupressure Touch and Massage*. DeVorss, Camarillo, CA.

Umphred, D. A.: 2007. *Neurological Rehabilitation*. 5th ed. Mosby Elsevier, St. Louis, MO.

Valtin, H. 2002. "Drink at least eight glasses of water a day." Really? Is there scientific evidence for "8x8"? *American Journal Regulatory, Integrative and Comparitive Physiology;* 283: R993–R1004.

Van Dillen, L.R., Bloom, N.J., Gombatto, S.P., Susco, T.M.: 2008. Hip rotation range of motion in people with and without low back pain who participate in rotation-related sports. *Phys Ther Sport;* 9(2): 72–81.

Verall, G.M., Slavotinek J.P., Barnes, P.G.: 2005. The effect of sports specific training on reducing the incidence of hamstring injuries in professional Australian Rules football players; *Br. J Sports Med;* 39(6): 363–368.

Verrall, G.M., Slavotinek, J.P., Barnes, P.G., Fon, G.T., Spriggins, A.J.: 2001. Clinical risk factors for hamstring muscle strain injury: a prospective study with correlation of injury by magnetic resonance imaging; *British Journal of Sports Medicine;* 35: 435–440.

Verrall, G.M., Slavotinek, J.P., Barnes, P.G., Fon, G.T.: 2003. Diagnostic and prognostic value of clinical findings in 83 athletes with posterior thigh injury: comparison of clinical findings with magnetic resonance imaging documentation of hamstring muscle strains; *American Journal of Sports Medicine;* 31(6): 969–973.

Walther, D.S.: 2000. *Applied Kinesiology: Synopsis. 2nd ed*. Systems DC, Pueblo, CO.

Ward, M.Glasoe, W.M., Yack, H.J., Saltzman, C.L.: 1999. Anatomy and biomechanics of the first ray physical therapy; *Physical Therapy;* 79 (9): 854–859.

Woods, C., Hawkins, R.D., Maltby, S., Hulse, M., Thomas, A., Hodson, A.: 2004. The Football Association Medical Research Programme: an audit of injuries in professional football—analysis of hamstring injuries; *British Journal of Sports Medicine;* 38: 36–41.

Xu, M.D., J.Kochanek, K.D., Murphy, S.L.; Tejada-Vera, B.: 2010. *Deaths: Final Data for 2007;* National Vital Statistics Report; 58(19).

Zanulak, B.T., Ponce, P.L., Straub, S.J., Medvecky, M.J., Avedisian, L., Hewett, T.E.: 2005. Gender comparison of hip muscle activity during single-leg landing; *Journal of Orthopaedic & Sports Physical Therapy;* 35(5): 292–299.

Zazulak, B.T., Hewett, T.E., Reeves, N.P., Goldberg, MD, B., Cholewicki, J.: 2007. Deficits in neuromuscular control of the trunk predict knee injury risk: a prospective biomechanical-epidemiologic study; *The American Journal of Sports Medicine;* 35(7): 1123-1130.

Índice

A
Abdução, 56
Abdução do ombro, 119
Abdução do quadril, 119
Acima da cabeça, mecânica, 65
    agachamento, 265
    alcance, 252
Aderência do ombro, 40
Aderência do tronco, 40
    estabilidade, 224
Aderência dos dedos do pé, 40
Adução, 56
Adutores, 86, 88
Agachamento com bola, 261
Agachamento profundo, 283-284
Agachamento unilateral, 266
Agachamento unilateral, 267
Agachamento, 32, 89, 93, 95, 104, 131-132, 241-242, 254, 259
Agonistas, xviii, 62, 99, 293-298
Ajuste patelar, 78
Alada, escápula, 57-58
Alargamento do gradil costal, 159
Alcance unilateral, 251
Alinhamento ideal, 145
Alongamento, 141
Amortização, xiv
Amplificador hidráulico, 150
Amplitude de movimento do tornozelo, 113
Amplitude de movimento interna, 112
Anatomia funcional, viii
Ângulo da base sacral, 76
Ângulo de torção femoral, 78
Ângulo femoral de inclinação, 78
Ângulo Q, 78, 96, 98
Antagonistas, xviii, 21, 36
Apoio na parede, 185
Aponeurose abdominal, 25
Aprendizado, especificidade de, 134-135
Arco doloroso, 52
Arco e flecha com banda elástica, 230
Arco e flecha com cabo, *ver* Arco e flecha com banda elástica
Articulação acromioclavicular, 49, 59
Articulação coxofemoral, 77
Articulação do quadril, *ver* Articulação coxofemoral
Articulação escapulotorácica, 55
Articulação esternoclavicular, 49, 60
Articulação lombo-pélvico-quadril, 74
Articulação sacroilíaca, 24, 63, 74
Artrocinemática prejudicada, 45
Assimetrias, 45
Ativação do core, 159, 162
Ativação muscular, estratégias, 136-137
Ativação, 293-298
Avaliação postural, 105
Avanço, 32, 89, 131-132, 241-242, 269

B
Base supinada e deslizamento do calcanhar,163-164
Bíceps braquial, xix, 16, 19, 50, 54, 56, 64, 70
Biomecânica, 3, 98, 128
Bom dia (*Good morning*), 109

C
Cabeça femoral, 77, 80
    reposicionando, 187
Cadeia cinética, 21, 24, 36, 70, 146, 152, 293-298
Cadeia longitudinal posterior, 82
Cadeia longitudinal profunda, 83
Cadeia oblíqua anterior, 82, 83, 89, 155
Cadeia oblíqua posterior, 82, 152
Caixa toracopélvica, 24, 29, 106, 114, 121, 126, 145, 148, 154
Caminhada de caranguejo, 197
Caminhada, xv, 29, 32, 82, 94, 143, 208, 274, 289, 291-292
Capacitação, xi

Cavidade glenoidal, 50
Centramento articular, 36, 39-40, 289
Centramento da cabeça do úmero, 171
Centramento, *ver* Centramento articular
Ciclo da marcha, 3, 4, 32, 43, 126
Cinemática escapular, 72
Cinesiologia aplicada, 139-140
Cinesiologia, xix-xx, 3, 6
Cirurgias, xix
Cisalhamento anterior do quadril, 93
Classificação, 118
Coativação, 293-298
Coluna cervical, 42, 60
Coluna estendida, 293-298
Coluna, 105, 125
    alongada, 144
Complexo do ombro, 167
    estrutura, 49
Complexo do quadril, 187
Complexo posterior do quadril, hiperativo, 94
Comportamentos adquiridos, xix
Concha aberta, 193
Concha fechada, 195
Concha invertida, 194
Condutores, 293-298
Consciência corporal, 133-134
Contração concêntrica, 4, 9, xiv, 16, 293-298
Contração do quadril, 40, 44, 86, 93-94
Contração dos glúteos, *ver* Aderência do quadril
Contração excêntrica, xiv, 293-298
Contração isométrica, xiv, 293-298
    posições, 138-138, 143
Contração muscular, 9, xv, 16
Contranutação, 76
Core toracopélvico, viii
Corrida, 32
Cotovelo, 16, 19
Coxa valga, 78
Coxa vara, 78
CrossFit, 9
Crucifixo alternado com cabo, 216
Crucifixo alternado com cabo, 216

D

Deltóide parte clavicular, 17, 59
Depressão, 56
Desenvolvimento com haltere em pé, 220
Desenvolvimento com haltere sentado, 220

Desenvolvimento neurológico, xix
Desequilíbrios musculares, 169
Deslizamento do braço, 182
Discinesia, 38, 44, 54, 66, 72
    escapular, 177
Disfunção de quadril, 282-283
Disfunção do ombro, 280
Disfunções no controle motor, 45
Disritmia, 72
Dissociação do quadril na posição deitada, 189
Dissociação, 35, 39, 41, 293-298
    quadril, 188, 189, 196
Dobradiça do quadril, 192
Dominância de extensão, 147
Dominância sinergista, 15, 293-298
Dor na cintura pélvica, 45
Dor na virilha, 97
Dor nas costas, 46
Dor torácica, 290

E

Educação, vii, xi, xiv
Efusão local, 45
Efusão na articulação, 15, 45
Eixo de rotação, 293-298
Elevação com halteres, 281
Elevação, 236
    reclinada, 232
Elevação, 56
    excessiva, 66
Elevador da escápula, 56, 60-62, 66, 73, 168, 181
Emoções, xix
Empatia, xi, xii
Empurrar trenó, 276
Empurrar, 33, 154
    padrões horizontais, 204
    padrões verticais, 218
Encolher os ombros, 280
Epicondilite lateral, 71
Epicondilite medial, 71
Escápula alada, 40, 57-58
Escápula, 106
    inclinação anterior da, 159
Espinal, mecanismo, 20
    instabilidade, 20, 224
    mobilidade, xviii
    postura, 130-131
Estabilidade do membro, xviii

Estabilidade do quadril, 91
Estabilidade intersegmentar, xiv
Estabilidade lateral, 84
Estabilização contralateral, 153
Estabilização escapular, 55, 174
Estabilização espinal, 90
Estabilização ipsilateral, 135-136
Estabilização neuromuscular dinâmica, vii, 28, 29, 132-133, 160
Estabilização torácica, 66, 168, 176
Estabilização, 9, 293-298
    modelo de dissociação, 35, 42
    proximal, 12
Estabilizadores, xviii
    escapulares, 18
    globais, 9
    locais, 9
Esternocleidomastóideo, 20, 41, 60
Estratégia de firmar (*bracing*), 293-298
Estratégia vencedora, desenvolvendo uma, 72
Estratégia VIP+B™, 143
Estrutura articular, 6
Estudos de casos, 290
Eversão, 3, vii
Exercício corretivo, 125, 293-298
    componente de aprendizagem, 134-135
    estratégias, viii, 130-131
Exercícios contraindicados, 280
Exercícios em aparelhos de pernas, 284-285
Extensões, 18, 31, 90, 176, 185, 192, 241-242, 250, 253

F

Facilitação, 293-298
Fáscia abdominal, *ver* Aponeurose abdominal
Fáscia lata, 26
Fáscia toracolombar, 24, 62, 172
    junção, estabilização de, 148
Fáscia, 6, 22-26, 113, 140, 150, 152
Fáscia, plantar, 26, 292
    fasceíte (bilateral), 291-292
Fatores hormonais, 98
Fazendeiro, 276
Feedback, 293-298
Fibras musculares intrafusais, xi
Fibras musculares, tipos, xii
Fibras sensoriais, xi
Fibrocartilagem, 50, 77

Flexão de joelho, na bola suíça, 249
Flexão de quadril na posição sentada, 109
Flexão e abdução do ombro na posição sentada, 110
Flexão glenoumeral, 172
    instabilidade, 224
    ligamento, 50
    articulação, viii, 38, 44, 50, 106
Flexão lateral do tronco, 120
Flexão plantar, vii
Flexão, 114, 204
    pike, 208
Flexão, dominância de, 147
    intolerância à, 142, 293-298
Flexões com estabilização em T, 208
Fuller, Buckminster, 23
Função da cadeia fechada, 18
Função de cadeia aberta, 18
Função muscular reversa, 293-298
Função muscular, 16
Funcional, avaliação, 100
    estabilidade, 116
    força, 116
    instabilidade, 45, 320
    sistema de movimento, 3, 287
    teste muscular, 115
    treinamento, xiii, vii
Fuso, músculo, xii
Fusos musculares, 6

G

Glúteo máximo, 84
Glúteo médio, 84, 86
Glúteo mínimo, 84
Grande dorsal, 172

H

Herniação de disco, 60
Hidratação, 26
Hipermobilidade, xviii, 20, 43, 293-298
Hipertonicidade, 63, 67, 148, 168, 181, 194
Hipomobilidade, 293-298

I

Ideokinesis, 137-138
Ilíaco, 81, 85, 89
Ílio, 74
Imagem, 133-134, 173

Impacto no quadril, 97
Inclinação anterior, 56
Inclinação pélvica posterior, 56, 107
Infra-espinal, xix, 52, 64, 68
Inibição artrogênica, 293-298
Inibição autogênica, xi, 293-298
Inibição recíproca, 293-298
Inibição reflexa, 293-298
Inibição, 293-298
Instabilidade da escápula, 61, 66, 186, 224, 281
Integração, 137-140, 143, 289, 293-298
Inversão, vii
Isquiotibiais, 87
    lesões, 96

J
Joelho em valgo, 86
Joelho, lesão, 45
    dor medial, 291-292
Junção musculotendinosa, 6, xi, 139-140

L
Lábio do acetábulo, 77
Lábio, 50, 54, 70, 77, 96
Lei de facilitação, xviii, 293-298
Lei de Hilton, 293-298
Lei de indução sucessiva, 293-298
Lei de irradiação, 166, 293-298
Lesão, crônica, 290-292
    preditores de, 45
    efeitos de, xviii, 26
Lesões do ligamento colateral medial, 97
Lesões do ligamento cruzado anterior, 97
Levantamento da perna, 282-283
Levantamento terra, 254, 256, 257
Ligamento em Y, *ver* Ligamento iliofemoral
Ligamento iliofemoral, 78
Ligamento iliolombar, 76
Ligamento interósseo, 75
Ligamento isquiofemoral, 78
Ligamento longitudinal posterior, 76
Ligamento pubofemoral, 78
Ligamento redondo, 78
Ligamento sacroespinal, 75
Ligamento sacroilíaco posterior, 76
Ligamento sacroilíaco, 75, 84, 152

Ligamento sacrotuberoso, 26, 75, 82, 87, 152
Locomoção reflexa, 16
Longo da cabeça, 61
Longo do pescoço, 61
Lordose torácica, 107

M
Manguito rotador, 9, 12, 38, 44, 51
    ruptura, 290
Mão, neutra, 165
Marcha de Trendelenburg, 41, 76, 92
Mecânica escapular, 73, 202, 240
Mecanismo antecipatório (*feed-forward*),
    293-298
Mecanorreceptores, 6, 22, 115, 139-140, 140
Menisco medial, 97
Mergulhos, 281
Miofascial, linhas laterais, 85
    liberação, 26
    sistema, 4, 23, 152
Miofibroblastos, 22
Mobilidade do tecido, 26
Moinho, 253
Motores primários, 15
Movimento escapular, 57-58
Movimento escapulotorácico, 55
Movimento, percepção, 128
    paradigma, 16, 128
    padrões, 32, 34
    disfunção, viii, 34
Multífido, xix, 61
Músculos espinoescapulares, 62
Músculos espinoumerais, 62, 63
Músculos toracoescapulares, 62
Músculos toracoumerais, 62

N
Neuromusculoesquelético, 32, 34, 131-132, 161,
    293-298
Nutação sacral, 76

O
Oblíquo externo, 40
Ontogenia, 28
Órgãos tendinosos de Golgi, 6, xi
Osteoartrite, xix, 43

P

Padrões bilaterais, 19
Padrões da extremidade inferior, disfunções em, 90, 187
    técnica de estabilização, 218
Padrões da extremidade superior, disfunções em, 66, 167
Padrões de avanço com bola suíça, 272
Padrões de avanço com *slide*, 272
Padrões de desenvolvimento, 29
Padrões de extensão de FNP, 279
Padrões de flexão de FNP, 278
Padrões de movimento fundamentais, 293-298
Padrões de rotação unilaterais, 235
Padrões de substituição, 117
Palpação, xii, 139-140, 143
Par de forças, 81, 293-298
Pares de forças escapulares, 57-58
Passo de pombo, 78
Pé, 125
    garra, 93
    tripé, 157, 293-298
Peitorais, 17, 20, 40, 56, 60, 62, 63
Pelve quadrada, 91, 156, 293-298
Pelve, 74, 105
    controle funcional de, 80
Piramidais, 25, 151
Piriforme, 86
Plano escapular, 55
Plano frontal, vii, 58
Plano sagital, 58, 104
Ponte lateral modificada, 198
Pontes, 92, 135-136, 242, 246, 247
Posição de suporte triplo, 31
Posição do paciente, 118
Posição supina, 132-133
Postura com a cabeça para a frente, 159
Postura, 103, 107
    neutra, 147
Prática, 135-136
Pressão de pernas (*leg press*), 284-285
Pressão do ombro, 221
Pressão intra-abdominal, 131-132
Prognosticadores, de disfunção, 45
Progressões, apropriadas, xi
Pronação, 3, vii, xiv, 26, 43
Prono, posições, 132-133
    extensão torácica, 178
Propriocepção, 6, 293-298
Proprioceptivo, *feedback*, 22
    facilitação neuromuscular, 278
Protração, 56
Psoas, 9, xix, 24, 37, 41, 45, 63, 81, 89
Punho, neutro, 165
Puxada com cabo, 238
Puxar trenó, 276
Puxar, 33, 154
    padrões horizontais, 203, 224
    padrões verticais, 203, 236

Q

Quadrúpede, posição, 29, 32, 188
    deslocamento de peso, 190

R

Radiografias, xix
Reação de alongamento, *ver* Inibição autogênica
Receptores cutâneos, xii
Redondo menor, xix, 52, 64, 68, 112, 169
Reflexo de alongamento muscular, xi
Reflexo miotático, *ver* Reflexo de alongamento muscular
Região lombo-pélvica/complexo do quadril, 74
Remada com halteres, 226
Remada em pé, 280
Remada tipo arco e flecha, 230
Resistência, 118
Respiração, xi, 140, 143
    diafragmática, 63, 130-131, 133-134, 159, 161
    padrões, 131-132
Respiração, xiii, 20, 29, 41, 63, 71, 103, 111, 287
    frequência, 160
Retináculo, 24, 88, 95
Reto do abdome, xix, 25, 81, 111
Reto femoral, 88
Retração, 56
Retroversão, 78
Rigidez torácica, 19, 20, 44, 148
Ritmo escapuloumeral, 62, 65
Ritmo femoropélvico, 79
RM, xix, 70, 96, 137-138, 290

Rolo de liberação, 26
Romboides, 62
Rotação ascendente, 56
Rotação externa com abdução de ombros na parede, 175
Rotação externa, 56
Rotação inferior, 56
Rotação interna, 56
Rotação, 33
Rotadores profundos, 86
Ruptura labral, xix, 70, 96

S

Sacro, 74
Scaption, 55
Serrátil anterior, xix, 17, 25, 29, 41, 56, 62, 63
Síndrome da banda iliotibial, 95
Síndrome da dor patelofemoral, xviii, 95
Síndrome da instabilidade do ombro, 70
Síndrome de crepitação do quadril, 97
Síndrome de impacto do ombro, 70
Síndrome de rotação inferior, 40, 41, 53, 67, 167
Síndrome do desfiladeiro torácico, 71
Síndrome do deslizamento anterior do úmero, 54, 64, 68, 167
Síndrome do deslizamento anterior femoral, 37
Síndrome, 293-298
Síndromes cruzadas superior e inferior de Janda, 106
Síndromes de impacto, 52, 53
Síndromes de inibição cervical, 61
Sinergistas, xviii, 17, 37, 44, 119, 125, 136-137, 293-298
Sistema ligamentoso, 22, 23, 45, 55, 59, 146
Sistema muscular global, 12, 45
Sistema muscular local, 12
Sistema muscular profundo, *ver* Sistema muscular local
Sistema muscular superficial, *ver* sistema muscular global
Sistema nervoso central, 293-298
    função de, 129
Sistema nervoso periférico, 293-298
Step cruzado no banco, 283-284

Subclávio, xix, 59
Subescapular, xix, 38, 41, 50, 53
Subida no *step*, 274
Subir, 32, 95, 136-137
Sugerir, 173, 181
Supino com barra, 282-283
Supino com cabo, 211
Supino de peito com halteres, 215
Supra-espinal, xix, 41, 50, 52

T

Técnica de origem-inserção, 139-140
Tendinose bicipital, 71
Tenossinovite bicipital, 54
Tensegridade, 23
Tensor da fáscia lata, 85
Terapia de tecidos moles, 139-140
Testes musculares manuais, 73, 142
Testes musculares, 118
    resultados, 120
Tônus simpático, 133-134
Toque, leve, 133-134
Tórax, 58, 105, 111, 125
    rigidez, 160
Transferência de ação, 21
Transverso do abdome, 24, 127, 146, 148
Trapézio inferior, 41, 56, 57-58, 62
Trapézio parte transversa, 56, 62
Trapézio superior, 41, 56, 59
Tratamento, 121, 139-140, 290
Treinamento com *kettlebell*, 9
Treinamento excessivo, 127
Treinamento, efeitos de, xviii, 127
Tríceps braquial, xix, 19, 64
Tripé sagrado, *ver* Posição de suporte triplo
TRX, 207

U

Unipodal, 108
    perda de estabilidade no, 92

V

Vastos, 88
Visualização, 120, 130-131, 137-138

IMPRESSÃO:

Pallotti

Santa Maria - RS - Fone/Fax: (55) 3220.4500
www.pallotti.com.br